Checkliste
Neonatologie

Das NEO-ABC

Checklisten
der aktuellen Medizin

Begründet von F. Largiadèr, A. Sturm, O. Wicki

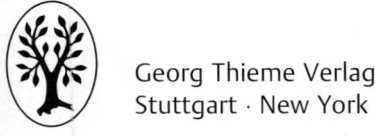

Georg Thieme Verlag
Stuttgart · New York

Checklisten der aktuellen Medizin ▬▬▬

Der Grundgedanke ────────────────

➤ Mediziner und Pflegekräfte in der Neonatologie benötigen – unabhängig von ihrem Ausbildungsstand – handlungsrelevante Informationen.
➤ Der Zugriff zu den Informationen soll einfach und schnell möglich sein.
➤ Die Fakten müssen dabei umfassend und konkret dargestellt werden.

Das Konzept ────────────────

➤ Ein Stichwort wird *einmal ausführlich* behandelt.
➤ Die Checklisten sind trotz der Faktenfülle handlich, kompakt und übersichtlich.
➤ Das ausführliche Sachregister mit Erklärung der verwendeten Abkürzungen ermöglicht einen raschen Informationszugriff.
➤ Die Informationen lassen sich direkt in die Praxis umsetzen.
➤ Farbliche Untergliederung erleichtert die Orientierung.

In der Checkliste Neonatologie finden Sie ────────────────

im grauen Teil:
Grundlagen, Arbeits- und Untersuchungstechniken
➤ Elternbetreuung
➤ Arbeitstechniken: vom Arterienkatheter bis zum ZVK, inklusive Intubation, Lumbalpunktion
➤ Untersuchungen: z. B. Röntgendiagnostik, Sonographie

im blauen Teil:
Alle neonatologischen Krankheitsbilder und deren Therapie sowie spezielle Fragen der Neonatologie
➤ z. B. Ernährung, Erstversorgung im Kreißsaal, Beatmung
➤ Alle Krankheitsbilder: Hämatologie, Kardiologie, Stoffwechsel, Infektionskrankheiten, Kinderchirurgie u.v.m.
➤ Mit dem praktischen Vorgehen, vielen Tipps und konkreten Handlungsanweisungen zu Diagnostik und Therapie

im roten Teil:
Reanimation und Pharmakologie
➤ Notfälle im Kreißsaal
➤ Reanimation bei Herz-Kreislaufstillstand
➤ Alphabetische Übersicht über die gebräuchlichen Medikamente inkl. Dosierungen
➤ Medikamente beim Stillen
➤ Arzneimittelinteraktionen

im Anhang:
➤ Perzentilenkurven
➤ Formblätter zur Elternbetreuung (Aufklärung, Einverständniserklärung)
➤ Labor-Normalwerte
➤ Laboradressen
➤ Perinatologische Definitionen

Checkliste
Neonatologie

Das NEO-ABC

Reinhard Roos, Orsolya Genzel-Boroviczény,
Hans Proquitté

127 Abbildungen
80 Tabellen

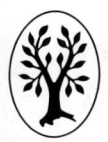

2000
Georg Thieme Verlag
Stuttgart · New York

Zeichnungen: Martina Berge, Erbach/Ernsbach
            Angelika Kramer, Stuttgart
Umschlag: Marie-Luise Kürschner

Die Deutsche Bibliothek – CIP-Einheitsaufnahme

Ein Titeldatensatz für diese Publikation ist bei
Der Deutschen Bibliothek erhältlich.

Wichtiger Hinweis:

Wie jede Wissenschaft ist die Medizin ständigen Entwicklungen unterworfen. For-
schung und klinische Erfahrung erweitern unsere Erkenntnisse, insbesondere was
Behandlung und medikamentöse Therapie anbelangt. Soweit in diesem Werk eine
Dosierung oder eine Applikation erwähnt wird, darf der Leser zwar darauf vertrauen,
dass Autoren, Herausgeber und Verlag große Sorgfalt darauf verwandt haben, dass
diese Angabe dem **Wissensstand bei Fertigstellung des Werkes** entspricht.

Für Angaben über Dosierungsanweisungen und Applikationsformen kann vom Verlag
jedoch keine Gewähr übernommen werden. **Jeder Benutzer ist angehalten,** durch
sorgfältige Prüfung der Beipackzettel der verwendeten Präparate und gegebenenfalls
nach Konsultation eines Spezialisten festzustellen, ob die dort gegebene Empfehlung
für Dosierungen oder die Beachtung von Kontraindikationen gegenüber der Angabe in
diesem Buch abweicht. Eine solche Prüfung ist besonders wichtig bei selten verwendeten Präparaten oder solchen, die neu auf den Markt gebracht worden sind. **Jede
Dosierung oder Applikation erfolgt auf eigene Gefahr des Benutzers.** Autoren und
Verlag appellieren an jeden Benutzer, ihm etwa auffallende Ungenauigkeiten dem
Verlag mitzuteilen.

© 2001 Georg Thieme Verlag, Rüdigerstraße 14, D-70469 Stuttgart
Printed in Germany

Unsere Homepage: http://www.thieme.de

Satz: Hagedorn Kommunikation, D-68519 Viernheim (Gesetzt mit 3B2)
Druck: Wilhelm Röck, Graphische Betriebe, D-74189 Weinsberg

ISBN 3-13-125051-8   1 2 3 4 5 6

Diese Checkliste ist aus dem „NEO-ABC – ein Leitfaden zur Versorgung von Früh- und Neugeborenen" hervorgegangen. Die große Nachfrage nach dem NEO-ABC hat unsere organisatorischen Möglichkeiten mit der Zeit weit überschritten. Deswegen haben wir das Angebot des Georg Thieme-Verlages das NEO-ABC als Checkliste Neonatologie zu übernehmen, gerne akzeptiert.

Wie bisher ist es nicht unsere Absicht allgemeingültige Aussagen über die derzeit „richtige" Diagnostik und Therapie von Störungen und Erkrankungen des Früh- und Neugeborenen zu machen oder gar Standards zu setzen. Dazu sind die Probleme der Frühgeborenen viel zu vielschichtig und differenziert, so daß häufig individuelle und lokal unterschiedliche Lösungen gefunden werden müssen. Auch ergeben sich ständig neue Ideen und Ansätze, manchmal auch neue Studienergebnisse, so daß die Checkliste nur unser derzeitiges Vorgehen widerspiegelt. Es war das Ziel unseren „roten Faden durch das Labyrinth der Möglichkeiten" so konkret wie nur möglich aufzuzeigen. Unseres Erachtens gleichwertige Alternativen haben wir aufgezeigt.

Wir hoffen, daß die Checkliste dem Erfahrenen als Erinnerungsstütze und kurzes Nachschlagwerk, dem Anfänger aber Hilfe bei konkreten Notfällen und Anregung zur weiteren Vertiefung in die Literatur geben. Bewußt haben wir auf ein ausführliches Literaturverzeichnis verzichtet. Einigermaßen ausgewogene Literaturangaben hätten den Rahmen des Buches bei weitem gesprengt. In Zeiten von Internet, Medline und e-mail verlieren solche Listen auch etwas an Bedeutung. Es sei aber an die Leitlinien der GNPI erinnert.

Alle Angaben, Dosierungen und Verdünnungen von Medikamenten etc. sind sorgfältig geprüft. Trotzdem liegt die Verantwortung für die Applikation wie üblich beim Anwender. Wir hoffen sehr, in den Formulierungen klar und eindeutig zu sein, sollten trotzdem Verständnisprobleme oder gar Fehler zu finden sei, bitten wir freundlichst um Mitteilung.

Wir danken recht herzlich allen Mitarbeitern, die großen Elan eingebracht haben: Dr. F.A.M. Baumeister, Prof. Dr. K.-P. Boergen, Dr. B. Brunnhölzl, Dr. K. Döring, Dr. A. Enders, Dr. I. Engelsberger, Dr. E. Rieger-Fackeldey, Dr. B. Fumfahr, Prof. Dr. E.L. Grauel, Prof. Dr. R. Grantzow, Dr. M. Grimberg, Dr. B. Kernert-Bader, Dr. H. Küster, Dr. K. Kurnik (früher Dr. K. Auberger), Dr. J.G. Liese, Prof. Dr. H. Mayer, Dr. G. Münch, Dr. A. Muntau-Heger, Dr. G. Notheis, Dr. A. Pecar, Dr. W. Röschinger, Prof. Dr. A. Roscher, Dr. M. Rüd, Dr. H. Schmidt, Prof. Dr. K. Schneider, Prof. Dr. A. Schulze, Dr. A. Strauß, Dr. U. Tenbrink, Prof. Dr. R. Wauer, Dr. U. Wintergerst. Vor allem danken wir für die Toleranz der Mitarbeiter, wenn wir als Herausgeber uns die Freiheit genommen haben die Artikel im Detail nochmals zu überarbeiten. Ebenso bedanken wir uns bei Frau S. Wolf, die die Sekretariatsarbeiten mit viel Engagement erledigt hat.

Zuletzt, aber mit besonderem Nachdruck möchten wir uns für die kompetente, zügige und angenehme Zusammenarbeit mit den Mitarbeitern des Georg Thieme Verlags, insbesondere Frau Dr. E.-C. Schulz, Frau Dr. J. Horschel und Frau Dr. B. Hansen bedanken!

München, Berlin im August 2000

Reinhard Roos
Orsolya Genzel-Boroviczény
Hans Proquitté

Prof. Dr. med. Reinhard Roos
Chefarzt der Kinderabteilung
Städtisches Krankenhaus
Sanatoriumsplatz 2
D-81545 München

PD Dr. med. Osolya Genzel-Boroviczény
Klinikum Großhadern
Frauenklinik – Neonatologie
Marchionistraße 15
D-81377 München

Dr. med. Hans Proquitté
Universitätsklinik Charité
Abteilung Neonatologie
Schumannstraße 20/21
D-10098 Berlin

Grauer Teil: Grundlagen, Arbeitstechniken, bildgebende Diagnostik

Blauer Teil: Neonatologische Krankheitsbilder und Leitsymptome inkl. Therapie

Roter Teil: Reanimation, Notfälle und Pharmakologie

Anhang: Perzentilenkurven, Elterninformation, Normalwerte, Adressen

Vorbemerkung

🔵 *Beachte:* Die Qualität der Mutter-Kind-Beziehung hat vom ersten Augenblick an, während der physiologisch maximal empfindlichen Phase nach der Geburt, einen entscheidenden Einfluss auf die weitere Entwicklung des Kindes (M. Klaus und J. Kennel u. a.). Die optimale Betreuung der Mutter bzw. der Eltern während dieser Phase, besonders bei einer unvermeidlichen Trennung vom Kind, ist integraler Bestandteil der neonatologischen Behandlung.

Kreißsaal

➤ **Gesunde Neugeborene** unmittelbar nach der Geburt der Mutter zeigen und auf den Bauch legen. Sofort nach der Erstversorgung das Neugeborene wieder zur Mutter bringen. So bald als möglich wird es zum Stillen angelegt und das Alleinsein mit dem Kind ermöglicht.

➤ **Kranke Neugeborene:**
  – *Nach der Erstversorgung* vor der Verlegung immer der Mutter zeigen und, sofern es die kardiopulmonale Adaptation erlaubt, bei der Mutter 10–15 Minuten belassen (Schutz vor Auskühlung durch warme Tücher oder Wärmelampe!).
  – *Auch bei äußerlichen Fehlbildungen,* z. B. Lippen-Kiefer-Gaumenspalte, das Kind ohne Verzögerung den Eltern zeigen. Der Kontakt und die Berührung des noch so kleinen Frühgeborenen oder auch fehlgebildeten Kindes hilft bei der Annahme des realen Kindes gegenüber dem phantasierten Wunschkind. Die durch Ungewissheit erzeugten Phantasien und Vermutungen sind häufig schlimmer und schuldbelasteter als die Realität. Die Bindung an das Neugeborene soll nie durch negative prognostische Äußerungen blockiert werden! Eine optimistische Haltung der Betreuer hilft den Eltern! „Ein Glas Wasser kann halb voll oder halb leer sein".

➤ **Nicht überlebensfähige Frühgeborene oder totgeborene Kinder** den Eltern zeigen und, wenn es die Situation erlaubt, den Eltern zur Verabschiedung auf den Arm geben. Den Eltern Zeit lassen, mit ihrem Kind allein zu sein. Diese Situation erfordert sehr viel Takt und Einfühlungsvermögen, da jede Situation und Familienkonstellation anders ist! Zur Bestattung s. S. 8.

Gespräche und Besuche

➤ **Erstes Gespräch:** Die behandelnden Ärzte und Schwestern stellen sich den Eltern vor und gratulieren zur Geburt des Kindes (Personalisierung der Beziehung). Eltern sind in der Klinik keine Bittsteller, sondern kompetente und gleichberechtigte Partner. Menschliche Anteilnahme und Takt sind wichtig.

➤ **Besuch der Eltern** beim Kind unbeschränkt, zum täglichen Besuch anregen. Blickkontakt mit dem Kind ermöglichen (Brille bei Phototherapie abnehmen). Telefonische Anfragen sind zu jeder Zeit, auch nachts, möglich. Sie sollen möglichst vom behandelnden Arzt (im Tagdienst), in Absprache mit der Schwester, beantwortet werden.

➤ **Vater:** Er sollte möglichst vollständig einbezogen werden und zu einem frühestmöglichen Besuch auf der Kinderstation ermutigt werden, sodass er die ersten Lebensminuten oder -stunden seines Kindes miterleben kann. Er wird gebeten, seiner Frau das Erlebte mitzuteilen und erhält ein Foto des Kindes sowie Informationsmaterial. Väter nicht als Vermittler negativer Informationen einsetzen, bei gravierenden Problemen fühlen sich nicht alle Väter der Situation gewachsen. Oft wünschen sich die Eltern ein gemeinsames Erstgespräch.

1.1 Ratschläge zur Betreuung der Eltern

> **Mutter:** Sie sollte möglichst aktiv an der Pflege des Kindes mitwirken (Stillen/ Füttern, Wickeln, Baden, Temperaturmessen usw.), sodass Unsicherheiten frühzeitig abgebaut werden. In den ersten Tagen einen hohen Stuhl für die Mutter bereithalten, sodass sie ihr Kind bequem betrachten kann. Immer wieder auf Fortschritte aufmerksam machen und animieren, ihr Kind bei jedem Besuch zu berühren. Wenn möglich, sollte ihr das Kind in die Arme gegeben werden, dies ist auch bei beatmeten Kindern durchführbar (*cave* akzidentelle Extubation). Der Zweck der Handlungen am Kind, Geräte, Katheter usw. sollten den Eltern verständlich erklärt werden. Ggf. Einladung zu einem zwanglosen Gespräch mit dem Team.

> **Großeltern oder (infektfreie) Geschwister** oder andere Bezugspersonen werden nach Rücksprache mit den Eltern auf Station gelassen, evtl. Familienbesuch im Elternzimmer organisieren.

> **Gespräche:**
>   - Elternbesuche und Gespräche mit dem Arzt im Verlaufsblatt registrieren. Wichtige Gespräche protokollieren.
>   - Besteht eine Überlebenschance, diese in den Mittelpunkt des Gesprächs stellen. Die Möglichkeit oder Risiko einer Entwicklungsstörung sollte sehr vorsichtig geäußert werden, sofern diese Diagnose nicht mit größter Sicherheit gestellt werden kann bzw. wenn die Eltern nicht danach fragen (Recht auf Nicht-Wissen).
>   - Die positiven Aspekte des Kindes wie Vitalität, Aktivität, Lebhaftigkeit usw. hervorheben. Für eine Chromosomenanalyse z. B. bei V.a. Down-Syndrom muss eine Einwilligung der Eltern vorliegen.
>   - *Medizinische Probleme* einfach und wahrheitsgetreu darstellen. Differenzialdiagnosen, diagnostische Möglichkeiten, mögliche Komplikationen und eigene Befürchtungen sind primär für die Eltern nicht wichtig und müssen (sollen) nicht mitgeteilt werden. Sind aber Komplikationen eingetreten, so sollen sie den Eltern wahrheitsgemäß in der Sprache und im Niveau des Verständnisses der Eltern mitgeteilt werden.
>   - *Schwierige Gespräche* nicht improvisieren, immer soll das Ziel des Gespräches vorher mit dem Team oder einem erfahrenen Kollegen (evtl. auch Psychologen) diskutiert werden. Wird vom Kind gesprochen, sollte dessen Vorname benutzt werden. Mütter von Frühgeborenen oder kranken Neugeborenen haben manchmal Schuld- oder Versagensgefühle, z. B. wegen Rauchen, gelegentlichem Alkoholkonsum, Medikamenten usw.. Vorsicht, falls tatsächlich ein Zusammenhang mit einer Störung (z. B. Nikotin und Untergewicht) vorliegt. Andererseits muss ein Zusammenhang auch nicht verschwiegen werden, d. h. die Eltern sollen wahrhaftig aber einfühlsam informiert werden.
>   - Ein Gespräch mit Personen, die nicht zum engsten Kreis des Stationsteams zählen (Psychologen, Hausärzte, Freunde, Geistliche), kann bei schwierigen Verläufen für die Eltern entlastend sein. Häufig kommen dabei oft tiefer liegende Schwierigkeiten, persönliche oder familiäre Konflikte zur Sprache. Diese Gespräche sollten weder als Konkurrenz empfunden werden noch als Alibi dafür dienen, sich nicht um die familiäre Situation zu kümmern und sich auf die rein medizinisch-technische Seite der neonatologischen Betreuung zurückzuziehen. Das gemeinsame Betrachten des Kindes, Gespräche über von den Eltern entdeckte Familienähnlichkeiten und das Temperament des Kindes unterstützen die Eltern in der Konzentration auf ihr Kind und lassen das technische Umfeld in den Hintergrund treten.

Schadenersatzklagen

➤ Perinatale Medizin wird nicht im rechtsfreien Raum ausgeübt. Schadenersatzklagen wegen vermeintlicher oder tatsächlicher Behandlungsfehler nehmen zu. Bezogen sich früher Schadenersatzklagen mehr auf die geburtshilfliche Betreuung, so werden jetzt Klagen über die neonatologische Betreuung häufiger.

➤ Eine emotionale Verstimmung über die Betreuung oder mangelnde Information und dadurch ausgelöstes Misstrauen geht oft einer Klage voraus.

➤ Eine verständnisvolle Kooperation mit den Eltern und gute Information über medizinische Probleme eines Kindes wirkt präventiv gegen spätere ungerechtfertigte Klagen.

➤ Viele Klagen von Eltern auf Schadenersatz werden aus der verständlichen Sorge um die materielle Zukunft eines möglicherweise behinderten Kindes gestellt. Sie sind nicht a priori böswillig!

➤ Die Sprache der Juristen ist anders als die Umgangssprache. Begriffe wie „grob fahrlässiger Behandlungsfehler", „deliktische Haftung", „unerlaubte Handlung" sind für Juristen nüchterne Sachbegriffe, rufen bei Nicht-Juristen aber emotionale Reaktionen und überschießende Gegenreaktionen hervor. Dies verschärft oft den Rechtsstreit, blockiert eine gütliche Einigung vor einer Schiedsstelle und begünstigt endlose Prozesse über mehrere Instanzen.

➤ Die Korrespondenz mit Anwälten von Klägern den Rechtsanwälten, der eigenen Versicherung bzw. den von der Klinik beauftragten Rechtsanwälten überlassen!

➤ Eine Schadenersatzklage kann nur dann Erfolg haben, wenn ein grober Behandlungsfehler nachgewiesen wird. Eine sog. Gefährdungshaftung = finanzielle Kompensation eines Geschädigten ohne Feststellung einer Schuld oder eines groben Behandlungsfehlers (in der DDR früher als „erweiterte materielle Unterstützung" bezeichnet), sieht das deutsche Rechtssystem bei medizinischen Schadensersatzklagen derzeit nicht vor.

➤ Kann kein Behandlungsfehler nachgewiesen werden, wird derzeit oft auf den Vorwurf mangelnder Aufklärung bzw. mangelnder Dokumentation zurückgegriffen. Dies führt u.U. zur Beweislastumkehr, d.h. nicht der Kläger muss den Behandlungsfehler nachweisen sondern umgekehrt der Beklagte, dass keine Fehler gemacht wurden bzw. dass Fehler nicht zur Schädigung des Patienten geführt haben. Gegen diesen Vorwurf hilft nur extensive und verständnisvolle Information und exzellente Dokumentation der Aufklärung und eine vor allem leserliche Dokumentation aller Ereignisse, Verläufe von Erkrankungen, beteiligten Kollegen und therapeutischer Überlegungen.

Bei möglichen juristischen Problemen grundsätzlich veranlassen

➤ **Information** des Leiters der Neonatologie, des diensthabenden Oberarztes, des Leiters der Frauenklinik und des Ärztlichen Direktors.

➤ **Ausführlich mit Zeitangabe protokollieren:**
   - Namen der beteiligten Personen, Zeugen usw.
   - Detailliertes Reanimationsprotokoll, Protokoll der Ereignisse.
   - Medizinische Sachverhalte, Beobachtungen, Befunde,
   - Äußerungen, Feststellungen von Beteiligten.

1.2 Juristische und ethische Fragen

➤ **Dokumentation:**
  – Die Dokumentation muss absolut wahrheitsgemäß sein. Nachträgliche Ergänzungen oder Korrekturen müssen unterbleiben.
  – Bevor Krankenakten an Gutachter, Gerichte usw. außer Haus gegeben werden (müssen), sollte eine vollständige Kopie der Akte angefertigt werden. Dies erleichtert spätere Stellungnahmen.
➤ **Polizei:** Bei nicht natürlichem (kriminellem) Tod eines Kindes Polizei informieren. Vorher Rücksprache mit diensthabendem Oberarzt, Leiter der Abteilung ggf. Ärztlichem Direktor.

Verweigerung lebensnotwendiger Therapie durch die Eltern

➤ **Beispiel:** Vital indizierte Bluttransfusion bei Zeugen Jehovas.
➤ Gespräch anbieten, evtl. gemeinsam mit Oberarzt oder Leiter der Neonatologie oder allein durch diese(n), um Missverständnisse, fehlende Sachinformation auszuschließen und überschießende Krisenbewältigung zu erkennen.
➤ Den Gewissenskonflikt zwischen der Auffassung der Eltern und des Arztes, der sich der Hilfestellung für den Patienten verpflichtet fühlt, zur Sprache bringen! Dies fördert das gegenseitige Verständnis und die Bewältigung des Konfliktes.
➤ **Vormundschaft:** Ggf. rechtzeitig Entscheidung vom Vormundschaftsgericht einholen. Dieses kann eine Ergänzungspflegschaft erlassen und die vital indizierte Maßnahme gestatten. Ist dies wegen der Dringlichkeit nicht möglich, darf der Arzt eine vital indizierte Behandlung auch gegen den Willen der Eltern durchführen (rechtfertigender Notstand nach § 34).
➤ Konfrontation mit den Eltern vermeiden! Oft fragen Eltern nach anfänglicher Weigerung (bewusst?) nicht mehr nach und sind froh, dass ihnen die belastende Entscheidung abgenommen wurde.
◨ *Wichtig:* Exakte Dokumentation, aus der die vitale Indikation hervorgeht!
➤ Sinnvoll ist, parallel die Staatsanwaltschaft zu informieren, die bei evtl. Klage mit dem Fall befasst sein wird. Dies soll lediglich der Offenlegung der Fakten dienen, nicht der Inkriminierung der Eltern!

Beginn oder Einstellung der Intensivmedizin?

➤ Als Orientierungshilfe sind die „Einbecker Empfehlungen": Grenzen ärztlicher Behandlungspflicht bei schwerstgeschädigten Neugeborenen. Revidierte Fassung 1992 der Akademie für Ethik in der Medizin, der Deutschen Gesellschaft für Kinderheilkunde und der Deutschen Geselleschaft für Medizinrecht 1992 sehr hilfreich, s. u.
1. **Reanimation bei extremer Unreife, „nicht mit dem Leben vereinbare" Erkrankung:** Bis nicht gesichert ist, dass das Kind extrauterin nicht überlebensfähig ist, sollte alles für das Kind getan werden, d. h. ein Neonatologe ist im Kreißsaal anwesend auch bei aussichtslos erscheinenden Situationen!
2. **Fortsetzung intensivmedizinischer Therapie:**
  – Ethisch begründete Entscheidungen bei gesichert infauster zerebraler Prognose dürfen nicht allein getroffen werden. Konsil durch Entwicklungsneurologen/in, mit Oberärzten und/oder Leiter der Abteilung.
  – Zur Feststellung des *irreversiblen Hirntodes* muss der lokal zuständige Neurologe hinzugezogen werden.
  – Kriterien zur Feststellung des Hirntodes sind publiziert in: Dt. Ärzteblatt (1991) 88: 2855–2860. Zu bedenken ist insbesondere, dass bei Neugeborenen in allen Fällen mit primärer Hirnschädigung die Beobachtungszeit der

klinischen Symptome des Ausfalles der Hirnfunktion (z. B. Koma, Lichtstarre beider Pupillen, Fehlen des okulozephalen Reflexes, des Kornealreflexes, des Pharyngealreflexes bzw. der Spontanatmung) 72 Stunden betragen soll. Exakte Dokumentation durch zwei Ärzte!

- Grundsätzlich immer Schwestern und Eltern in die Entscheidung über Fortsetzung oder Abbruch mit einbeziehen, aber die Entscheidung nicht den Eltern allein überlassen oder zuschieben! Diese müssen ein Leben lang mit der Entscheidung leben, die ihr eigenes Kind betroffen hat!
- Bei klarer Entscheidung mit Eltern absprechen, wer wann informiert werden soll. Den Eltern anbieten, beim Sterben des Kindes anwesend zu sein, evtl. Anwesenheit einer Vertrauensperson (Verwandte, Freunde, psychosoziales Team, Geistliche) anregen. Taufe des Kindes besprechen. Auch eine Verweigerung der Eltern beim Tod ihres Kindes anwesend zu sein muss respektiert werden.
- Es gilt immer das *Vetorecht gegen den Abbruch intensivmedizinischer Maßnahmen* desjenigen, der die Therapie fortsetzen möchte. Diese Entscheidung darf, da auf persönliche Überzeugungen begründet, nicht in Frage gestellt werden! Diese von allen zu respektierende Regel entspannt Konflikte und Meinungsverschiedenheit innerhalb des Behandlungsteams erheblich!

Grenzen ärztlicher Behandlungspflicht bei schwerstgeschädigten Neugeborenen (Einbecker-Empfehlungen)

1. Das menschliche Leben ist ein Wert höchsten Ranges innerhalb unserer Rechts- und Sittenordnung. Sein Schutz ist staatliche Pflicht, seine Erhaltung vorrangige ärztliche Aufgabe. Eine Abstufung des Schutzes des Lebens nach der sozialen Wertigkeit, der Nützlichkeit, dem körperlichen oder dem geistigen Zustand verstößt gegen Sittengesetz und Verfassung.

2. Die gezielte Verkürzung des Lebens eines Neugeborenen durch aktive Eingriffe ist Tötung und verstößt gegen die Rechts- und die ärztliche Berufsordnung. Der Umstand, dass dem Neugeborenen ein Leben mit Behinderungen bevorsteht, rechtfertigt es nicht, lebenserhaltende Maßnahmen zu unterlassen oder abzubrechen.

3. Eine Pflicht zur Behandlung und zur personalen Betreuung endet mit der Feststellung des Todes des Neugeborenen. Tod ist nach der medizinischen und rechtlichen Auffassung als irreversibler Funktionsausfall des Gehirns (Gehirntod) zu definieren.

4. Der Arzt ist verpflichtet, nach bestem Wissen und Gewissen das Leben zu erhalten sowie bestehende Schädigungen zu beheben oder zu mildern. Die ärztliche Behandlungspflicht wird jedoch nicht allein durch Möglichkeiten der Medizin bestimmt. Sie ist ebenso an ethischen Kriterien und am Heilauftrag des Arztes auszurichten. Das Prinzip der verantwortungsvollen Einzelfallentscheidung nach sorgfältiger Abwägung darf nicht aufgegeben werden. Es gibt daher Fälle, in denen der Arzt nicht den ganzen Umfang der Behandlungsmöglichkeiten ausschöpfen muss.

5. Diese Situation ist gegeben, wenn nach dem aktuellen Stand der medizinischen Erfahrungen und menschlichem Ermessen das Leben des Neugeborenen nicht auf Dauer erhalten werden kann, sondern ein in Kürze zu erwartender Tod nur hinausgezögert wird.

1

6. Angesichts der in der Medizin stets begrenzten Prognosesicherheit besteht für den Arzt ein Behandlungsrahmen für die Indikation von medizinischen Behandlungsmaßnahmen, insbesondere wenn diese dem Neugeborenen nur ein Leben mit äußerst schweren Schädigungen ermöglichen würden, für die keine Besserungschancen bestehen.

   Es entspricht dem ethischen Auftrag des Arztes zu prüfen, ob die Belastung durch gegenwärtig zur Verfügung stehende Behandlungsmöglichkeiten die zu erwartende Hilfe übersteigt und dadurch der Behandlungsversuch ins Gegenteil verkehrt wird.

7. Auch wenn im Einzelfall eine absolute Verpflichtung zu lebensverlängernden Maßnahmen nicht besteht, hat der Arzt für eine ausreichende Grundversorgung des Neugeborenen, für Leidenslinderung und menschliche Zuwendung zu sorgen.

8. Die Eltern/Sorgeberechtigten sind über diese bei ihrem Kind vorliegenden Schäden und deren Konsequenzen aufzuklären. Sie sollen darüber hinaus durch Beratung und Information in den Entscheidungsprozess mit einbezogen werden. In den Prozess der Entscheidungsfindung gehen auch die Erfahrungen der mit der Betreuung und Pflege des Kindes betrauten Personen mit ein. Gegen den Willen der Eltern darf eine Behandlung nicht unterlassen oder abgebrochen werden. Verweigern die Eltern/Sorgeberechtigten die Einwilligung in ärztlich gebotene Maßnahmen oder können sie sich nicht einigen, so ist die Entscheidung des Vormundschaftsgerichtes einzuholen. Ist dies nicht mehr möglich, hat der Arzt die Pflicht, eine medizinisch dringend indizierte Behandlung (Notmaßnahmen) durchzuführen.

9. Die erhobenen Befunde, die ergriffenen Maßnahmen sowie die Gründe für den Verzicht auf eine lebenserhaltende Behandlung sind in beweiskräftiger Form zu dokumentieren.

Eltern

➤ Ermöglichen, aber nicht erzwingen, dass die Eltern sich in Ruhe vom Kind verabschieden können.
➤ Prüfen: Gibt es Großeltern, nahe Familienangehörige, Freunde, Geschwister, die einbezogen werden sollen?
➤ Taufe: Eltern fragen, ob sie ihr Kind taufen lassen möchten (durch Klinikseelsorger oder Laien). Gilt auch für nicht lebensfähige Kinder z. B. Lebendgeborene < 24. SSW (< 500 g) im Kreißsaal!
➤ Aktiv Gespräch suchen! Gespräch möglichst durch die „Bezugsperson" mit Mutter und Vater in ruhigem Raum. Eltern reden lassen! Nach Problemen fragen, Hilfe anbieten.
➤ Eltern möglichst in das Sterbebüro (wenn vorhanden) durch Vertrauensperson begleiten. Dies ist oft sehr hilfreich.
➤ Auf Elterngruppen hinweisen z. B. „Verwaiste Eltern" (s. SIDS, S. 352).
➤ Foto des verstorbenen Kindes in der Kurve aufheben. Viele Eltern fragen später danach.
➤ Sektionsgenehmigung (s. u.) ggf. nur vom Vater einholen, je nach Situation differenzieren.
➤ Mit den Eltern abschließendes Gespräch nach Vorliegen aller Befunde inkl. Sektionsbericht (nach ca. 2–3 Monaten) verabreden. Die Initiative dazu sollte von den Eltern ausgehen.

Postmortale Diagnostik

➤ **Herzpunktion:** Blutkulturen aus zentralen Kathetern (Katheter nicht ziehen wenn Fehllage vermutet).
➤ **Lumbalpunktion:** Bakteriologie, Glukose, Eiweiß, Zellzahl und Differenzierung, ggf. Ventrikelpunktion.
➤ **Röntgen** innerhalb 15–30 Minuten bei V.a. Skelettfehlbildungen.
➤ **Prüfen:** Stoffwechseldefekt? Dazu Urin, Blut, Gewebeproben entnehmen (s. Stoffwechselerkrankungen S. 288 und SIDS S. 350).

Formalien

➤ Todesmeldung (Formular) und Sterbeurkunde an die Verwaltung.
➤ Pathologieschein: Spezifische Fragen? Gelbe Anhänger; Zettel (an das Kind), vgl. u.

Sektion verstorbener Kinder

➤ Es besteht immer ein klinisches Interesse an der Obduktion. Den Willen der Eltern respektieren!
➤ **Genehmigung:** Der Stationsarzt bzw. der vertraute Ansprechpartner bittet die Eltern um die Sektionsgenehmigung. Bei Verweigerung der Obduktion soll der Oberarzt zugezogen werden. Genehmigung nicht erzwingen! Die für die Eltern schwierige und belastende Zustimmung zur Obduktion kann erleichtert werden, wenn folgende Gesichtspunkte im Gespräch berücksichtigt werden:
  – Unsere klinischen Erfahrungen und Therapien beruhen z. T. auf Ergebnissen der Obduktionen früher verstorbener Kinder. Die Obduktion hilft also späteren Patienten in ähnlicher Situation.
  – Belastend für Eltern nach dem Tod eines Kindes sind häufig offen gebliebene klinische Fragen. Eine Obduktion kann weitere Klärung bringen.

1.3 Tod eines Kindes

- Vor allem bei angeborenen Fehlbildungen, Stoffwechseldefekten usw. kann die Klärung des Krankheitsbildes durch die Obduktion helfen, das Wiederholungsrisiko abzuschätzen.
- Nach jüngsten Erfahrungen muss wohl angesprochen werden, dass einzelne Organe(-teile) u.U. nicht mit dem Kind beerdigt werden. Dies gilt vor allem für Gehirnsektionen.
- Teilsektionen sind möglich.

➤ **Gerichtsmedizinische Sektion** nur dann in die Wege leiten, wenn dies juristisch absolut zwingend ist. Dies ist in der Regel der Fall, wenn auf der Todesbescheinigung „nicht natürlicher Tod" oder „nicht aufgeklärt" angekreuzt wird. Die gerichtsmedizinische Sektion ist keine Alternative zu einer verweigerten normalen Obduktion.

➤ **Organisatorisches:**
- Bei der Sektion sollte der zuletzt behandelnde Arzt anwesend sein, alle anderen Ärzte wenn irgend möglich. Jedes verstorbene Neugeborene sollte obduziert werden!
- Auch beteiligte Konsiliarärzte, Geburtshelfer, Kinderchirurgen u.a. informieren.
- Sofort ein schriftliches Kurzprotokoll des vorläufigen Sektionsergebnisses anfertigen.
- Arztbrief schreiben, bevor endgültiges Sektionsprotokoll da ist; kurz auf das vorläufige Obduktionsergebnis eingehen; bei zusätzlichen Aspekten den endgültigen Befund nachschicken.

Bestattung

➤ Die Verwaltung berät meist zur Frage der Bestattung, die meist durch Bestattungsunternehmer erfolgt. Schriftliche Formalitäten erledigt alle der Bestattungsunternehmer, sie kommen also auf die Eltern nicht zu, auch keine Gänge auf Ämter. Andererseits kann es für die Eltern auch hilfreich sein, mit der Aktivität der Vorbereitungen zur Beerdigung ihre Trauer und ihren Verlust zu verarbeiten. Es ist sehr hilfreich traditionelle und überkommene Riten einzuhalten!

➤ Wir raten immer zu einer normalen Bestattung, also nicht zur „klinischen Bestattung", auch bei sehr unreifen und untergewichtigen Frühgeborenen. Für viele Eltern ist es später eine Hilfe zu wissen, wo ihr Kind bestattet ist. Eltern zur Entscheidung Zeit lassen, diese eilt nicht! Bei der klinischen Bestattung wird der Fötus in „schicklicher Weise" (Gesetzestext) z.B. verbrannt.

➤ **Totgeborene oder Lebendgeburten > 500 g** können nicht „klinisch bestattet" werden, alternativ kann die individuelle oder anonyme Bestattung gewählt werden.

➤ **Totgeborene Feten < 500 g** können auch individuell bestattet werden. Es gibt drei Möglichkeiten:
- Normale Erdbestattung auf Wunsch der Eltern.
- Bestattung im Sarg ohne individuelles Grab (ggf. geringe Gebühr).
- Nach Einäscherung anonyme Bestattung in definiertem Grabfeld.

Abschlussgespräch, genetische Beratung der Eltern

➤ **Vor dem Gespräch:**
  – Krankenblatt und Sektionsbericht mit Oberarzt durchgehen (Junge/Mädchen? Vorname?). Fragen: Genetische Beratung erforderlich? Was ist für die Eltern wichtig?
  – Falls genetische Fragen anstehen vorher Informationen von der Abteilung für Genetik einholen. Bei komplizierteren Fragen Termin für Eltern in genetischer Beratung vereinbaren und diesen beim Elterngespräch mitgeben. Bericht erbitten.
➤ Geburtshelfer über geplantes Elterngespräch informieren:
  – Ergebnisse der Obduktion.
  – Nachträglich eingegangene Untersuchungsergebnisse.
  – Genaue Diagnosen und Todesursache.
  – Evtl. Wiederholungsrikisko.
  – Frage nach persönlichem Ergehen der Eltern.
  – Evtl. Hinweis auf Selbsthilfegruppen (z. B. verwaiste Eltern, s. SIDS, S. 352).
  – Bereitschaft zu weiteren Gesprächen signalisieren.
  – Wichtig ist die empathische Atmosphäre des Gespräches.

2.1 Maskenbeatmung

Indikationen

- **Initiale Lungenblähung** bzw. kurzfristige Maskenunterstützung bei deprimierten Kindern postnatal: Initialer Inspirationsdruck von bis zu 25–30 cm H₂O mit Druckplateau für mind. 3 bis max. 10–20 Sekunden.
- **Respiratorische Adaptationsstörung** des Früh-/Neugeborenen unabhängig vom Gestationsalter:
  - Unterstützung der Ventilation *vorübergehend* auch beim Kind mit leichtem RDS ist möglich.
  - Unterstützung der Ventilation bei Ventilations/Perfusions-Missmatch.
  - Unterstützung der Ventilation bei einem Narkoseüberhang (Sectio).
- **Symptomatische schwere Apnoen** mit Zyanose und/oder Bradykardien.
- **Zur Überbrückung** bis zur akuten oder elektiv geplanten Intubation.
- **Zwischen prolongierten Intubationsversuchen** bzw. einem geplantem Tubuswechsel.
- **Bei Tubusobstruktion** nach dessen Entfernung.

Kontraindikation

- **Bauchwanddefekte** (Gastroschisis, Omphalozele).
- **Zwerchfellhernie** (auch bei Verdacht).
- **Ösophagusatresie**.
- **Pneumothorax** (dringendem Verdacht).
- **Mekoniumaspiration**

Praktisches Vorgehen

- **Lagerung:** Kind in optimaler Rückenlage, Kopf in Mittelstellung in *mäßiger* Deflektion (Schnüffelhaltung). Nicht überstrecken, sonst erfolgt eine Überblähung des Magens.
- **Finger II und III** halten die Maske, Finger IV und V fixieren das Kinn und ziehen es nach vorne (Abb. 1).
- **Finger II** kann bei Verwendung eines kontinuierlichen Atemgasflows mit Druckbegrenzung über ein Wasserschloss ("Blubber-System") das Ausatemloch verschließen und damit beatmen; dadurch hat man die 2. Hand frei zum Auskultieren, Stimulieren, Kleben der EKG-Elektroden, Palpieren usw. Beim Ambu-Beutel muss für die Beatmung die 2. Hand zu Hilfe kommen.
- 🔲 *Beachte:* Mund und Nase müssen sich unter der Maske befinden (die Nase im Zentrum der Maske), die Maske nicht auf die Augen drücken!

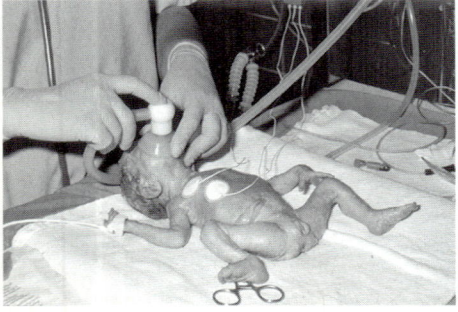

Abb. 1
Maskenbeatmung

➤ Maske nicht zu fest andrücken:
  – Durchblutung um die Maske herum wird sonst reduziert.
  – Kinn wird nach dorsal gedrückt und die Trachea verschlossen.
  – *Folgen:* Thorax hebt sich nicht, der Magen wird aufgeblasen.
➤ Atemsynchron Druck applizieren, hierbei genau auf die Eigenatmung des Kindes achten!
➤ Druck bei rascher Kompimierung des Beatmungsbeutels:
  – Zwischen Daumen und Zeigefinger: ca. 10 cm H_2O Druck.
  – Zwischen Daumen und 2 Fingern: ca. 20 cm H_2O Druck.
  – Zwischen Daumen und 3 Fingern: ca. 30 cm H_2O Druck.

◉ *Tipps:*
  – Ggf. größere Magensonde legen, damit die in den Magen gelangte Luft entweichen (Magensonde muss offen sein) bzw. vorsichtig abgezogen werden kann.
  – An die Möglichkeit der pharyngealen Beatmung/Rachen-CPAP/Nasen-CPAP frühzeitig denken (beide Hände sind frei!), s. S. 156

◉ *Beachte:*
  – Sauerstoffgabe aus Beatmungsbeutel bei Spontanatmung: O_2 kommt aus der „Gänsegurgel" und nicht aus der Maske.
  – Die Lungenmechanik kann sich sukzessive verschlechtert haben:
    • Obwohl die Blutgase noch ausreichend erscheinen (wenn keine permissive Hyperkapnie angestrebt ist).
    • Zeichen der respiratorischen Insuffizienz können kaschiert werden.
    • Überblähung des Magens beeinträchtigt das Zwerchfell und stellt ein mechanisches Hindernis für eine adäquate Ventilation dar.
    • Bei ungenügender Entfaltung der Lunge kann kein oder nur wenig endogenes Surfactant produziert werden.
    • Schleim-, Mekonium- oder Blutreste können obstruierend wirken (paradoxe Atembewegungen).
    • Länger dauernde Hypoxämie mit erhöhtem pulmonalen Gefäßwiderstand kann zu einer persistierenden fetalen Zirkulation (PFC, s. S. 227) führen.
  – Im Zweifelsfall lieber frühzeitige Intubation unter noch stabilen Verhältnissen!

2.2 Intubation

Indikation

➤ **Primäre Intubation:**
  – Mekonium- oder Blutaspiration.
  – Zwerchfellhernie, Bauchwanddefekte.
  – Hydrops fetalis.

➤ **Je nach Situation:**
  – *FG ≤ 26. SSW* in der Regel sofort (immer Tubus mit Adapter).
  – *FG ≥ 27. SSW* entsprechend klinischer Situation, dann aber auch in der Regel mit Tubus inkl. Adapter, um sofort postnatal Surfactant oder Medikamente applizieren zu können.
  – *FG > 29. SSW* im Zweifel früher intubieren und bald wieder extubieren (PFC-Gefahr!).
  – CO_2-Retention > 60 mmHg trotz Maskenbeatmung oder Atemunterstützung.
  – Jeder schwere Schockzustand (Infektion, Volumenmangel usw.).

Praktisches Vorgehen

➤ **Maskenbeatmung** (S. 10) bis eine ausreichende Sauerstoffsättigung erreicht ist.
  ◙ *Ausnahme:* FG ≤ 26. SSW. Es kann sinnvoll sein, innerhalb von 30 Sekunden postnatal sofort primär zu intubieren.
  – Masken- und Tubusgrößen s. Tab. 1.
➤ **Rachen und Magen gut absaugen** (nach Nahrungsaufnahme).
➤ **Sedierung** (Beispiele):
  – Thiopental 3 mg/kg/ED.
  – Midazolam 0,1 mg/kg/ED (cave: Krampfanfälle bei Risikopatienten).
  ◙ *Cave:* Bei Intubation im Kreißsaal unmittelbar postnatal wegen Gefahr der arteriellen Hypotonie *keine Sedierung!*
➤ **Intubation:**
  – Wenn möglich nasotracheale Intubation (bessere Tubusfixierung).
  – Tubusspitze anfeuchten und vorsichtig durch ein Nasenloch senkrecht einführen (nie mit Gewalt!).
  – Evtl. mit dünnerem Tubus Nasenloch bougieren oder Tubus über kleinen Absaugkatheter einführen.
  – *Orale Intubation* bei Komplikationen. Hierbei Führungsdraht mit der weichen Spitze in Tubus schieben und vor Vorrutschen schützen.
  – Kind optimal lagern, Kopf in Mittelstellung in mäßiger Deflektion, nicht den Kopf überstrecken (Schnüffelhaltung).
  – Laryngoskop immer in die *linke Hand, nicht wechseln!*
  – Einführung des Spatels über rechten Mundwinkel bei gleichzeitigem Abdrängen der Zunge nach links.
  – Zum Einstellen des Pharynx Spatel in Richtung des Griffes anheben. *Nicht hebeln* (cave: Zahnleiste)!
  – Magillzange zum Vorschieben des Tubus zur Hilfe nehmen.
  – Druck mit dem kleinen Finger der linken Hand von außen auf den Larynx ermöglicht bessere Sicht auf den Kehlkopfeingang (Sellick-Handgriff).
➤ **Tubus durch Stimmbänder einführen**, bis die schwarze Markierung gerade noch sichtbar ist.
  ◙ *Tipp:* Lässt der Tubus sich nicht transglottisch vorschieben, helfen oft leichte Drehbewegungen mit der Magillzange oder außen am Tubus.

➤ **Tubus beim Entfernen des Laryngoskops** immer zwischen 2 Fingern an der Nasenspitze **festhalten**, Zentimeter ablesen, registrieren und evtl. am Naseneingang markieren.
➤ **Auskultation** unter manueller Beutelbeatmung: Seitengleiches Atemgeräusch, immer auch über dem Magen auskultieren (Fehllage?)!
➤ **Tubus mit Pflaster fixieren** (vorher Haut und Tubus notfalls mit Benzin gut entfetten).
➤ **Röntgenkontrolle** auf Station: Tubuspitze auf TH 2 (zwischen medialen Enden der Klavikula).

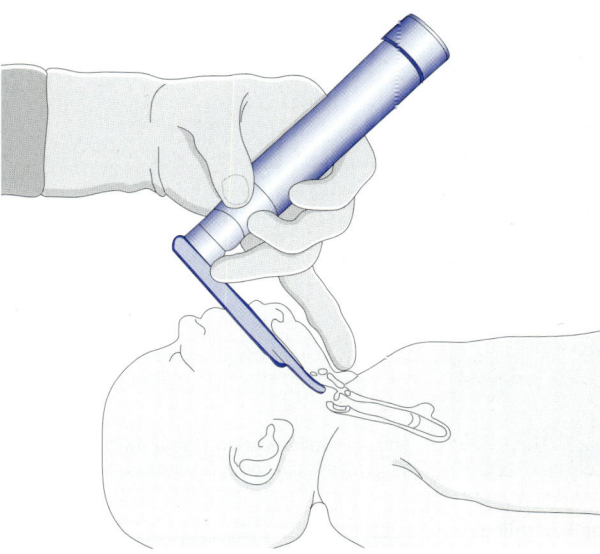

Abb. 2 Technik der orotrachealen Intubation

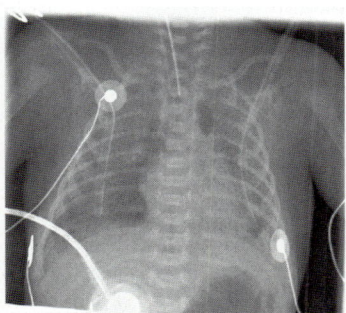

Abb. 3 Korrekte Tubuslage. Nebenbefund: Pleuradrainagen rechts und links

2.2 Intubation

Komplikationen

➤ Absaugen dauert zu lange.
➤ Bradykardie oder zu starker Sättigungsabfall: Intubationsversuch abbrechen, dann Tubus nur ein wenig zurückziehen und über Rachentubus mit 100 % O_2 bei verschlossener Nase und Mund beatmen.
➤ Zuviel Aufmerksamkeit auf die Intubation, zuwenig auf das Kind (immer die Herzfrequenz und Hautfarbe im Blick haben).
➤ Tubuslage zu tief (einseitige Belüftung des rechten Hauptbronchus).
➤ **Fehlintubation in den Ösophagus** (Abb. 4): Geblähtes Abdomen; Kind ist nicht rosig sondern bradykard, Atemgeräusche über Magen > Lunge.

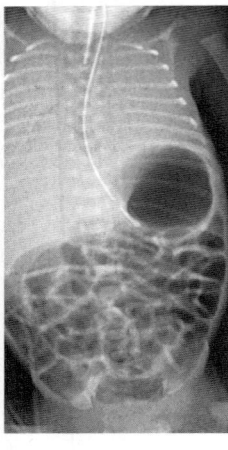

Abb. 4 Fehlintubation: Tubus im Ösophagus: Magenblase distendiert, Lunge nicht ventiliert

Tipps zur Technik

➤ Magensonde durch Nase schieben, dann vorher aufgefädelten Tubus nur hineinschieben.
➤ Tubus aus Eisschrank nehmen (härter).
➤ Bei Pierre-Robin-Sequenzen die Zunge mit einer Zange vorziehen und festhalten (Sicht).
➤ Bei Tumoren im Pharynx- und Larynxbereich ggf. modifizierten Metallblasenkatheter ("Lebensretter") verwenden.

Tabelle 1 Maskengröße, Länge (Nasensteg-T-) 2) und Durchmesser des Tubus und der Absaugkatheter

Gewicht des Kindes (g)	Maskengröße	Tubuslänge (cm)	Tubusgröße (mm) ID	Absaugkatheter (Farbe)
500	1	7,0	2,5 (2,0)	grün (transparent)
750	1	7,5	2,5	grün
1000	1–2	8,0	2,5	grün
1250	2	8,5	2,5	grün
1500	2	9,0	2,5	grün
1750	2	9,5	2,5	grün
2000	3	10,0	3,0	grün
2500	3	10,5	3,0	grün.
3000	3	11,0	3,0	grün
3500	3	11,0	3,5	blau
4000	3	11,5	3,5	blau

Extubation

➤ **Indikation:**
   - Kind ist beim Absaugen stabil.
   - Reduktion der Atemfrequenz auf ca. die Hälfte des Ausgangswertes ist möglich.
   - ◉ *Beachte:* Intubiertes Kind möglichst nicht am CPAP belassen, ist sehr belastend für das Kind!
   - F_iO_2 in der Regel < 0,3.
   - Trachealsekret ist nicht stark vermehrt bzw. kann abgehustet werden.
   - Im Zweifelsfall lieber Extubation und eine Reintubation riskieren. Ziel ist die Intubationszeit möglichst kurz zu halten.
➤ **Praktisches Vorgehen:**
   - Blutgasanalyse vor Extubation.
   - Kind ca. ½ Stunde vor der nächsten Mahlzeit extubieren.
   - Magen und Tubus gut absaugen (Trachealsekret in Bakteriologie).
   - Extubation immer unter Blähmanöver mit Beatmungsbeutel (evtl. vorher für einige Minuten auf IMV-Beatmung stellen) durchführen.
   - Gute Überwachung, evtl. anlegen eines Rachen- bzw. Nasen-CPAP.

Tubuswechsel

➤ **Indikation:**
   - *Bei Anzeichen einer Obstruktion:*
     • Atemgeräusch ist nicht, kaum oder einseitig auskultierbar.
     • Anstieg von pCO_2, Abfall von pO_2.
     • Ventilmechanismus: Anstieg von pCO_2 *und* FO_2!
     • Fehlende Flowkurve bei Stephanie.
     ◉ *Cave:* DD Pneumothorax!
   - *Tubusleck* > 50–60 %.
   - Wechsel von orotrachealer auf nasotrachealer Tubuslage.

2.2 Intubation

> **Praktisches Vorgehen:**
> - *Zunächst Tubus und Magen absaugen*!
> - ◉ *Beachte:* Wenn kein Erfolg eintritt, Tubus mit liegendem Absaugkatheter entfernen; oft lässt sich nur so ein tiefer liegender Schleimpfropf entfernen!
> - *Maskenbeatmung.*
> - *Falls Tubus defekt, zu kurz oder zu dünn*: Neuen Tubus durch anderes Nasenloch einführen, mit Magillzange fassen und erst jetzt alten Tubus ziehen (lassen) und den neuen einführen.
> - *Sedieren* mit Phenobarbital oder Midazolam.
> - ◉ *Cave:* Zerebrale Krampfanfälle!

Nabelkatheter

➤ **Blutversorgung/Anatomie** s. Abb. 5.

a

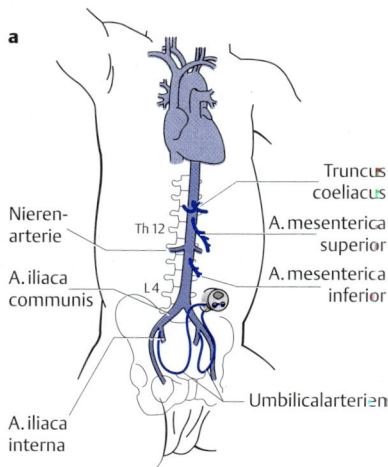

Abb. 5 a und b Blutversorgung.
a) arterielle Versorgung;
b) venöse Versorgung

Truncus coeliacus

Nieren-arterie

Th 12

A. mesenterica superior

A. iliaca communis

L 4

A. mesenterica inferior

A. iliaca interna

Umbilicalarterien

b

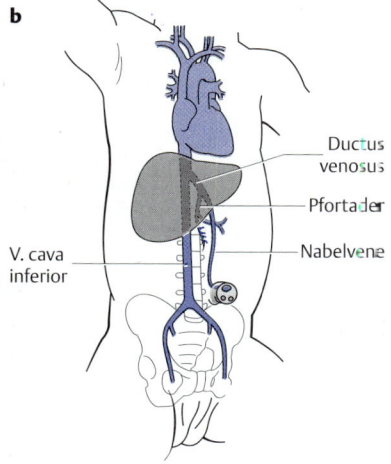

Ductus venosus

Pfortader

V. cava inferior

Nabelvene

2.3 Gefäßzugänge

➤ **Vorbereitungen:**

🔵 *Beachte:* Sowohl Nabelarterienkatheter (NAK) als auch Nabelvenenkatheter (NVK) sind bei einer anstehenden abdominellen OP sehr streng zu indizieren.

– *Nabelkatheterset richten:*
  - Spritzen (1 ml, 2 ml und 5 ml), Dreiwegehahn.
  - Nabelkatheter 3,5 oder 5 Ch.
  - Skalpell.
  - Nahtmaterial (z. B. Ethibond 3-0/4-0 oder Dagrofil USP 2/0, metric 3).
  - NaCl 0,9 % (auf Station NaCl 0.45 % + Heparin 1 E/ml) zum Durchspülen des Nabelarterienkatheters!
  - Nabelbändchen.
  - Feine Pinzetten (anatomisch) und *spitze Splitterpinzette* (wichtig!).

– *Lagerung:* Kind in Rückenlage lagern und warm halten (Kinder < 1000 g mit Plastikfolie abdecken).

– Gute Lichtverhältnisse sind wichtig.

– *Katheterlänge ermitteln:* Von Abb. 6 ablesen, bis zu welcher Markierung der Katheter vorgeschoben werden muss.

🔵 *Beachte:* Nabelschnurrest muss zur ermittelten Länge addiert werden.

– *Gewünsche Lage:*
  - *NAK-Spitze:* Unterkante LWK 3.
  - *NVK-Spitze:* Ca. 1 cm unterhalb des Zwerchfells in der V. cava inferior.

– *Steriles Arbeiten:*
  - Handschuhe mit sterilem Wasser spülen (Talkum ist thrombogen); besser Biogel-Handschuhe verwenden.
  - Abdecken mit Lochtuch, das nur Nabel und Gesicht frei lässt.
  - *Desinfektion:* Möglichst kein Alkoholspray (besser Octenisept) auf die unreife Haut von Frühgeborenen sprühen, da Gefahr von Nekrosenbildung und Auskühlen durch 70 % Alkohol. Ggf. Alkohol nach kurzer Einwirkungszeit abtrocknen. Nabelschnur gut desinfizieren.

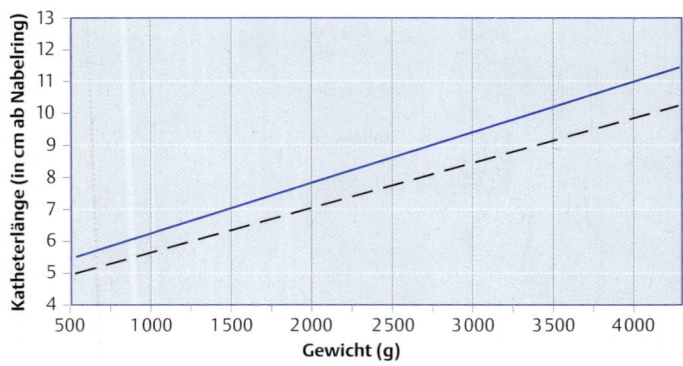

Abb. 6 Nabelkatheterlänge (in Zentimeter ab Nabelring)

- Nabelbändchen um Nabelschnur kurz oberhalb der Haut (nicht um Hautnabel) legen.
- Durchtrennen der Nabelschnur mit Skalpell oder Schere ca. 1 cm oberhalb des Bändchens (s. Abb. 7); bei Blutung Bändchen fester ziehen.
- Die weitere spezielle Vorgehensweise wird unter dem jeweiligen Nabelkathetertyp beschrieben.

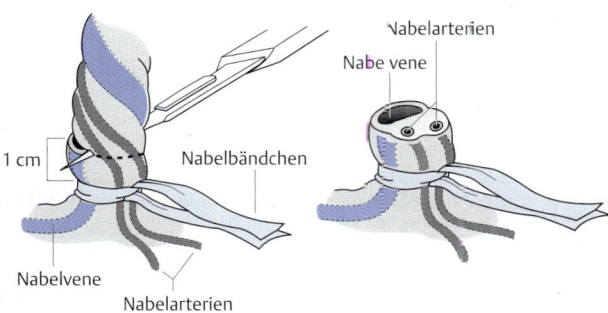

Abb. 7   Vorbereitung zur Nabelkatheteranlage

► **Komplikationen:**
- *Infektion:* Kann nur durch strikt steriles Arbeiten, gutes Fixieren der Katheter (Luftknoten nicht locker) und tägliches Überdenken der Indikationsstellung vermieden werden.
- *Vasospasmen* bei Nabelarterienkatheter (NAK): Häufige Kontrolle der Durchblutung der unteren Extremität (Zehen!, nie Socken anziehen!). Eine zu hohe Lage des NAK kann zu Stenosen der Nierenarterien mit folgender Hypertension führen.
- *Thrombosen* bei Nabelvenenkatheter (NVK): Nur isotone Lösungen oder Blut bei Lage des NVK in der Pfortader infundieren. Bei Pfortaderthrombose Entwicklung einer portalen Hypertension und Ausbildung von Ösophagusvarizen!
- *Dislokation:* Katheter immer fixieren (annähen, Klammerpflaster). Katheterlänge ab dem Eintrittspunkt in die Haut dokumentieren. Verbandswechsel wenn nötig immer zu zweit durchführen. Bei Verdacht auf eine Dislokation bei noch ausreichend verbliebener Festlänge Röntgenkontrolle durchführen.
- *Blutungen* aus dem Katheter oder bei Dislokation: Zentrale Katheter nie unfixiert lassen, bei Transport stets den Katheter im Auge behalten und, wenn nicht benutzt, den Dreiwegehahn zum Kind schließen.

Nabelarterienkatheter (NAK) _____

► **Indikation:**
- In der Regel Frühgeborene < 30. SSW/< 1500 g.
- Kontinuierliche arterielle Blutdruckmessung.
- Häufige Blutgasanalysen (v.a. beatmete Kinder mit O_2-Bedarf) oder Blutentnahmen.

– Blutabnahme bei einer Austauschtransfusion.
– Schweres RDS beim Frühgeborenen > 30. SSW/Termingeborenen.
– Mekoniumaspirationssyndrom (MAS).

➤ **Praktisches Vorgehen:**
– Anatomische Orientierung: 2 weiße, dickwandige und enge Arterien (s. Abb. 8).
– Nabelstumpf möglichst wenig berühren. Irritation der Nabelarterien kann zum Vasospasmus führen und die Katheterisierung erschweren.
– Lumen mit einer Branche der Irispinzette vorsichtig durch rotierende Bewegungen bis ca. 0.5 cm Tiefe weiten.
– Katheter vorsichtig (um keine Via falsa zu bohren) einführen und vorschieben:
  ◉ *Beachte:* Es müssen 2 Engen überwunden werden:
  • Am Nabelbändchen nach ca. 1 cm (kann vorsichtig gelockert werden).
  • In Blasenhöhe (nach ca. 4–5 cm).
– *Beine, Bauch und Zehen beobachten.* Anderes Bein wärmen bei Abblassen (Spasmus), falls kein Erfolg, Katheter ziehen!
– Bei Misserfolg 2. Versuch über die andere Nabelarterie; Evtl. 2. Person versuchen lassen (*„neue Hand, neues Glück"*).
– *Blutaspiration* zur Überprüfung der richtigen Position bei Erreichen der ermittelten Markierung (Anhaltswerte s. Abb. 6).
– *Katheter annähen* (Tabaksbeutelnaht um Nabelstumpf, Luftknoten 1 cm distal, um Katheter knoten) oder mit Pflaster (nur für kurzliegende NAK oder falls nicht anders möglich) gut fixieren!
– *Röntgenkontrolle* (Babygramm!):
  • NAK-Spitze soll bei der Unterkante des LWK 3 liegen.
  ◉ *Beachte:* Katheter darf nur zurückgezogen, nicht vorgeschoben werden (Sterilität) und muss ggf. neu gelegt werden.

➤ **Infusion über NAK:**
  ◉ *Cave:* Es darf nur 0,45–0,9 % NaCl-Lösung mit Heparin 1 E/ml infundiert werden!
– Spüllösung (0,45–0,9 % NaCl-Lösung + Heparin 1 E/ml) anhängen.
– *Infusionsgeschwindigkeit* (Volumenbelastung) minimal 0,2–0,3 ml/Std.

➤ **Liegedauer:**
– Katheter sollte so kurz wie möglich liegen (in der Regel maximal 1 Woche).
– Indikation täglich neu überprüfen.

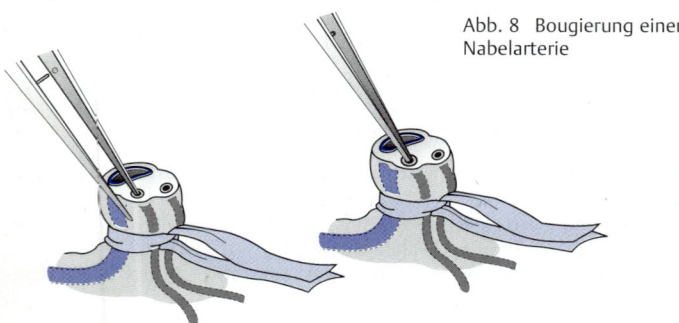

Abb. 8 Bougierung einer Nabelarterie

Nabelvenenkatheter (NVK)

➤ **Indikation:**
  – Notfallzugang für Flüssigkeitszufuhr und Medikamentengabe.
  – Messung des zentralen Venendruckes (ZVD).
  – Austauschtransfusion oder Hämodilution.
  – *Bei Bedarf:* Dreilumennabelvenenkatheter/-ZVK (z. B.: 18 G, 20 cm, röntgen-dicht, MedexMedical MXC2320-4, ohne Nadel/Draht, auch als 19 G doppel-lumig erhältlich).

➤ **Liegedauer:**
  ◙ *Beachte:* Ein NVK darf normalerweise nicht länger als 24 Stunden belassen werden! Ausnahmen müssen schriftlich dokumentiert werden!
  – Bei vitaler Indikation: Nabelvene kann 1 Woche oder länger katheterisiert werden.
  – Vor allem bei Lage des Katheters in der Pfortader Gefahr der Pfortader-thrombose mit folgender portaler Hypertension und Ausbildung von Ösophagusvarizen!

➤ **Praktisches Vorgehen:**
  – *Anatomische Orientierung:* Eine dünnwandige weitlumige Vene (s. Abb. 9).
  – Katheterisierung ist bis zu einer Woche postpartal möglich.
  – Katheter (3,5–5 Ch. oder größer) vorsichtig einführen und bis zur ermittel-ten Markierung vorschieben (s. Abb. 6, Abb. 9).
  – *Bei federndem Widerstand* Katheter um einige Zentimeter zurückziehen und unter Drehung wieder vorschieben.

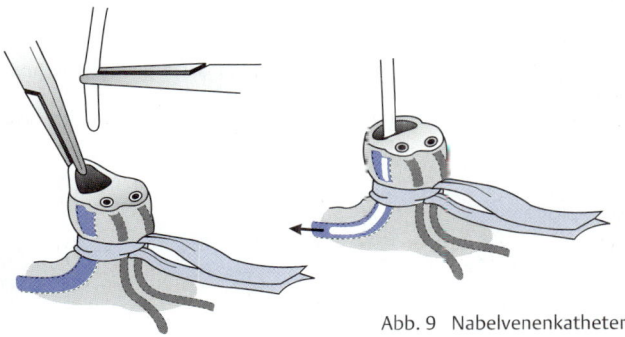

Abb. 9   Nabelvenenkatheteranlage

◙ *Cave:* Fehlposition in der Portalvene.
  – Falls wieder Fehlposition, erneut versuchen oder einen 2. Katheter durch dasselbe Gefäß legen und somit die V. cava inferior über den Ductus venosus arantii erreichen.
  – *Blutaspiration* zur Überprüfung der richtigen Position bei Erreichen der ermittelten Markierung (Anhaltswerte s. Abb 6).
  – *Anhängen einer isotonen Spüllösung* in minimaler Infusionsgeschwindigkeit (ca. 0,5 ml/Std.) bzw. manuelle Bolusgabe in kurzen Abständen.
  – Pflasterfixierung (cave: Dislokation).

2

- *Röntgenkontrolle* (Babygramm!):
  - NVK-Spitze soll ca. 1 cm unterhalb des Zwerchfells in der V. cava inferior liegen.
  - Katheter darf nur zurückgezogen, nicht vorgeschoben werden (Sterilität) und muss ggf. neu gelegt werden.
- *Katheter annähen* (Tabaksbeutelnaht um Nabelstumpf, Luftknoten 1 cm distal, um Katheter knoten) oder mit Pflaster (nur für kurzliegende NVK oder falls nicht anders möglich) gut fixieren!

Peripher-venöser Zugang

➤ **Indikationen:** Intravenöse Applikation von Medikamenten und Infusionen.
➤ **Vorbereitung:** Desinfektionsmittel, Handschuhe, Kanüle, Infusionsanschlüsse, Pflaster richten.
➤ **Praktisches Vorgehen** (Abb. 10):
  - *Hinweis:* Peripher-venöse Zugänge zu legen erfordert insbesondere bei sehr unreifen oder sehr pastösen Neu-/Frühgeborenen ein hohes Maß an Erfahrung, ist aber eben doch nur Übungssache.
  - *Bevorzugte Punktionsstellen:* Am Köpfchen (Narben sind später nicht mehr zu sehen), alternativ an der Hand oder am Füßchen, evtl. auch V. jugularis externa. Cave: V. cubitalis und V. saphena unbedingt für Silastikkatheter schonen!
  - ◾ **Wichtig:** Strikt steril arbeiten!
  - Desinifizieren – Vorsicht bei sehr unreifen Kindern: Hautverletzung durch Desinfektion, Druck o.ä.
  - Nur kurz stauen, von Schwester oder Kollegen helfen lassen.
  - In der Regel keine Lokalanästhesie.
  - Haut gut spannen.
  - Flach (oft < 30°) einstechen und noch etwas im Gefäß vorschieben bzw. Plastikverweilkanüle über die Nadel hinwegschieben.
  - Gut fixieren, je nach Lokalisation und Kind ggf. mit einer Schiene (aber cave Druck!).

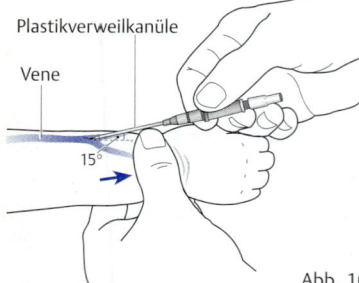

Plastikverweilkanüle

Vene

15°

Abb. 10   Peripher-venöser Zugang

➤ **Komplikationen:**
  – *Infektion:* Steril arbeiten und täglich Indikation überdenken!
  – *Venenentzündung* z. B. bei Infusion von hypertonen Lösungen, Antibiotika.
  – *Paravasate:* Besonders in Gelenknähe, Prävention durch Ruhigstellung mit Schienen.
  – *Blutung* bzw. Hämatom durch Penetration der Venenwand.
  – *Thrombosen:* Cave bei Rötung, Verhärtung, Schmerzhaftigkeit, Umgehungskreisläufen.
  – Vasospasmen der Arterien: Durchblutung der jeweiligen Extremität kontrollieren.

Peripher-arterieller Zugang

➤ **Indikationen:** Wiederholte arterielle Blutentnahmen für Blutgaskontrollen, Messung des arteriellen Blutdrucks, sehr selten Messung des Herzzeitvolumens (cardiac output) mit Farbstoffverdünnungstechnik.
➤ **Vorbereitung:** Kanülen (Plastik-Verweilkanüle meist 22 oder 24G), Infusionsanschlüsse, Pflaster, sterile Handschuhe, sterilen Kittel, Mundschutz und Haube vor der Punktion vorbereiten. Cave druckfeste Schläuche ohne Rückschlagventil verwenden.
➤ **Praktisches Vorgehen:**
  – *Bevorzugte Punktionsstelle:* A. radialis rechts. Alternativ: A. dorsalis pedis, in Ausnahmefällen A. femoralis. Obsolet: A. carotis.
  – Arterien-Puls tasten.
  – Allen-Test zur Überprüfung eines ausreichenden Palmarkollateralkreislaufs.
  – Von Schwester oder Kollegen helfen lassen!
  – Desinifizieren – Vorsicht bei sehr unreifen Kindern: Hautverletzung durch Desinfektion, Druck o.ä.
  – In der Regel keine Lokalanästhesie.
  – Haut gut spannen.
  – Hand dorsal flektieren. Flach (oft < 20°) einstechen: je unreifer das Kind um so flacher einstechen (Arterie liegt direkt unter der Haut). Noch etwas im Gefäß vorschieben bzw. Plastik-Verweilkanüle über die Nadel hinwegschieben.
  – Wir punktieren ohne aufgesetzte NaCl-Heparin-Spritze, daher gut auf Pulsationen (zurückströmendes Blut) achten.
  – *Kaltlicht:* Bei Kindern < 3000 g gelingt häufig die Darstellung der Arterie mit Kaltlicht: Von dorsal durch das Handgelenk hindurchleuchten – Arterie pulsiert. Dies vermeidet eher die Perforation der Arterie.
  – Seldingertechnik ist bei Neu-/Frühgeborenen zwar möglich, wegen der kleinen Arterien aber unüblich (Gefahr der Gefäßwandverletzung ist größer).
  – Gut fixieren, je nach Lokalisation und Kind mit Schiene (aber cave Druck).
  – Beim Anschließen alle Verbindungen auf Dichtigkeit prüfen. An Druckmehmer anschließen (überwacht den Druckpuls, bei Fehlfunktion zunehmend kleinere Amplitude bei weitgehend gleichem Mitteldruck) und kontinuierlich spülen (0,5–1 ml/Std.).
  ◨ *Wichtig:* Indikation des arteriellen Zugangs ständig überprüfen (FiO_2-Bedarf, Beatmungssituation, Kontrolabnahmen).

2.3 Gefäßzugänge

➤ **Komplikationen:**
   – Ischämie der Finger oder Zehen (Minderperfusion im Schock).
   – Blutung/Hämatom an der Punktionsstelle: Zugang entfernen, Druckverband.
   – Rückfluss von Blut ins System: System auf Dichtigkeit überprüfen.
   – Retrograde Embolisation (Durchblutungsstörungen): Cave Luftblasen, Gerinnsel.

Zentraler Venenkatheter (ZVK)

➤ Das Legen eines ZVK erfordert insbesondere bei sehr unreifen oder pastösen Neu-/Frühgeborenen ein hohes Maß an Erfahrung, ist zwar auch nur Übungssache, birgt aber deutlich mehr Gefahren als das Legen eines peripher-venösen Zugangs. Indikationen abwägen!

➤ **Indikationen:**
   – Zu erwartende, langdauernde parenterale hochkalorische Ernährung.
   – Zentrale Applikation von Medikamenten (z. B. Katecholamine).
   – Messung des zentralen Venendrucks (ZVD) in Vorbereitung zu größeren kardiochirurgischen oder kinderchirurgischen Operationen.
   – In Ausnahmefällen zur Schaffung eines venösen Zugangs in Notfallsituationen.

➤ **Kontraindikationen** (fakulatativ nach Abwägen des Risikos):
   – Schwere Gerinnungsstörungen, evtl. antikoagulative Therapie.
   – Ausgeprägtes pulmonales Emphysem oder Deformitäten des Thorax (v.a. relevant f. V. subclavia), frische Klavikulafraktur.

➤ **Praktisches Vorgehen:**
   – *Bevorzugte Punktionsstellen:* V. jugularis interna rechts oder V. femoralis (beide Seiten), selten V. subclavia (beide Seiten; am schwierigsten, da es die meisten Risiken birgt).
   – Immer Seldingertechnik!
   – Punktion des Gefäßes mit aufgesetzter NaCl-Heparinspritze (je nach Gefäß, s. Abb. 11).
   – Aspirieren, bis Blut zurückläuft.
   – Nadel mit einer Hand fixieren, Spritze entfernen (wichtig: dabei die Nadel nicht mit aus dem Gefäß herausziehen).
   – Seldinger-Draht einführen: zwischen 5 cm (V. jugularis interna, V. subclavia) und 15 cm (V. femoralis) und anschließend die Nadel über den Draht entfernen. Draht immer nachführen, nicht herausziehen! Bei zu tiefem Einführen besteht die Gefahr der Myokardverletzung!
   – Jetzt Dilatator über den Draht hinweg mit drehenden Bewegungen bis in das Gefäß einführen. Man muss deutlich fester drücken und es sollte vermehrt aus der Einstichstelle bluten.
   – Dilatator über den Draht hinweg wieder entfernen und jetzt den vorher gefüllten Katheter auf den Draht auffädeln und in das Gefäß einführen. Bei Neu-/Frühgeborenen ist dazu meist *keine* Stichinzision notwendig.
   – Rückläufigkeit aller Lumina durch Aspiration von Blut überprüfen.
   – Katheter immer annähen und mit der Halterung fixieren.
   – Immer Röntgenkontrolle.
   – Verbandwechsel alle 1–2 Tage.
   – Indikationen zum Belassen des ZVK täglich überprüfen.

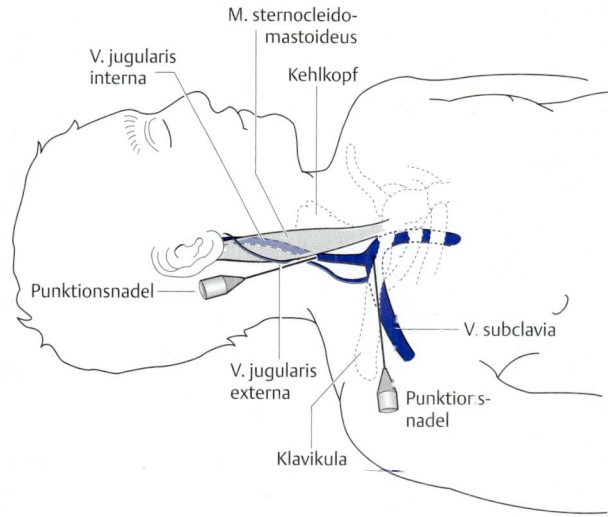

Abb. 11 Punktionsorte für ZVD in V. jugularis interna und V. subclavia

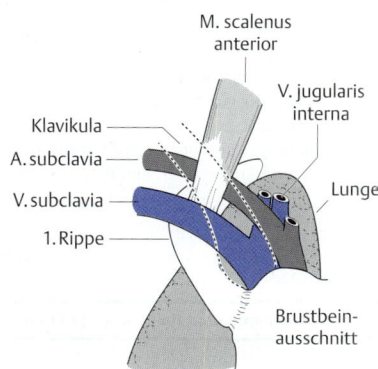

Abb. 12 Anatomische Lage von V. subclavia, A. subclavia und V. jugularis interna

➤ **Komplikationen** (unmittelbar):
  – Hämatom, Nachblutung, Gefäßwand-Dissekation, Luftembolie.
  – Pneumo-, Hämato-, Infusiothorax oder -perikard.
  – Einführen des Drahtes in ein falsches Gefäß (z. B. V. jugularis interna bei Subklaviapunktion).
  – Myokardverletzung bzw. -punktion durch den Draht.

Silastikkatheter (Einschwemmkatheter)

➤ **Indikation:**
  - *Notfallzugang* für Flüssigkeitszufuhr und Medikamentengabe.
  - Längerfristige parenterale Ernährung oder Antibiotikatherapie.
➤ **Vorbereitungen:**
  - Kathetertyp unter Berücksichtigung der Patientengröße und der max. benötigten Infusionsgeschwindigkeit auswählen.
  - Länge des Katheters mit Maßband entlang dem Verlauf bis kurz vor den rechten Vorhof bestimmen.
  - *Instrumentarium steril richten:*
    • Silastikkatheterset auspacken, Katheter überprüfen und durchspülen.
    • Steriles Abdecktuch, sterile Tupfer.
    • Sterile Splitterpinzette oder feine gebogene Pinzette.
    • NaCl 0,9 % zum Durchspülen des Katheters, 1 ml und 2 ml Spritzen.
    • Ungepuderte sterile Handschuhe benutzen.
    • Klammerpflaster, Verbandsmaterial.
    • Ggf. Röntgenkontrastmittel aufziehen (je nach Kathetertyp).
    • Desinfektionsmittel in sterile Schale umfüllen.
  - Auf gute Lichtverhältnisse achten (z. B. OP-Lampe).
  - Kind in Rückenlage lagern und warm halten (ggf. mit Plastikfolie abdecken).
  - *Geeigneten Punktionsort suchen:*
    • Genaue Inspektion beider Ellenbeugen.
    • *V. mediana cubiti bzw. V. basilica* sind die Zugänge der 1. Wahl.
    • ◙ *Beachte:* Über die *V. cephalica* lässt sich der Silastikkatheter oft schlecht vorschieben und bleibt meist in der V. axillaris hängen.
    • *V. saphena magna* nur im absoluten Notfall benutzen; Gefahr der Klappenschädigung.
    • *V. jugularis externa* eignet sich ebenfalls, blutet aber kräftig aus der Nadel und rollt häufig unter ihr weg (die Haut sehr gut spannen).
  - Falls zeitlich möglich, Analgesie mit Creme (z. B. Emla).
    ◙ *Cave:* Bei zu hoher Konzentration und langer Einwirkungszeit kommt es zu einer Met-Hämoglobinbildung (vom Hersteller z. Zt. bei Alter < 2 Jahren nicht empfohlen).
➤ **Kathetermaße** s. Tab. 2.

Tabelle 2 Gegenüberstellung der Kathetermaße

French Charrière	Gauge	Innenlumendurchmesser (ID) in mm
1	30	0,3
2	22	0,7
3	20	1
4	18	1,3
5	16	1,7
6	14	2

➤ **Praktisches Vorgehen:**
- *Steril arbeiten:*
  - Zunächst Arm gut desinfizieren, dann abdecken.
  - Jetzt erneut Ellenbeuge mit Desinfektionsmittel (oder Alkohol) gründlich absprühen.
  - Einwirken und trocknen lassen.
- *Gut stauen*, evtl. durch 2. Person (nicht zu fest, da sonst die Arterie abgedrückt wird).
- *Silastikkatheter* (vorher durchgespült!) ca. 4 cm in das Lumen der 19 G-Butterfly-Nadel einführen.
- *Vene punktieren* (bei Erfolg läuft Blut aus der Butterfly-Nadel zurück).
- Butterfly-Nadel gut fixieren und vorsichtig den Silastikkatheter mit der Pinzette bis zur richtigen Markierung (+ 5 cm für die Nadellänge) vorschieben.
- Falls der Katheter hakt, Nadel bzw. Arm vorsichtig hin- und herbewegen, evtl. Arm durch 2. Person massieren lassen.
- Wichtig sind Ruhe und Geduld.
- *Bei richtiger Katheterlage* (Blut ist leicht zu aspirieren):
  - Punktionsnadel herausziehen.
  - ◙ *Cave:* Katheter nicht mit herausziehen.
  - Blaues Verbindungsstück lösen und Nadel abziehen.
  - Verbindungsstück wieder schließen (Dichtungsplättchen nicht verlieren!).
- *Kompression der Punktionsstelle* mit sterilem Tupfer, bis die Blutung steht.
- *Provisorische Pflasterfixation*; Verbindungsstück gepolstert am Kind befestigen, um Zug am Katheter zu vermeiden.

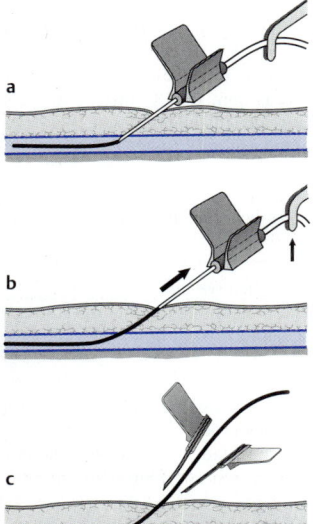

Abb. 13 Legen eines Einschwemm-katheters
a: Einführen der Katheter nach erfolgreicher Punktion
b: Vorsichtiges Zurückziehen der Punktionsnadel, dabei Katheter gut fixieren
c: Entfernen der Punktionsnadel, hier durch Aufbrechen einer Sollbruchstelle

- *Lagekontrolle durch Röntgen-Thorax* mit seitlich angelegtem Arm ohne Kontrastmittel bei röntgendichten Kathetern. Eine Darstellung mit Röntgenkontrastmittel (z. B. 0,2–0,5 ml Ultravist 300, 1:1 verdünnt) zur bessern Beurteilung ist möglich.
- *Optimale Katheterlage*: Katheterspitze projiziert sich auf den Übergang von V. cava superior in den rechten Vorhof.
- *Infusion anschließen* (evtl. auch vorher, wenn leicht Blut zu aspirieren ist).
- Punktionsstelle steril mit Klebefolie (z. B. Opsite) oder Klammerpflaster abdecken.

➤ **Katheterdefekt:** Versuch eines Katheterwechsels mit reverser „Seldingertechnik": Unter sterilen Bedingungen neue Verweilkanüle über den Katheter in die Vene platzieren, dann alten Katheter entfernen und Neuen vorschieben.

◎ *Tipp:* Statt der Metallnadel aus dem Silastikkatheterset kann eine Butterfly-Nadel in entsprechender Größe verwendet werden. Der Plastikschlauch muss zuvor abgeschnitten werden. Diese Nadel ist etwas schärfer geschliffen, dafür ist aber auch der Winkel flacher. Entsprechend lässt sich die Vene flacher (Hautniveau!) anpunktieren, man kann sie aber auch leichter durchstechen.

Ultradünne Silastikkatheter

➤ Katheter z. B. der Firma Corotec (Medex Medical), „Kids Cath-Neo", (Vygon) 27-G-Katheter.
➤ Alternative für sehr unreife und kleine Frühgeborene mit sehr dünnen Venen, die eine Punktion durch einen 19-G-Butterfly nicht zulassen.
➤ Dieser Katheter muss unter gleichen sterilen Kautelen, wie der o. g. Katheter gelegt und platziert werden.
➤ Er ist sehr dünn, besitzt eine röntgendichte Metallführung und ist sehr flexibel (knickt leicht ab!).
◎ *Beachte:* Immer vorher überprüfen, ob sich der Metallmandrin zurückziehen lässt.
➤ Der Katheter wird über eine 24-G-Verweilkanüle eingeführt. Die Verweilkanüle wird nach Platzierung des Katheters aus dem Gefäß entfernt und als Schienung des dünnen Katheters an der Hauteinstichstelle belassen.
➤ Verweilkanüle unterpolstern und am Patientenarm mit Pflaster fixieren.
◎ *Cave:* Auf Knickstellen achten!
➤ **Vorteile:**
  - Sicherer zentralvenöser Zugang, besonders bei sehr unreifen Frühgeborenen.
  - Ultradünn.
  - Kann durch eine 24-G-Verweilkanüle geschoben werden.
  - Ist mit einem hauchdünnen, röntgendichten Metallmandrain ausgestattet.
  - Läßt sich manchmal auch peripher vorschieben.
➤ **Nachteile:**
  - Knickt leicht ab.
  - Kein Volumenzugang: wegen der geringen Flussrate (max. 15 ml/Std.) kann in kurzer Zeit kein Volumenmangel behoben werden.
  - Verweilkanüle muss auf dem Katheter aufgefädelt verbleiben, da das Anschlussstück für die Infusion fest verschweißt ist (Blutreste und Sollknickstelle).
  - Ist relativ teuer.

➤ **Alternativen:**
- 27-G, 1 Lumen, 20 cm, (Füllvolumen 0,065 ml), nicht röntgendicht, da zu dünn.
- 20 cm Medex Medical MXC0720, wird über eine 22-G-Verweilkanüle platziert.
- 30 cm Medex Medical MXC0730.
- ◉ *Cave:* Noch höherer Widerstand.

Hickman-Katheter

➤ Hickman-Katheter werden in der Kinderchirurgie im- und explantiert.
➤ **Indikationen:** Langdauernde parenterale hochkalorische Ernährung und Medikamentenapplikation (z. B. Kurzdarmsyndrom, onkologische Therapie). Zentralvenöser Zugang zur Blutentnahme über einen längeren Zeitraum.
➤ Komplikationen: Infektionen und Verstopfung (Okklusion), daher streng sterile Versorgung und Heparindauerspülung oder -block.

Intraossärer Zugang

➤ **Vorbemerkung:** Eine Vielzahl von Infusionslösungen inkl. Blutprodukten sowie Medikamente können intraossär verabreicht werden.
➤ **Indikationen:** Nur im absoluten Notfall (Reanimation) oder bei Unmöglichkeit, einen peripher-venösen Zugang zu legen zur akuten, auch zentralen, Applikation von Medikamenten und Infusionslösungen.
➤ **Kontraindikationen** (fakultativ nach Abwägen des Risikos): Schwere Gerinnungsstörungen, evtl. antikoagulative Therapie, ausgeprägte Osteopenie (Frakturgefahr).
➤ **Praktisches Vorgehen:**
- Punktion im Bereich der proximalen Tibia, evtl. auch der distalen Tibia oder des Femurs.
- Bein im Kniegelenk strecken und Sandsack unter das Knie legen.
- Plane Fläche der Tibia palpieren, gedachte Einstichstelle 1–3 cm unterhalb der Tuberositas tibiae.
- Desinfizieren und steril abkleben.
- Die intraossäre Nadel (Cook G 16, Länge 4 cm oder G 18, Länge 3,5 cm) senkrecht bis leicht zum Fuß hin abgewinkelt (10–15°) aufsetzen (um die Wachstumsfuge nicht zu verletzen) und langsam unter Druck und leicht drehenden Bewegungen bis in das Knochenmark einführen (der Widerstand lässt plötzlich nach).
- Trokar entfernen, jetzt kann Knochenmark zur Diagnostik aspiriert werden (klinische Chemie, CO_2 Hb, Blutgruppe, Infektionsdiagnostik). Dann die vorgesehenen Medikamente bzw. Infusionen anschließen.
- Mit Pflaster die Nadel fixieren, um eine Dislokation zu vermeiden.
- Maximale mögliche Liegedauer bis zu zwei Tage.
➤ **Komplikationen** (unmittelbar):
- Infiltration von subkutanem oder subperiostalem Gewebe bei Fehllage (am häufigsten).
- Lokale Phlegmone, evtl. Entwicklung eines subkutanen Abszesses.
- Gerinnungsaktivierung im Knochenmark (Verlust des Zugangsweges).
- Osteomyelitis (sehr selten), Knochenfraktur (Röntgenkontrolle), Kompartmentsyndrom, Nachweis von Blasten im peripheren Blut.

2

2.3 Gefäßzugänge

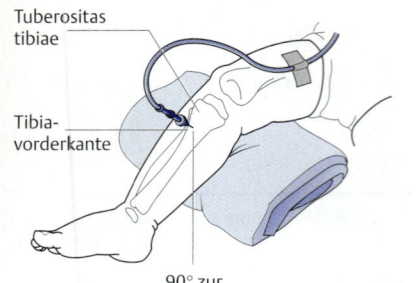

Tuberositas tibiae

Tibia-vorderkante

90° zur medialen Tibiaoberfläche

Abb. 14 Intraossäre Punktion

Kapilläre Blutentnahme

➤ **Indikation:**
  – *Überwachung einer respiratorischen Störung bzw. Beatmung:*
    • pO_2 korreliert nicht mit arteriellen Werten und ist somit unzuverlässig.
    • pCO_2 und pH korrelieren einigermaßen mit den arteriellen Werten, vorausgesetzt die Entnahmestelle ist warm und gut perfundiert.
    • Korrelation mit dem transkutan gemessenen pCO_2 überprüfen.
  – *Überwachung einer Hyper- oder Hypoglykämie.*
  – Kontrolle (selten) von Bilirubin, CRP oder Blutbild und Differentialblutbild.
  – Routine-Stoffwechseldiagnostik (Guthrie und andere, z. B. TSH, AGS).
➤ **Praktisches Vorgehen:**
  – Hautstelle gut vorwärmen um die Durchblutung zu verbessern (z. B. warme Umschläge).
  – Lokaldesinfektion, anschließend Haut gründlich trocknen!
  – Falls vorhanden, Werte der transkutanen Messung zum späteren Vergleich ablesen.
  – *Am medialen oder lateralen Teil der Ferse tangential zur Fußsohle des Kindes mit der Lanzette einstechen* (s. Abb. 15). Lieber einmal kräftig zustechen (und zügig das Blut in die Kapillare aufnehmen), bevor man mehrfach stechen muss und das Blut schlechter läuft.
  ◉ *Beachte:* Osteomyelitisgefahr! Nicht in Richtung Knochen einstechen, sondern im Gewebe bleiben.
  – Unter dosiertem Druck das Blut luftblasenfrei in die Kapillare füllen.
  – *Auf ausreichende Blutstillung achten.*
  ◉ *Tipp:* Der Blutfluss ist meistens besser, wenn der 1. Tropfen trocken abgewischt wird. Die Blutzuckerwerte sind dann ebenfalls genauer (Gewebeflüssigkeit).

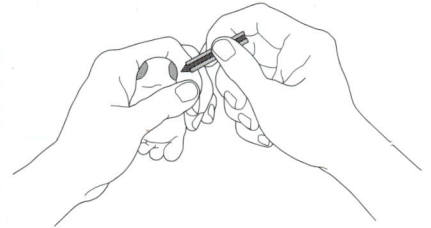

Abb. 15 Kapilläre Blutentnahme

➤ **Komplikationen:**
  – *Infektionen* (z. B. Osteomyelitis).
  – *Schlechte Beurteilbarkeit* aufgrund von Abnahmeschwierigkeiten, z. B. bei verzögerter Rekapillarisierungszeit.
  – *Hämatome* (häufige Abnahmen und/oder verzögerte Rekapillarisierungszeit).

2.4 Blutentnahme ▮▮▮▮▮▮▮▮▮▮▮▮▮▮▮▮

Venöse Blutentnahme

➤ **Indikation:**
- Überwachung und Beurteilung einer (teil-)parenteralen Ernährung.
- Längerfristige Verlaufskontrolle bei enteraler Ernährung (Frühgeborene).
- Überwachung und Beurteilung einer Transfusionsbedürftigkeit (oder Z.n. Transfusion) bzw. Polyglobulie.
- Infektionsdiagnostik (z. B. Blutkulturen, CRP, BB, Serologie, ggf. Gerinnung).
- Evtl. Gewinnung von Blut für spezielle Diagnostik (z. B. Genetik, spezielle Stoffwechseldiagnostik, Enzymdiagnostik).

➤ **Praktisches Vorgehen:**
- Mit der Kanüle (meist 20-G-Nadel = gelb) in die Haut distal des gewünschten Gefäßes einstechen.
- Meist sehr flachen Winkel (10°–20°) wählen, da die Haut dünn ist und wenig Unterhautfettgewebe vorhanden ist.
- Langsam vorschieben (millimeterweise) und warten, da das Blut oft langsam in den Konus zurückfließt; manchmal ist es sinnvoll, die Kanüle zu drehen, da der Schliff dann besser im Gefäß zu liegen kommt.
- *Blutkultur* mit einer 2. auf eine 2 ml Spritze aufgesetzten Nadel aus dem Konus abziehen.
- *In der Reihenfolge der Abnahme* bereits vorher bewusst Prioritäten setzen. Werte für Blutbild und Gerinnung sind sehr abhängig von abnahmebedingter Aktivierung, Kalium steigt allein durch übermäßiges Komprimieren. CRP oder Kalzium scheinen eher unbeeinflusst.
- *Ausreichende Blutstillung* nach Ende der Abnahme.

➤ **Komplikationen:**
- *Hämatome* bei Penetration der Venenwand bzw. mangelnder Kompression nach Abnahme.
- 🔵 *Cave:* V. cubitalis (V. cephalica und basilica) und V. saphena magna sind insbesondere bei sehr unreifen Kindern zu schonen (um das Legen eines Silastik-Katheters nicht zu verhindern).
- *Arterienpunktion* (v.a. am Kopf: A. temporalis superficialis).
- *Infektion* (extrem selten).

Arterielle Blutentnahme

➤ **Indikation:**
- *Überwachung und Beurteilung der respiratorischen Situation:*
  - paO_2 ist zuverlässig, um eine Hyperoxämie nicht zu übersehen.
  - Bei Zentralisation (reduzierte periphere Perfusion) unter Reanimationsbedingungen können $paCO_2$ und der pH zuverlässigere Werte liefern.
- Sehr umfangreiche Diagnostik mit großem Blutbedarf, um mehrfache venöse Punktionen zu vermeiden.
- Blutgewinnung für spezielle Diagnostik (z. B. Enzymdiagnostik).

➤ **Praktisches Vorgehen:**
- Prinzip s. o. venöse Blutentnahme.
- *Palpation des Pulses* und Identifikation der zu punktierenden Arterie.
- Einstechen mit der Kanüle (meist 0,6–0,8er Nadel = braun/blau) in die Haut, distal des gewünschten Gefäßes (meist A. radialis), ggf. unter Kaltlichtdurchleuchtung (s. S. 23, Gefäßzugänge).

– Langsam vorschieben (millimeterweise), bis das Blut pulsierend zurückschießt.
– *Ausreichende Blutstillung/Kompression nach Beendigung der Abnahme.*
➤ **Komplikationen:**
– *Hämatome* bei Perforation der Arterie bzw. mangelnder Kompression nach Abnahme.
– *Gefäßspasmus* mit Unmöglichkeit der Blutgewinnung, insbesondere bei gehäuften Punktionen.
◨ *Cave:* A. femoralis (Gesamtversorgung); obsolet: A. carotis (ZNS-Versorgung).

Blutentnahme aus liegendem zentralvenösen Katheter (ZVK)

➤ **Indikation:**
– Siehe venöse Blutentnahme (Punktion kann vermieden werden).
– *Polyglobulie vor Hämodilution.*
◨ *Cave:* Zentralvenöser Hämatokrit (z. B. aus NVK), *oftmals etwas niedriger als der Periphere.*
– *Beurteilung der Arterio-venösen O_2-Differenz.*
➤ **Praktisches Vorgehen:**
– Zur Entnahme hat sich bewährt, mit kleineren Spritzen (meist 2 ml) zu arbeiten.
– Prioritäten vor der Abnahme setzen. Werte für Blutbild und Gerinnung sind sehr abhängig von abnahmebedingter Aktivierung, Kalium steigt allein durch übermäßiges Aspirieren. CRP oder Kalzium scheinen eher unbeeinflusst.
– *Vorbereitung:* Sterile Handschuhe, sterile Tupfer, mehrere sterile Spritzen, sterile Unterlage, Desinfektionsmittel, Spüllösung.
– Zunächst den Konus desinfizieren und ca. 2 Minuten einwirken lassen.
– Am 3-Wege-Hahn nach Ansetzen der Spritze langsam Unterdruck aufbauen.
– Mindestens 1 ml, besser 2–5 ml (je nach Länge des Katheters) vorher abziehen und auf steriler Unterlage ablegen, um dieses Volumen am Ende wieder zurückgeben zu können.
– Abnahme der gewünschten Blutmenge mit neuer Spritze, bei schnellem Wechsel kann der 3-Wege-Hahn in gleicher Stellung belassen werden.
– Nach der Abnahme das initial entnommene Blut (s. o.) wieder langsam zurückgeben.
– Spülen des Katheters mit Spüllösung (Menge richtet sich nach dem Füllvolumen (üblicherweise 0,5–1 ml).
➤ **Komplikationen:**
– *Katheterdysfunktion* (z. B. Anlage an der Venenwand, abgeknickt):
  • Fehllage (z. B. Umschlagen in anderes Gefäß).
  • Überprüfung der Lage und der Eintrittsstelle.
  • Verdrehung ausschließen (Konnektion meist Drehverschlüsse).
– *Infektionen* (Kulturen aus ZVK und peripher simultan abnehmen, Abstriche der Eintrittsstelle, tägliche Verbandswechsel).
– *Einschwemmen von kleinsten Thromben* (cave Luft) beim (Re-)Injizieren.
– *Thrombose* (klinische, sonographische und ggf. radiologische Kontrollen).

2.4 Blutentnahme

Blutentnahme aus liegendem Arterienkatheter

➤ **Indikation:**
- Siehe venöse, arterielle und zentralvenöse Blutentnahme, falls arterieller Zugang vorhanden, da Punktion vermieden werden kann.
- *Hämodilution oder Austauschtransfusion:*
  • Simultanes Abnehmen und Zuführen (arterielle Abnahme und venöse Zufuhr) bei sehr unreifen oder kreislaufinstabilen Neugeborenen.
  • Kein NVK oder ZVK vorhanden.
- Täglich Indikation überprüfen.

➤ **Praktisches Vorgehen:**
- Punktion s. arterielle und zentralvenöse Punktion S. 23.
- Kleinere Spritzen (meist 2 ml, bei VLBW 1 ml) verwenden.
- Vor Ansetzen der Spritze den Stempel mobilisieren (initialer „Plopp" kann insbesondere bei VLBW und peripheren Arterien einen Arterienspasmus auslösen).
- Vorbereitung und praktisches Vorgehen s. zentralvenöse Blutentnahme.

➤ **Komplikationen:**
- *Katheterdysfunktion* (z.B. Anlage an der Arterienwand, abgeknickt):
  • Überprüfung der Lage und der Eintrittsstelle.
  • Verdrehung ausschließen (Konnektion meist Drehverschlüsse).
- *Infektionen* (eher selten). Abstriche der Eintrittsstelle, v.a. NAK.
- *Einschwemmen von kleinsten Thromben* (cave Luft) beim (Re-)Injizieren.
- *Thrombose* (klinische, sonographische und ggf. radiologische Kontrollen).
- *Blutverlust:* Immer auf sichere Konnektion achten und an Druckmonitoring anschließen (Alarmfunktion bei Unterschreitung eines Druckes, Kurvenmonitoring).

Indikation

➤ **Diagnostisch:**
- – Ausschluss einer Meningitis bei: Sepsis, Temperatur des Neugeborenen > 38 °C, CRP vor Beginn einer Antibiotikatherapie > 5 mg/dl (umstritten).
- – Nachweis einer zerebralen Blutung (Hämosiderin in den Makrophagen beweisend für eine Blutung > 7 Tage).
- – Zerebrale Krampfanfälle des Neugeborenen.
➤ **Therapeutisch:** Druckentlastung bei Hydrozephalus.
◙ *Beachte:* Wird eine Lumbalpunktion bei Meningitisverdacht nicht durchgeführt, muss dies in der Patientenakte dokumentiert werden (z. B. schlechter klinischer Zustand)!

Vorbereitungen

➤ **Material:**
- – Lumbalpunktionsnadel:
  - • 22-G-Nadel für reife Neugeborene.
  - • 25-G-Nadel für Frühgeborene verfügbar.
- – Sterile Tupfer, breites Pflaster.
- – Probenröhrchen für klinische Chemie (mit 1 ml Liquor füllen).
- – Steriles Probenröhrchen für die Bakteriologie (8–10 Tropfen Liquor).
- – Ggf. 3. Röhrchen für weitergehende Untersuchungen.
- – Gefärbter Alkoholspray.
- – Sterile Unterlage und sterile Handschuhe, Mundschutz.
- – Abwurf für verbrauchte Materialien.
➤ **Lagerung:** Seitenlagerung (v.a. bei sehr kleinen und beatmeten Kindern) bzw. in sitzender Position (Abb. 16).
➤ **Evtl. Sedierung** mit Midazolam (0,1–0,2 mg/kg i.v./rektal/nasal) erwägen.

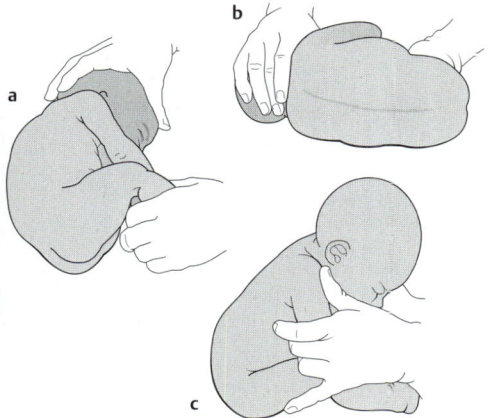

Abb. 16 Halten eines Neugeborenen zur Lumbalpunktion

2.5 Lumbalpunktion

Praktisches Vorgehen

➤ Kind von erfahrener Schwester halten lassen, in Ruhe die richtige Punktions-stelle (L3/L4, L4/L5) palpieren und evtl. markieren (s. Abb. 17).

◐ *Tipp:* Wenn möglich, bei einer Liquorpunktion in sitzender Position zunächst den unteren Zwischenwirbelraum punktieren. Bei blutigem Liquor/einer bluti-gen Punktion kann dann bei der 2. Punktion der obere Zwischenwirbel benutzt werden, um klaren Liquor zu gewinnen.

➤ **Punktionsstelle mit Alkoholspray gründlich desinfizieren.**

➤ Sterile Handschuhe anziehen, sterile Unterlage unterlegen und mit sterilen Tupfern die Punktionsstelle abtupfen. Nochmals Sprühdesinfektion und abtrocknen der Punktionsstelle (Schwester)!

➤ **Erneut den richtigen Zwischenwirbelraum ertasten** und rechts und links der Wirbelsäule mit 2 Fingern eingrenzen.

➤ **Zwischen den Fingern mit der Nadel zunächst gerade punktieren** und diese in Richtung Nabel (d. h. leicht kranial) vorschieben (bei Frühgeborenen spürt man das Durchstechen des Ligamentum flavum oft nicht).

➤ Nach ca. 1 cm den Mandrin zurückziehen und Liquor abtropfen lassen.

➤ Falls kein Liquor gewonnen werden kann, vorsichtig an der Nadel drehen und dabei diese zurückziehen.

◐ *Tipp:* Das Massieren der großen Fontanelle hilft, wenn zu wenig Liquor gewon-nen werden kann.

➤ Nach Liquorgewinnung den Mandrin zur Hälfte zurückstecken und Nadel rasch herausziehen (aus dem Konus der Nadel können noch einige Tropfen Liquor gewonnen werden!).

➤ Sterilen Tupfer mit Druck befestigen.

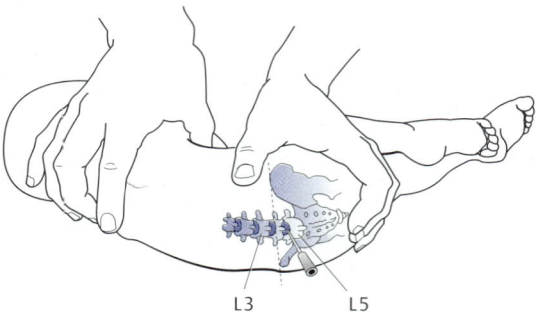

L3   L5

Abb. 17   Liquorpunktion in Seitenlage

Normwerte

- Eiweiß: 55–120 mg/dl.
- Glukose: 45–80 mg/dl (2/3 des Blutzuckers).

Tabelle 3 Normwerte im Liquor von Früh- und Neugeborenen

Zellzahl	Mehrkernige	Einkernige	Total
Frühgeborene	0–100	0–25	< 125
Neugeborene	0–70	0–20	< 90
1. Lebenswoche	0–25	0–5	< 30
1. Lebensmonat	0–5	0–5	< 10

2.6 Suprapubische Blasenpunktion

Indikation

➤ Sterile Uringewinnung (HWI- und metabolische Diagnostik).
➤ Druckentlastung bei Harnabgangsstörung unterhalb der Blase (z. B. Urethralklappen).

Vorbereitungen

➤ Ultraschallgerät.
➤ Desinfektionsmittel.
➤ Sterile Tupfer.
➤ Sterile Nadeln (17- oder 20-G) und 5 ml Spritze.
➤ Probenröhrchen.
➤ Abwurf.

Praktisches Vorgehen

➤ **Harnblasensonographie**, um ausreichende Füllungsmenge festzustellen (Blase soll gut bis über Symphyse stehen).
➤ **Desinfizieren der Punktionsstelle** mit Alkoholspray und steril abtupfen.
  ◙ *Tipp:* Der Kältereiz reicht oft schon aus, um eine Kontraktion der Harnblase und Miktion zu erwirken. Deshalb Röhrchen zum Auffangen des Mittelstrahlurins bereit halten.
  ◙ *Cave:* Gefahr der Entstehung von Hautnekrosen, wenn Alkoholtupfer auf der unreifen Haut Frühgeborener liegengelassen werden.
➤ Beine des Kindes in Froschposition fixieren.
➤ **0,5 cm oberhalb des Symphysenrandes** mit steriler Spritze und 20- oder 17-G-Nadel oder ca. im 90 Grad-Winkel zur Bauchhaut punktieren (s. Abb. 18).
➤ **Unter Aspiration Nadel vorschieben**, bis Urin gewonnen werden kann.
➤ **Gefahr der Verletzung oder Perforation der hinteren Blasenwand**, wenn zuviel Urin abgezogen wird.
➤ Nach dem Herausziehen der Nadel mit sterilem Tupfer für eine Weile auf die Punktionsstelle drücken, Pflasterverband anlegen.
◙ *Beachte:* Aufgrund der Gefahr einer Makrohämaturie sollte bei Thrombozytenwerten < 20,0/nl nicht punktiert werden.

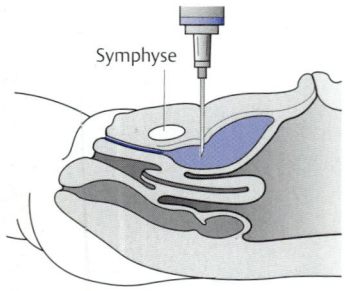

Symphyse

Abb. 18   Suprapubische Blasenpunktion

Indikation

➤ **Entlastung eines Spannungspneumothorax.**
➤ Entlastung eines Pneumothorax (auch ohne Spannungszeichen) bei: Symptomatischen Patienten, Respiratortherapie.
➤ **Ableitung von Flüssigkeit** (z. B. Pleuraerguss, Chylothorax).

Akuter Notfall

➤ **Thorax in der vorderen Axillarlinie im 4. Interkostalraum (ICR) am oberen Rippenrand** (!) mit einer grauen 16-G-Verweilkanüle (sollte an jedem Inkubator vorhanden sein!), Butterfly oder 20-G-Nadel mit 20 ml Spritze (gefüllt mit 5 ml NaCl 0,9 %) punktieren.
➤ **Hand abstützen** beim Durchstechen der Thoraxwand, um nicht „hineinzufallen".
➤ **Metallmandrin sofort zurückziehen** (bei Verweilkanüle). Dann Drain ca. 2–5 cm vorschieben, bis die Spitze unter der vorderen Thoraxwand liegt, da sich hier die größte Luftansammlung befindet.
➤ **Luft oder Flüssigkeit mit Spritze abziehen.**
➤ **Jetzt in Ruhe Thoraxdrainage vorbereiten.**

Vorbereitungen

➤ Sterile Handschuhe und sterile Tupfer.
➤ Sterile gebogene Klemme und spitzes Skalpell.
➤ Silikonspray.
➤ 2 lange und 2 kurze Pflasterstreifen, ggf. Zinkoxidpflaster.
➤ Ggf. Probenröhrchen (Mikrobiologie, Biochemie und Zytologie).
➤ Drainagenset mit Sogvorrichtung richten.
➤ **Drainagengröße** nach Größe des Kindes wählen:
  – > 2000 g = Ch 10.
  – < 2000 g = Ch 8.
➤ **Drainagenlänge** von 8 cm ist ausreichend.
➤ **Lokalanästhesie** (z. B. Scandicain 1 %) für die Punktionsstelle bereitstellen und dem Kind vorher Morphin 0,1 mg/kg oder Fentanyl 10 µg/kg i.v geben, da das Legen einer Thoraxdrainage sehr schmerzhaft ist.
👁 *Cave:* Hypotonie und Atemdepression, bei sehr unreifen Kindern evtl. nur 0,05 mg/kg Morphin.

Praktisches Vorgehen

➤ **Geeignete Punktionsstelle suchen:**
  – *Pneumothorax:*
    • 2. ICR in der Medioklavikularlinie (kosmetisch problematische Stelle bei Mädchen).
    • 4./5. ICR in der vorderen Axillarlinie.
    👁 *Cave:* Mamille nicht verletzen.
  – *Erguss:* 4./5. ICR in der hinteren Axillarlinie.
➤ Durch Seitenlagerung betroffene Thoraxseite um ca. 30–45° anheben, um die Drainage leichter anterior platzieren zu können.
➤ **Steril arbeiten:** Hautareal desinfizieren.
➤ **Lokalanästhetikum** subkutan bzw. subpleural spritzen.
➤ **Schmale Hautinzisur** (ca. 0,5 cm) setzen.

2.7 Thoraxdrainage

➤ **Versetzt zur Hautinzisur am Oberrand der Rippe** die Muskulatur durchtrennen bzw. stumpf mit Pinzette abschieben, ggf. bis zur Pleura inzidieren.

➤ **Bis auf Pleura stumpf mit gebogener Klemme präparieren.**

➤ **Drainage durch den vorpräparierten Tunnel schieben und dann die Pleura unter Abstützung mit der Hand durchstoßen** (meist entweicht Luft aus der Drainage).

➤ **Drainage unter vorderer Thoraxwand vorschieben.** Dies ist oft einfacher zu erreichen, wenn das Kind während des Vorschiebens auf die gesunde Thoraxseite gedreht und gehalten wird; das freie Ende der Drainage kann dadurch mehr parallel zur Thoraxvorderwand des Kindes geführt werden.

➤ **Drainage an einen Sog von ca. –5 (–10) cm H_2O nach richtiger Positionierung anschließen** (–5 cm H_2O Sog reicht oft beim Pneumothorax aus).

➤ **Drainage mit Pflaster fixieren.**

➤ **Röntgenkontrolle** a.p. und seitlich in Rückenlage (Pneumothoraxseite anliegend).

◖ *Beachte:* Bei mehreren Drainagen ist eine eindeutige Markierung wichtig!

a

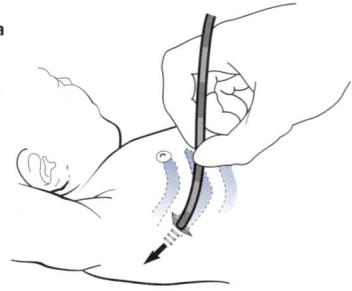

b

anterior   Luft

posterior

Herz

linke Lunge   rechte Lunge

4. Interkostalraum   Erguss   Einstichstelle

c

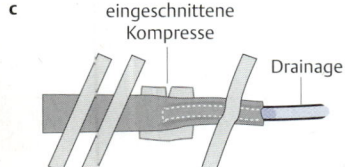

eingeschnittene Kompresse

Drainage

Abb. 19   Thoraxdrainage
a Einführen der Drainage bei Pleuraerguss
b lokale Lage bei Pneumothorax links
   ideale Lage bei Pleuraerguss rechts
c Fixieren der Drainage

Komplikationen

➤ **Drainage fördert nicht:**
  – *Fehllage* (hinter der Lunge, subkutan (zu flach) punktiert, zu tief eingeführt, stößt medial an)?
  – *Drainage ist abgeknickt* (kommt bei kurzen Dranagen nicht vor!)?
  – *Drainage ist verstopft* (mit Luft oder steriler Kochsalzlösung anspülen)?
  – *Drainageset richtig aufgebaut und Sog richtig eingestellt?*
➤ **Rezidiv bzw. Lunge entfaltet sich nach erster Entlastung nicht:**
  – *Katheter verstopft:*
    • Dann Katheterwechsel durch gleiche Punktionsstelle.
    • Ggf. zweiter Drain 2. ICR medioklavicular legen: Nach Durchtrennen von Haut, Muskulatur und Pleura parietalis, Katheter über *an der Spitze gebogenen Trokar – Spitze vorher abbiegen!* – ohne jede Kraftanwendung in den Thorax einführen. Dabei evtl. Lunge mit Pinzette etwas abdrängen.
➤ **Drainage fördert übermäßig viel und/oder nicht atemsynchron:**
  – *Leck im System?*
  – *Katheterfehllage* (nicht tief genug, intrapulmonal)?
  – *Bronchopleurale Fistel?*

Entfernen der Thoraxdrainage

➤ **Bei ausgeprägtem interstitiellen Emphysem offene Drainage belassen,** auch wenn kein Pneumothorax mehr besteht (hohes Rezidivrisiko!).
➤ Thoraxdrainage 24 Stunden nach voller Entfaltung der Lunge und klinisch dichtem Leck abklemmen. Röntgenkontrolle je nach klinischer Situation.
➤ 1 Tag nach Abklemmen Röntgenkontrolle und Katheter bei unauffälligem Befund entfernen:
  – Das Entfernen ist sehr schmerzhaft! *Morphin!?*
  – Pflasterverband lösen.
  – Katheter schnell ziehen.
  – Punktionsstelle sofort luftdicht verschließen. Dazu mit sterilem Pflaster Haut über der Punktionsstelle luftdicht adaptieren.
➤ Streifenförmiger Randpneumothorax ist nach Entfernung der Drainage meist harmlos, aber kontrollbedürftig.
◉ *Cave:* Nach jedem Pneumothorax besteht eine Rezidivgefahr!

2.8 Perikardpunktion

Indikation

➤ **Nur bei klinischer Beeinträchtigung** zur Entlastung bei nachgewiesenem:
- Pneumoperikard.
- Perikarderguss.
- Infusioperikard.

➤ Selten bei V.a. eitrigen Perikarderguss (diagnostisch).

Vorbereitungen

➤ Probenröhrchen (Mikrobiologie, Biochemie und Zytologie).
➤ **Punktionsnadel** (Größe abhängig von erwartetem Inhalt):
- Luft = 16–20 G.
- Flüssigkeit = 20–24 G.

➤ Sterile Spritzen.
➤ Sterile Tupfer, Verbandsmaterial.
➤ Lokalanästhetikum (s. Kap. Thoraxdrainage S. 39).

Praktisches Vorgehen

➤ Lokalanästhetikum lokal (subkutan) injizieren.
➤ Subxyphoidal im linken Winkel zwischen Xyphoid und Rippenansatz in Richtung linker Schulter im Winkel von ca. 30° zum Hautniveau unter Aspiration und sterilen Bedingungen punktieren.
➤ **Auf Vitalparameter achten:**
- EKG.
- Kreislaufparameter (Blutdruck, periphere Perfusion, Herzfrequenz).

➤ **Material** mikrobiologisch und biochemisch untersuchen lassen.
➤ Nur bei rezidivierenden Ergüssen ist ggf. eine Dauerableitung notwendig.
➤ *Beachte:* Vorsicht bei pathologischer Gerinnung und/oder Thrombozytopenie < 20,0/nl.

Indikation

➤ **Diagnostik:** Aszitesuntersuchung, Abklärung Perforation.
➤ **Therapie:** Entlastungspunktion bei Aszites, Luft im Bauch usw.
➤ **Peritonealdialyse** (s. S. 338).

Vorbereitungen

➤ Verweilkanüle 16 G, sterile Spritzen.
➤ Desinfektionsmittel.
➤ Lokalanästhesie (z. B. Scandicain 1 %).
➤ Sterile Tupfer, Pflasterverband.
➤ Probenröhrchen (Mikrobiologie, Biochemie und Zytologie).

Praktisches Vorgehen

➤ Lokalanästhesie des Punktionsortes durchführen.
➤ Möglichst am linken Unterbauch am Punkt zwischen mittlerem und unterem Drittel der Linie Nabel – Spina iliaca anterior superior in Richtung Douglasraum mit Verweilkanüle (16 G) unter sterilen Bedingungen vorsichtig unter Aspiration punktieren (s. Abb. 20).
➤ Nadel nach Durchstechen der Haut um ca. 0,5 cm versetzen, um späteres Lecken der Punktionsstelle zu vermeiden.
➤ Bei Aspiration von Flüssigkeit Mandrin zurückziehen und Flüssigkeit abziehen (Material für Mikrobiologie, Biochemie und Zytologie gewinnen).
➤ Nach Entnahme Kanüle rasch entfernen und Punktionsstelle mit sterilem Tupfer abdecken.

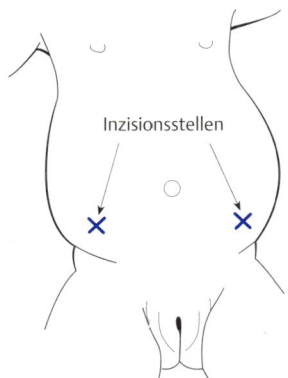

Inzisionsstellen

Abb. 20   Punktionsstellen für eine Abdominalpunktion

Komplikationen

➤ **Hypotension** bei zu vielem oder zu schnellem Abziehen von Flüssigkeit.
➤ **Infektion (Peritonitis).**
➤ **Darmperforation** bei zu tiefer oder fehlplatzierter Punktion.

2.10 Blutdruckmessung

Indikation

➤ **Bei jedem kranken Neugeborenen** mind. einmal an allen 4 Extremitäten.
➤ **Kontinuierlich:**
  – Unreife oder kranke Neugeborenen sofort nach Entbindung.
  – Schock (z. B. Asphyxie).
  – Beatmung mit hohen Drücken oder hohem O_2-Bedarf.
  – Persistierende fetale Zirkulation (PFC-Syndrom).
➤ **Intermittierend:**
  – Frühgeborene > 32. SSW bzw. Neugeboren am 1. Lebenstag.
  – Respiratorische Adaptationsstörung.
  – Bis zur Stabilisierung stündliche oder noch engmaschigere Messungen.
  – Im weiteren Verlauf 3-stündliche, später 8-stündliche Kontrollen beim intensivpflichtigen Kind.

Verfahren

➤ **Direkte Blutdruckmessung mit Drucktransducer** über einen Nabelarterien- oder A.-radialis-Katheter:
  – *Vorteile:*
    • Sichere Werte.
    • Kontinuierliche Messung.
  – *Nachteile:*
    • Risiken des Arterienkatheters (s. S. 19).
    • Initial aufwendiger Personal- und Materialaufwand.
  – *Liegedauer:* Tägliches Prüfen der Indikation! Nabelarterienkatheter max. 1 Woche, falls länger nötig, Notwendigkeit dokumentieren.
➤ **Indirekte Blutdruckmessung:**
  – *Ultraschall-Doppler (Arteriosonde, Kontron):*
    • 1. leise Pulsation gilt als systolischer Druck.
    • *Vorteil:* Gute Übereinstimmung mit direkt gemessenen Werten bis in hypotensiven Bereich von ca. 30 mmHg.
    • *Nachteil:* Nur intermittierende Messung. Bei niedrigen systolischen Werten ungenau, jedoch kein systematischer Fehler. Diastolische Werte wenig zuverlässig.
  – *Oszillographie (Dinamap/HP-Monitor):*
    • *Vorteil:* Einfachere Handhabung durch automatisierten Messvorgang und digitale gespeicherte Anzeige.
    • *Nachteil:* Fehlmessung nicht erkennbar, da meist ein Wert angegeben wird. Falsch zu hohe systolische Werte (bis zu + 20 mmHg) mit der Folge, dass Hypotensionen nicht sicher erkannt werden.
    • Größtmögliche Manschette benutzen (ganzer Oberarm); Manschettenbreite sollte ca. $2/3$ des Oberarmlänge betragen.

Praktisches Vorgehen zur direkten Blutdruckmessung

➤ **Zubehör:**
  – Monitor mit Druckkanal/-modul und Anschlusskabel.
  – Einmal-Drucktransducer mit Messkammer und Einmalset zur arteriellen Blutdruckmessung.
  – Perfusor mit Spritze.
  – Spüllösung: NaCl 0.45 % + 1 E Heparin/ml.

➤ **Aufbau:**
  - Steril und luftblasenfrei arbeiten:
    • Verbindungen stets „in Flüssigkeitstropfen eintauchen", wenn sie zusammengesteckt werden und fest verschrauben.
    • System außerhalb des Inkubators zusammenbauen.
  - System vollständig aufbauen.
  - Mit Spritze über Flushventil zuerst Messkammer füllen.
  - ◙ *Tipp:* Große Luftblase aspirieren, damit die Wand putzen (große Blase frisst kleine!).
  - Messkammer so halten, dass sie von unten nach oben gefüllt wird.
  - Jetzt restliches System füllen, an Katheter anschließen und eichen (s. u.).
➤ **Eichung:**
  - Nullabgleich (8-stündlich) durchführen.
  - Messkammer in Höhe Thoraxmitte platzieren.
  - Hahn zwischen Messkammer und Kind ist geschlossen, Hahn von Messkammer zur Luft ist geöffnet.
  - Nulltaste (0) am Gerät bis zum Signalton (ca.1–2 Sekunden) drücken.
  - Jetzt zuerst Hahn zur Luft schließen, dann Hahn zum Kind öffnen.
  - Mit Perfusorspritze weiter spülen, üblicherweise 0,3–0,5 (–1) ml/Std.
➤ **Beurteilung der Druckkurve:**
  - Die Kurve muss biphasisch/dichrot sein (Aortenklappenschluss).
  - Ansonsten ist die Kurve gedämpft und nur der Mitteldruck verwendbar.
  - *Ursachen einer Dämpfung:*
    • Luft im System, Verstopfung oder Katheter liegt an Arterienwand an.
    • Der Katheter liegt in A. femoralis.
    • Wenn Luftblasensuche negativ, evtl. versuchen ein Blutgerinnsel zu aspirieren.
    • ◙ *Cave:* Blutgerinnsel nicht hineinspülen. Bei erfolglosem Versuch den Katheter ziehen.

Normalwerte

➤ Normwerte für reife Neugeborene < 12 Stunden siehe Abb. 21, für Frühgeborene > 12 Stunden siehe Tab. 4.
➤ Ein Mitteldruck von mind. 30 mmHg bei Frühgeborenen ist in den ersten Tagen anzustreben.
➤ Ggf. ist ein arterieller Mitteldruck entsprechend dem Gestationsalter (in Wochen) des Kindes zu akzeptieren.
➤ Der Blutdruck korreliert (schwach) mit dem Blutvolumen.
➤ Hypotension weist zusammen mit verminderter peripherer Perfusion auf Hypovolämie hin:
  - Zunächst Gabe von Volumen in ($\frac{1}{2}$)–1–2 Stunden:
    • NaCl 0,9% 10 (–20) ml/kg KG.
    • Evtl. Biseko (10 ml/kg KG) oder Humanalbumin 5% (10 ml/kg KG).
    • Nach Blutverlusten Transfusion von Erythrozytenkonzentrat (s. S. 262).
    • In Diskussion ist z.Zt. HAES 6% (bis 20 ml/kg KG).
  - Bei weiter bestehender Hypotension medikamentöse Unterstützung:
    • Dopamin (nur zentral, 2–5–10–20 µg/kg KG/min).
    • ◙ *Cave:* Hypovolämie, subvalvuläre Aortenstenose.
      Dobutamin (auch peripher, 5–10–20 µg/kg KG/min).
    • Cortison

Tabelle 4 Blutdrucknormwerte in mmHg für Frühgeborene älter als 12 Stunden, gemessen mit Dinamap (Mittelwert ±2 SD). S = systolisch, D = diastolisch.

Tag	< 1000 g		< 1250 g		< 1500 g		< 1750 g	
	S	D	S	D	S	D	S	D
1	38 ± 17	23 ± 10	44 ± 23	22 ± 14	48 ± 18	27 ± 12	47 ± 16	26 ± 16
3	45 ± 16	31 ± 12	48 ± 15	36 ± 10	59 ± 21	40 ± 14	51 ± 18	35 ± 10
7	50 ± 15	30 ± 12	57 ± 14	42 ± 16	68 ± 15	40 ± 11	66 ± 23	41 ± 24
14	50 ± 15	37 ± 12	53 ± 30		64 ± 21	36 ± 24	76 ± 35	42 ± 20
28	61 ± 24	46 ± 28	57 ± 30		69 ± 31	44 ± 26	73 ± 6	50 ± 10

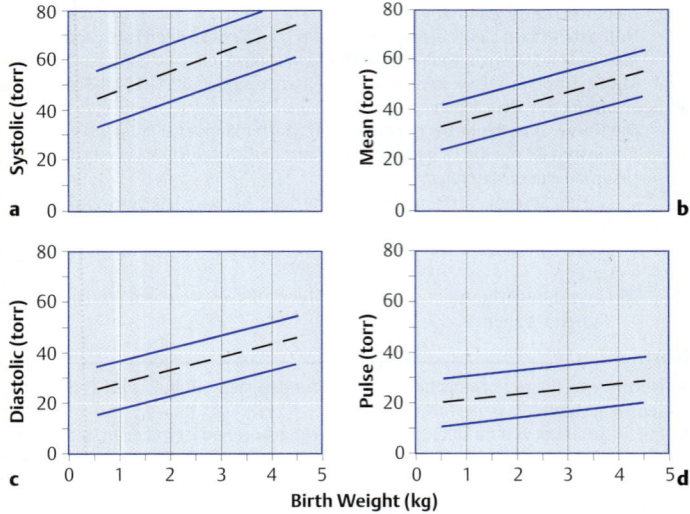

Abb. 21 a–d Nomogramme der arterielle Blutdrücke (mmHg) im Verhältnis zum Geburtsgewicht mit 95 % Vertrauensbereich für die ersten 12 Lebensstunden (*Versmold, H.:* Pediatrics 67:607, 1981): a systolischer Blutdruck; b Mitteldruck; c diastolischer Blutdruck

Hypertonus

➤ **Definition beim Reifgeborenen**, gemessen mit Dinamap (in mmHg):

Tabelle 5 Hypertonusdefinition für reife NG in mmHg (Dinamap)

Alter	bei Geburt	mit 4–6 Wochen
systolisch	> 90	> 115
diastolisch	> 60	
MAD	> 70	> 85

➤ **Therapie** (Dosierungen s. Anhang):
   – Behandlung der Grundkrankheit.
   – Hydralazin, β-Blocker und/oder Diuretika (Furosemid) erwägen.
   – Ggf. Diazoxid.
   – Ggf. ACE-Hemmer (einschleichende Dosierung).

2.11 pO_2- und pCO_2-Überwachung/Kapnographie

Indikation

➤ Beatmete Kinder.
➤ Alle Frühgeborenen nach der Geburt.
➤ Kinder mit Sauerstoffbedarf.
➤ Entwöhnung nach Langzeitbeatmung.

Grundlagen

➤ **Goldstandard sind präduktale arterielle Werte.**
➤ Diese sind nur über eine in der rechten A. radialis liegende Kanüle zu messen, schon aortale Werte ergeben eine Abweichung (postduktale Lage des Arterienkatheters).
➤ **Ziel der präduktalen Werte:**
   – paO_2 = (45–) 50–70 mmHg.
   – $paCO_2$ = 40–50 mmHg (s. Beatmung, evtl. permissive Hyperkapnie).

Transkutane Messung

➤ Bei Verwendung von kombinierten pO_2-pCO_2-Elektroden wird über das Erhitzen der Hautoberfläche auf (43–)44 °C (Hyperämisierung) der paO_2 und $paCO_2$ gemessen.
➤ Gute Übereinstimmung des $tcpO_2$ mit dem paO_2 erfolgt, wenn beide Werte im gleichen arteriellen Versorgungsgebiet gemessen werden. Die Elektrode sollte präduktal (rechter Arm oder Thoraxbereich) angebracht sein, wenn ein offener Ductus arteriosus (PDA) nicht ausgeschlossen werden kann.
➤ Dann ergibt der $tcpO_2$ eine Information über den paO_2, der Auge und Gehirn erreicht.
➤ **Messungen:**
   – Bespannen der Elektrode und Kalibrieren (siehe Gebrauchsanleitung des jeweiligen Herstellers).
   – *Am Kind:* Möglichst rechter oberer Thorax oder Rücken. Ist kein PDA (Rechts-Links-Shunt) vorhanden, sind auch Bauch und Oberschenkel möglich (bei $tcpCO_2$ keine wesentlichen prä- und postduktalen Unterschiede).
   – *Wechsel der Messstelle alle 4 Stunden* zur Vermeidung von Verbrennungen. Bei schlechter Hautperfusion öfter (d. h. alle 2–3 Stunden) wechseln.
   – *Kontrolle der Messung:* (6)–12–24-stündliche arterielle Kontrollen sind beim beatmeten Kind, besonders bei wechselndem Blutdruck, erforderlich.
➤ **Schlechte Korrelation ist gegeben bei:**
   – Gestörter Mikrozirkulation (Sepsis, Hypotension). Im Schock und bei metabolischer Azidose ist der $tcpCO_2$ falsch hoch.
   – Herzvitien mit Herzinsuffizienz.
   – Ausgeprägten Ödemen (besonders beim Hydrops fetalis).
   – Hypothermie.
   – Schwerer Anämie.
   – Bronchopulmonaler Dysplasie (BPD) und anderen pulmonalen Erkrankungen jenseits des 2. Lebensmonats.
   – Therapie mit Vasodilatatoren (Tolazolin).
➤ Der $tcpCO_2$ ist weniger empfindlich gegenüber Hypotension als der $tcpO_2$ und kann auch bei 43 °C mit befriedigender Korrelation zum $paCO_2$ gemessen werden.

➤ **Alarmgrenzen** (Voraussetzung ist eine Übereinstimmung mit arteriellen Werten):
  – *Untergrenze tcpO₂:*
    • Ca. 50 mmHg.
    • Bei sehr unreifen Frühgeborenen sind Werte bis 45 mmHg akzeptabel, da dies bei fetalem Hämoglobin einen ausreichenden arteriellen O_2-Gehalt bedeutet (Voraussetzung: *Hämatokrit nicht < 45%, pH und Organperfusion sind normal*).
  – *Obergrenze tcpO₂:*
    • Ca. 70 mmHg bei beatmeten Frühgeborenen.
    • Höhere pO_2-Werte sind unnötig und werden durch eine hohe Sauerstoffzufuhr erkauft (unnötiges Risiko eine- *bronchopulmonalen Dysplasie*).
    • Werte > 90 mmHg sind bei beatmeten Frühgeborenen wegen der *Retinopathie* strikt zu vermeiden, insbesondere, wenn gleichzeitig der pCO_2 > 45 mmHg liegt (zusätzlicher Risikofaktor).
  – *Obergrenze tpCO₂:*
    • Werte > 55 mmHg sollen beim Frühgeborenen in den ersten Lebenstagen nicht überschritten werden (Risiko der *Hirnblutung* und *Retinopathie*).
    • Beim beatmeten Kind werden 35–45 mmHg angestrebt, 50 mmHg gilt noch als Obergrenze.
    • *Ausnahmen:*
      1. Entwöhnung nach Langzeitbeatmung (BPD): Hier muss ggf. ein pCO_2 bis 60 mmHg (selten höher) akzeptiert werden.
      2. Gezielte Hyperventilation (Hirnödem): Hier wird ein pCO_2 um 30 mmHg angestrebt (ist heute umstritten).
      3. Es ist immer zu bedenken, um welchen „Preis" diese Werte erreicht werden. Im Einzelfall kann es sinnvoll sein den pCO_2 über diese Grenzen ansteigen zu lassen, wenn dadurch das Barotrauma der Lunge oder die Auswirkung der Beatmung auf der Kreislauf reduziert werden kann (siehe auch Kapitel Beatmung).
  – *Untergrenze tpCO₂:*
    • Werte < 35 mmHg werden durch ein unnötiges Barotrauma der Lungen erkauft.
    • pCO_2-Werte < 25 mmHg sind strikt zu vermeiden (eingeschränkter zerebraler Blutfluss, vor allem bei einer arteriellen Hypotension; Alkalose).

Sauerstoffsättigung _____

➤ Die Sauerstoffsättigung ist verführerisch einfach zu messen. Sie hat aber ihre *systemimmanenten Schwächen*, die berücksichtigt werden müssen!
➤ **Praktisches Vorgehen:**
  – Sonde vorzugsweise, insbesondere im Kreißsaal und in den ersten Lebenstagen, an der rechten Hand (präduktale Werte) später auch nach Bedarf an Fuß, Zehe usw. anbringen.
  – Auf eine gute Adaptation an der Haut achten.
➤ **Vorteil:**
  – Einfache Handhabung, keine Eichung erforderlich.
  – Nicht invasiv.
  – Kein starkes Erhitzen der Haut. Es wurden jedoch gelegentlich Brandblasen, vor allem bei Hypotension bzw. schlechter Hautperfusion (z. B. Sepsis) beobachtet.

– Sofort verfügbare relativ stabile Messung (für den Kreißsaal und Transport von Vorteil).
– Sensible Hypoxämiediagnostik.

► **Nachteil:**
– Artefakte durch Bewegung (häufig Fehlalarme).
– Umgebungslicht (z. B. Phototherapie) stört das Signal (auf gute Adaptation an der Haut achten).
– Schlechte Hautperfusion (Hypotension) behindert die Messung.
– Falsch hohe (normale) Werte bei Methämoglobinämie oder Kohlenmonoxidvergiftung (COHb).
– Schlechte Korrelation und somit ungeeignet zur Erkennung bei Hyperoxämie (Grund: O$_2$-Bindungskurve).

► **Alarmgrenzen:**
– *Untergrenze:*
  • 85 % bei Retinopathie gefährdeten *Frühgeborene* s. S. 341
  • 90 % bei persistierender fetaler Zirkulation (PFC-Syndrom).
– *Obergrenze:*
  • 95 %
  • bei Spontanatmung ohne zusätzlichen Sauerstoffbedarf bis 100 %.

Indikationen

➤ **Hyperbilirubinämie** (s. S. 253), immer die Ursache abklären (s. u.)!
➤ **Anaemie bei Hydrops fetalis.**
➤ **Disseminierte intravaskuläre Koagulation** (DIC): Nur ultima ratio, meistens ohne Erfolg.
➤ **Historisch:** Ultima ratio bei PFC-Syndrom.
➤ **Fraglich:** Bei Sepsis oder unbeherrschbarer Virusinfektion?

Diagnostik vor jedem Blutaustausch

➤ **Mutter:** Blutgruppe, indirekter Coombs-Test.
➤ **Kind:** Blutgruppe, direkter Coombs-Test, Blutbild mit Hämatokrit, Retikulozyten und Differenzialblutbild, Bilirubin, BGA Stoffwechsel-Screening (Guthrie usw.). Bei Fehlbildungen (Chromosomen) und V.a. Stoffwechseldefekt an die Blutentnahme vor Austausch denken, da sonst Fremderythrozyten das Ergebnis verfälschen können.
➤ **Wenn keine übliche feto-maternale Inkompatibilität vorliegt andere Ursachen suchen:**
  – *Infektionen:* TORCH (besonders CMV), Sepsis, Lues, Listeriose.
  – *Hämolytische Anämien:* Erythrozyten-Enzymdefekte (G6PDH, PK, GPI, GR u.a.), Erythrozyten-Membrandefekte (hereditäre Sphärozytose, Elliptozyten), Hb-Anomalien (α-Thalassämie: Hydrops). Anämie bei Parvovirus B19, CMV.
  – *Galaktosämie:* Beutler-Test vor Transfusion abnehmen, da sonst zu viele Fremderythrozyten enthalten sind.
  – Seltene Blutgruppeninkompatibilitäten (Kell, Anti-c).
  – Blutungen in Haut und Körperhöhlen (z.B. ausgeprägtes Kephalhämatom).

Praktisches Vorgehen

➤ **Erythrozytenkonzentrat** (EK):
  – Bei AB0-Inkompatibilität (0 Rh neg) und AB-Plasma.
  – Bei Rh-Inkompatibilität AB0 wie Kind aber Rh-negativ.
  – 💿 *Cave:* Anti-c der Mutter. EK vorher gegen mütterliches Blut kreuzen lassen (im Blutdepot, Blutbank).
  – *Pufferung der Konserve:* Nach Gascheck oder blind pro 100ml EK 1ml TRIS 3M.
  – EK bestrahlen lassen (10 Minuten). *Cave:* Bestrahltes EK ist nur begrenzt haltbar!
  – Anwärmen auf Körpertemperatur.
  – In Diskussion: Bei Austauschtransfusion EK waschen wegen hohem Dextrose- und Natriumgehalt.
➤ **Menge:** 2–3faches Blutvolumen (BV = 80 ml/kg) (bei Hyperbilirubinaemie); Mit Plasma mischen (meistens 2:1), um an den Hämatokrit des Kindes anzugleichen. So werden 90–95% des kindlichen Blutes ausgetauscht.
➤ **Zugang:**
  – *Entweder:* Nabelvenenkatheter (s. S. 17) auch für die kurze Liegedauer des Katheters gut fixieren und möglichst Röntgen (*cave* Pfortaderthrombose!).
  – *Oder* Austausch über periphere Zugänge (Arterie und Vene). Vorteile:
    • Kontinuierliche Austauschtransfusion ohne RR-Schwankung möglich.
    • Gefahr der Pfortaderthrombose entfällt.

2.12 Austauschtransfusion

◨ *Cave:* Bei Austausch über NAK kleine Volumina abziehen, damit die Perfusion des Intestinums nicht beeinträchtigt ist (sonst evtl. Gefahr der NEC).

◨ *Merke:* Vor jeder Punktion einer peripheren Arterie die Perfusion der Extremität durch den Kollateralkreislauf prüfen (Allen-Test).

Praktisches Vorgehen

➤ **Tauschvolumen** in Schritten von 2–3 ml/kg KG.
   ◨ *Beachte:* Die ersten 10–20 ml kindlichen Blutes aufheben (5–10 ml als EDTA-Blut).
➤ **2 ml Kalzium 10 %** nach jeweils 100 ml Austausch bei ACD-Blut (umstritten).
➤ **Monitoring:** Herzfrequenz, Blutdruck und Atmung (exaktes Protokoll). Bei Blutdruck-Schwankungen evtl. die Austauschvolumina verringern.
➤ **Laborkontrollen:** Vor, während und nach dem Austausch: Elektrolyte (Na, K, Ca), Blutgase, Bilirubin, gesamtes Eiweiß, BZ und Blutbild (Hämatokrit, Thrombozyten, Leukozyten).
➤ **Hyperbilirubinämie** (vgl. S. 248):
   – Austausch langsam in mindestens 2–3 Stunden, da der Ausgleich zwischen intra- und extravaskulärem Bilirubin Zeit braucht.
   – Bilirubinkontrollen in 3–6-stündlichen Abständen (evtl. erneuter Austausch nötig).
➤ **Austausch bei DIC, zirkulierende Antikörper:**
   – Schnell (in einer Stunde) austauschen.
   ◨ *Cave:* Gefahr von Blutdruckschwankungen und Lungenödem.
➤ **Anämie:** $1/3$ schnell (Transfusion), dann langsam über 2 Stunden.

Pathophysiologie

➤ **Wärme** wird vom reifen Neugeborenen hauptsächlich vom Frühgeborenen nur in geringem Umfang, durch Lipolyse von braunem Fettgewebe produziert. Die im Körperinneren gebildete Wärme wird vom Blutstrom aufgenommen und zur Körperoberfläche transportiert (innerer Wärmestrom). Der innere Wärmestrom und damit der Wärmeverlust ist abhängig vom:
- – Verhältnis der Körperoberfläche zur Körpermasse.
- 💿 *Beachte:* Der Kopf entspricht $1/4$ der Körperoberfläche.
- – Abstand zwischen Körperkern und Körperoberfläche.
- – Blutfluss zur Körperoberfläche.
- – Subkutanen Fettgewebe.
- – Hautreife (Konsistenz der Epidermis, Struktur und Kapillarisierung der Kutis).
- – Haltung (in Bauchlage ist der Wärmeverlust geringer).

➤ **Thermoregulation** geschieht durch Veränderungen des Gefäßtonus in der Körperperipherie sowie in geringem Ausmaß durch Schweißproduktion.

➤ **Wärmeverlust** von der Körperoberfläche (äußerer Wärmestrom) durch:
- – *Abstrahlung* der wärmeren Haut hin zu kälteren Oberflächen (Wände, Inkubatorhaube; besonders gefährlich sind große Fensterflächen). Hauptverlust!
- – *Konvektion* (Zugluft, die über den Körper streicht, Klimaanlage).
- – *Konduktion* = Wärmeleitung an die Liegefläche.
- 💿 *Cave:* Metallwaage und Röntgenkassette.
- – *Verdunstung* bei nacktem, nassen Kind (ausgedehnte Pflegemaßnahmen, Kondenswasser) und über insensiblen Wasserverlust durch die Haut (geringe Feuchte in der Umgebungsluft) sowie über die Lungenschleimhaut (nicht angefeuchtetes Atemgas).

Besonderheiten der Thermoregulation bei sehr unreifen Frühgeborenen

➤ Großes Verhältnis Körperoberfläche zu Körpervolumen.
➤ Kurzer Abstand zwischen Körperkern und Körperoberfläche.
➤ Fehlender Flexorentonus der Extremitäten.
➤ Wenig bis fehlendes subkutanes Fettgewebe.
➤ Braunes Fettgewebe ist ab 25–26 Wochen Gestationsalter vorhanden, die Menge ist jedoch für eine effektive Wärmeproduktion nicht ausreichend.
➤ Hoher reifeabhängiger transepidermaler Wasserverlust (die Haut des sehr kleinen Frühgeborenen reift nach 2–3 Wochen): Kein Stratum corneum, kein Keratin in den Kutiszellen, ausgeprägtes und ungeschütztes Kapillarnetz.
➤ Die Mechanismen der Vasokonstriktion/Vasodilation sind beim Frühgeborenen ausgebildet, jedoch bei dünner Fettschicht und fehlender Schweißsekretion ineffizienter.
➤ Sehr geringe Glykogenreserve.
➤ Begrenzte Möglichkeit zur Steigerung der Sauerstoffaufnahme.
➤ Pulmonale Vasokonstriktion bei Hypothermie.

2.13 Wärmeregulation und -therapie ▬▬▬▬▬

Temperaturmessung (Referenzbereiche, Messort, Besonderheiten) ▬▬▬▬▬▬▬▬▬▬▬▬▬▬▬▬

➤ **Ösophageal:** Beim reifen gesunden Neugeborenen 36, 8–37 °C. Sie liegt nahe dem Herzen und ist eine Körperkerntemperatur. Der Messfühler wird in einer dünnwandigen Ernährungssonde auf Herzhöhe platziert. Die Methode ist invasiv und aufwendig mit Gefahr der Dislokation und Perforation.

➤ **Rektal:** 36,9 °C beim reifen gesunden Neugeborenen. Die Temperatur ist abhängig von der Lage der Katheterspitze vom Anus (bis 1 °C Differenz zur Körperkerntemperatur beim Abstand von 25 mm, bis 3 °C Differenz bei Lage nahe Anus). Die Rektaltemperatur kann bei bestimmten Krankheitsbildern (verminderte Herzauswurfleistung, Mikrozirkulationsstörung) erheblich von der Körperkerntemperatur abweichen. Die Tiefe beträgt 5 cm beim reifen Kind, nur 2 cm beim sehr kleinen Frühgeborenen (es gibt keine strengen Richtlinien). Die Methode ist invasiv mit der Gefahr der Dislokation und Perforation.

➤ **Axillär:** 36,9 °C beim reifen gesunden Neugeborenen. Einfachste Form der zentralen Temperaturmessung.

➤ **Haut** (nicht invasive Temperaturmessung):
  – *Interskapulär:* Referenzbereich entsprechend der ösophagealen Temperatur. Im Regelfall besteht kein Gradient zur ösophagealen Temperatur, daher ist dies eine ideale Möglichkeit der zentralen Temperaturmessung. Nicht sinnvoll unter Heizstrahler oder bei Phototherapie.
  – *Prähepatisch:* Die Temperatur an der vorderen Bauchwand liegt in der Regel 0,5 °C unter der interskapulären Temperatur (in Rückenlage).
  – *Extremitäten:* Die Messung einer peripheren Temperatur (meist am Fuß) zusätzlich zur zentralen Temperatur wird bei Frühgeborenen < 1500 g empfohlen. Sie verschafft mehr Informationen über den möglicherweise schnell wechselnden Zustand der Perfusion der Peripherie des Kindes.

Messgeräte ▬▬▬▬▬▬▬▬▬▬▬▬▬▬▬▬▬▬▬▬▬

➤ **Hg-Thermometer:** Beachte Messbereiche! Manche Thermometerskalen enden bei 33 °C. Anzeige in 0,1 °C Schritten. Gefahr der Quecksilberintoxikation bei Bruch. Gute Möglichkeit der Desinfektion. Messzeiten länger als bei elektronischem Thermometer.

➤ **Elektronisches Thermometer** (mit Digitalanzeige): Anzeige in 0, 01 °C Schritten, Temperaturbereich größer als bei Hg-Thermometer. Wischdesinfektion ist gut möglich. Messzeit kurz, daher besonders bei unruhigen Kindern zu empfehlen.

➤ **Hautmessung:** Kleine stiftförmige Messfühler oder runde Sensoren (mit oder ohne runde Kappe mit Aluminiumbeschichtung zur Isolation). Können unter den Patienten gelegt werden oder mit Foam Pad bzw. mittels vorgegebener Klebefläche befestigt werden. Bei sehr kleinen Frühgeborenen ist eine Zwei-Punkt-Messung mit z. B. interskapulärer und Fußsonde möglich. Oft Einmalmaterial, dann kostenintensiver.

◼ *Cave:* Bei sehr kleinen Frühgeborenen können in den ersten Lebenstagen oft erhebliche Druckstellen auftreten! Daher wird ein häufiger Wechsel empfohlen.

➤ **Tympanometrie:** Hat sich beim Neugeborenen nicht durchgesetzt, da der Infrarotsensor schlecht auf auf das Trommelfell fokussiert werden kann und die Kalibration schwierig ist.

Optimale Umgebungstemperatur

➤ **Thermische Neutralzone:**
- Als eine thermoneutrale Umgebungstemperatur wurde experimentell die Temperatur ermittelt, in der der Sauerstoffverbrauch zum Erhalt der Körperkerntemperatur am niedrigsten ist (und damit auch der Energieumsatz).
- In der Literatur wird als Thermoneutraltemperatur meist eine Temperatur von 36,5 °C angegeben, gemessen an der vorderen Bauchwand.
- Die Thermoneutralzone in einem bestimmten Alter ist neben der Umgebungstemperatur abhängig von vielen weiteren Faktoren wie Reife, Gewicht, Mikrozirkulation usw.
- Für sehr kleine Frühgeborene < 1000 g gibt es keine exakten Angaben. Als Umgebungstemperatur können bis zu 39 °C in den ersten Lebenstagen erforderlich sein (bei einer Feuchte > 80 %).

Einstellung der Lufttemperatur im Inkubator

➤ Angegeben ist die einzustellende Inkubatorinnentemperatur (Soll) entsprechend dem Gestationsalter bzw. dem Körpergewicht (Abb. 22) (nach P. Sauer, Rotterdam 1984).

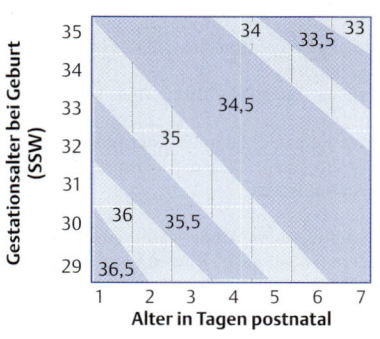

Abb. 22 a und b Thermoneutrale Umgebung. a) während der ersten Lebenswoche in Abhängigkeit zum Gestationsalter; b) während der ersten 5 Lebenswochen in Abhängigkeit zum Körpergewicht

Thermoneutrale Umgebung während der ersten Lebenswoche (berechnete Werte) in Gr. C.

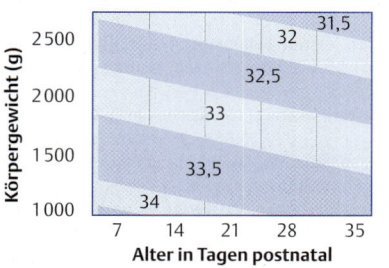

Thermoneutrale Umgebung während der ersten 5 Lebenswochen in Gr. C.

2.13 Wärmeregulation und -therapie

„Komfortzone"

➤ Ein neueres Konzept propagiert die sog. „Komforttemperatur" als wünschenswerte Körperkerntemperatur (Lemburg, Düsseldorf).
➤ Dabei wird die Umgebungstemperatur so gewählt, dass die Temperaturdifferenz zwischen Körperkern und -peripherie 1,5 °C ± 0,5 °C beträgt. Die dabei erzielte Körperkerntemperatur liegt höher als diejenige bei Neutraltemperatur. Sie ist damit näher an der fetalen Kerntemperatur im Mutterleib (ca. 38 °C).
➤ Für dieses neuere Konzept wird unter anderem ins Feld geführt, dass insbesondere das extrem unreife Frühgeborene bei der „fetalen Temperatur" gepflegt werden sollte, solange keine Studienergebnisse vorliegen, die einen anderen Temperaturbereich als günstiger beweisen.

Hypothermie

➤ **Definition:** Rektaltemperatur < 36 °C.
➤ **Ursachen:**
  – Exogen: Kältebelastung (zu kalte Umgebung, nasse Haut, kalte Atemgase).
  – Endogen: Hypoxie/Asphyxie, Sepsis, Schock, Hirnblutung.
➤ **Folgen:**
  – Metabolische Azidose, Hypoglykämie.
  – Erhöhte Sauerstoffkonsumption (Absinken der Körperkerntemperatur um 1 °C bewirkt eine Steigerung des Sauerstoffverbrauches auf das Dreifache!).
  – Bradykardie, Apnoen, Hypoxämie, Hypotonie.
  – Chronische Kältebelastung führt zu Energieverlusten und schlechtem Gedeihen!
➤ **Prophylaxe:** Maximale mögliche Erwärmung des Raumes (Kontrolle), Vermeiden von Zugluft, evtl. zusätzliche Wärmequelle, Konditionierung der Beatmungsluft, Vermeiden von unnötigem Aufdecken.
➤ **Therapie:**
  – 🔵 *Cave:* Verbot von Wärmflaschen, mit warmem Wasser gefüllten Handschuhen, Heizkissen und Stofftieren, deren Inhalt nach Erhitzen Wärme abgeben kann. Schwerste Verbrennungen sind möglich! Nur angewärmte Tücher sind gestattet.
  – Inkubatortemperatur 1 °C höher als in Tabelle des Herstellers einstellen, Inkubatorfeuchtigkeit > 80 %.
  – In der offenen Pflegeeinheit am besten Servocontrol-Modus einstellen, bei dem eine konstante Hauttemperatur aufrechterhalten wird mittels geklebter Hauttemperatursonde.
  – Sehr kleine Frühgeborene in den ersten Lebenstagen mit Klarsichtfolie zudecken, später Kopf bedecken! Mützchen aufsetzen, dünnes Tuch zum Zudecken.
    🔵 *Beachte:* Bei liegenden Nabelarterienkathetern müssen die Füße frei bleiben!
  – Aufwärmen: Ca. 1 °C pro Stunde, sonst ist der O_2-Verbrauch zu hoch.
  – Manipulationen am Patienten auf ein Minimum beschränken.
  – Mindestens ½-stündliche Temperaturkontrollen. Besser ist eine Hauttemperatursonde, beim ruhigen Kind evtl. vorübergehend eine rektale Sonde.
  – Längere Eingriffe (z. B. Duktus-OP) am besten in der offenen Pflegeeinheit durchführen.

Cave:
- *Hypotension* beim Öffnen der Hautgefäße → evtl. Biseko 10 ml/kg KG in 1 Stunde.
- *Hypoglykämie* → immer 10 %ige Glukose-Infusion, wenn die Rektaltemperatur < 35,5 °C beträgt.
- *Ernährung* nach Normalisierung der Rektaltemperatur.
- *Azidose* wird bei Hypothermie überschätzt. Der pH steigt mit jedem °C-Abfall der Körpertemperatur um 0, 015. Ein pH = 6,95 bei 37 °C gemessen (Messtemperatur der Geräte) entspricht einem pH 7,10 bei 27 °C Körpertemperatur.
- *Hypoxämie:* paO_2 eher höher bei 70 mmHg anstreben.

Hyperthermie

➤ **Definition:** Rektaltemperatur > 37,5 °C.
➤ **Ursachen:**
- Exogen (zu hohe Wärmezufuhr) durch:
  - Umgebungsluft (Inkubatortemperatur, geheizter Reanimationsraum).
  - Atemgas (überheizter Anfeuchter).
  - Wärmestrahlung (Sonneneinstrahlung, Wärmestrahler, Fototherapie).
  - Zu geringe Wärmeabgabe (Wärmestau durch Bett oder Bekleidung).
- Endogen: Sepsis, Meningitis, Dehydratation, zerebrale Temperaturregulationsstörungen.
➤ **Folgen:** Flüssigkeitsverlust, erhöhte Sauerstoffkonsumption, Apnoen, Hirnschädigung.
➤ **Prophylaxe:** Kontinuierliche Hautmessung bzw. axilläre Temperaturkontrolle bei Unruhe, Vermeiden der o. g. Ursachen.
➤ **Therapie:**
- Umgebungstemperatur herunterregeln, Anfeuchter überprüfen und das Kind aufdecken.
- Die Maßnahmen je nach Alter und Reife des Kindes einsetzen (kein längeres Öffnen der Inkubatorklappen bei 500-g-Kind am 1. Lebenstag, da damit auch die Feuchtigkeit absinkt).

Wärmegeräte

➤ Strahler.
➤ Wärmebett.
➤ Offene Pflegeeinheit.
➤ **Inkubator** (Pflege-, Intensivinkubator mit einfacher Wand oder Doppelwand). Neben der Lufttemperatur wird der kindliche Wärmeverlust im Inkubator bestimmt durch:
- Art und Weise der Luftkonvektion.
- Luftfeuchte.
- Oberflächentemperatur der Haubeninnenseite.
- Temperatur-Gradient zwischen Haube und der kältesten Umgebungsfläche der Pflegeeinheit (in der Regel das Fenster).
➤ **Schlussfolgerung:**
- Jeder Neonatologe muss die Funktion seiner Geräte beherrschen.
- Die Raumtemperatur sollte > 26 °C liegen.
- Jeder Raum muss mit einem Zimmerthermometer ausgestattet sein.
- Die Temperatur muss einmal pro Schicht dokumentiert werden.

2.13 Wärmeregulation und -therapie

Besonderheiten der Nutzung der verschiedenen Wärmegeräte

▶ **Pflege im Inkubator versus Pflege in der offenen Wärmeeinheit:** Die meisten Empfehlungen gehen dahin, dass kleine und kranke Frühgeborene bevorzugt in einem Inkubator gepflegt werden sollen und eine offene Pflegeeinheit nur in Zeiten mit vielen notwendigen Manipulationen (Legen von zentralen Zugängen, Duktusligatur usw.) eingesetzt werden soll. Prinzipiell ist es jedoch möglich, auch kleine Frühgeborene ausschließlich in einer offenen Pflegeeinheit zu behandeln. Für kranke Neugeborene und Frühgeborene > 1500g kommen beide Möglichkeiten in Frage.

▶ **Inkubator:**
- Durch Einstellen einer hohen Luftfeuchte in den 1. Lebenstagen (80–95 %) kann der insensible Wasserverlust deutlich reduziert werden. Zusätzlich evtl. Zudecken mit einer eng anliegenden Plastikfolie!
- Pflege in Doppelwandinkubatoren reduziert den Wärmeverlust durch Radiation.
- Die Wärmeverteilung im Körper ist im Inkubator homogener als in der offenen Einheit.
- Der Inkubator kann manuell gesteuert werden, am besten anhand von Zwei-Punkt-Thermo-Monitoring auf der Haut. Im Servocontrol-Modus anhand der Hauttemperatur wird immer eine konstante Körpertemperatur aufrechterhalten. Es besteht die Gefahr der Überhitzung, wenn die Sonde sich von der Haut ablöst und die Gefahr der Hypothermie, wenn die Sonde verdeckt wird. Ein weiterer Nachteil ist, dass Temperaturveränderungen durch Krankheit (Fieber, Mikrozirkulationsstörung) womöglich nicht erkannt werden, da der Inkubator die Umgebungstemperatur nachregelt. Die 3. Möglichkeit ist die Steuerung der Lufttemperatur im Servocontrol-Modus. Je nach Sitz des Kontrollsensors ergeben sich Unterschiede zur mittleren Lufttemperatur bzw. zur Lufttemperatur unmittelbar in Patientennähe bis zu 2 °C!. Dieser Modus sollte bei Phototherapie nicht verwendet werden.
- Der Inkubator dämpft Umgebungsgeräusche, hat jedoch durch seinen Ventilator auch seine eigene Lärmquelle. Geräusche durch Gegenstände, die auf die Inkubatorhaube gelegt werden, werden verstärkt!
- Die Infusion wird auf dem letzten Stück zum Patienten angewärmt.
- Eine erhöhte bakterielle Kolonisierung des Patienten im Vergleich zur offenen Einheit wurde nicht nachgewiesen.

▶ **Offene Pflegeeinheit:**
- Durch den Wärmestrahler ergibt sich ein hoher insensibler Wasserverlust, der durch ein verändertes Infusionsregime ausgeglichen werden muss (ca. +40–50% Flüssigkeit bei sehr kleinen Frühgeborenen, +20% bei größeren Früh- und Neugeborenen). Dies bedingt auch eine veränderte Elektrolytsubstitution!
- Abdecken mit Folie (z.B. Saran) reduziert den insensiblen Wasserverlust und den Wärmeverlust durch Konvektion deutlich. Für Pflegemaßnahmen und ärztliche Manipulationen muss die Folie jedoch zeitweise entfernt werden!
- Es besteht ein erhöhter O_2-Verbrauch und damit ein etwas höherer Energiebedarf (klinisch nicht relevant).

- Direkt unter dem Wärmestrahler ist die Wärmezufuhr am höchsten, mit zunehmenden Abstand vom Strahler und an den seitlichen Hautpartien ist diese geringer.
- Die Temperatursteuerung kann manuell erfolgen, dabei muss die Hauttemperatur jedoch unbedingt mit überwacht werden (z. B. über den Patientenmonitor) und die Temperatur-Alarmgrenzen müssen in Funktion sein. Üblich ist die Steuerung der Strahlerleistung über die Hauttemperatur (Servocontrol-Modus). Auch hier ist auf korrekte Sondenposition zu achten. Die Überwachung ist bei Zimmeranwesenheit des Pflegepersonals jedoch meist problemlos (ein Lösen der Sonde ist seltener als im Inkubator mit hoher Luftfeuchte).
- Der Zugang zum Kind ist nicht nur für Ärzte und Pflegepersonal, sondern auch für die Eltern einfacher (keine physische Barriere).

3.1 Zerebrale Sonographie

Grundlagen

➤ **Vorbemerkung:** Die Sonographie stellt Grenzflächen dar! Die Interpretation (z. B. Blut oder Eiter) erfolgt vor dem klinischen Hintergrund (Anamnese, Symptome, Labor usw.). Oft ermöglicht erst der Verlauf die endgültige Beurteilung.

➤ **Artefakte:** Die Sonographie ist artefaktreich, insbesondere durch Abschwächung, Verstärkung und Beugung des Schalls (Kephalhämatom kann z. B. wie eine Linse wirken):

  – *Signalabschwächung* bis zur Auslöschung tritt nach echoreichen Strukturen oder Grenzflächen (Kalk, Luft) auf. Zur Beurteilung dieser toten Winkel andere Schallfenster nutzen (Abb. 23).

  – *Signalverstärkung* (z. B. hinter Zysten) tritt nach echoarmen Strukturen auf und kann Parenchyminhomogenitäten vortäuschen.

  – *Distale Auslöschung* (Abtropfphänomen): Infolge tangentialen Auftreffens des Schallstrahls auf Grenzflächen kommt es zur Beugung und Abschwächung.

  ◙ *Beachte:* Pathologische Befunde daher stets in mind. 2 Ebenen dokumentieren.

➤ Strukturen, die im Verlauf des Schallstrahls hintereinander liegen, werden besser aufgelöst als wenn sie nebeneinander liegen (z. B. wird die Weite des III. Ventrikel durch die vordere Seitenfontanelle besser dargestellt als durch die vordere Fontanelle.

➤ **Schlüsselloch-Effekt** mit totem Winkel entsteht bei der Sonographie durch enge Schallfenster. Je nach Fragestellung weitere Schallfenster nutzen (Abb. 23).

➤ **Schallfenster bei Frühgeborenen:** Hier sind die vordere und hintere Seitenfontanelle (Abb. 23) noch sehr große Schallfenster. Sie ermöglichen eine bessere Beurteilung von Mittelhirn, Aquädukt, und hinterer Schädelgrube (Kleinhirn) als die vordere Fontanelle. Die vordere Fontanelle ist für die supratentoriellen Strukturen geeignet.

➤ **Schallköpfe:** Es stehen 5, 7,5 und 10 MHz Schallköpfe zur Verfügung. Je höher die MHz-Zahl, umso besser die Auflösung aber umso geringer die Eindringtiefe.

➤ **Anatomie:** Schädelnähte und Fontanellen zeigt die Abb. 23.

Indikationen zur zerebralen Sonographie

➤ Frühgeborene in den ersten 24 Std., am 3. Lebenstag sowie nach einer Woche.

➤ Risikogeburt bzw. -schwangerschaft.

➤ Geburtstrauma, Asphyxie.

➤ Zerebrale Krampfanfälle.

➤ Unerklärbares Erbrechen (V.a. Hirndruck).

➤ Ungeklärter Hämoglobin- oder Hämatokrit-Abfall.

➤ Makrozephalie, Mikrozephalie, Asymmetrie, Dysmorphie.

➤ Schädel-Hirn-Trauma.

➤ Hämangiome.

➤ Meningitis/Enzephalitis.

➤ Konnatale Infektionen (z. B. Toxoplasmose, CMV).

➤ ECMO-Therapie (vgl. S. 175).

➤ V.a. Aneurysma der V. galenii (intrakranielles Strömungsgeräusch, ungeklärte Herzinsuffizienz, große Karotiden im Herzecho).

Praktisches Vorgehen

➤ **Desinfizieren** von Schallkopf und Kabel vor Gebrauch. (Hersteller fragen, Händedesinfektionsmittel produzieren einen Fettfilm und können die Oberfläche angreifen).

➤ Ausreichend **Ultraschallgel** für gute Ankoppelung auftragen.

   ◉ *Tipp:* Gel im Wärmeschrank erwärmen. Mindert den Temperaturverlust und erhöht die Akzeptanz.

➤ **Sektorschallkopf** behutsam auf die vordere Fontanelle aufsetzen (s. Fontanellen-Kompressions-Test S. 66).

➤ **Untersuchungsgang:**

   – Den Schädel langsam in 2 Ebenen (von frontal nach occipital und von links nach rechts) durchmustern. Ziel ist es, einen Gesamteindruck bzw. eine dreidimensionale Vorstellung vom jeweiligen Gehirn zu erlangen.

   – *Toten Winkel* durch laterales Schwenken des Schallkopfs verkleinern.

   – *Zusätzliche Schallfenster* nutzen. Die hintere Seitenfontanelle erlaubt eine wesentlich detailliertere Beurteilung von Kleinhirn (Blutung?) und Aquädukt.

   – *Dokumentation* standardisierter Schnitte (z. B Abb. 24– 31). Die Sonographie darf aber nicht zur Produktion von Schnittbildern reduziert werden!

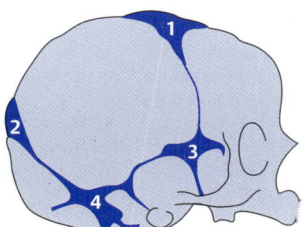

Abb. 23   Schädelnähte und Fontanellen als Schallfenster. Vordere Fontanelle (1), hintere Fontanelle (2), vordere Seitenfontanelle (3) und hintere Seitenfontanelle (4). Die Seitenfontanellen beginnen sich um die Geburt zu schließen, je unreifer das Kind, desto besser sind sie als Schallfenster geeignet

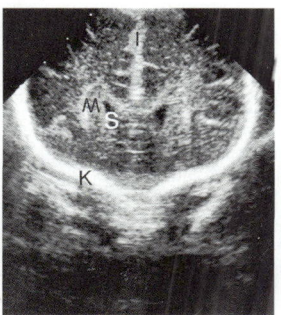

Abb. 24   Transfontanelläre Schädelsonographie. Vorderer Koronarschnitt, vordere Fontanelle; I = Falx cerebri und Interhemisphärenspalt, S = Seitenventrikel, Vorderhörner noch angeschnitten, M = Marklager des Frontallappens, K = Keilbeinflügel (Orbitadach)

3.1 Zerebrale Sonographie

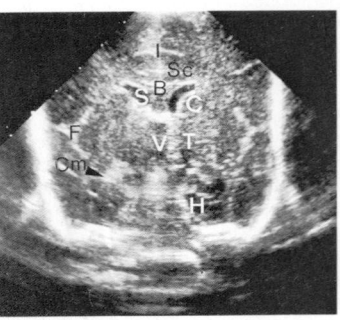

Abb. 25 Transfontanelläre
Schädelsonographie. Mittlerer
Koronarschnitt, vordere Fonta-
nelle; I = Interhemisphärenspalt,
B = Balken, S = Seitenventrikel,
V = III. Ventrikel, T = Thalamus,
C = Nucleus caudatus, F = syl-
vische Fisur, H = Gyrus parahippo-
campalis, Sc = Sulcus cinguli,
Cm = A. cerebri media

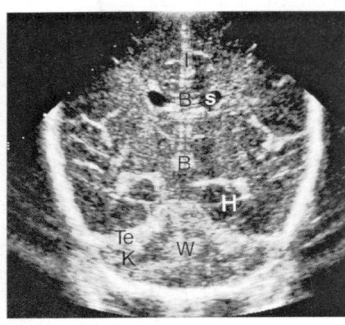

Abb. 26 Transfontanelläre
Schädelsonographie. Hinterer
Koronarschnitt mit Kleinhirn,
vordere Fontanelle; I = Interhemisphärenspalt, B = Balken,
S = Seitenventrikel, K = Kleinhirnhemisphäre, W = Kleinhirnwurm,
Te =Tentorium, H = Hippokampus-
formation

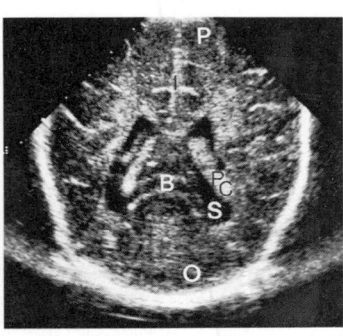

Abb. 27 Transfontanelläre
Schädelsonographie. Hinterer
Koronarschnitt mit Plexus, vordere
Fontanelle; I = Interhemisphären-
spalt, B = Splenium des Balkens,
S = Seitenventrikel,
Pc = Plexus choroideus,
P = Parietallappen, O = Okzipital-
lappen

Bild gebende Diagnostik

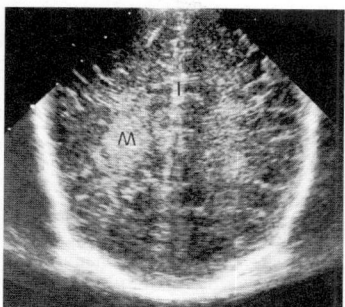

Abb. 28 Transfontanelläre Schädelsonographie. Hinterer Koronarschnitt mit Marklager, vordere Fontanelle; I = Interhemisphärenspalt, M = Centrum semiovale

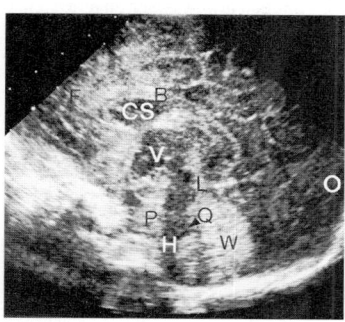

Abb. 29 Transfontanelläre Schädelsonographie. Medianer Sagittalschnitt, vordere Fontanelle; B = Balken, CS = Cavum septum pellucidi, V = III. Ventrikel, L = Lamina quadrigemina, H = Hirnstamm, P = Pons, Q = IV. Ventrikel, W = Kleinhirnwurm, F = Frontallappen, O = Okzipitallappen

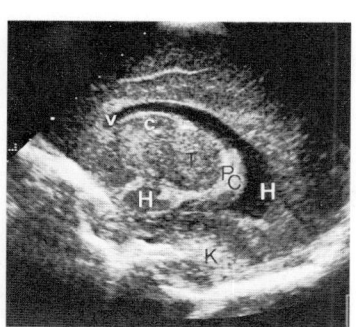

Abb. 30 Transfontanelläre Schädelsonographie. Paramedianer Sagittalschnitt, vordere Fontanelle; V = Vorderhorn, H = Hinterhorn, P = Plexus choroideus, H = Hippocampus, C = Nucleus caudatus, ⁻ = Thalamus, K = Kleinhirnhemisphäre

3.1 Zerebrale Sonographie

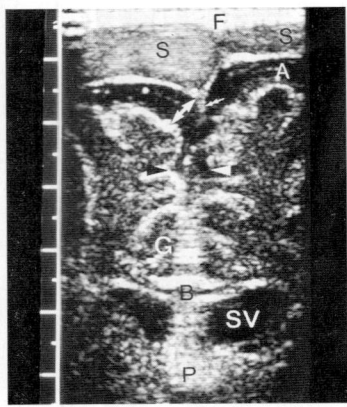

Abb. 31 Transfontanelläre Schädelsonographie. Mittlerer Koronarschnitt, vordere Fontanelle; zur besseren Beurteilung der äußeren Liquorräume wurde ein Linearschallkopf verwendet (Nahfeld);
A = Subarachnoidalraum (sinokortikale Weite (< >) Norm bis 3 mm, Interhemisphärenweite (> <) Norm bis 6 mm;
S = Subduralblutung;
F = Fontanelle; G = Gyrus cinguli;
B = Balken; SV = Seitenventrikel,
P = Plexus choroideus am Dach des III. Ventrikels, << Falx

Bild gebende Diagnostik

Indikationen

➤ Asphyxie.
➤ Hirnödem.
➤ Intrakranielle Blutungen.
➤ Hydrozephalus.
➤ Polyglobulie (dann Arterien und Venen schalen).
➤ Offener Ductus botalli.
➤ ECMO-Therapie (vgl. S. 175).
➤ Aneurysma der Vena galenii.
➤ Ungeklärte Herzinsuffizienz beim Neugeborenen (intrakranieller AV-Shunt?).
➤ Differenzialdiagnose zystischer Mittellinienstrukturen

Verfahren

➤ **Farbdoppler-Sonographie:** Beantwortet morphologische Fragestellungen und ermöglicht eine Darstellung des Gefäßverlaufs sowie die Differenzialdiagnose zystischer Strukturen (z. B. Liquorzyste versus Aneurysma).
➤ **Pulsdoppler-Sonographie:** Beantwortet hämodynamische Fragestellungen und stellt das Flussgeschwindigkeits-Spektum des Bluts dar.
  – Bei der Pulsdoppler-Sonographie sollte der Einschallwinkel möglichst klein sein (< 40°), am besten parallel zum Gefäßverlauf. Zur Bestimmung der absoluten Flussgeschwindigkeiten ist eine Winkelkorrektur erforderlich.
  – Indices (weitgehend unabhängig vom Einschallwinkel):
    • *Resistance-Index* (RI) = $V_s - V_{ed} / V_s$.
    • *Pulsatilitäts-Index* (PI) = $V_s - V_{ed} / V_m$.
    V_s = max. syst., V_{ed} = enddiast. und V_m = mittlere Flussgeschwindigkeit.
  – Die Flussgeschwindigkeiten (Normbereiche) sind im Unterschied zu den Indices abhängig vom Gestationsalter und Körpergewicht, die Indices vom Gefäß (s. Tab. 6).

Tabelle 6 Intrazerebrale Gefäßdarstellung

Gefäß	Zugang	Schnittebene	Schallkopf	RI (M + SD)
A. cerebri anterior	vordere Fontanelle	sagittal/koronar	Sektor	0,77 + 0,03
A. carotis interna	vordere Fontanelle	koronar	Sektor	0,74 + 0,07
A. cerebri media	temporal transkraniell	horizontal	Sektor	0,82 + 0,03
A. basilaris	vordere Fontanelle	sagittal/koronar	Sektor	0,80 + 0,03
Sinus sagittalis superior	vordere Fontanelle	koronar/sagittal	Linear (Vorlauf)	
V. cerebri magna	vordere Fontanelle	sagittal	Sektor	
V. cerebri interna	hintere Fontanelle	koronar	Sektor	

3

3.2 Intrakranielle Dopplersonographie ▬▬▬▬▬

Bei pathologischem Pulsdopplerbefund ───────────

➤ **Extrakranielle Ursachen** ausschließen: Pathologischer Befund auch in extrakraniellen Gefäßen? (z. B. Ductus arteriosus botalli, aortopulmonales Fenster, Aorteninsuffizienz, Aortenstenose, hypoplastisches Linksherz, AV-Malformationen).
➤ **Blutdruck?**
➤ **Blutgase** kontrollieren: pCO_2 (wirkt vaso-regulativ).
➤ **Dran denken:** Kompression der Fontanelle verfälscht das Ergebnis (unbedingt vermeiden), s. Fontanellen-Kompresions-Test.

Fontanellen-Kompressions-Test ───────────

➤ **Hintergund:** Absolute Messwerte der Flussgeschwindigkeiten sowie RI und PI sind zur Quantifizierung des intrakraniellen Druckes ungeeignet. Eine gute Korrelation (r = 0,8) scheint zwischen dem intrakraniellem Druck und der Änderung des RI bei Fontanellenkompression zu bestehen (hämodynamische Response auf Volumenbelastung).
➤ Für die Durchführung empfiehlt sich die Pulsdoppler-Sonographie der A. cerebri media (Schallkopf komprimiert nicht die Fontanelle). Kurzzeitig (nur 1–2 Sekunden) wird die vordere Fontanelle leicht komprimiert (objektiver mit Ophthalmodynamometer). Den RI vor, während und nach der Kompression bestimmen (Abb. 32).

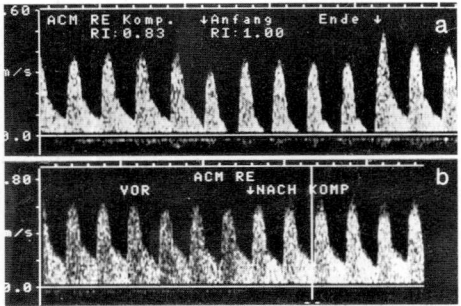

Abb. 32 a und b   Fontanellen-Kompressions-Test bei einem Frühgeborenen mit progredienter posthämorrhagischer Ventrikelerweiterung; vor (a) und nach (b) Lumbalpunktion. Flussgeschwindigkeitsprofile in der A. cerebri media vor, während und nach Kompression der vorderen Fontanelle (transtemporale Sonographie). Vor der Liquordrainage kommt es durch die Kompression zu einer Änderung des RI um 0,17. Nach der Liquordrainage ist die Kompression ohne Einfluss auf das Flussgeschwindigkeitsprofil

◨ *Vorbemerkung:* Das Kapitel kann, soll und will keine Kurzanleitung zur selbstständigen Durchführung einer echokardiographischen Untersuchung sein, es soll lediglich die verwendeten Verfahren erläutern.

Indikationen

➤ **V.a. PDA** (Sättigungsschwankungen, hebenden Pulsen, präkordialen Pulsationen, hoher Blutdruckamplitude).
➤ **V.a. Vitium cordis** (Herzgeräusch, Herzinsuffizienz, Zyanose, abgeschwächten Leistenpulsen).
➤ ZVK-Lokalisierung.

Verfahren

➤ **2-D-Echokardiographie:** Die gemessenen Signale werden in unterschiedlichen Graustufen (mind. 256) wiedergegeben; es entsteht ein 2-dimensionales Bild. Eine sequenzielle Analyse des viszeroatrialen Situs, der Lage des Herzens, der venoatrialen, atrioventrikulären und ventrikuloarteriellen Konnektionen sowie der Vorhof- und Ventrikelanatomie wird durchgeführt.
➤ **TM (Time-Motion)-Echokardiographie** (s. Tab. 7): Es erfolgt eine 1-dimensionale Messung (mind. 56 Graustufen), in der Regel unter Positionskontrolle durch das 2-D-Bild mit Darstellung gegen die Zeitachse. Es erfolgt eine Messung von Wandstärke, Durchmesser der Herzhöhlen, der Herzklappen und der großen Gefäße, Berechnung der Verkürzungsfraktion und LA/AO.

Tabelle 7 TM-Echokardiographie-Normalwerte von Neugeborenen; RVWd = right ventricular wall diastolic, RVDd = right ventricular diameter diastolic, IVSd = interventricular septum diastolic, LVDd = left ventricular diameter diastolic, LVPWd = left ventricular posterior wall diastolic, AOd = Aorta diastolic, LAs = left atrium systolic (Angaben in mm, MW ± 2SD)

Gewicht (kg)	RVWd	RVDd	IVSd	LVDd	LVPWd	AOd	LAs
2,0	2,4/0,9	8,4/4,4	3,5/1,3	17 1/2,1	2,7/0,8	8,2/1,3	11,5/3,2
2,5	2,5/1,1	8,4/4,4	3,5/1,3	18 1/3,0	3,2/1,0	8,8/1,4	12,1/3,5
3,0	2,5/1,1	8,5/4,4	3,6/1,3	18 2/3,1	3,5/1,1	9,1/1,6	12,6/3,2
3,5	2,6/1,1	8,6/4,5	3,7/1,4	18 8/3,4	3,7/1,1	9,3/1,8	13,2/3,0
4,0	2,6/1,1	8,6/4,5	3,8/1,4	19 9/3,4	3,7/1,1	9,6/2,0	13,7/3,2

➤ **Doppler-Echokardiographie** (s. Tab. 8):
  – Die ausgesandte Ultraschallfrequenz wird durch bewegte Reflektoren modifiziert (= Dopplershift).
  – *Dopplergleichung:* $F_x = \dfrac{F_0 \times 2 \times V \times \cos \alpha}{c}$.

Da die Sendefrequenz und die Schallausbreitungsgeschwindigkeit im Gewebe konstant sind gilt vereinfacht: $F_x = 2 \times V \times \cos \alpha$.
F_x = Frequenzänderung (Dopplershift), F_0 = ausgesandte Frequenz, V = Blutströmungsgeschwindigkeit, α = Winkel zwischen Schallstrahl und Blutströmung, c = Schallgeschwindigkeit im Gewebe.

3.3 Echokardiographie

Tabelle 8 Doppler-Echokardiographie-Normalwerte von Flussgeschwindig-keiten (V_{max} in m/s) bei Kindern; E = Maximalflow rasche diastoli-sche Ventrikelfüllung, A = Maximalflow Vorhofkontraktion

Autor/Lokalisation	Snider	Goldberg	Hatle
obere/untere Hohlvene	0,5–1,5	0,3–0,8	0,5–1,2
Trikuspidalklappe E	0,4–0,8	0,4–0,8	0,5–0,8
Trikuspidalklappe A	0,2–0,6		
Mitralklappe E	0,7–1,1	0,3–1,3	0,8–1,3
Mitralklappe A	0,3–0,7		
Pulmonalklappe	0,7–1,2	0,5–1,1	0,7–1,2
Aortenklappe	1,2–1,8	0,8–1,5	1,2–1,8
proximale Aorta descendens	0,8-1,8		

➤ **CW (Continuous-Wave)-Doppler:**
  – Kontinuierliche Aussendung und Registrierung von Schallwellen. Richtung und Geschwindigkeit einer Strömung werden auch bei hohen Geschwindig-keiten > 2 m/s erfasst, allerdings kann keine Aussage über die Entstehungs-tiefe der Signale getroffen werden!
  – *Kodierung:*
    • Oberhalb Nulllinie: Strömung auf den Schallkopf zu.
    • Unterhalb Nulllinie: Strömung vom Schallkopf weg.
➤ **PW (Pulsed-Wave)-Doppler:**
  – Gepulste Aussendung und Registrierung von Schallwellen. Es kann eine bestimmte Tiefe anvisiert und eine Messregion (= sample volume) festgelegt werden. Bei Shifts oberhalb der Pulsrepetitionsrate werden die Signale feh-lerhaft abgebildet (Nyquist-Effekt).
  – *Kodierung:*
    • Oberhalb Nulllinie: Strömung auf den Schallkopf zu.
    • Unterhalb Nulllinie: Strömung vom Schallkopf weg.
➤ **Farbdoppler:**
  – Analyse der Dopplershifts in einem wählbaren Sektor. Es wird sozusagen eine flächenhafte PW-Analyse durchgeführt.
  – *Kodierung:*
    • Rot: auf den Schallkopf zu.
    • Blau: vom Schallkopf weg.
    • Gelb/grün: Höhere Geschwindigkeiten oberhalb der der Nyquist-Grenze = Aliasing.
➤ Stets **simultane EKG-Registrierung** mit mind. 50 mm/s, um die zeitliche Zuordnung der Signale innerhalb des Herzzyklus zu ermöglichen!
➤ **Druckgradient-Berechnung:** Modifizierte Bernoulli-Gleichung: $\delta - p = 4 \times V^2$. Mit ihr können im PW- und CW-Doppler-Verfahren Druckgradienten über Eng-stellen abgeschätzt werden ($\delta - p$ = Druckgradient, V = Strömungsgeschwindig-keit hinter der Engstelle).
➤ **Transducerpositionen** s. Abb. 33.

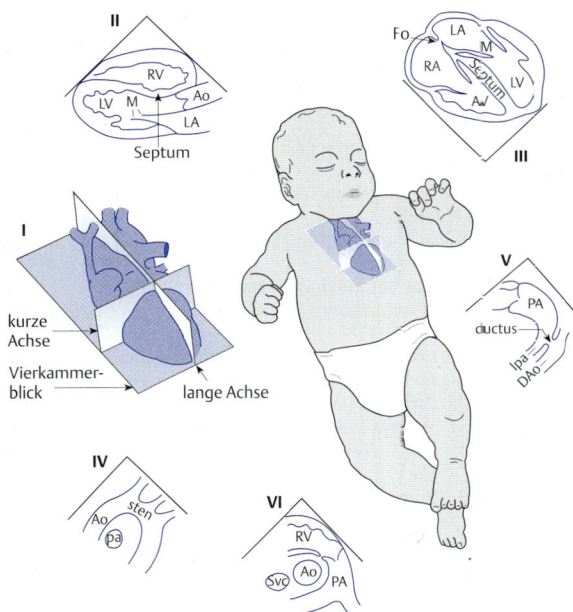

Abb. 33 Transducerpositionen und sich ergebende Ebenen in der Echokardiographie

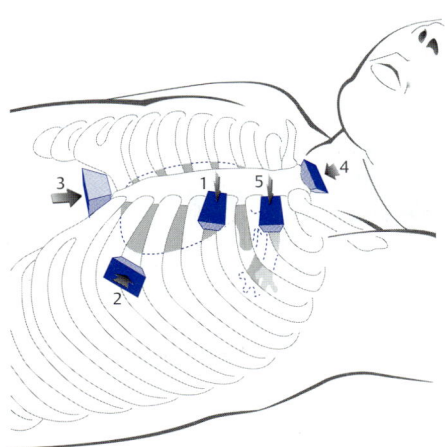

Abb. 34 Position des Schallkopfes, korrespondierend zu den Transducerpositionen in Abb. 33. 1 = Parasternal, Ankoppelung 2.–4. ICR links parasternal (entsprechend längs = II; quer = VI); 2. apikal: Ankoppelung 5. ICR links; 3. subkostal: Ankoppelung unterhalb des Xiphoids (2 und 3 entsprechend III); 4. suprasternal: Ankoppelung im Jugulum (entsprechend IV); 5. hoch parasternal links: Ankoppelung 2. ICR links (entsprechend V)

3.3 Echokardiographie

Echokardiographie bei persistierendem Ductus arteriosus (PDA)

➤ Häufigste Fragestellung in der Neonatologie.
➤ **Praktisches Vorgehen:**
  – *Subkostal* (4-Kammer-Blick).
  – *Parasternal lange Achse*: Schnittebene linke Hüfte/rechte Schulter, Ankoppelungspunkt 2., 3., 4. ICR links.
  – *Parasternal kurze Achse*: Schnittebene rechte Hüfte/linke Schulter, Ankoppelungspunkt 2., 3., 4. ICR links.
  – *Apikale und suprasternale* Schnittebenen, jeweils als lange und kurze Achse, sind sehr hilfreich.
➤ **Sonographische Kriterien für hämodynamisch wirksamen PDA:**
  – *Direkte Darstellung des PDA* im Bereich des Aortenbogens am Übergang zur Aorta descendens.
  – *Zusätzlicher Ast* (sog. 3. Hosenbein) aus dem Pulmonalis-Hauptstamm abgehend in der parasternalen kurzen Achse.
  – *Flussrichtung und Profil darstellen* (Doppler in die vermutete Struktur legen). Die Dopplerflusskurve zeigt typischerweise einen Rückfluss von der Aorta in die Arteria pulmonalis (Flussrichtung auf den Schallkopf zu, d. h. nach oben am Bildschirm).
  – *Verhältnis linker Vorhof/Aorta > 1,5* in der parasternalen langen Achse (Volumenbelastung) oder im subkostalen 5-Kammer-Blick (inkl. Aorta).
  – *Diastolischer Flussabbruch oder retrograder diastolischer Fluss* in:
    • Abdominellen Gefäßen (Truncus coeliacus, A. mesenterica sup., Nierenarterien).
    • Intrakraniellen Gefäßen (sehr spät).

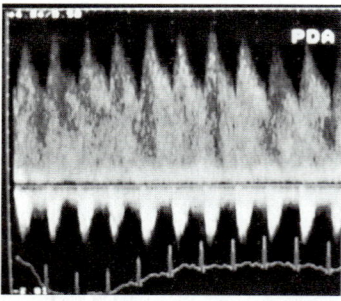

Abb. 35 Dopplerflusskurve von Aorta in A. pulmonalis bei PDA

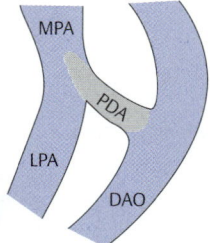

Abb. 36 Darstellung einer PDA in der parasternal langen Achse

Grundlagen

➤ Die Methode wurde 1980 von Graf entwickelt. Da sie eine Hüftdysplasie frühzeitig diagnostizieren kann, hat sie sich schnell durchgesetzt. Im Gegensatz dazu ist das Röntgenbild erst im Alter von 3 Monaten aussagekräftig.

➤ **Häufigkeit der Hüftdysplasie:** 2–5 % der Neugeborenen.

➤ **Vorteile der Hüftsonographie:**
  - Schon am 1. Lebenstag einsetzbar, keine Strahlenbelastung, beliebig wiederholbar, nicht invasiv.
  - Das gesamte Pfannendach inklusive der knorpeligen Anteile kann im Gegensatz zum Röntgenbild beurteilt werden.
  - Eine dynamische Untersuchung ist möglich.
  - Die *Therapierfolge* bei einer Hüftgelenksdysplasie sind bei Therapiebeginn in den ersten 6 Lebenswochen am größten. Bei Behandlungsbeginn nach dem 3. Lebensmonat kommt es nur noch bei 60 % zu einer anatomischen Heilung.
  - Die nicht ausgeheilte Hüftdysplasie wird als die häufigste präarthrotische Deformität angesehen. Ob jedoch die Zahl der Hüftendoprothesen im späteren Lebensalter abnehmen, ist aufgrund des kurzen Untersuchungszeitraums noch nicht beurteilbar.

◨ *Merke:* Bei allen Neugeborenen soll möglichst bald die Hüftsonographie durchgeführt werden. Bei Frühgeborenen ist die Untersuchung erst bei einem Gewicht > 1500 g bzw. bei klinischem Befund einer Hüftgelenksdysplasie sinnvoll.

Definition der Hüfttypen

➤ Die Hüftsonographie ist eine Pfannendachdiagnostik. Die Ausformung des knorpeligen und knöchernen Pfannendaches für das jeweilige Lebensalter werden berücksichtigt. Es gibt 4 verschiedene Hüfttypen mit Untergruppen, s. Tab. 9.

Tabelle 9 Sonographische Diagnostik der Säuglingshüfte nach Graf

Hüfttyp	Alter (Lebenswoche)	knöcherne Formgebung	Knochenwinkel α	knöcherner Erker	knorpelig präformiertes Pfannendach, Knorpelwinkel β
Typ I, reifes Hüftgelenk)	jedes Alter	gut	≥ 60°	eckig/ stumpf	übergreifend Ia = β < 55° Ib = β > 55°
Typ IIa (+)	< 12	ausreichend	50–59°	rund	übergreifend
Typ IIa (–), physiologisch unreif mit Reifungsdefizit	< 12	mangelhaft	50–59°	rund	übergreifend
Typ IIb, Verknöcherungsverzögerung	> 12	mangelhaft	50–59°	rund	übergreifend
Typ IIc, Gefährdungsbereich	jedes Alter	hochgradig mangelhaft	43–49°	rund bis flach	noch übergreifend β < 77°

3.4 Sonographie der Säuglingshüfte ▮▮▮▮▮▮▮▮▮▮▮

Tabelle 9 (Fortsetzung)

Hüfttyp	Alter (Lebenswoche)	knöcherne Formgebung	Knochenwinkel α	knöcherner Erker	knorpelig präformiertes Pfannendach, Knorpelwinkel β
Typ IId, am dezentrieren	jedes Alter	hochgradig mangelhaft	43– 49°	rund bis flach	verdrängt
Typ IIIa, dezentriertes Gelenk		schlecht	≤ 43°	flach	nach kranial verdrängt – mit Strukturstörungen
Typ IV, dezentriertes Gelenk		schlecht	≤ 43°	flach	nach medio-kaudal verdrängt
Ausnahme: Typ II mit Nachreifung		mangelhaft bzw. ausreichend		eckig als Zeichen der Nachreifung	übergreifend

Praktisches Vorgehen

➤ Bei Neugeborenen 7,5-MHz-Schallkopf verwenden.
➤ **Schallkopf:** Linearschallkopf, ist wegen seiner breiten Auflagefläche besser zu handhaben. Ein Sektor-Schallkopf hat eine zu geringe Auflagefläche und ist deswegen schlecht in der Standardebene zu halten.
➤ **Lagerung:** Lagerungsmulde, das geschallte Bein in der Hüfte anwinkeln und leicht innenrotieren.
  – Schallkopf senkrecht auf den Trochanter major setzten, er darf nicht gekippt werden. Hand- und Fingerposition an Schallkopf und Kind sind genau festgelegt.
  – Die falsche, nicht standardisierte Abtasttechnik, ist immer noch der Hauptfehler beim sonographischen Hüftscreening. Es kommt zu Fehlinterpretation, die folglich zu Fehltherapien führen.
➤ **Standardebene:** Verläuft durch die Mitte des knöchernen Pfannendaches, Darmbein parallel zum Monitor eingestellt.
➤ **Messlinien:** Die 4 Hüfttypen sind durch den Winkel α definiert, der aus Grundlinie und Pfannendachlinie gebildet wird. Der Winkel β dient zur Feindifferenzierung und wird aus der Grundlinie und der Knorpeldachlinie gebildet (s. Abb. 37):
  – *Grundlinie:* Wird vom obersten Erkerpunkt tangential an die Ileumkontur gelegt. Wenn man den oberen Erkerpunkt nicht identifizieren kann, so wird eine Grundlinienhilfslinie eingezeichnet, die parallel zur hinteren Schallauslöschung des Os ileum gelegt wird.
  – *Pfannendachlinie:* Wird vom Unterrand des Os ileums tangential an das knöcherne Pfannendach gelegt.
  – *Knorpeldachlinie:* Verläuft durch die Mitte des Labrum acetabulare zum knöchernen Erker. Wenn der knöcherne Erker nicht mehr ideal wie bei einer Typ-I-Hüfte darzustellen ist, dann ist der knöcherne Erker dort, wo die Konkavität des knöchernen Pfannendaches in die Konvexität der Darmbeinsilhouette übergeht.

– Die 3 Messlinien müssen sich nicht in einem Punkt schneiden.

◉ *Merke:* Es dürfen nur Messlinien in die geschallte Hüfte eingezeichnet werden, wenn die Hüfte genau in der Standardebene (s. o.) geschallt worden ist. Dies bedeutet, dass die 3 Punkte: Labrum acetabulare, knöcherner Erker und Unterrand Os ileum abgebildet wurden. Ein luxierter Hüftkopf verlässt die Standardebene.

➤ **Befunde** (Abb. 37– 40).

Typ I

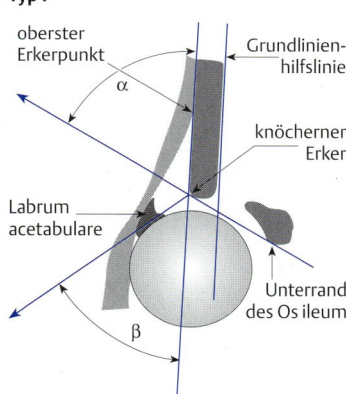

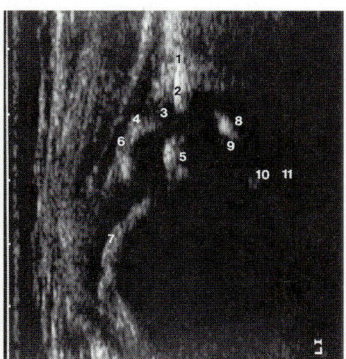

Abb. 37 Sonographie der Hüfte Typ I nach Graf. a) schematische Darstellung, 1 = Grundlinie, 2 = Ausstellungslinie, 3 = Pfannendachlinie, α = Knochenwinkel, β = Korpelwinkel; b) sonographisches Bild

3.4 Sonographie der Säuglingshüfte ▌

Typ II

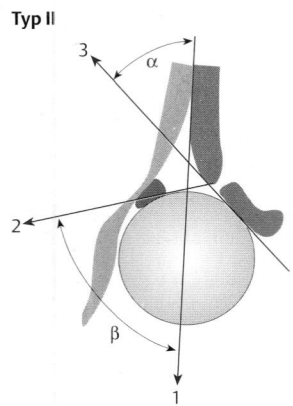

1 Grundlinie
2 Ausstellungslinie
3 Pfannendachlinie
  α Knochenwinkel
  β Knorpelwinkel

Abb. 38 Songraphie der Hüfte Typ II
nach Graf

Typ III

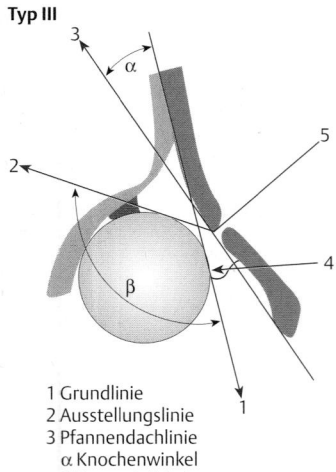

1 Grundlinie
2 Ausstellungslinie
3 Pfannendachlinie
  α Knochenwinkel
  β Knorpelwinkel
4 nach kaudal gequetschter
  Pfannendachknorpel
5 Umschlagpunkt

Abb. 39 Songraphie der Hüfte
Typ III nach Graf

Typ IV

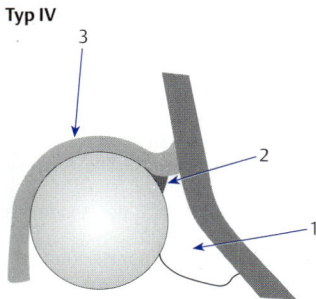

Abb. 40 Sonographie der Hüfte Typ IV nach Graf

1 Pfannendachknorpel
2 Labrum
3 Gelenkkapsel

➤ **Dokumentation:** Wir dokumentieren die Bilder in Rechts-Projektion, ähnlich einer Röntgen a.p.-Aufnahme. Der Abbildungsmaßstab muss 1 : 1,7 betragen. Die Deskription und die Winkelmesswerte müssen sich ergänzen.

💿 *Merke:*

– Alle Neugeborenen sollen nach der Geburt lückenlos sonographisch erfasst werden, denn es besteht keine Korrelation zwischen klinischem Untersuchungsbefund, Anamnese und Diagnose einer Hüftdysplasie.
– Typen über I hinausgehend sind verdächtig.
– Es müssen von jeder Hüfte 2 Bilder dokumentiert werden, ein Bild muss mit den Winkeln versehen werden.
– 2. sonographische Kontrolle zwischen 4. und 6. Lebenswoche.
– Engmaschige Kontrollen der IIa-Hüften.
– Therapie der dezentrierten Hüften sofort nach der Geburt.
– Qualitätssicherung der Hüftsonogramme, z.B. Zusammenarbeit mit einem Kinderorthopäden.

3.5 Röntgendiagnostik

Grundlagen

➤ **Röntgenschein** bitte vollständig ausfüllen mit Angabe der
- gewünschten Atemphase (Inspiration, Exspiration),
- Atemwegsdrucke (in- und exspiratorisch oder HFOV mit MAD/PEEP)
- und (falls vorhanden) letzte Röntgenaufnahme beilegen.

➤ **Technik:** Digitales Bildwandlerverfahren auf Folien (Digiscan), falls verfügbar.
- *Vorteil*: Verminderte Strahlenbelastung, Möglichkeit der Nachbearbeitung des Bildes.
- 2 Bilder: Jeweils mit erhöhter Schärfeauflösung im Bereich des Abdomens bzw. Thorax.
- *Nachteil*: Geringere Kontraste (vereinzelt) als bei konventioneller Aufnahmetechnik.

Röntgen-Thorax

➤ **Lagerung:** Thorax streng a.p. lagern, Kopf in Mittelstellung, weder Extension noch Flexion des Halses.
➤ **Tubusmarke** registrieren, erste Aufnahme immer mit Magensonde.
➤ **Einblendung:** RMTA beim Einblenden unterstützen, mit Bleiplatten (auf Inkubator) Bauch und Kopf abdecken, Kinnspitze soll auf Aufnahme sichtbar sein.
➤ **Atemphase:** Hängt von der Fragestellung ab, s. Tab. 11.

Tabelle 10 Röntgen-Thorax:
Aufnahme in Inspiration oder Exspiration je nach Fragestellung

Aufnahme in Exspiration	Aufnahme in Inspiration
→ auf CPAP stellen	→ evtl. **kurz** blähen (bei Infant Star nicht möglich)
Ventilation der Lunge ?	RDS?
Eröffnung der Alveolen?	Nasse-Lunge-Syndrom?
Interstitielles Emphysem?	Pneumonie?
	Atelektasen?
Pneumothorax?	

➤ Seitliche Aufnahme zusätzlich bei V.a. Pneumothorax.

Babygramm (Thorax und Abdomen auf einem Bild)

➤ Aufnahme der Wahl bei Aufnahme eines Frühgeborenen mit NAK (zur Lagekontrolle), dabei werden Thorax und Abdomen zusammen geröntgt.

Röntgen-Abdomen

➤ Zur Einstellung je nach Frage s. Tab. 11.

Tabelle 11 Fragen und Einstellungen bei Röntgen des Abdomens

Fragen	Einstellung
NEC Duodenalstenose Obstruktion im Dünndarm	*Standard Abdomen:* 1. Rückenlage a.p. 2. Links-Seitenlage a.p. als horizontaler Strahlengang, evtl. vorher 5 ml Luft sondieren
Analstenose Luft im Rektum	*Columbia-Technik:* Bauchhängelage (evtl. Polster unter Gesäß und Thorax) 1. Aufnahme seitlich (horizontaler Strahlengang) 2. Aufnahme p.a.
Mekoniumpfropfsyndrom Stenosen oder Atresien im Intestinum	Standard Abdomen (s. o.), Ergänzung durch Sonographie
Mekoniumpfropfsyndrom – Lösen des Pfropfes:	Solutrast 300 1:1 verdünnt mit H_2O 7 ml/kg über Sonde Rö-Abdomen a.p. in Rückenlage nach 20, 60, Minuten, dann nach 24 Std.; zeitl. Intervalle je nach Situation und Zwischenbefunden individuell bestimmen. Danach TSH kontrollieren! evtl. L-Thyroxin substituieren

Bild gebende Diagnostik

Computertomographie (CT)

➤ **Indikationen:** Lebensbedrohliche Erkrankungen, evtl. dringliche Operation indiziert.
➤ **Vorteile:** Kurze Untersuchungszeit, gute Überwachungsmöglichkeiten.
➤ **Nachteile:** Strahlenbelastung, schlechtere Kontrastauflösung von Weichteilstrukturen als MRT.

Magnetresonanztomographie (MRT)

➤ **Indikationen:** Es gibt nur wenige „echte" Indikationen in der Neugeborenenperiode, da sich selten therapeutische Konsequenzen ergeben.
➤ **Vorteile:** Keine Strahlenbelastung, gute Darstellung von Weichteilstrukturen.
➤ **Nachteile:**
  – Das Kind ist während der Untersuchung schwer überwachbar.
  – Nicht selten ist eine Narkose, mindestens aber eine Sedierung erforderlich.

Keine Indikationen für CT oder MRT

➤ Urologische Fehlbildungen, z. B. Megaureter, Abklärung einer Hydronephrose, multizystische Nierendegeneration.
➤ Gastrointestinale Fehlbildungen, z. B. Darmatresien, Duplikaturen.
➤ Ovarialzysten.
➤ Nebennierenblutungen.

Schädel/Gehirn

➤ **Indikationen:**
  – Schweres Geburtstrauma z. B. Impressionsfraktur (Lage der Knochenfragmente, assoziierte Hirnverletzung, intrakranielle Blutungen).
  – Nahtsprengungen.
  – Massive subgaleatische Blutung.
  – Tentoriumblutung (Symptome verzögert oft erst nach Tagen).
  – Subdurale Blutungen.
  ◙ *Beachte:* Folgende Erkrankungen sollten jenseits der Neugeborenenperiode gezielt mittels CT oder MRT untersucht werden:
    • Kraniofaziale Dysmorphie-Syndrome (CT mit 3-D-Rekonstruktion).
    • Bestimmte Hirnmissbildungen (MRT).
    • Stoffwechselstörungen (MRT, evtl. mit Spektroskopie).
    • Ohranomalien (Dünnschicht-CT der Felsenbeine).
➤ **Praktisches Vorgehen:**
  – Serielles, axiales Nativ-CT, Schichtdicke 5 mm.
  – Spiral-CT in Einzelfällen sinnvoll (häufig höhere Strahlendosis erforderlich!).
  – Kippung der Gantry zur Vermeidung einer unnötigen Linsendosis.
  – Eine Sedierung ist meist nicht notwendig.
  – Exakte Lagerung und ausreichende Wärmezufuhr sicherstellen!

Thorax

➤ **Indikationen:**
- *Einseitig* überblähte Lunge: Konnatales lobäres Emphysem, Gefäßring (Pulmonalisschlinge).
- *Beidseitig* überblähte Lungen:
  - Gefäßringe (doppelter Aortenbogen, usw.).
  - Bronchogene Zyste (subkarinäre Lokalisation).
  - Tracheal- und Bronchusstenosen.
- *Intrathorakale Verdichtungen:*
  - Lungensequester.
  - Zystisch-adenomatoide Malformationen der Lunge.
  - Alveolo-kapillare Dysplasie.
- Mediastinaltumoren (Lymphangiome, Teratome).

👁 *Beachte:*
  - Das CT ist im Thoraxbereich Methode der Wahl, da eine Lungenbeurteilung besser möglich ist.
  - Die MRT ist aussagekräftiger bei kardiovaskulären Fehlbildungen, z. B. Gefäßringen, Herzfehler.

➤ **Praktisches Vorgehen:**
- Spiral-CT mit i.v.-Kontrast (Nativ-Schichten nur beim Teratom notwendig).
- Eine flache Spontanatmung unter Sedierung ist besser als eine kontrollierte Beatmung (Gefahr der Atelektasenbildung).
- Möglichst exakte Lagerung.
- Ausreichende Wärmezufuhr sicherstellen.

Abdomen/Retroperitoneum

➤ **Indikationen:**
- Charakterisierung angeborener Tumoren:
  - Mesoblastisches Nephrom.
  - Neuroblastom.
  - Retroperitoneales Teratom.
  - Lymphangiom.
- Gefäßmalformation, Hämangiome: Leber, Gehirn.

➤ **Praktisches Vorgehen:**
- Vorangegangene Doppleruntersuchungen berücksichtigen.
- Darmkontrastierung mit optimalen Kontrastmittelbolus i.v.

Anamnese

➤ **Eigenanamnese:** Blutübertragungen, familiäre Erkrankungen, Vorerkrankungen wie Infektionen, Operationen.
➤ **Geburtshilfliche Anamnese:** Konzeptionsmodus, vorangegangene Geburten, frühe oder späte Fehlgeburten, Schwangerschaftsabbrüche, Kindsbewegungen, Schwangerschaftsverlauf.
➤ **Medikamentenanamnese/Genussmittelabusus:** (Regelmäßige) Medikamenteneinnahme; Nikotin-, Alkohol-, Drogeneinnahme.
➤ **Sozialanamnese:** Alter, Gravidität, Parität, Beruf, Familienstand, Alter und Beruf des Kindsvaters.
➤ **Familien- oder Umgebungsanamnese:** Erbkrankheiten, Hypertonus, Stoffwechselerkrankungen, Tumoren, Thrombosen, Embolien, Zwillinge oder Mehrlinge, Infektionserkrankungen (auch in der nahen Umgebung, z. B. Kindergarten).

Feststellung der Schwangerschaft

➤ **Unsichere Schwangerschaftszeichen:** Übelkeit, Erbrechen, Brustspannen, Hyperpigmentierung der Areolae/Linea fusca, livide Verfärbung von Introitus und Vagina.
➤ **Wahrscheinliche Schwangerschaftszeichen:** Sekundäre Amenorrhö, Uterusvergrößerung und -auflockerung, Uteruskontraktionen, Piskacek-Zeichen (einseitige aufgelockerte Vorwölbung des Uterus), Hegar-Zeichen (leichte Komprimierbarkeit des unteren Uterinsegments), positive HCG-Werte.
➤ **Sichere Schwangerschaftszeichen:** Ultraschall (Nachweis einer Fruchthöhle bzw. embryonaler Strukturen oder einer kindlichen Herzaktion), Hören von Herztönen (ab 12. SSW), Fühlen von Kindsteilen (ab 18. SSW) und Kindsbewegungen (ab 20. SSW).
➤ **Festlegung des Schwangerschaftsalters:**
  – *Erweiterte Naegele-Regel:* 1. Tag der letzten Regel − 3 Kalendermonate + 1 Woche ± × (× = Abweichung vom 28tägigen Menstruationszyklus).
  – *Ultraschallbiometrie* (SSL).
  – Regelanamnese.
  – Abweichungen vom rechnerischen Entbindungstermin durch Zyklusschwankungen bzw. Zusatz-(Implantations-)blutungen sind möglich. Die sonographische Einschätzung des Gestationsalters ist bis zur 12. SSW genauer (Goldstandard). Maximales Konfidenzintervall 2,5 Tage.

Beratung/Verhaltensmaßregeln während der Schwangerschaft

➤ **Medikamenteneinnahme:**
  – *Folsäuresubstitution* präkonzeptionell und bis zur 10. SSW zur Prävention eines Neuralrohrdefekts oder einer Gesichtsspalte.
  – *Eisensubstitution* ab Hämoglobin (Hb) < 12 g/dl: 1 × 1 Fe^{++}-Tablette; Hb < 11 g/dl: 2 × 1 Fe^{++}-Tablette.
  – *Jodprophylaxe* (nicht bei manifester Schilddrüsenerkrankung!).
  – *Magnesiumsubstitution* bei Wadenkrämpfen und/oder erhöhter Uterusmotilität oder vorzeitigen Wehen.

➤ **Ernährung:**
  - Ausreichende Calcium-Zufuhr.
  - Genussmittel (Nikotin, Koffein, Alkohol) meiden.
  - 🔵 *Cave:* Rohes Fleisch (Toxoplasmose), Rohmilch (Listerien).
  - Regulierte Gewichtszunahme (im Mittel 12–15 kg).
➤ **Rhesusprophylaxe:** Bei Rh-negativer Mutter in der 28. SSW 1 Ampulle Partobulin oder Rhesogam.
➤ **Impfungen in der Schwangerschaft:**
  - Aktive Impfungen sind in der Schwangerschaft kontraindiziert. Tetanus (Toxoidimpfstoff) und Poliomyelitis nur bei strenger Indikation.
  - Passive Impfungen (IgG-Antikörper treten diaplazentar zum Kind über) z. B. Hepatitis A, Masern. Spezifische Immunglobuline stehen für Hepatitis B, FSME, Mumps, Röteln, Tollwut und Varizellen zur Verfügung (Verabreichung möglichst direkt nach Exposition).
➤ **Geschlechtsverkehr** in der Schwangerschaft: Ejakulat ist prostaglandinhaltig (Prostaglandine beschleunigen die Zervixreifung).
➤ **Schwangerschaftsgymnastik** ab der 30. SSW (Rezept für 12 Stunden), Damm-Massage.

Gesetzliche Bestimmungen

➤ **Mutterschutz:** Kündigungsschutz, Nachtarbeitsverbot, Verbot der Arbeit mit gesundheitsschädigenden Stoffen oder Strahlen bzw. im Stehen oder im Akkord, Beschäftigungsverbot in den letzten 6 Wochen vor dem errechneten Termin (ET) und den ersten 8 Wochen nach der Geburt (bei Mehrlingen oder Frühgeburt 12 Wochen).
➤ **Mutterschaftsrichtlinien:** Umfang der Betreuung und diagnostische Maßnahmen in der Schwangerschaft (z. B. Rezepte sind in der Schwangerschaft von der Rezeptgebühr befreit).
➤ **Erziehungsgeld:** 600.- DM/Monat für ½ Jahr, danach bis zum 36. Monat (einkommensabhängige Anpassung).
➤ **Erziehungsurlaub:** Beginn am Tag der Geburt, Dauer 36 Monate, kann zwischen den Partnern bis zu 3mal aufgeteilt werden; Voraussetzung ist Berufstätigkeit.

Frequenz der Vorsorgeuntersuchungen

➤ **Bis 32. SSW:** Untersuchung alle 4 Wochen.
➤ **Ab 32. SSW:** Untersuchung alle 2 Wochen bis zum ET (errechneten Termin).
➤ **Ab ET:** Untersuchung alle 2 Tage (Muttermundsbefund, CTG, sonographische Bestimmung der Fruchtwassermenge).
  - ET + 6: Zusätzlich Wehenbelastungstest.
  - ET + 10: Vorbereitung zur Geburtseinleitung bzw. stationäre Aufnahme.

Umfang und Inhalt der Vorsorgeuntersuchungen

➤ **Körperliche Untersuchung:**
  - *Äußere Untersuchung* der Schwangeren: RR, Puls, Temperatur, Gewicht (auch im Verlauf), Inspektion (z. B. Michaelis-Raute zur Abschätzung der Beckenform und -größe; Ödeme, Varikosis, Striae, Mammae), Palpation (Leopold-Handgriffe I–IV zur Untersuchung von Fundusstand, Poleinstellung, Lage), Perkussion, Auskultation.

4

– *Vaginale Tastuntersuchung:* Vagina, Zervixlänge und -konsistenz, Position und Öffnung des Muttermundes, Höhenstand des führenden Kindsteils, Fruchtblase, innere Beckenaustastung, Abtasten des Schambeinwinkels (nur bei der Erstuntersuchung).

➤ **Zytologische/mikrobiologische Untersuchungen:**
– *Zytologie:* Zervixabstrich nach Papanicolaou falls länger als 1 Jahr zurückliegend und bei makroskopisch auffälligen Befunden.
– *Mikrobiologie:* Nativabstrich, bakteriologisch kulturelle Abstrichuntersuchung bei Auftreten von vorzeitigen Wehen, vorzeitigem Blasensprung (PROM), maternalem Fluor und/oder Pruritus. Streptokokken-Gruppe-B-Abstrich (GBS) zum Nachweis der Kolonisation der Vagina (35. SSW oder früher bei Symptomen).
– *Screeninguntersuchung des vaginalen pH-Werts* bei jeder vaginalen Untersuchung bzw. Selbstuntersuchung durch die Patientin (Normwert: 3,8–4,2, bedingt durch Laktobazillenkolonisation der Scheide). pH-Wert > 4,5 spricht für bakterielle Vaginose, Trichomoniasis oder Zervizitis meist durch Chlamydien oder fraglich durch Ureaplasmen (erhöhtes Frühgeburtsrisiko).

➤ **Laboruntersuchungen:**
– *Mittelstrahlurin, Blutbild* bei jeder Untersuchung bzw. alle 4 Wochen.
– *Blutgruppe* und *Antikörpersuchtest, serologische Blutuntersuchungen* (Röteln, Lues, HIV) bei der Erstvorstellung bzw. Anlage des Mutterpasses (Frühgravidität).
– *Antikörpersuchtest:* Bei negativem Befund Wiederholung in 24.–27. SSW.
– *Toxoplasmose:* Bei negativem Befund Wiederholung in jedem Trimenon.
– *Hepatitis B und C:* Bestimmung ab 32. SSW.

➤ **Kardiotokographie (CTG)** ab der 32. SSW, vorher Tokogramm bei V.a. vorzeitige Wehentätigkeit, vgl. S. 88.

➤ **Amnioskopie:**
– *Indikation:* Übertragung, V.a. Plazentainsuffizienz.
– *Voraussetzung:* Muttermundsweite mindestens 2 cm.
– *Beurteilung* der Farbe des Fruchtwassers: klar oder gelb bzw. grün bei Mekoniumabgang (V.a. abgelaufene Hyoxiephase).

➤ **Ultraschalluntersuchungen:**
– *1. Screening* (9.–12. SSW): Sitz der Schwangerschaft (Intra-/Extrauteringravidität), Anzahl der Fruchthöhlen und Kinder, SSL, Körperform (Anenzephalus?), kindliche Herzaktion und Bewegung, Nackentransparenzmessung (bei erhöhten Werten evtl. V.a. Chromosomenaberration).
– *2. Screening* (19.–22. SSW): Differenziertes kindliches Organscreening, Biometrie, Plazentasitz, Fruchtwassermenge, uterine Perfusion (Dopplersonographie).
– *3. Screening* (29.–32. SSW): Kindslage und -größe, Beurteilung der Wachstumsgeschwindigkeit, Plazentalokalisation, Fruchtwassermenge (erneute differenzierte Organbeurteilung bei V.a. fetale Anomalie).
– Zusätzliche Ultraschall- (z. B. Zervixlänge) bzw. Dopplerkontrollen (fetoplazentare Funktionseinheit) nur bei entsprechender Indikation.

➤ **Sonstiges:**
– Anlage bzw. Vervollständigung des Mutterpasses.
– Anmeldung der Schwangeren in einer Geburtsklinik in der 32.–36. SSW. Wiedervorstellung bei Geburtsbeginn oder spätestens am errechneten Entbindungstermin.

Frühgeburtsbestrebungen

➤ **Symptome:** Vorzeitige Wehentätigkeit, Zervixinsuffizienz, vorzeitiger Blasensprung (< 38. SSW).
➤ **Therapie:**
  – Körperliche Schonung (Haushaltshilfe), Hospitalisierung und Bettruhe.
  – i.v.-Tokolyse (Magnesiumsulfat, Fenoterol, Ritodrin) als kontinuierliche Infusion oder Bolus.
  – Prophylaktische Dauerantibiotikatherapie (in Diskussion) bis zum Abschluss der 30. SSW, danach indikationsgebundene i.v.-Antibiotikatherapie (Anstieg der Entzündungsparameter, maternales Fieber, klinische Zeichen eines Amnioninfektionssyndroms (AIS), GBS-Besiedelung (GBS = Gruppe-B-Streptokokken) und Frühgeburt bzw. lange zurückliegender vorzeitiger Blasensprung).
  – Lungenreifungsprophylaxe ab 23 + 5 SSW (Mehrlinge 24 + 5 SSW) mit Bethametason 2×12 mg im Abstand von 24 Std. i.m., alternativ Dexamethason 4×6 mg im Abstand von 8 Std. p.c. alle 10 Tage.
  – Zerklage bzw. operativer Muttermundsverschluss nach Saling als ultima ratio (Fadenmaterial als Fremdkörper ist eher mit weheninduzierendem als tragzeitverlängerndem Effekt assoziiert).
  – Ab Beginn der 36. SSW wehenhemmende Therapie absetzen, Schwangere mobilisieren.

Präeklampsie

➤ **Ätiologie** (Hypothese): Imbalance im Prostaglandinstoffwechsels (Störung des Prostazyklin/Thromboxan-Gleichgewichts).
➤ **Häufigkeit:** 5–10 % (Wiederholungsrisiko 2–5 %).
➤ **Prädisposition:** Erstgebärende (junge Frauen), Polyhydramnion, Mehrlinge, Diabetes mellitus Typ I, familiäre Disposition, vorbestehende Nierenerkrankung bzw. vorbestehende Hypertonie.
➤ **Symptome:** RR-Erhöhung (> 140–160 mmHg systolisch bzw. > 90–95 mmHg diastolisch), Ödeme, Proteinurie (> 0,5 g/l im 24-Stunden-Urin), Oberbauchbeschwerden, Kopfschmerzen, Augenflimmern, intrauterine Wachstumsretardierung.
➤ **Komplikationen:** Generalisierte tonisch-klonische Konvulsionen (Eklampsie). Therapie: Mg^{2+} i.v., Valium 2–40 mg i.v.
➤ **Therapie:** Stationäre Aufnahme, Antihypertensiva (Methyldopa, Urapidil, Dihydralazin, Propranolol), Konvulsionsprophylaxe (Mg^{2+}), Hämodilution, Entbindung.

HELLP-Syndrom (hemolysis, elevated liver enzymes, low platelet count)

➤ **Ätiologie:** Unbekannt.
➤ **Symptome:**
  – Symptomtrias: Erhöhte Transaminasen (GOT, GPT), Hämolyseparameter (Haptoglobin), AT III, Fibrinspaltprodukte, Thrombozytopenie.
  – Rechtsseitige Oberbauchbeschwerden (Leberkapselschmerz), Kopfschmerz, Augenflimmern.
  ➤ **Therapie:** Stationäre Aufnahme, sofortige Entbindung bzw. konservativer Therapieversuch (i.v.-Kortisongabe) vor 29.–32. SSW oder „bei Unreife".
➤ Konvulsionsprophylaxe (Mg^{2+}), Antihypertensiva (Methyldopa, Urapidil, Dihydralazin, Propranolol).

4.3 Mehrlingsdiagnostik

Inzidenz von Mehrlingsgeburten

➤ **Mehrlinge:** 2–5 % aller Schwangerschaften vor der 10. SSW
➤ **Monozygote Zwillinge:** 3–5/1000 (konstante Rate wegen Entstehung nach dem Zufallsprinzip).
➤ **Dizygote Zwillinge:** Variable Häufigkeit abhängig von familiärer Belastung, maternalem Alter, Sterilitätstherapie.

Tabelle 12 Inzidenz von Mehrlingsgeburten

	spontane Konzeption	bayerische Perinatalerhebung 1998
	(Hellin'sche Regel)	(alle Mehrlingschwangerschaften inkl. ART)
Zwillinge	1,18 % –1 : 85	3,35 % – 1 : 30
Drillinge	0,01 % – 1 : 85^2 (1 : 7225)	0,2 % – 1 : 493
Vierlinge	0,0002 % – 1 : 85^3 (1 : 614125)	0,01 % – 1 : 8527
Fünflinge	0,000002 % – 1 : 85^4 (1 : 52200625)	

➤ **Grundlagen der Eihautverhältnisse von Mehrlingen:**
  – 70 % dizygot (obligat dichorial/diamnial).
  – 30 % monozygot (obligat gleichgeschlechtlich, Eihautverhältnisse: 29 % dichorial/diamnial, 70 % monochorial/diamnial, 1 % monochorial/monoamnial).
➤ **Entstehung von Mehrlingen:**

Tabelle 13 Entstehung von Mehrlingen

Monozygot	dichorial/diamnial	Trennung in den ersten 5 d nach Befruchtung
	monochorial/diamnial	Trennung 5–10 d nach Befruchtung
	monochorial/monoamnial	Trennung > 10 d nach Befruchtung
	Siamesen	unvollständige Trennung > 13 d nach Befruchtung
Dizygot	dichorial/diamnial	2 Oozyten – 2 Spermien

Sonographische Diagnostik der Chorionizität/Zygotie

➤ **I. Trimenon:** Deutlich getrennte Chorionhöhlen, jeweils ein Amnion (breite Trennwand!) – günstigster Diagnosezeitpunkt!
➤ **II. und III. Trimenon:**
  – Geschlecht der Feten.
  – Plazentasitz (monochorial – obligat gleichseitige Plazentation).
  – Dicke der Trennwand (> 1,6 mm = 4 Lagen – dichorial).
  – λ-Sign (dreieckige Ausziehung der Plazenta im Bereich der einstrahlenden Amnionmembran während der Phase der Chorionrückbildung).

Postnatale Diagnostik der Chorionizität/Zygotie

➤ Plazentahistologie.
➤ Geschlecht der Kinder.
➤ Blutgruppen der Kinder (Sicherheit der Methode 99,9 %).
➤ Enzymhistochemische und gewebetypisierende Analyse (hohe Spezifität).
➤ Ähnlichkeitsprüfung (Sicherheit der Methode 98 %).

DI-DI – Diamniot-Dichorial

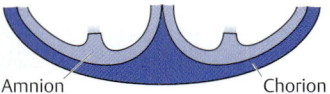

Amnion   Chorion

DI-MO – Diamniot-Monochorial

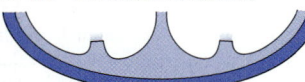

MO-MO – Monoamniot-Monochorial

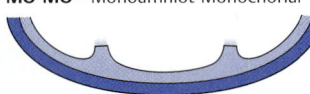

Abb 41 Mehrlingsdiagnostik:
Untersuchung der Plazenta

Pränatale Problematik von Mehrlingsschwangerschaften

➤ Hyperemesis gravidarum (20 % Gemini, 60 % Drillinge).
➤ Vorzeitige Wehentätigkeit, Zervixinsuffizienz, Frühgeburt.
➤ Vorzeitiger Blasensprung, Amnioninfektion.
➤ Polyhydramnion (12 %).
➤ Präeklampsie (5faches Einlingsrisiko).
➤ Intrauterine Wachstumsabflachung (Gemini ab 35. SSW, Drillinge ab 32. SSW).
➤ Plazentainsuffizienz (60 %).
➤ Erhöhte Fehlbildungsrate (CHD), besonders monozygote Mehrlinge.
➤ Erhöhte Rate an Chromosomenaberrationen.
➤ Fehlgeburtsrisiko (2fach erhöhtes Risiko gegenüber Einlingen).
➤ Erhöhte Rate an Hypoxiefällen bei vaginalen Geburten (II. Geminus).
➤ Maternale Dyspnoeneigung wegen Zwerchfellhochstand.
➤ Varikosis, ausgeprägte Ödemisierung.
➤ **„Vanishing Twin Syndrome"** – 30 % aller ursprünglichen Zwillingsschwanger-schaften enden als Einlingsgeburten (Fetus papyraceus bzw. compressus).
➤ **„Dead Fetus Syndrome"** – IUFT eines monochorialen Geminus. Schädigung des Überlebenden durch hypoxische Krise infolge der Zirkulationskatastrophe des versterbenden Kindes. Ursprüngliche Theorie der Schädigung durch Ein-schwemmung thromboembolischen Materials über offene Gefäßverbindungen wurde nie belegt. Spätfolge: maternale Gerinnungsstörung durch fetales thromboplastische Material – umstritten.

4

„Feto-fetales Transfusionssyndrom" (FFTS)

➤ **Definition:** Intrauteriner Bluttransfer via arterioarterielle, venovenöse und arteriovenöse plazentare Gefäßanastomosen.

➤ **Inzidenz:** 1 : 1100–10000 (15 % aller monochorialen Zwillingsschwangerschaften), verantwortlich für 15–17 % der perinatalen Mortalität von Zwillingen.

➤ **Formen:** Akutes FFTS (Wachstum und Fruchtwassermengen nicht relevant diskrepant, Donor anämisch, Hämatokrit u.U. normal, Akzeptor hypervolämisch).

➤ **Chronisches FFTS (langfristige hämodynamische Imbalance) – Trias:**
  – Wachstumsdiskrepanz > 15 %.
  – Fruchtwasserdiskrepanz („stuck twin").
  – Hämoglobindiskrepanz > 5g/dl.

➤ **Donor:** IUGR, Anämie, Hypovolämie, Hypoglykämie, Oligo/Anurie, Ahydramnie, Hydrops (Anämie).

➤ **Akzeptor:** Polyzythämie, erhöhte rheologische Viskosität, Hypervolämie, Hyperbilirubinämie, Hyperglykämie, Polyurie, Polyhydramnie, kardialer Hydrops.

➤ **Differenzialdiagnose:** Diskordantes Zwillingswachstum (auch bei dichorialen Gemini).

➤ **Prognose:** Umso schlechter, je früher und abrupter die Hämodynamik entgleist. Unbehandelt Mortalität nahe 100 %. Morbidität: Leukomalazie.

➤ **Therapie:**
  – (Serielle) Amniondrainage – Verminderung des intraamnialen Drucks, Überlebensrate 60–70 %.
  – Fetoskopisch gesteuerte Laserkoagulation der Shuntverbindungen: Mortalität 1 Geminus ca. 30 %, Mortalität 2 Gemini ca. 30 %, Gesamtmortalität 53 %. Deutlicher Vorteil hinsichtlich der Morbiditätsraten spricht für diese Therapieform bei allerdings höherem Eingriffsrisiko.
  – Amnioseptostomie – im Experimentalstadium.

„Akranius-Akardius Zwillingsschwangerschaft" – 1 : 35 000

➤ **Definition:** Asymmetrische Fehlbildung eines Zwillings, der über einen arteriellen Shunt vom Pumpzwilling retrograd perfundiert wird. Massive Ödemisierung führt zu einem „acardiac monster" (es fehlen oder sind fehlgebildet: Herz, Kopf, obere Extremitäten).

➤ **Diagnose:** Farbdoppler – TRAP-Sequenz (Twin reversed arterial perfusion), general. Hydrops, variable Körperform.

➤ **Assoziierte Anomalien:** Chromosomenaberrationen 50 %.

➤ **Mortalität:** Pumpzwilling 50 %.

➤ **Therapie:**
  – Laserkoagulation der Nabelschnur.
  – Fibrinkleberinstillation intravaskulär.
  – Ligatur der Nabelschnur.

Siamesische Zwillingsschwangerschaft – 1 : 50 000

➤ **Definition:** Störung der frühembryonalen Entwicklung infolge unvollständiger Trennung einer monochorialen Geminianlage.

➤ **Typen:** Thorakopagus (70 %), Kraniopagus, Pyopagus, Ischiopagus.

➤ **Diagnose:** Fehlende Abgrenzbarkeit der Körperoberflächen und fixierte Haltung beider Gemini.

➤ **Prognose:** Abhängig vom Organsitus und der kinderchirurgischen Interventionsmöglichkeiten.

Überwachung von Mehrlingsgraviditäten

➤ Häufigere Vorsorgeuntersuchungen – besonders monochoriale Mehrlingsschwangerschaften.
➤ Dopplerkontrollen (alle 1–2 Wochen ab der 28. SSW).
➤ Sonographische Wachstums- und Fruchtwassermengenkontrollen (alle 2 Wochen).
➤ Prophylaktische Zerklage ist nicht indiziert!

Besonderheiten von Mehrlingsgeburten

➤ Mechanische Verhakung der Kinder.
➤ Nabelschnurvorfall (2–4faches Einlingsschwangerschaftsrisiko).
➤ Überdehnung des Uterus – Atonie, primäre und sekundäre Wehenschwäche.
➤ Vorzeitige Plazentalösung des II. Geminus nach Geburt des I. Geminus.
➤ Lösungsstörung der Plazenta.

Geburtsleitung von Mehrlingen

➤ **Vaginale Geburt bei Zwillingen:** Schädellage des I. Geminus, Wachstumsdiskrepanz I.–II. Geminus < 500 g.
➤ **Angestrebter Geburtszeitpunkt:** 38.–39. SSW.
➤ **Primäre Sectio caesarea:** Querlage, Beckenendlage des I. Geminus, Wachstumsdiskrepanz > 500g I.–II. Geminus, Frühgeburtlichkeit, > 2 Kinder, monoamniale Gemini (32. SSW).

Mortalität von Zwillingen (Tab. 14)

Tabelle 14 Mortalität von Zwillingen

	Häufigkeit	perinatale Mortalität
Dichorial/diamnial – getrennte Plazenten	35 %	9,6 %
Dichorial/diamnial – fusionierte Plazenten	34 %	8,2 %
Monochorial/diamnial	29 %	25 %
Monochorial/monoamnial	1,2 %	50 %

4.4 Kardiotokographie (CTG) und MBU ▬▬▬

CTG: Grundlagen ─────────────────────

➤ **Definition:** Registrierung der kindlichen Herztöne in Bezug zur Wehentätigkeit.
➤ Die Übertragung der Herzaktion erfolgt meist über einen Ultraschallaufnehmer durch die Bauchdecke hindurch, ist aber auch durch Ableitung der elektrischen Ausschläge (EKG) über eine bipolare Spiralelektrode möglich. Diese wird bei offener Fruchtblase am vorangehenden kindlichen Teil befestigt (z. B. schwierige externe Ableitung bei extremer Adipositas).
➤ Die Aufzeichnung der Wehen erfolgt durch einen externen Druckmesser, der auf den Uterusfundus gesetzt wird.

Beurteilung des CTG ─────────────────────

➤ Die **Aufzeichnungsdauer** sollte mindestens 30 Minuten betragen.
➤ **Beurteilungskriterien:**

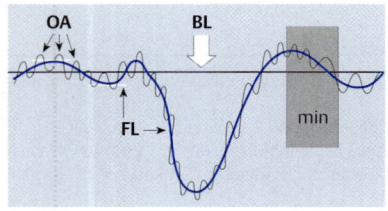

Abb. 42 CTG-Beispiele mit Baseline (BL), Floating Line (FL), Oszillationsamplitude (OA), Oszillationsfrequenz während einer Minute (OF, hier 3/min)

– *Baseline* (BL, Abb. 42):
  • Mittlere fetale Herzfrequenz (fet. HF).
  • Normwert: 120–160 Schläge pro Minute (bpm).
  • Fetale Tachykardie: > 160 bpm.
  • Fetale Bradykardie: < 120 bpm.
– *Floating Line* (FL, Abb. 42): Mittellinie der Herzfrequenzoszillationen.
– *Oszillationsamplitude* (Bandbreite, Abb. 42): Höhe der Oszillationsausschläge, Abstand der höchsten und niedrigsten Umkehrpunkte.
  • Normwert: 10–25.
  • Eingeschränkte Oszillationsamplitude: 5–10.
  • Silentes CTG: < 5.
  • Saltatorisches CTG: > 25.
– *Oszillationsfrequenz:* Anzahl der Oszillationen/min. Der gleiche Vorgang wird durch die *Nulldurchgänge* (Schnittpunkte der Herztonkurve mit der Floatingline, Abb. 42) beschrieben.
  • Normwert Oszillationsfrequenz: 2–6 pro Minute.
  • Normwert Nulldurchgänge: 5–13 pro Minute.
– *Akzeleration:* Kurzfristiges Ansteigen der fetalen Herzfrequenz. Sporadische Akzelerationen werden als günstig, periodische Akzelerationen werden als eher ungünstig eingestuft.

– *Dezeleration (Dip):* Absinken der fetalen Herzfrequenz; wichtigstes Kriterium des subpartalen CTG:
  - Dip 0 (sporadische Dezeleration): Absinken der fetalen HF ohne Wehen.
  - Dip I (frühe Dezeleration): Absinken und Wiederanstieg der fetalen HF in der Wehe.
  - Dip II (späte Dezeleration): Nach Beendigung der Wehe hat sich die fetale HF noch nicht wieder erholt.
  - Variable Dezeleration (Abb. 43): Ungleichförmiges Absinken der fetalen HF mit z. T. mehreren Tiefpunkten.
  - Schwere variable Dezeleration: Tieferes Absinken und/oder längere Dauer der Dezeleration, oft auch Erholung der fetalen HF erst nach Beendigung der Wehe (Dip 2).

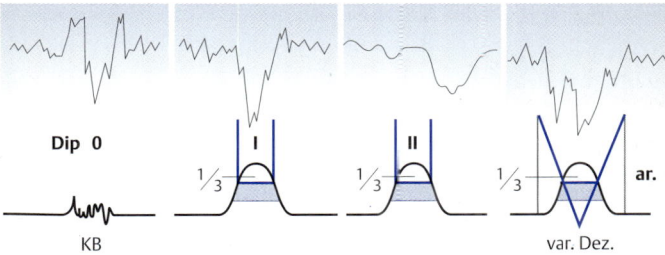

Abb. 43   Variable Dezeleration (Erklärung der Abkürzungen siehe Text)

➤ **Scores:** Die Beurteilung des CTG erfolgt nach verschiedenen Scores. Am praktikabelsten erscheint der **Fischer-Score** (Tab. 15), der in Anlehnung an den Apgar-Score 5 Kriterien mit 0–2 Punkten bewertet. Bewertung:
  – 8–10 Punkte: Physiologischer Zustand.
  – 5–7 Punkte: Fragliche Prognose.
  – ≤ 4 Punkte: Bedrohlicher fetaler Zustand.

Tabelle 15   Fischer-Score

Punkte	0	1	2
Baseline	< 100 > 180	100–120 160–180	120–160 (110–150)
Bandbreite	< 5	5–10 oder > 30	10–30
Nulldurchgänge	< 2	2–6	> 6
Akzelerationen	keine	periodische	sporadische
Dezelerationen	späte oder variable mit ungünstigen Zusatzkriterien	variable	keine oder sporadisch auftretende Dips

4.4 Kardiotokographie (CTG) und MBU

Fetale Mikroblutuntersuchung (MBU)

➤ Die Klärung der CTG-Veränderungen sollte wenn möglich durch fetale Mikro-blutuntersuchung (FBA oder MBU) erfolgen, die allerdings nur nach Eröffnung der Fruchtblase möglich ist.

➤ **Bewertung der MBU unter der Geburt:**
  – pH-Wert > 7,30: Normal.
  – pH-Wert 7,25–7,29: Subnormal, Kontrolle indiziert.
  – pH-Wert 7,20–7,24: Präazidose, baldige Kontrolle indiziert.
  – pH-Wert < 7,20: Azidose, sofort Geburt anstreben, ggf. vaginal operativ z.B. durch Vakuumextraktion oder Forzeps. Wenn vaginale Geburt noch nicht möglich → intrauterine Reanimation durch Gabe von Partusisten intrapartal und Vorbereitung zur Sectio.

Grundlagen

➤ Bei jeder Geburt können unerwartet Komplikationen auftreten, die eine Reanimation des Neugeborenen erforderlich machen. Daher müssen die räumlichen und personellen Voraussetzungen für eine suffiziente Erstversorgung vorhanden sein.

➤ **Ausstattung der Geburtsräume:** In jedem Raum, in dem Geburten stattfinden, sollen folgende Gerätschaften bereitgehalten werden (vgl. auch Versorgung des gesunden Neugeborenen S. 98):
  – Wärmelampe.
  – Absaugmöglichkeit.
  – Sauerstoffanschluss.
  – Neugeborenenmasken.
  – Pädiatrisches Stethoskop.

Wann Pädiater in Kreißsaal?

➤ Fetale Notsituation:
  – Spätdezeleration.
  – Schwere variable Dezeleration.
  – MBU: pH < 7,25
  – Grünes Fruchtwasser.
  – Nabelschnurvorfall.
  – Amnioninfektionssyndrom.
  – Blutungen bei V.a. Placenta praevia.

➤ Operative Entbindungen: Sectio, Forzepsentbindung, Vakuumextraktion, vaginale Beckenendlagen-Entbindung.

➤ Mehrlinge.

➤ Gestationsalter: < 36. SSW, bei Gestationsalter < 30. SSW zwei Pädiater (oder Pädiater und Schwester).

➤ Kind < 2000g lt. Ultraschall.

➤ SGA < 5. Perzentile lt. Ultraschall.

➤ Insulinpflichtiger Diabetes mellitus.

➤ Rhesus-Immunisierung, Hydrops.

➤ Verlängerte oder schwierige Geburt, abnorme Lage, Fehlbildungen.

➤ Stets, wenn es Geburtshelfer oder Pädiater wünscht.

➤ Pädiater in der Einlernphase bei jeder Geburt.

Notwendige Voraussetzungen zur Reanimation und Versorgung Risikoneugeborener und Frühgeborener

➤ **Anzahl der Reanimationseinheiten:** Da in Perinatalzentren immer mit der gleichzeitigen Geburt von 2 Frühgeborenen gerechnet werden muss, ist die ständige Verfügbarkeit von mindestens 2 Reanimationsplätzen erforderlich. Bei den meisten Risikogeburten ist ausreichend Zeit für die entsprechende organisatorische Vorbereitung gegeben.

➤ **Aufgaben des dem Kreißsaal zugeteilten Arztes:**
  – Tägliche Überprüfung der Reanimationseinheiten.
  – Bestellung fehlender/verbrauchter Materialien (unter Berücksichtigung evtl. längerer Lieferzeiten).
  – Enge Zusammenarbeit mit den Geburtshelfern (tägliche Teilnahme an der Kreißsaalbesprechung).

5.1 Organisation im Kreißsaal

➤ **Ort:** Die Versorgung von Risikoneugeborenen sollte im Kreißsaal, bzw. auf der Intensivstation stattfinden, sofern diese direkt neben dem Kreißsaal liegt (Tür an Tür). Ein eigener Raum bietet gegenüber einer mobilen Reanimationseinheit, die z. B. in den Sectio-OP geschoben wird, folgende Vorteile:
  – Sämtliches Zubehör liegt griffbereit an seinem Platz; ein rascher Zugriff auf weitere Gerätschaften, Materialien und Medikamente ist möglich.
  – Ein Notfallkoffer muss nicht mitgebracht werden.
  – Die Raumtemperatur kann konstant auf 26–28 °C gehalten und Zugluft vermieden werden.

➤ **Ausstattung des Reanimationsraumes:**
  – *Beatmung:*
    • Masken, Sauerstoffzufuhr mit Mischer auf 50 % (–80 %), Sauerstoffkonzentrationsmessung funktionsfähig und geeicht. Absaugschlauch, Sekretfalle, Laryngoskop (mit greifbaren Ersatzbatterien), Magillzange, Stethoskop. Starrer Absaugkatheter zum Absaugen von grünem Fruchtwasser (s. S. 374).
    • Endotrachealtuben (s. S. 15) mit Surfactant-Adapter in 2 Größen (andere Größen sollten greifbar sein): 2,5 (evtl. mit eingefädeltem Absauger zum schnellen Intubieren, s. S. 14), und Größe 3 mit Führungsmandrain und Mekoniumadapter (s. Mekoniumsapiration S. 374).
  – *Material für Laboruntersuchungen:* Serum-, Blutbild-, und Blutzuckerröhrchen, Abstrich- und Blutkulturmedien, Nadeln, 2 ml-Spritzen.
  – *Sonstiges:* Sterile und nichtsterile Tupfer; Alkohol, Infusionsnadeln 24 G, Tuchklemme zur Befestigung des Beatmungsschlauches, Thermometer, Schere, Pflaster, Plastikfolie für sehr unreife Kinder.
  – *Transportinkubator* (am Beispiel des Inkubators der Fa. Dräger):
    • Schlauchsystem mit Gänsegurgeln und außen geraden Adaptern.
    • Sauerstoffkonzentrationsmessung funktionsfähig und geeicht.
    • Große und kleine Flaschen überprüfen (mindesten 10 bar), nach Gebrauch schließen!
    • Ambubeutel vollständig mit Reservoir und O_2-Zuleitung (Anschluss im Inkubator am Kopfende, wird durch kleine O_2-Flaschen versorgt, Knopf links unten [Dräger-Inkubator] nach rechts drehen).
    • Pulsoximeter mit funktionierender Sonde und neuen Pflastern.
    • Funktionierendes Absaugsystem (Knopf links unten nach links drehen).
    • Der Dräger-Inkubator hat ein Rückschlagventil, das Kind muss beim Umstecken von der zentralen Gasversorgung auf Flaschen nicht diskonektiert werden, wenn die kleinen Flaschen geöffnet sind.
    • Prüfen: Temperatureinstellung korrekt?, Sicherung gedrückt?
    • Flaschen unter den Inkubatoren mit den Anschlüssen nach innen drehen, sonst brechen die Anschlüsse leicht ab; bei Rücktransport alle Kabel aufrollen, abgescherte Kabel fallen leider nicht unter die Garantie (Pulsoximeter)!
  – *Nabelkatheterset:*
    • Nabelkatheter (2,5, 3,5 und 5 Ch, doppellumige 3,5 und 5 Ch), 2- bzw. 3-Wegehahn, mehrere 1 ml- und 2 ml-Spritzen, Nahtmaterial (z. B. 3-0/4-0 Ethibond).
    • Spitze Pinzette (Splitterspinzette), 1–2 breite Pinzetten (chirurgische und anatomische), große und kleine Schere, Tuchklemmen, Nadelhalter, Klemme, Knopfsonde, Tupfer, Abdecktuch.

- *Medikamente:*
  - Notfallmedikamente (Suprarenin, Atropin, NaCl-Spülung) jeden Tag frisch aufgezogen und beschriftet (mit Datum!) bereit legen.
  - Surfactant, Notfall-Blutkonserve in einem Kühlschrank im Kreißsaalbereich, Plasmaexpander (z. B. Biseko gekühlt lagern).
- Rote Box (zum Absaugen von grünem Fruchtwasser in einer Gebärkabine): Jankauer mit Verbindungsschlauch, Absaugpistole mit rotem Absaugkatheter. Laryngoskop, sonst absolut nichts!

5.2 NG-Scores zur Reife- bzw. Vitalitätsbestimmung

Dubowitz-Farr-Score (1992)

➤ Somatische Reifezeichen zur Bestimmung des Gestationsalters, s. Tab. 16.
➤ **Anwendung:** Bei allen Frühgeborenen falls Gestationsalter unklar ist.

Tabelle 16 Dubowitz-Farr-Score

	–1	0	1	2	3	4	5
Haut	schmierig durchsichtig brüchig	gelatinös rot und durchscheinend	rosig sichtbare Venen	oberflächliche Schuppung u/o Ausschlag, wenig Venen	Hautrisse, blasse Bereiche seltene Venen	pergamentartig, tiefe Risse, keine Venen	lederartig tiefe Risse, runzelig
Lanugo	fehlend	spärlich	reichlich	abnehmend	haarlose Bezirke	praktisch fehlend	fehlend
Auge/ Ohr	Augenlider geschlossen – Locker: –1 – fest: –2	Augenlider offen, Muschel flach, bleibt gefaltet	beginnende Helixbildung langsamer Rückgang in Ausgangsstellung	gut geformt weich, rascher Rückgang in Ausgangsstellung	feste Muschel, geformt, sofortiger Rückgang in Ausgangsstellung	dicker Knorpel, Ohr starr	
Brustdrüse	nicht spürbar	knapp spürbar	Areola flach, keine Drüse	gepünktelte Areola, Drüse 3–4 mm	Punktartige Areola über Hautniveau, Drüse 3–4 mm	voll ausgebildete Areola, Drüse 5–10 mm	
Genitale männlich	Skrotum flach, glatt	Skrotum leer, keine Rugae	unvollständig deszendierter Hoden, selten Rugae	Hoden deszendiert, wenig Rugae	Hoden tief, deutliche Rugae	Pendelhoden, tiefe Rugae	
Genitale weiblich	prominente Klitoris	prominente Klitoris, kleine Labia minora	prominente Klitoris, große Labia minora	Labia majora und minora gleich groß	Labia majora groß, Labia minora klein	Klitoris und Labia minora völlig bedeckt	flache Labien
Fußsohlenfalten	Ferse bis Zehenspitze: – 4–5 cm: –1 – <4 cm: –2	> 5 cm keine Falten	schwache rote Linien	anteriore transversale Falten	Falten über vordere 2/3	Falten über ganze Sohle	

5.2 NG-Scores zur Reife- bzw. Vitalitätsbestimmung

95

Geburt und Erstversorgung des NG im Kreißsaal

Ballard-Score (1992)

➤ Neuromuskuläre Reifezeichen zur Bestimmung des Gestationsalters, s. Abb. 44.

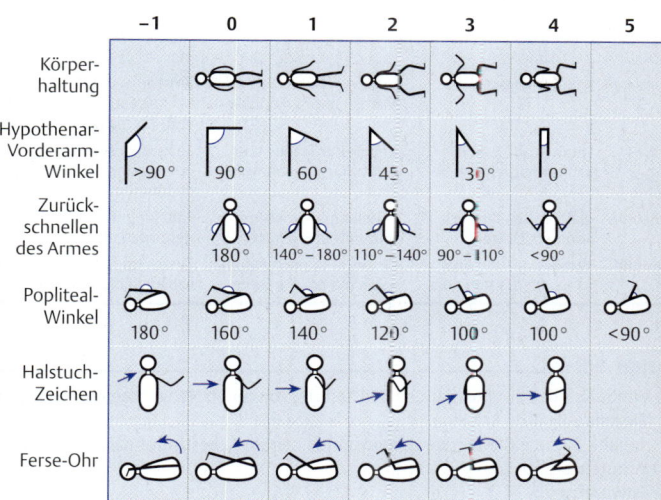

Abb. 44   Ballard-Score

Reifeindex

➤ Die Addition der Punkte für Dubowitz-Farr- und Ballard-Score ergibt die Schwangerschaftsdauer in Wochen, s. Tab. 17.

Tabelle 17   Reifeindex (Addition der Punkte für Dubowitz-Farr- und Ballard-Score)

Punkte	−10	−5	0	5	10	15	20	25	30	35	40	45	50
SSW	20	22	24	26	28	30	32	34	36	38	40	42	44

Petrussa-Index

➤ Vereinfachte somatische Reifezeichen zur Bestimmung des Gestationsalters. Schwangerschaftsdauer entspricht 30 + zusätzliche erzielte Punkte in Wochen
➤ **Anwendung:** Bei allen Geburten > 30. SSW.

5.2 NG-Scores zur Reife- bzw. Vitalitätsbestimmung

Tabelle 18   Petrussa-Index

	0	1	2
Haut	hellrot, verletzlich, durchscheinend, dünn	rosig, zunehmende Fältelung, fester	fest, deutlich sichtbare Falten, Hautabschilferungen
Mamillen	kaum Drüsengewebe	Drüsengewebe tastbar, Mamillenhof erkennbar	Brustdrüsen über dem Hautniveau, Drüsenkörper und -hof palpabel
Ohr	kaum Profil, weich, kaum Knorpelgewebe	Knorpel in Tragus und Antitragus, zunehmendes Profil	ausgebildeter Helixknorpel, spontanes Rückstellphänomen
Fußsohle	glatt, Fältelung nur vorderes Drittel	Fältelung im vorderen und mittleren Drittel	Fältelung über die gesamte Fußsohle
Genitale	Testes noch inguinal Labia majora < minora	Testes evtl. noch inguinal Labia majora = minora	Testes im Scrotum Labia majora > minora

Apgar-Score

➤ Vitalitätsindex zur postnatalen Beurteilung von reifen Neugeborenen (von Frau Virginia Apgar).
➤ Apgar = Summe der Punkte der einzelnen Kriterien, bestimmt nach 1, 5 und 10 Minuten, s. Tab. 19.
➤ **Anwendung:**
  – Der größte Nutzen des Apgar-Wertes ist, dass er zu einer exakten Beurteilung des Neugeborenen nach der Geburt zwingt.
  – Der Apgar nach 1 min beschreibt den Zustand des Kindes unmittelbar nach der Geburt und erleichtert die Entscheidung über notwendige Reanimationsmaßnahmen.
  – Bei asphyktischen Neugeborenen darf selbstverständlich nicht mit der Reanimation bis zur Bestimmung des Apgar nach 1 min gewartet werden.
  – Apgar nach 5 und 10 min korrelieren am ehesten mit der Prognose des Kindes nach Komplikationen während der Geburt.
  – Ein normaler Apgar-Wert nach 10 Minuten entbindet nicht von der weiteren sorgfältigen Überwachung des Kindes.

Tabelle 19   Apgar-Score

Punkte	0	1	2
Herzfrequenz	0	< 100/min	> 100/min
Atemanstrengung	keine	langsam, unregelmäßig	gut, schreit
Muskeltonus	schlaff	gebeugte Extremitäten	gute Bewegung
Reflex auf Sondierung der Nase	keine	Grimasse	Husten, Niesen
Hautfarbe	blass, blau	zentral rosig, Extremitäten blau	rosige Hände und Füße

CRIB-Score ▬▬▬▬▬▬▬▬▬▬▬▬▬▬▬▬▬▬▬▬▬▬

➤ CRIB = Clinical Risk Index for Babies.
➤ **Anwendung:**
  – Der CRIB-Score wird nur dokumentiert bei Geburtsgewicht < 1500g oder Gestationsalter < 31. SSW.
  – Außerdem dürfen keine letalen Fehlbildungen vorliegen wie z. B. bilaterale Nierenagenesie, Trisomie 13 und 18, Potter-Syndrom, Anenzephalus.
➤ Ergebnis = Summe der einzelnen Punkte, s. Tab. 20.

Tabelle 20 CRIB-Score

1. Geburtsgewicht

> 1350 g	0
851–1350 g	1
701–850 g	4
< 700 g	7

2. Gestationsalter

> 24 SSW	0
< 24 SSW	1

3. Max. BE in den ersten 12 Lebensstunden (cave negativer BE)

> –7	0
–7 bis –9,9	1
–10 bis –14,9	2
< –15	3

4. min FiO$_2$ in den ersten 12 Lebensstunden

< 0,4	0
0,41– 0,6	2
0,61–0,9	3
> 0,9	4

5. Max. FiO$_2$ in den ersten 12 Lebensstunden

< 0,4	0
0,41–0,8	1
0,81–0,9	3
> 0,9	5

6. angeborene Fehlbildungen

keine	0
nicht akut lebensbedrohlich	1
akut lebensbedrohlich*	3

* heißt: Aortenisthmusstenose, CHARGE, Fallot-Tetralogie, Harnstoffzyklusdefekte, Hydrops, Lungenhypoplasie, Omphalozele, polyzystische Nierendegeneration, Prune-Belly, Osteogenesis imperfecta, Siamesische Zwillinge, VACTERL-Assoziation

Grundlagen

➤ Die Verantwortung für die Betreuung eines gesunden Neugeborenen liegt primär beim Geburtshelfer bzw. der zuständigen Hebamme. Dazu gehört auch, dass ein funktionstüchtiger Reanimationsplatz mit allen erforderlichen Utensilien (s. S. 92) verfügbar ist. Selbstverständlich kann die Erstversorgung an einen Kinderarzt, vorzugsweise Neonatologen delegiert werden.

➤ Ein gesundes Neugeborenes wird nach der Geburt in den ersten 2 Stunden vom Team der Geburtshilfe im Kreißsaal überwacht. Hierbei gelten folgende Prinzipien: Mutter und Kind sollten nicht unnötig lange getrennt werden. Für die Bindung von Mutter und Kind sind diese ersten Minuten von allergrößter Bedeutung. Aufschiebbare, insbesondere unangenehme Eingriffe (z. B. Sondierung des Magens) sollten unterlassen werden. Trotzdem müssen Mutter und Kind ständig überwacht werden, damit Störungen der Adaptation rechtzeitig erkannt und behandelt werden können.

Absaugen

➤ Nach einer normalen vaginalen Geburt mit klarem Fruchtwasser ist Absaugen in der Regel nicht erforderlich.

➤ Probleme, die beim Absaugen zu bedenken sind:
  – Unnötige Trennung von Mutter und Kind.
  – Stress für das Neugeborene, Verletzungsgefahr (sehr gering).
  – Vagusreiz und dadurch ausgelöste Bradykardien und Apnoen → kein tiefes und aggressives Absaugen in den ersten 5 Minuten.

➤ Indikationen zum Absaugen **sofort nach der Entbindung:**
  – Beeinträchtigte Neugeborene bei V.a. Obstruktion der Atemwege.
  – Frühgeborene < 37. SSW bzw. < 2500 g.
  – Intubierte (evtl. zu intubierende) Neu- und Frühgeborene.
  – Neu- und Frühgeborene nach Sectio so früh wie möglich.
  – Neu- und Frühgeborene mit intrauteriner oder postnataler Asphyxie.
  – Grünes, blutiges oder riechendes Fruchtwasser sobald der Kopf geboren ist (s. Mekoniumaspiration, S. 374).
  – Polyhydramnion zum Ausschluss einer Ösophagusatresie

➤ **Später** soll in folgenden Situationen abgesaugt bzw. sondiert werden:
  – Spätestens vor der ersten Fütterung sollte bei jedem Neugeborenen eine Ösophagusatresie ausgeschlossen sein.
  – Bei Dyspnoe Choanen auf Durchgängigkeit prüfen (sondieren).

➤ **Technik** (vgl. auch Kapitel Intubation S. 12):
  – Verwendet werden Absaugkatheter mit einem Durchmesser von mindestens 10 Ch (schwarz), evtl. 12 Ch (weiß), s. Tab. 21. Vgl. Tab. 1.
  – Bei V.a. Mekoniumaspiration erfolgt das Absaugen mittels eines starren Absaugers (Jankauer) (s. Mekoniumaspiration S. 374).
  – Mund vor Nase und kurz aber effektiv absaugen.

Tabelle 21 Absaugergrößen. Nach Intubation und bei schwieriger Beatmung geschlossenes Absaugsystem (Trach-Care) verwenden und nicht dekonnektieren, andernfalls Kollaps der Alveolen!

Farbe	Durchmesser	Indikation
rot	Ch 18 (6,0 mm)	Mekoniumaspiration
schwarz	Ch 10 (3,3 mm)	Standard
grün	Ch 6 (2,1 mm)	Absaugen über Tubus > 2,0
transparent oder grau	Ch 5 (1,7 mm)	Absaugen über 2,0 Tubus

Abtrocknen und taktile Stimulation

➤ Möglichst kurz nach Geburt wird das Neugeborene in ein möglichst vorgewärmtes Frottier- oder Moltontuch gehüllt und der Mutter auf den Bauch gelegt (wichtige Bindung von Mutter und Kind).
➤ Ziele: Vermeiden von Wärmeverlusten durch Verdunsten des Fruchtwassers, Anregung der Atmung durch taktile Stimulation.

Abnabeln

➤ **Ziele:**
  – Vermeidung einer plazento-fetalen Übertransfusion sowie eines Blutverlustes des Neugeborenen.
  – Schnelles Erreichen einer trockenen Mumifizierung des Nabelstumpfes.
  – Vorbeugen einer Nabelinfektion.
➤ **Zeitpunkt/Vorgehen in unterschiedlichen Situationen:**
  – Nach vaginaler Geburt eines reifen Neugeborenen wird die Nabelschnur nach Sistieren der Pulsationen ohne vorheriges Ausstreichen abgeklemmt.
  – Bei einer primären Sectio (hier ist die plazentare Perfusion nicht wie nach Wehen reduziert) wird die Nabelschnur nach Ausstreichen in Richtung Kind abgeklemmt.
  – Bei Plazentainsuffizienz mit hohem Hämatokrit des Feten unterbleibt das Ausstreichen der Nabelschnur.
  – Bei Nabelschnurkompression bzw. Nabelschnurknoten wird zuerst der venöse Rückstrom in Richtung Kind blockiert. Der Fetus ist bei diesen Situationen also mit hoher Wahrscheinlichkeit hypovolämisch. In diesen Fällen soll das Blut dem Neugeborenen durch Ausstreichen der Nabelschnur retransfundiert werden.
➤ **Technik:**
  – In der Regel wird die Nabelschnur zunächst durch 2 anatomische Klemmen abgeklemmt und dazwischen mit einer Schere durchtrennt.
    🔂 *Beachte:* Hierbei werden die Nabelschnurgefäße jedoch nicht sicher unterbunden. Falls sich eine Klemme unbeabsichtigt löst, kann ein erheblicher Blutverlust des Neugeborenen die Folge sein!
  – Aus diesem Grund so früh wie möglich sicher verschließbare Nabelklemme oder sicher verknotetes Nabelbändchen (weniger gut geeignet) 2–3 cm oberhalb des Abdomens anlegen.
  – Desinfektion des Nabelstumpfes mit 70%igem Alkohol.
  – Nabelstumpf unterhalb der Nabelklemme mit einer Kompresse umschlingen, die locker verknotet wird. Eine Nabelbinde ist obsolet.

5.3 Erstversorgung im Kreißsaal

Blutgasanalyse aus Nabelschnurblut

➤ Nach Möglichkeit vor Lösung der Plazenta Blut durch Punktion der Nabelarterie gewinnen.
➤ pH, pCO_2 und BE bestimmen. Der Base-Excess (BE) ist, da aus pH-Wert und pCO_2 errechnet, zur Beurteilung des Säure-Basenstatus aussagekräftiger als der pH-Wert allein.

Apgar-Wert festlegen (s. S. 96)

Mutter-Kind-Vater-Bindung

➤ Diese ist sehr wichtig! Beachte dazu auch die Hinweise auf S. 1. Ein enger Kontakt von Mutter und Kind soll ermöglicht werden. Dazu dient:
  – Kind unmittelbar nach Geburt in einem warmen Tuch auf den Bauch der Mutter legen (*cave* Wärmeverluste, s. o.).
  – 20–30 min nach der Geburt Kind an die Brust der Mutter anlegen.
  – Vater in die Aktivitäten einbeziehen, s. S. 1.
◙ *Hinweis:* Baden des Neugeborenen im Kreißsaal ist nicht unbedingt erforderlich (*cave* Wärmeverlust). Die Vernix sollte nicht entfernt werden.

Medizinische Erstversorgung

➤ **Erstuntersuchung U1:** Die Erstuntersuchung wird nach einer normalen Geburt in der Regel vom Geburtshelfer durchgeführt. Untersucht wird im Hinblick auf:
  – Geburtstraumen (s. S. 112): Klavikulafraktur, Plexuslähmung, Schnittverletzung nach Sectio, Kephalhämatom usw.
  – Fehlbildungen: Gaumenspalte, Hautanhängsel, Neuralrohrdefekte, Genitalfehlbildungen, Extremitätenfehlbildungen, Fußfehlstellungen, Hernien, Analfehlbildungen.
  – Respiratorische Adaptation: Zyanose, Stöhnen, Atemfrequenz, Atemgeräusch, Einziehungen.
  – Herz-Kreislauf-Situation: Herztöne, Herzgeräusche, Fußpulse, Perfusion der Haut.
  – Abdominalorgane: Hepatosplenomegalie, Omphalozele, Gastroschisis.
➤ **Vitamin-K-Prophylaxe:** Beginn der 3-maligen Vitamin-K-Prophylaxe mit 2 mg Konakion MM p.o.
➤ **Credé-Prophylaxe:** Die Durchführung der Credé-Prophylaxe bei jedem Neugeborenen ist heute nicht mehr vorgeschrieben. Wird sie durchgeführt, erfolgt die Gabe von je 1 Tropfen einer 1 %igen Silbernitratlösung in jedes Auge. Beim Pro und Contra der Credé-Prophylaxe ist folgendes zu bedenken:
  – Eine Gonorrhoe während der Schwangerschaft ist heute selten.
  – Neugeborene sind in der Regel postnatal gut überwacht, sodass eine Konjunktivitis rasch auffällt.
  – Silbernitrat per se reizt die Augen, sodass eine „chemische" Konjunktivitis ausgelöst werden kann.
  – Die häufigsten Erreger der Konjunktivitis sind heute Chlamydien. Gegen diese wirkt Silbernitrat nur eingeschränkt. Gegen die wirksame Alternative Polyvidonjod 2,5 % bestehen toxikologische Bedenken (zumindest gibt es keine systematischen Untersuchungen dazu).
  – Die Entscheidung sollte stets mit den Eltern besprochen und das Ergebnis der Beratung schriftlich dokumentiert werden.

Kriterien für die weitere Überwachung

➤ **Verlegung auf die Wochenstation:**
  – Reife gesunde Neugeborene.
  – Frühgebore > 35 + 0 SSW ohne Auffälligkeiten.
➤ **Monitorüberwachung:**
  – Frühgeborene < 35 + 0 SSW.
  – NG bei Infektionsverdacht oder mit gravierenden Fehlbildungen.
  – NG mit Apnoen.
  – NG drogenabhängiger Mütter (vgl. S. 114).
➤ **Zusätzlich Überwachung im Inkubator** (kontrollierte Sauerstoffapplikation und Umgebungstemperatur, erleichterte visuelle Überwachung): Leicht anpassungsgestörte Neugeborene (für kurze Zeit).
➤ **Zusätzlich Verlegung auf Intensivstation:**
  – In der Regel Frühgeborene < 35 + 0 SSW.
  – Beatmete Neu- oder Frühgeborene.
  – Adaptationsgestörte Neu- oder Frühgeborene (z. B. Stöhnen).
  – Schwer verlaufende Infektionen.
  – Schwerwiegende Fehlbildungen.

Verlegung aus dem Kreißsaal

➤ **Dokumentation:**
  – Mit dem Original des Verlegungsbogens, der Kinderakte und Reanimationsprotokoll wird eine Akte angelegt.
  – Durchschlag des Verlegungsbogens, Perinatalbogen und gelbes Heft gehen mit dem Kind.
  – Versicherungsangaben und Adresse der Eltern mitgeben.
➤ **Labor:** Nabelschnurblut, Blutkulturen und Abstriche sowie evtl. Blutbild und Serumröhrchen mitgeben, meist sind Bearbeitung und Ergebnismitteilung im hauseigenen Labor schneller.
➤ Bei **V.a. Amnioninfektionssyndrom** werden die Antibiotika stets vor dem Transport verabreicht (zur Antibiose vgl. S. 180 ff).
➤ Für die Eltern ein Photo des Kindes anfertigen! Wenn möglich, sollte das Kind den Eltern gezeigt werden.
➤ Zur Aufnahme auf der Intensivstation s. S. 108.
➤ Zur Aufnahme ins Kinderzimmer s. S. 102.
➤ Zum Vorgehen bei ambulanter Geburt s. u.

Bei ambulanter Geburt

➤ **Entlassung:** Möglich bei gesunden, gut adaptierten, reifen Neugeborenen.
  ◙ *Beachte:* Mutter und Kind mindestens 2 Stunden überwachen.
➤ **U1 bei ambulanter Geburt** (durch Pädiater):
  – Konakion MM 0,2 ml (2 mg) p.o. verabreichen.
  – Neugeborenenscreening durchführen (S. 275), zweite Screeningkarte mitgeben.
  – Aufklärung über häufige Risiken (Bilirubin, Infektion, Nabelinfektion).
  – Vergewissern, dass die Nachsorge durch Kinderarzt und Hebamme gewährleistet ist.
  – HBsAg-Status der Mutter überprüfen und ggf. Impfung durchführen.

5.3 Erstversorgung im Kreißsaal

Aufnahme auf die Wochenstation

➤ **Kontrollen und Maßnahmen bei jedem Kind:**
- Geburtsmeldung veranlassen, falls noch nicht geschehen.
- Kinderakte auf vollständige Dokumentation kontrollieren: pH-Wert, BE, Apgar-Score, Ausschluss Ösophagusatresie, U1, ggf. Blutzucker, Hämatokrit.
- Hepatitis-B-Screening der Mutter eingetragen?
- Kind mit Namensbändchen versehen (falls nicht nach Geburt erfolgt).
- Stoffwechselscreening vorbereiten (S. 275).
- Hüft-Ultraschall organisieren (S. 71).
- Körpertemperatur bei Aufnahme und Geburtsgewicht in Akte eintragen.
- Bei Aufnahme (falls nicht nach Geburt erfolgt) und Entlassung 0,2 ml *Konakion* MM (2 mg) p.o.
- Mekonium- und Urinabgang muss innerhalb von 24 Stunden erfolgt sein, sonst Kinderarzt informieren.
- Ab ca. 5. Lebenstag (bzw. wenn das Kind gut trinkt) Vit. D 500 E/Tag und Fluor geben (0,25 mg).

➤ **Kontrollen und Maßnahmen bei Besonderheiten:**
- *Untertemperatur:* Temperaturkurve anlegen und Kind stündlich nachmessen. Kinderarzt informieren (s. S. 53).
- *Blutzucker:*
  - Neugeborene < 2800 g Geburtsgewicht (< 3er Perzentile) und > 4300 g Geburtsgewicht: BZ-Kontrollen nüchtern $\frac{1}{2}$, 1, 3 und 6 Stunden nach Geburt am ersten Tag, dann je nach Werten.
  - Bei Kindern, die Maltodextrin 15 % 30–40 ml/kg KG erhalten, Blutzucker-Kontrollen 3 × täglich für weitere 2 Tage, andernfalls Rücksprache mit Kinderarzt.
- *Neugeborene < 2500 g Geburtsgewicht:*
  - 1. Lebenstag: Maltodextrin 15 %, mindestens 30 ml/kg KG/Tag.
  - 2. Lebenstag: Prematil mit Milupan oder Beba 0/Aletemil Frühgeborenen-Nahrung (mit Mutter besprechen!).
  - Ab 5. Lebenstag: Multibionta 20 Tropfen/Tag (ersetzt D-Fluorette) bis ca. 2500 g.
- *Nabelschnur-Hkt > 60 % oder < 40 %:* Venöse oder arterielle Hkt-Kontrolle ca. alle 4 Stunden. Bei Hkt > 65 % auf ausreichende Trinkmenge (mindestens 50 ml/kg KG/Tag) achten (s. auch Polyglobulie S. 260).
- *Nabelschnur-pH < 7,15:* pH-Kontrolle bei Aufnahme.
- *Z.n. Forzeps-/Vakuumentbindung, Beckenendlage* bei vaginaler Geburt: Schädel-Sonographie.
- *Toxoplasmoseverdacht:* Antikörper-Test (evtl. auch aus Nabelschnurblut) (s. S. 215), augenärztliches Konsil, Schädel-Sonographie (Hydrozephalus?, Verkalkungen?).
- *Hepatitis-B-Screening der Mutter* überprüfen:
  - Mutter Hbs-Ag positiv oder Hbe-Ag positiv: Sofortige (< 12 Stunden nach Geburt) Gabe von Gen-H-B-Vax K oder Engerix 0,5 ml i.m. *und* Hepatitis-B-Immunglobulin 1 ml i.m. (Alternative: Hepatect 0,4 ml i.v.).
  - Hepatitis-B-Status der Mutter unbekannt.

Reanimation von kranken Neu- und Frühgeborenen im Kreißsaal: wichtige Vorbemerkungen

➤ **Physiologische Umstellungsprozesse im Rahmen der Geburt:**
  – Initiale Entfaltung der Lunge: Setzt hohe negative intrathorakale Drücke voraus (−60 cm H_2O).
  – Schreien (Exspiration gegen teilweise geschlossene Glottis).
  – Pulmonaler Gefäßwiderstand fällt rasch ab.
  – Abklemmen der Nabelschnur: Peripherer Blutdruck steigt (Widerstand nimmt schlagartig zu).
  – Sympathisches Nervensystem wird stimuliert.
  – Es resultiert der Übergang von der fetalen Zirkulation zum normalen postnatalen Kreislauf (Verschluss von PFO und PDA).

➤ **Pathologische Prozesse:** Neugeborene mit einer perinatalen Asphyxie erleben keine „normale Umstellung":
  – Primäre Apnoe: Innerhalb einer Minute nach Einstellung der Blutversorgung durch die Nabelschnur treten spontane Atemzüge auf (sensorische Stimuli), aus der sich bei anhaltender Asphyxie innerhalb von 4–5 Minuten eine Schnappatmung entwickelt.
  – Sekundäre Apnoe: Diese folgt bei anhaltender Asphyxie als Phase, in der selbst sensorische Stimuli nicht mehr zum Auslösen von spontanen Atemzügen führen. Der Tod tritt ein, wenn diese Phase nicht mit ventilatorischer Unterstützung durchbrochen wird.

➤ Da bei Neugeborenen praktisch immer unklar ist, ob eine primäre oder sekundäre Apnoe vorliegt, zunächst mit der Reanimation beginnen und über die Fortsetzung im Verlauf entscheiden.

➤ Auf eine **Hochrisikogeburt** immer optimal vorbereitet sein:
  – Information über potenzielle Risiko-Geburten und zu erwartende Neugeborene:
    • Täglicher Informationsaustausch (besser 2 × tgl.) zwischen Geburtshelfern und Neonatologen.
    • Geschätzte Größe und Gewicht sowie zu erwartende Probleme?
  – Vorbereitung der evtl. nötigen Spezialausrüstung: Doppellumiger Nabelvenekatheter, Saugdrainage etc.
  – Dosierungen und Medikamente vorab berechnen.
  – Täglich alle Utensilien, Plätze und Funktionseinheiten kontrollieren, eindeutige Verantwortlichkeiten festlegen.

Reanimation von kranken Neu- und Frühgeborenen im Kreißsaal: praktisches Vorgehen

➤ **Vorbemerkung:** Dies ist nur ein „mentales" Stufenschema. Je nach Situation kann nach jeder Stufe abgebrochen werden bzw. es muss im Einzelfall von diesem Vorgehen abgewichen werden. Es sollte aber hilfreich für den Anfänger sein. *Ruhe und Gelassenheit sind immer richtig und wichtig!*

➤ **Verteilung der Aufgaben:** *Wichtig, um keine Konfusion aufkommen zu lassen.*
  – 1. Person: Allein Absaugen und Beatmen.
  – 2. Person: Apgar-Werte, Stimulation, Infusion, Nabelkatheter, Herzmassage (vorher Beatmung nochmals kontrollieren) falls erforderlich.

➤ **Vorgehen:**
  – Stoppuhr für Apgar-Werte anstellen, wenn das Kind abgenabelt ist.

- *Absaugen:* Mund vor Nase! Kurz aber effektiv. Zu langes „Herumstochern" führt nur zu Vagusreiz und Bradykardie.
- Abtrocknen mit warmen Tüchern zur Vermeidung von Wärmeverlusten.
- *Stimulation:* Fußsohle reiben, Massage der Intercostalräume, des Rückens.
- *Blähen, Blähen und nochmals Blähen der Lunge* mit CPAP-System (oder maschinell), vor allem nach primärer Section wichtig! Erhöhung des Residualvolumens.
  - 10–15(–20) Sekunden lang: mitzählen!, FG ca. 15(20) cm, Neugeborene 20(30) cm H_2O.
  - Wird Beutel benutzt: anfangs hoher Druck (bei Neugeborenen u.U. bis zu 60 cm. H_2O-Druck erforderlich, nach 3–4 Atemzügen – Thorax hat sich gehoben – Druck rasch reduzieren.
- Sauerstoff bald reduzieren, da hoher paO_2 Gerhirnperfusion für Stunden reduziert!.
- Maskenbeatmung, falls überhaupt erforderlich. FiO_2 0,5(–0,8), ggf. stufenweise aber rasch anpassen. Eigenatmung synchron durch Maske unterstützen: Frühgeborene ca. 15 cm H_2O, Neugeborene ca. 20 cm H_2O. Pulsoxymeter anlegen!
- *Entweder:* Spontanatmung, evtl. unter Vorlage von kontrolliertem (!) Sauerstoff. Dauer dieser Phase individualisieren. Wir tendieren dazu im Zweifel lieber früher zu intubieren und dann bald wieder zu extubieren, andernfalls cave: PFC-Syndrom! S. S. 227.
- *Oder:* CPAP-Beatmung mit Maske oder Rachen-Tubus (Flow des Blubbers nachregulieren).
- *Oder:* Intubation (s. S. 12) und Beatmung. Beatmungsdruck: Beginn 20/3, Frequenz ca. 60. Druck bald reduzieren bzw. erhöhen falls erforderlich (PEEP 5 cm?). Möglichst sparsam dekonnektieren! Cave Pneu bei Thorax, der sich nicht hebt (Kaltlicht-Diaphanoskopie).
- *Surfactant:* In der Regel erst auf Station unter optimaler Kontrolle. Abweichend davon kann bei FG < 28. SSW und sicher korrekt liegendem Tubus bei Indikation für Surfactant (s. S. 148) auch im Kreißsaal (möglichst mit dem ersten Atemzug oder kurz danach) Surfactant appliziert werden. Voraussetzung ist eine kontinuierliche Überwachung während des Transports! Beatmung so wählen, dass Kind gerade nicht mehr mitatmet, dann liegt $paCO_2$ meist im korrekten Bereich von 35–45 mmHg.
- *Herzmassage* bei Bradykardie < 60/min, Suprarenin? (extrem selten erforderlich), kontrolliere Tubuslage, Beatmung, Pneu?
- *Infusion von Glukose 10%:* 3 ml/kg/Std.
- *Kontrolle des Blutdrucks:* Bei MAD < 30 mmHg, Hypovolämie oder Schock (lange Rekapillarisierungszeit > 3 s): Biseko 10 ml/kg über (mindestens) 10 Minuten (Perfusor!).
- *Bedenke:* Nach Nabelschnur-Kompression ist der NG meist hypovolämisch.
- *Temperatur-Kontrolle* am besten kontinuierlich über Rektal- u./o. Hautsonde. Wärmestrahler 38,5 °C (Stufe 79) unter 30 SSW 39,5 °C (Stufe 100), warme Tücher, Mütze, Plastikfolie, Vermeiden von Zugluft: Türen zu, Klimaanlage bedenken!
- *Laborwerte:* Blutgase, Blutzucker, Hämatokrit, Abstriche, evtl. Blutkultur. Antibiotika im Kreißsaal nur bei strengem Infektionsverdacht.
- ➤ Dokumentation im Reanimationsprotokoll.

Medikamente bei der Erstversorgung im Kreißsaal (Tab. 22) ———

Tabelle 22 Medikamente bei der Erstversorgung im Kreißsaal

Medikament	Dosierung	Applikation
stets:		
Glukose 10 %	3 ml/kg/Std.	Dauerinfusion, Beginn nach Geburt innerhalb von 10 min
nur bei Indikation:		
Serum 5 % Biseko, Serumar	10 ml/kg	nur bei Hypovolämie, Hypotonie möglichst rasch bis zum Ausgleich
Naloxon Narcanti 0,4 mg/ml	0,1 mg/kg = 0,25 ml/kg	i.v., i.m. bei Opiat-induzierten Apnoen. *Cave:* HWZ < Opiate ! → u.U. Wieder-holung nötig
Adrenalin 1:10 000 ! Suprarenin 0,1 ml/1 ml NaCl 0,9 %	i.v. 0,1ml/kg/ED Folgedosis 0,2–0,5–1,0 intratracheal 1,0 ml/kg/ED	Bei Asystolie, refraktärer Bradykardie Nur 1: 10 verdünnt zu verwenden. Dosis steigern nach Erfolg
Natriumbikarbonat 8,4 %	½ BE/kg × 0,5 i.v. über 15 min	sehr kontrovers deswegen: nur bei BE ≤ –15. oder
1 : 1 verdünnt mit H$_2$0	1 ml/kg	„blind" nach 10 min Reanimation
Ampicillin	50 mg/kg Initialdosis	in Ausnahmefällen bei konnataler Sepsis
Phenobarbital Luminal 200 mg/ml	initial 0,05–0,1 ml/kg = 10–20 mg/kg	bei Krampfanfällen selten erforderlich!

5.4 Besonderheiten bei extrem unreifen Frühgeborenen ▄▄

Pränatale Vorbereitung

➤ **Transport der Schwangeren** in ein Zentrum mit kurzer Transportzeit vom Kreißsaal zur Intensivstation.
➤ **Pränatale Diagnostik:**
  – Gewichtsschätzung, Fehlbildungen, Infektionsanamnese, Bewegungsmuster des Kindes (biophysikalisches Profil).
  – Bei V.a. Amnioninfektionssyndrom (Wehen, Blasensprung) Diagnostik einschließlich Ureaplasmennachweis (vgl. S. 212).
➤ **Ab 24. SSW:** Antibiotische Behandlung der Mutter, Tokolyse und Lungenreifung. Ziel: Vermeidung einer Geburt zwischen 23. und 25., besser bis 28. SSW.
➤ **Kontaktaufnahme** zwischen Eltern, Geburtshelfern und Neonatologen: Ziel dieser Gespräche soll es sein, Kontakt aufzubauen, Unsicherheit und Ängste zu nehmen, jedoch eine realistische Einschätzung anhand eigener Ergebnisse zu vermitteln. Die Wünsche der Eltern sollten erfragt und (juristische) Grenzen der Berücksichtigung dieser Wünsche erläutert werden.

Reanimationsstrategie

➤ Als **Faustregel** bei gesichertem Gestationsalter (exakte Anamnese!) gilt:
  – *< 23. SSW:* Keine lebenserhaltenden Maßnahmen.
  – *23.–24. SSW:*
    • Unterstützende Maßnahmen bei Aktivität des Kindes: Wärme, taktile Stimulation, O_2-Gabe über Maske, keine primäre Intubation.
    • Erscheint das Kind vital und zeigt Aktivität: Reanimation mit Intubation.
  – *Ab 25. SSW (24 + 0):* Umfassende Reanimation.
◉ *Beachte:* Die Situation im Kreißsaal erlaubt oft keine lang überlegte und abgewogene Entscheidung. Deswegen müssen im Zweifelsfall Ventilation, Oxygenierung und Perfusion gesichert und die weitere Entscheidung später getroffen werden.

Versorgung im Kreißsaal

➤ **Personelle Voraussetzungen:** 2 erfahrene Neonatologen (jüngere Kollegen sollten zum Lernen dazugeholt werden).
➤ **Räumliche Voraussetzungen:** Beheizter Raum ohne Zugluft, viel Wärme von oben und unten (rektale Temperaturkontrolle beim Frühgeborenen).
➤ **Vorgehen:**
  – Spätes Abnabeln (20 Sekunden) unter Plazentaniveau, außer bei SGA.
  – Trocken tupfen (nicht reiben), dann vorsichtige taktile Stimulation.
  – Blähen mit Rachentubus statt Maske, diesen zum leichteren Einführen evtl. über Magensonde vorschieben. (Tubus mit eingefädelter Magensonde bereithalten.)
  – Kind vollständig in Folie einhüllen.
    ◉ *Cave:* Benzin darf nicht, Alkohol nur extrem zurückhaltend verwendet werden. Bei Frühgeborenen < 30. SSW Verätzungsgefahr → sofort von der Haut entfernen!
  – Indikation zur Intubation und Surfactantgabe (unter optimalem Monitoring) großzügig stellen. Dazu Spatel 00 (z. B. Fa. Heine) verwenden, der um 5 mm gekürzt wurde (z. B. in einem Zahntechniklabor).

- Auf Tubus und Zugänge gut achten, da die Hautunreife eine gute Fixierung erschwert; trotzdem Pflaster sehr zurückhaltend verwenden. Anlage von Gelelektroden (z. B. Bluesensor der Fa Medicotest BRF-50-K) zur EKG-Ableitung.
- Evtl. mehrlumigen Nabelvenenkatheter (z. B. Medex, s. S. 21) verwenden.
- Blutdruckstabilisierung noch im Kreißsaal!
- Bei Anlegen der Blutdruckmanschette und des SaO$_2$-Sensors auf Druckstellen und periphere Zirkulation achten.
- Vor dem Transport zur Station Kind den Eltern zeigen.

Versorgung auf der Intensivstation

➤ Frühzeitige Information des Intensiv-Teams, damit der Platz gerichtet ist.
➤ **Beatmung:** Mögliche und praktizierte Vorgehensweise:
  - *SIPPV* (assistiert-kontrolliert. S. 165) mit kurzer Inspirationszeit (0,2 Sekunden), um dem Kind eine hohe Frequenz der Eigenatmung zu ermöglichen (bis 120/min). Ausreichender PEEP (3–6 cm H$_2$O je nach Sauerstoffbedarf, jedoch Zwerchfellstand rechts radiologisch nicht tiefer als 9. Rippe). Wesentlich ist eine gute Triggerung.
  - *Permissive Hyperkapnie:* Zielgröße ist ein pH um 7,3.
  - Bei erheblicher Unreife und hohen Beatmungsdrücken frühzeitig diskutieren, ob ein Pneumothorax überhaupt drainiert werden soll.
➤ **Blutdruckstabilisierung:**
  - *Tolerierte Untergrenze:* Mitteldruck = SSW bei blutiger Messung, 30 mmHg bei Messung mit Dinamap (Werte < 30 falsch niedrig) (Normwerte s. S. 45).
  - *Vorgehen:*
    • Plasmaprodukte zur Blutdruckstabilisierung in einer Dosierung von max. 20 ml/kg KG/Tag (ausgenommen Ausgleich akuter Verluste) verwenden, übrigen Bedarf mit Glukose 5 % decken, oder Ringer-Lösung.
    • Katecholamine führen in hoher Dosierung zur metabolischen Azidose und gelegentlich zu Arrythmien.
    • Kortikoide führen zu erheblichen Hyperglykämien (cave: Glukosurie mit Flüssigkeitsverlust).
➤ **Parenterale Zufuhr:**
  - *Flüssigkeitsbedarf:*
    • Ist in den ersten Lebenstagen durch den transkutanen Wasserverlust plus evtl. Phototherapie sehr hoch.
    • Am 1. Lebenstag sind oft 100 ml/kg KG/Tag (26. SSW) bis > 200 ml/kg KG/Tag (< 24. SSW) erforderlich → Doppelwandinkubator, hohe Feuchte im Inkubator und in der Beatmungsluft.
    • Gewichtsmessungen erlauben wegen des „Capillary leak" mit Ödemen keinen Rückschluss auf den intravasalen Flüssigkeitsstatus und sind daher nur bedingt sinnvoll → Steuerung der Flüssigkeitszufuhr eher nach: Blutdruck, Bikarbonat, Herzfrequenz, Venenfüllung, Hautperfusion (auch sichtbar an tcpO$_2$), Natrium, Gesamteiweiß, Hämatokrit, Ausscheidung.

5.5 Aufnahme auf der Intensivstation ▬▬▬▬▬

Grundlagen ▬▬▬▬▬▬▬▬▬▬▬▬▬▬▬▬▬▬▬

➤ Der aufnehmende Arzt bleibt beim Kind, bis es im Inkubator bzw. Wärmeeinheit stabilisiert ist.
➤ Das Pflegepersonal braucht sowohl Unterstützung als auch Platz, Zeit und Ruhe zum Versorgen des Kindes.
➤ Beatmung bis Blutgase und ein Röntgenbild vorliegen so einstellen, dass sich der Thorax leicht hebt bzw. dass das Kind gerade nicht (mehr) mitatmet (s. Beatmung S. 161).
➤ Blutgase und Blutzucker sowie Hämatokrit (Zentrifuge) bestimmen.
➤ Medikamente, Infusionsplan und Maßnahmen anordnen und auf zügige Ausführung achten (z. B. Antibiotika- und Konakiongabe).
➤ Vollständiger Aufnahmestatus sobald möglich erheben. Bei instabilen Kindern muss er auf das Notwendigste beschränkt sein.

Status erheben ▬▬▬▬▬▬▬▬▬▬▬▬▬▬▬▬▬

➤ **Vitalparameter:** Blutdruck, Herz- und Atemfrequenz, Körpertemperatur. Gewicht, Länge, Kopfumfang mit Perzentilen, klinische Reifebestimmung (s. S. 94).
➤ **Allgemeinzustand:** Stabil, instabil, beatmet, beeinträchtigt, rosig usw. Verletzungen, Fehlbildungen?
➤ **Schädel:** Fontanelle, Schädelnähte und -form, Verletzungen?
➤ **Augen:** Lider offen, Lidstellung, Pupillenreaktionen?
➤ **Ohren:** Ohrmuschel, Ohranhängsel?
➤ **Nase:** Choanen durchgängig?
➤ **Rachen:** Gaumen geschlossen? Zur Inspektion reicht es meist, den Oberkörper leicht anzuheben und einen leichten Druck auf den Unterkiefer auszuüben → das Kind öffnet den Mund sofort. Falls dies keinen Erfolg bringt, harten Gaumen mit einem Finger austasten.
➤ **Hals und Nacken:** Struma, Fehlhaltung, Claviculae intakt?
➤ **Lunge:** Seitengleich belüftet, Atemgeräusche, Thoraxexkursionen bei beatmeten Kind?
➤ **Herz:** Herztöne rein und regelmäßig, Herzgeräusche, Pulse an allen vier Extremitäten gleich, Perfusion, Rekapillarisierungszeit, Mikrozirkulation?
➤ **Abdomen:** Milz-, Nieren- und Lebergröße (in cm unter dem Rippenbogen), Darmgeräusche, Nabel?
➤ **Genitale:** Altersentsprechend, Hodenhochstand, Phimose?
  ◙ *Cave:* Analatresie nicht übersehen!
➤ **Extremitäten:** Warm oder kühl, Fehlbildungen, Kontrakturen, Durchblutung der Zehen bei Nabelarterienkatheter?
➤ **Neurologie:** Reflexe, Muskeltonus (hypoton, nicht schlapp!), Kloni?
➤ **Haut:** Verletzungen, Hämatome, Reife? Neuroporus?

Dokumentation ▬▬▬▬▬▬▬▬▬▬▬▬▬▬▬▬▬

➤ Medizinische Akten sind die offizielle Dokumentation des Krankenhausaufenthaltes. Alle Eintragungen müssen leserlich, mit Zeit- und Datumsangabe versehen und unterschrieben sein. Korrekturflüssigkeit ist verboten! Bei Fehlern einfach durchstreichen (nicht unleserlich machen) und abzeichnen. Medizinisch korrekte Ausdrücke verwenden und Abkürzungen vermeiden.

➤ **Inhalt der Dokumentation:**
  – *Reanimationsprotokoll* mit vollständiger Anamnese der Mutter, Schwangerschafts- und allgemeine Anamnese.
  – *Verlegungsbogen* bei Übernahme von außerhalb.
  – *Hepatitis-B-Status der Mutter:* Falls nicht bekannt erfragen bzw. innerhalb 12 Stunden nachbestimmen. CMV-Status der Mutter bei FG < 32 SSW s. S. 118
  – Errechneter Geburtstermin, Blasensprung, Adresse des Gynäkologen und evtl. des Kinderarztes.
  – Alle *Labor-Befunde* (s. u.)
  – Leukozytenzahl, Temperatur, CRP, ggf. IL-6 (der Mutter).
  – Bilirubinkurve.
  – Mikrobiologischer Befund.
  – *Medikamenten- und Infusionsplan*, Gewichtskurve mit Geburtsgewicht + 10 %-Abnahmeschwelle, Somatogramm je nach SSW.
  – *Kurven:* Enthalten die Fakten, was gemacht wurde und was passiert ist, werden vom Pflegepersonal und den Ärzten gemeinschaftlich geführt.

➤ **Verlaufsprotokolle:**
  – In jeder Schicht (mindestens einmal täglich) sollte ein problemorientiert gegliedertes Verlaufsprotokoll geschrieben werden. Eine einheitliche systematische Gliederung der klinischen Probleme (Problemliste) erleichtert eine schnelle Orientierung aller Beteiligter. Hier sollten insbesondere auch Überlegungen, warum etwas durchgeführt oder nicht durchgeführt wird, dokumentiert werden.
  – *Problemliste:*
    • Ernährung/Infusion: Ein- und Ausfuhr, Bilanz.
    • Metabolisch: z. B. Elektrolyt- oder Blutzuckerentgleisungen, Azidose.
    • Respiratorisch: Beatmung, Befund des Röntgen-Thorax.
    • Kardiovaskulär: Blutdruckprobleme, persistierender Ductus arteriosus.
    • Hämatologie: Bilirubin, Anämie.
    • Infektion.
    • Neurologie.
    • Endokrinologie.
    • Soziales.

Laborabnahmen bei Aufnahme

➤ **Serumröhrchen:** Bilirubin (konjugiert und unkonjugiert), CRP, Gesamteiweiß, Natrium, Kalium, Kalzium, ggf. IL-6. Kontrolle, ob Blutgruppenbestimmung + Coombs-Test aus Nabelschnurblut erfolgt ist, sonst nachholen.
➤ **Glukoseröhrchen** mit Kapillare: Blutglukose.
➤ **EDTA-Röhrchen:** Kleines Blutbild, Thrombozyten, Differenzial-Blutbild.
➤ **Hämatokrit** (immer zentrifugiert).
➤ **Blutgasanalyse**.
➤ **Mikrobiologie** (vgl. auch S. 221):
  – Entzündungs- und Eitererreger, Pilze.
  – Anaerobier (nur bei Blutkultur).
  – Anaerobe und aerobe Blutkultur (eine Flasche), venöse oder arterielle Blutkulturen, je 0,5–1 ml).
  – Abstrichröhrchen: Oberflächenabstrich (Ohrabstrich oder Nabelabstrich).

- Magensaftaspirat oder ggf. endotracheale Absaugung (ENTA).
- Ggf. Streptokokkenschnelltest (z. B. GBS-Medium).
➤ **Röntgen** (vgl. S. 76):
- Thoraxaufnahme.
- Thorax und Abdomen (sog. Babygramm) bei liegendem NAK (Nabelarterien- katheter), ZVK (zentralvenösem Katheter) oder NVK (Nabelvenenkatheter).
- *Indikationen:*
  • Jedes beatmete Kind (auch bei pharyngealer Beatmung).
  • Jedes Kind mit Dyspnoe von > 2 Std.
  • Lagekontrolle der Katheter.
  🔵 *Cave:* Bei sehr kleinem Kind Röntgenplatte bereits vor der Aufnahme im Inkubator anwärmen.
➤ **Sonographie:** Schädel-Ultraschall immer innerhalb der ersten 24 Std. Überprü- fen: sind Ultraschallbefunde von pränatalen Untersuchungen bekannt (Niere)?

Weitere wichtige Punkte

➤ **Eltern:**
- Gespräch mit Eltern führen über den Zustand des Kindes, Besuchszeiten (grundsätzlich jederzeit, aber es gibt günstigere und weniger günstige Zei- ten, z. B. Visite).
- Geschwisterkinder dürfen, falls sie infektfrei sind, auf Station.
- Einverständniserklärung der Eltern zur Behandlung des Kindes.
- Informationsheft für Eltern, Foto des Kindes, Telefonnummer zu Hause.
➤ **Organisatorisches** (lästig aber wichtig):
- Aufnahme des Patienten in das Dokumentationssystem.
- Vorläufigen Arztbrief an niedergelassenen Gynäkologen schicken.
- Wenn nötig, Blut bestellen und Notfall-Konserve (neg. CMV-neg.) für Kreiß- saal nachfordern.

Vorbereitung

➤ Meist ist die Verlegung von einer Intensiv- auf Normalstation oder gar in eine andere Klinik mit Ängsten der Eltern besetzt. Deswegen sorgfältige Vorbereitung auf die neue Situation; in Frage kommende Verlegungskliniken klären (Wohnort der Eltern?). Die Eltern möglichst einen Tag vorher über den Entlassungs- oder Verlegungstermin informieren.

➤ Entlassungsstatus.

➤ TSH, Beutler- und Guthrie-Test bzw. Stoffwechselscreening abgenommen, und ist das Ergebnis verfügbar?

➤ Abschließender Schädelschall, Hüftultraschall, Hörscreening erfolgt?

➤ **Formalien:**
  – *Dokumentation* (vgl. o.).
  – *Arztbrief* für weiterbehandelnden Kinderarzt, Kopien für Ordner Arztbrief, Akte und zusätzlich für den Gynäkologen.
  – *Kurzbrief* für nachsorgende Schwestern.
  – *Gelbes U-Heft* und evtl. *Impfpass* unbedingt auf Vollständigkeit kontrollieren (sind Untersuchungen und Impfungen eingetragen?).

➤ **Nachsorgeuntersuchungen:** Notwendigkeit der Untersuchungen den Eltern erklären und Termine schriftlich mitgeben. Entwicklungsneurologie (s. S. 312), Kardiologie, Hörscreening, Augenarzt (s. S. 343), Monitorsprechstunde, BPD-Sprechstunde, neonatologische Nachsorge.

Verlegung und Entlassung

➤ **Verlegung:** Transport organisieren und Kopien (keine Originale!) aller wichtigen Befunde, Röntgenbilder, Infusionspläne, Gewichtskurven mitgeben, ebenso die Arztbriefe.

➤ **Entlassungskriterien:**
  – Entlassung möglichst früh, meist um den errechneten Geburtstermin.
  – Kind voll oral ernährbar, Eltern seit längerem in die Pflege integriert.
  – Kein Wärmebett mehr erforderlich.
  – Ca. eine Woche lang keine stimulationsbedürftigen Apnoen oder Bradykardien. Monitorindikation s. SIDS (S. 350).
  🔲 *Beachte:* Das Gewicht des Kindes ist von untergeordneter Bedeutung.

➤ **Häusliche Pflege sicherstellen:**
  – *Ernährung (vgl. S. 119):*
    • Stillen und Stillhilfen, Nachsorgehebamme?
    • Zusätze zur Nahrung.
    • Sondieren: Kann die Mutter Sonde legen? Rezept für Sonden.
  – Lagerung, Nabelpflege, Wiegen und Temperatur messen erklären.
  – *Bescheinigungen* für Haushaltshilfe oder Kinderkrankenschwester, falls notwendig.
  – *Monitoring:*
    • Evtl. Monitor bereitstellen, Eltern einweisen, auch in Reanimationsmaßnahmen (s. SIDS S. 350).
    • Evtl. Sauerstoff für zu Hause verschreiben; Sauerstoffflaschen zum Nachfüllen sind praktischer als ein Kompressor. Hier Monitor mit Pulsoxymeter mitgeben.

➤ **Rezepte** für Medikamente (Vitamine, Eisen, Kalzium, Fluor), Pflegeutensilien. Rezepte rechtzeitig den Eltern geben, sodass eine Bestellung durch die lokale Apotheke möglich ist. Medikamentengabe auf „vernünftige" Zeiten umstellen (Diuretika müssen meist nicht mitten in der Nacht gegeben werden!).

5.7 Geburtstraumen

Vakuum- und Zangengeburt (Forceps)

➤ Die vaginale operative Entbindung kann zu Verletzungen der Kopfhaut bis zu Schädelfrakturen bei Zangengeburten führen. Deshalb unbedingt Schädel-Sonographie mit Beurteilung der Peripherie (subdurale Blutungen).
➤ Verletzung des N. facialis bei Zangengeburten heilen meist spontan aus.
➤ Hautablederungen duch Vakuumextraktion sind meist harmlos (Desinfektion und offene (trockene) Wundbehandlung mit Schorfbildung).

Hautverletzungen

➤ Durch Kopfschwartenelektroden (internen Ableitung einer intrapartalen Kardiotokographie, CTG) und Mikroblutanalysen (Fetalblutanalyse) entstandene Verletzungen können sich infizieren und auch Abszesse bilden.
➤ Nach Sectio auf Schnittverletzungen achten.

Caput succedaneum (Geburtsgeschwulst)

➤ Ödem und kleinere bis größere Blutungen in die Haut (Ekchymosis) des führenden Schädelanteiles. Ähnliche Schwellungen treten bei vaginaler Entbindung einer Beckenendlage im Bereich des Gesäßes, des Skrotums oder der Vulva auf.
➤ Die Schwellung geht in wenigen Tagen zurück, die Ekchymosis benötigt evtl. länger und kann bei großer Ausdehnung signifikant zur Hyperbilirubinämie beitragen.

Kephalhämatom

➤ Subperiostal gelegene, fluktuierende, durch die Schädelnähte begrenzte Blutung, die erheblich zur Hyperbilirubinämie beitragen kann. Durch Scherkräfte unter der Geburt kommt es zur Verletzung der periostalen Blutgefäße. Oft sehr langsame Rückbildung über Monate nach Verkalkung.
➤ Keine bleibenden Schäden, bedarf keiner Therapie.

Subgaleatische Blutung

➤ Großes Hämatom (*cave* Blutverlust und Hypovolämie) unter der Galea bis zur Stirn.
◉ *Cave:* Hinweis auf pathologische Gerinnung, z. B. Hämophilie.

Subduralhämatom

➤ Tritt hauptsächlich bei reifen Neugeborenen infolge Einrissen in den Brückenvenen bzw. der Falx oder des Tentoriums auf.
➤ Therapie abhängig von Lokalisation, Ausdehnung und klinischer Symptomatik. Ausgedehnte Hämatome müssen operativ entfernt werden.
◉ *Cave:* Ausbildung eines subduralen Hygroms mit Krampfleiden.

Hämatom des M. sternocleidomastoideus

➤ Derbe bis pflaumengroße Schwellung im M. sternocleidomastoideus mit Schiefhals. Fällt oft erst nach Entlassung auf.
➤ Therapie: Krankengymnastik. Die Prognose ist gut.

Klavikulafraktur

➤ Symptome: Krepitation, Kallusbildung, evtl. Knick zu tasten.
➤ Keine Therapie nötig, gute Spontanheilung. Schmerzminderung durch Immobilisation des Armes (indem der Ärmel der betroffenen Seite am Hemd fixiert wird) und schonende Behandlung des Kindes. Bei Zufallsbefunden (Röntgenbild, klinisch unauffällig) kann es sich um eine Pseudoarthrosis handeln.

Schädelfraktur

➤ Sehr selten infolge traumatischer Forzepsentbindung. In der Regel keine Therapie. Ausnahme: Impressionsfraktur > Kalottenbreite, die operativ gehoben wird.

◉ *Cave:* Subduralblutung durch Brückenvenenabriss im Bereich Falx und Tentorium.

Epiphysenlösung des Humerus

➤ Klinik und Therapie wie bei oberer Plexuslähmung (s. u.).

Plexusparesen

➤ **Obere Plexusparese** (Erb-Duchenne): Schädigung von C5 und C6 durch zu starke Lateralflexion des Kopfes bei der Schulterentwicklung (z. B. bei Schulterdystokie), Entwicklung nach Veit Smelli bei Beckenendlage (BEL).
  – *Klinik:* Lähmungen im Schultergürtel → Arm innenrotiert, proniert, Ellenbogengelenk gestreckt, Handgreifreflex ist erhalten. Keine Abduktion sowie Außenrotation und Supination des Unterarms möglich.
  – *Therapie:* Fixation des Armes in Beugehaltung am Thorax (am einfachsten durch Strampelanzug) für 10 Tage, danach Krankengymnastik. Rückbildung über Monate möglich, bei Persistenz > 4.–5. Lebensmonat rekonstruktive OP erwägen (Zentrum). Residuen mit bleibenden Lähmungen in 5(–10)%.
  ◉ *Cave:* Selten kombiniert mit Phrenikusparese (C4): Einseitige Zwerchfelllähmung mit Zwerchfellhochstand → Pendelatmung, Dyspnoe, Zyanose.
➤ **Untere Plexusparese** (Klumpke): Schädigung von C7–Th1, insgesamt selten und dann meist kombiniert mit oberer Plexuslähmung
  – *Klinik:* Lähmung des Unterarms (schlaffes, gebeugtes Handgelenk, Handgreifreflex fehlt). Bei Beteiligung von sympathischen Nervenfasern kombiniert mit Horner-Syndrom: Ptosis, Miosis, Enophthalmus.
  – *Therapie:* Schienen und Krankengymnastik.
➤ **Differenzialdiagnose:** Epiphysenlösung oder Fraktur des Humerus, Parrot-Scheinlähmung bei Lues.

Fazialisparese

➤ Tritt selten nach Forcepsentbindung auf.
➤ Gute Prognose; fast immer spontane Remission innerhalb weniger Tage.

Rückenmarkverletzungen

➤ Sehr selten infolge exzessivem Zug oder Rotation der Wirbelsäule (Forceps, BEL). Die Symptomatik hängt von der Lokalisation ab, ggf. spinaler Schock (Quadriplegie, Schock, Atemlähmung).
◉ *Cave:* Querschnittlähmung bei Einblutungen in den Spinalkanal.

Verletzung innerer Organe

➤ Zu fürchten sind vor allem Blutungen nach Lebereinrissen (Abriss des Lig. teres) oder Milzrupturen (z. B. nach Bracht-Handgriff) Nebennierenrindenblutungen meist unklarer Genese verlaufen in der Regel asymptomatisch, können aber zu Zirkulationsstörungen und Schock führen.
◉ *Cave:* Besonders gefährdet sind die Kinder Schwangerer nach einem Verkehrsunfall.

5.8 Das NG bei Drogenabusus in der Schwangerschaft ▰▰

Grundlagen

➤ Die Abhängigkeit des Fetus bei mütterlichem Drogenabusus (Heroin, Methadon, Kokain, Barbiturate, Alkohol; Nikotin) in der Schwangerschaft führt postnatal beim Neugeborenen zum Entzugsyndrom.

➤ **Häufigkeit:** Ca. 70% der Kinder drogenabhängiger Mütter erleiden einen Entzug. Es besteht kaum eine Korrelation zwischen Dosis der Droge und Risiko des Entzugs.

➤ **Weitere fetale Risiken:**
  - Infektionen: Sexuell übertragbare Krankheiten, z. B. HIV, Hepatitis B und C.
  - Frühgeburtlichkeit, SGA (small gestational age).
  - Postnatale Atemstörungen, RDS, SIDS → längerfristiges Monitoring.
  - Embryopathien Minderwuchs, Mikrozephalie, Herzmissbildungen, faziale Dysmorphien.

◉ *Beachte:* Drogenabhängige Mütter sind bis zum Beweis des Gegenteils als HIV-positiv zu betrachten!

Symptome

➤ **Beginn der Symptomatik** innerhalb der ersten 24 Lebensstunden, aber auch bis zu 7 (10) Tagen postnatal:
  - Heroinabusus ca. 3 Tage postnatal.
  - Methadonabusus 4–7 Tage postnatal. Das Entzugsyndrom hält besonders lange an.
  - Benzodiazepine erst ca. 10 Tage postnatal.

◉ *Cave:* Naloxongabe verstärkt und verlängert Entzugssymptome bis zu 14 Tagen, evtl. treten zerebrale Krampfanfälle auf.

➤ **Häufige Symptome:** Irritabilität, Tremor, Zittrigkeit, Hyperaktivität (Hautabschürfungen durch Reiben), Muskelhypertonus, kurze Schlafphasen, schrilles Schreien (Alkalose) und übermäßiges non-nutritives Saugen.

➤ **Gelegentliche Symptome:** Trinkschwäche, Erbrechen und Durchfälle, Rhinitis, Niesen, Tachypnoe und Schwitzen.

➤ **Seltene Symptome:** Fieber und Krämpfe.

◉ *Cave:* Gelegentlich geben drogenabhängige Mütter ihren Neugeborenen geringe aber unkalkulierte Dosen ihrer Drogen, um Entzugssymptome während des Klinikaufenthaltes zu verschleiern.

Diagnostik

➤ **Mütterliche Anamnese:** Angaben der Mutter sind meist „ungenau".

➤ **Drogennachweis:** Im mütterlichen und fetalen Urin (5 ml Urin).

➤ Abklärung des Neugeborenen wie bei unklaren zerebralen Krampfanfällen (s. S. 317).

➤ **Labor:** Blutgase, Blutzucker, Elektrolyte, Blutbild, Thrombozyten, Blutkultur, evtl. Lumbalpunktion, ggf. HIV-/Hepatitis-Serologie, bei Methadon-Substitution: T_3, T_4, Thrombozytenfunktion.

➤ **Zustandsbeurteilung des Neugeborenen:**
  - *Finnegan-Score* (s. Tab. 23): 3 × täglich Punkte ermitteln. Erfahrungsgemäß ist die interindividuelle Beurteilung sehr unterschiedlich. Deswegen sollte der Score nur durch *wenige* Untersucher festgelegt werden. Einleitung oder Erhöhung der Pharmakotherapie bei > 11 Gesamtpunkten, Dosisreduktion bei < 9 Gesamtpunkten.

– Graduierung des Entzugs (vereinfachtes Schema): Klinische Einteilung in 3 Stufen: „unruhig", „hyperexzitabel" und „nicht zu beruhigen" jeweils zwischen den Mahlzeiten so lange, bis Medikation abgesetzt ist.

Tabelle 23 Neonataler Drogenentzugs-Score (nach Finnegan). Einleitung oder Erhöhung der Pharmakotherapie > 11 Gesamtpunkte, Dosisreduktion < 9 Gesamtpunkte

Punkte	1	2	3	4	5
Schreien		häufig schrill	ständig schrill		
Schlafphase postprandial	< 3 Std.	< 2 Std.	< 1 Std.		
Tremor in Ruhe			leicht	mäßig	
Tremor nach Störung		leicht	mäßig		
Muskeltonus erhöht			leicht	deutlich	
Myokloni			ja		
Moro-Reflex		stark	extrem		
Krampfanfälle					ja
Schwitzen	ja				
Fieber °C	37,2–38,2	> 38,3			
häufiges Gähnen	ja				
Atemfrequenz	> 60/min	Dyspnoe, Einziehungen			
marmorierte Haut	ja				
Niesen	ja				
verstopfte Nase		ja			
Hautabschürfungen	ja				
Trinkschwäche		ja			
übermäßiges Saugen	ja				
Erbrechen		Regurgitation	im Schwall		
Stühle		dünn	wässrig		

Therapie

➤ **Pflege:**
- Monitoring: EKG und Atmung.
- Orale Ernährung mit kleinen Mahlzeiten.
- Ruhigstellung des Kindes, dunkle Räume, Lärmschutz.

➤ **Medikamentöse Therapie:** Es gibt 3 gebräuchliche Alternativen: Tinctura opii, Phenobarbital (Luminal) oder Chloralhydrat. Bewährt hat sich auch die Kombination der 25fach verdünnten Tinctura-opii-Lösung (s. u.) mit Phenobarbital, besonders bei Heroin- und Methadonentzug bzw. bei ausgeprägten gastrointestinalen Symptomen.

- *Tinctura opii:*
  - Tinctura opii (DAB) entspricht einer 1%igen Morphinlösung.
  - Bewährt hat sich eine 25fach verdünnte Tinctura opii-Lösung.

5.8 Das NG bei Drogenabusus in der Schwangerschaft

- Rezept:1 ml Tictura opii + 24 ml Wasser → 25 ml einer 0,04%igen Morphinlösung. Die fertige Gebrauchslösung enthält dann 0,4 mg Morphin/ 1 ml Lösung.
- Dosis: 0,3–0,8 mg Morphin/kg/Tag p.o. verteilt auf 4–6 Gaben.
- Nebenwirkung: Schläfrigkeit, Obstipation.
- Therapiedauer: Dosisreduktion versuchsweise um 10% täglich, oft ist eine langsamere Reduktion erforderlich. Bei zu schneller Reduktion besteht die Gefahr eines Rückfalls.
- *Phenobarbital:*
  - Dosis: Initial 20 mg/kg/Tag, dann 5 mg/kg/Tag in 2 ED.
  - Dosiserhöhung bei Nicht-Ansprechen: Evtl. steigern bis 10(–20) mg/kg/ Tag.
  - Serumspiegelkontrollen durchführen (Kumulation bei langer HWZ!).
  - 🔵 *Cave:* Atemdepression bei hohen Dosierungen!
  - Therapiedauer: Nach klinischem Zustand bzw. Score Tage bis Wochen; durchschnittliche Dosisreduktion um 10% alle 3–5 Tage.
- *Chloralhydrat:*
  - Rezept: 10 g Chloralhydrat, 40 g Zuckersirup und 50 g gereinigtes Wasser ergeben 100 ml Lösung. 1 ml entspricht 100 mg Chloralhydrat.
  - Dosis: 90 mg/kg/Tag in 3 ED p.o.
  - Nebenwirkung: Paradoxe Reaktion, Magenirritation.
- Therapiedauer: Nicht längerfristig verabreichen, es entsteht Triaethylalkohol als Metabolit (hepatotoxisch). Besonders bei wiederholter Gabe treten bei altersentsprechender Dosierung ZNS-, respiratorische und myokardiale Depressionen, Arrhythmien, Ileus und Blasenatonie sowie ggf. eine indirekte Hyperbilirubinämie auf. Die Syptome halten dann für einige Tage an. Es sollte nicht bei signifikanter hepatischer oder renaler Erkrankung verabreicht werden.
- Bei Problemen erwägen:
  - Chlorpromazin (Megaphen) 2,2 mg/kg KG/Tag in 3 ED i.m. oder p.o.
  - Methadon (Polamidon) 0,1–0,2 mg/kg KG/ED 3–4 × pro Tag.
  - Clonidin: In Diskussion s. S. 408.

➤ **Spätfolgen:** Bis zu Monaten verstärkte Unruhe, kurze Schlafperioden, leichte abdominelle Probleme. Statistisch nachgewiesene Spätfolgen (milieubedingt?) sind SIDS, Kindesmisshandlung, Verhaltensstörungen und Suchtverhalten.

➤ **Weiterbetreuung:** Frühzeitig Sozialdienst einschalten, Kontakt mit Drogenberatung aufnehmen, bei HIV-Infektion: AIDS-Hilfe.

Wegweiser: Ernährung je nach Reifegrad

➤ **Gesunde, reife Neugeborene:** Werden ad lib.tum gestillt (s. u.) oder mit einer Anfangsmilchnahrung gefüttert, s. S. 119.
➤ **Gesunde Frühgeborene und SGA** s. S. 122.
➤ **Kranke Neu- und Frühgeborene** s. S. 123.

Stillen: Grundlagen und Vorgehen

➤ **Häufigkeit:** Stillende Mütter sollten die Kinder anfangs häufig, d. h. 2–3- bzw. mindestens 4-stündlich ohne Zeitlimit anlegen. Wunde Brustwarzen entstehen durch „falsches" Anlegen, nicht durch zu häufiges oder zu langes Saugen.
➤ **Reife Neugeborene** benötigen keine Glukosezufütterung. Sie haben ein großes Saug- und Zuwendungsbedürfnis, nicht aber ständig Hunger oder Durst. Regelmäßiges Anlegen nach kindlichem Bedarf, auch nachts („Rooming in" unterstützen!) fördert die Milchbildung und ist die beste Prophylaxe vor schmerzhaftem Milcheinschuss.
➤ **Allergien:** Bei signifikanter Familienanamnese für Allergien sollten Neugeborene gestillt werden. Stillen bzw. hypoallergene Nahrungen verhindern das Auftreten von Allergien nicht, sollen jedoch die Ausprägung möglicherweise auch die Häufigkeit der allergischen Manifestationen in den ersten 3–4 Lebensjahren vermindern. Nabelschnur-IgE-Bestimmung sind nicht indiziert, da sie falsch positiv und falsch negativ sein können.
➤ **Flaschenzufütterung** bei gestillten Säuglingen kann zu wunden Brustwarzen führen, da die Saugtechnik an Brust und Sauger sehr verschieden ist. Gestillte Kinder sollten möglichst wenig zugefüttert werden aber flaschengefütterte Kinder können gestillt werden!

Vorgehen bei Stillproblemen

➤ **Schmerzhafter Milcheinschuss:** Kühlung; vor dem Stillen feuchtwarme Umschläge für 5 Minuten, anschließend Milch ausmassieren oder anpumpen bis die Milch fließt und das Kind anlegen. Keine Prolaktinantagonisten einsetzen!
➤ **Milchstau:** Feuchtwarme Kompressem oder warme Dusche, Brust anpumpen oder ausmassieren. Beim Stillen kindliches Kinn in Richtung Stauung ausrichten und Brust mit den Fingern „auskämmen".
➤ **Wunde oder blutige Brustwarzen:**
  – Ursache eruieren. Stillposition? Der kindliche Mund sollte möglichst Brustwarze und Hof umfassen, nicht nur die Warze.
  – Bei feuchtwarmen Kompressen die Mamille aussparen, Muttermilch auf der Brust antrocknen lassen.
  – Salben (Lasinoh, Purelan und Dextromon) und Rotlicht nur sparsam anwenden, da ein Aufweichen bzw. Austrocknen der Haut resultiert.
  – Stilldauer limitieren, aber Stillfrequenz steigern und mit der nicht bzw. der weniger betroffenen Brust beginnen. Bei starken Schmerzen Versuch mit Stillhütchen, evtl. Stillpause und Abpumpen.
➤ **Mastitis:** Nicht abstillen! Bettruhe der Mutter, Stillfrequenz steigern, kalte Kompressen. Antibiotische Therapie spätestens nach 12–24 Stunden beginnen. An Mundsoor bzw. antimykotische Prophylaxe beim Kind denken (Nystatin 1 ml/kg KG/d p.o. in 3–4 ED).
➤ **Stechende Schmerzen beim Stillen:** Cave Pilzinfektion der Brust! Untersuchung der Muttermilch auf Pilze, ggf. antimykotische Prophylaxe beim Kind.

Stillen und Infektionen

➤ **Zytomegalie:**
  - *CMV-DNA-positive Muttermilch* kann zur CMV-Übertragung führen. Bei reifen Neugeborenen kommt es nicht zur symptomatischen Erkrankung, wahrscheinlich wegen der diaplazentaren Übertragung von mütterlichen Antikörpern. Es besteht für eine CMV-positive Mutter keine Kontraindikation zum Stillen. Jedoch können Neugeborene von seronegativen Müttern, die CMV-DNA-positive Milch von Milchbanken erhalten, erkranken.
  - *Sehr unreife Frühgeborene* (< 32. SSW) mit fehlenden protektiven Antikörpern können über CMV-haltige Muttermilch infiziert werden. Schwerste durch Muttermilch erworbene CMV-Infektionen sind bei sehr unreifen Frühgeborenen berichtet worden! Leider ist die Ausscheidung von CMV via Muttermilch inkonstant; d. h. die einmalige Testung auf CMV-PCR der Muttermilch löst das Problem nicht. Die Epidemiologie dieses Infektionsweges bedarf noch weiterer Klärung.
  - *Praktisches Vorgehen:* Serologisches CMV-Screening der Mütter von Frühgeborenen < 32. SSW. Seronegative Mütter können ihr Kind ohne Probleme stillen. Bei seropositiven Müttern eliminiert Pasteurisieren der Milch für 30 Minuten in praxi 45 min einschließlich Aufwärmphase, bei 60 °C CMV mit größter Wahrscheinlichkeit.

➤ **Hepatitis A:** Keine Kontraindikation. Nur bei ikterischen Müttern werden Immunglobuline empfohlen, der Nutzen ist jedoch noch nicht bewiesen (z. B. Beriglobin 0,02–0,06 ml/kg/KG i.m.

➤ **Hepatitis B:** Keine Kontraindikation, sofern eine aktive und passive Impfung begonnen wurde (auch bei HBs-Ag- oder HBe-Ag-positiven Müttern).

➤ **Hepatitis C:**
  - Es ist derzeit nicht klar (Stand: August 2000), ob Hepatitis-C-Ag-positive Mütter durch Stillen ihre Kinder infizieren können. Wahrscheinlich ist die Übertragungsgefahr vor allem bei PCR-negativen Müttern sehr gering. Einige Kliniken erlauben das Stillen bei Müttern mit „niedriger Viruslast", was aber unzureichend definiert ist.
  - Bis zur Klärung dieser Frage raten wir vom Stillen ab. Dies erfolgt mehr aus der evtl. unbegründeten Sorge vor einer Infektion mit folgender chronischer Hepatitis, als aus gesichertem Wissen über die Infektiosität von Muttermilch bei HCV-RNS-positiver Mutter.
  - Bei gleichzeitiger HIV-Infektion (s. u.) besteht ein hohes Risiko einer Hepatitis C für das Neugeborene.
  - Übertragungsrate perinatal 5(–10)% bei HCV-RNS-positiver Mutter.

➤ **Herpes simplex:** Keine Kontraindikation, jedoch ist Vorsicht geboten. Mütter mit aktiven Läsionen müssen eine gute Hygiene (Händewaschen, Wäsche, Mundschutz bei oralen Bläschen) einhalten. Ist die Brust frei von Bläschen und können alle offenen Bläschen an anderen Körperstellen gut abgedeckt werden, ist das Stillen möglich.

➤ **Tuberkulose:** Keine Kontraindikation, solange es sich um eine geschlossene Tbc handelt. Zu beachten ist, dass INH in der Muttermilch ausgeschieden wird (Kontrolle der Leberwerte). Eine offene Tbc ist eine Kontraindikation.

➤ **HIV:** Kontraindikation in Europa; Infektionen via Muttermilch sind beschrieben worden.

➤ **Mastitis:** Keine Kontraindikation; das Kind leert die Brust besser als eine Milchpumpe!

Stillen und Rauchen

➤ Inhalation von Rauch geht mit erhöhtem SIDS-Risiko einher, daher Rauchverbot in der gesamten Wohnung eines Neugeborenen (und in Kinderkliniken!).
➤ Die Milchbildung ist bei rauchenden Müttern in der Regel reduziert.
➤ Töchter von Raucherinnen sind häufiger infertil.
➤ Nikotin (und andere karzinogene Substanzen) geht in signifikanter Menge (laut einer Studie 33,1 ng/ml) in die Muttermilch über. Trotzdem gibt es derzeit keinen Beleg dafür, dass dies Neugeborene schädigt.
➤ **Fazit:** Möchte die rauchende Mutter ihr Kind stillen, soll sie es tun. Sie soll das Neugeborene aber unter keinen Umständen direkt oder indirekt inhalativ Rauch aussetzen.

Formelnahrung und Glukose-Elektrolyt-Lösungen für reife Neugeborene

➤ **Anwendung/Indikationen:**
  – Glukose-Elektrolytlösung bei:
    • Neugeborenen < 2800 g s. S. 122.
    • Ggf. bei Kindern diabetischer Mütter s. S. 294.
  – Formelnahrung bei Müttern, die nicht stillen wollen oder können.
➤ **Anmerkung:** Es befindet sich eine verwirrende Vielzahl von Glukose-Elektrolyt-Lösungen, Anfangs- und Folgemilchen auf dem Markt. Im Folgenden ist eine Auswahl dargestellt.
➤ **Glukose-Elektrolyt-Lösungen:**
  – Glukoselösungen gibt es als 5%- und 10%ige Lösung (Osmolarität 280 bzw. 555 mosmol/l), pur oder mit Elektrolyten (Na, K) kombiniert.
  ◨ *Cave:* Unkontrollierter Einsatz von elektrolytfreier Glukoselösung kann zu gefährlichen Hyponatriämien und -kaliämien führen.
➤ **Maltodextrinlösungen:** Sie enthalten keine Elektrolyte und haben eine wesentlich niedrigere Osmolarität als Glukoselösungen (15%: 130 mosmol/l; 25%: 230 mosmol/l).
➤ **Anfangsnahrungen:** Die Nahrungen für die ersten 4–6 Lebensmonate sollen entsprechend den EU-Richtlinien 250–315 kJ/100 ml, 0,45–0,7 g Protein/100 kJ und 1,05–1,5 g Fett/100 kJ enthalten. Sind sie auf Kuhmilchbasis hergestellt, können sie *Anfangsmilch* genannt werden.
  – *Pre-Nahrungen:* Anfangsnahrungen, die als Kohlenhydratquelle ausschließlich Laktose enthalten (s. Tab. 25).
  – Anfangsnahrungen, die auch andere Kohlenhydrate enthalten, haben bis auf Lactana B die Zahl 1 in dem Namen. Einige enthalten außer Laktose auch Stärke, Humana Babyfit 1 zusätzlich Fruktose (s. Tab. 24).
  – *Hydrolysat-Nahrungen:* Ob hypoallergene Nahrung Allergiesymptome in den ersten 3 Lebensjahren verringern, ist bisher noch nicht zweifelsfrei bewiesen (s. Tab. 27 S. 127), s. auch S. 117.
  – Der Zusatz von *Polyenfettsäuren:* wird derzeit noch kontrovers diskutiert. Einige Nahrungen enthalten sie (Beba Start H.A. mit LC-PUFA [Pulver]), Aletemil und Aponti H.A. trinkfertig mit LC-PUFA, Pre Aptamil mit LCP Milupan, Aptamil H.A. mit LCP Milupan (s. Tab. 27 S. 127).

6.1 Enterale Ernährung

Tabelle 24 Anfangsnahrungen im Vergleich zur Muttermilch (Stand: 1998)

	Mutter-milch	Erstnah-rung nicht HA	Preapta-mil + Milupan	Beba HA 1 Aletemil HA 1 Aponti Erstn.	Aptamil HA 1	Humana HA 1	Ein-heiten/100 ml
				teilhydrolysiert, 14,1 % trinkfertig			
kcal	67	68–72	67	72	67	72	kcal
Osm	300	270–300	260–270	262	281	250	mOsm/l
Protein	1,2	1,2–1,9	1,5	1,6	1,5	1,62	g
KH	7	6–8	7,2	7,4	7,2	7,5	g
– Lact.	7	6–8	7,2	5,1	7,2	5,3	g
– Malto.	–	–	–	2,3		2,1	g
Fett	3,8	3,2–3,8	3,6	3,4	3,6	3,9	g
– MCT	0,4						g
– Linolsr.	0,38		0,38	0,5	0,6	0,7	g
– Linolen.	0,06		0,03			0,06	g
– AA	0,01		0,014				g
– DHA	0,005		0,01				g
Taurin	6		7	5,3		7	mg
Carnitin						1,1	mg
Cas/Molke	40/60	40–50/50–60	40/60	15–10/85–90	50/50	Molke	
Ca	30		60	38	68	61	mg
P	15		35	21	35	35	mg
Ca/P	2		1,7	1,8	1,9	1,8	
Na	16		20	16	31	30	mg
K	52		80	65	85	82	mg
Cl	40		40	39	59	42	mg
Mg	3,5		5	4	10	8,4	mg
Fe	0,02		–	1	1	0,7	mg
Vit A			60	76	56	84	µg-RE
Vit D			1	1,1	1,3	1,4	µg
Thiamin B1			40	50	60	49	µg
Riboflavin			120	110	100	70	µg
Niacin			700	700	1300	1000	µg-NE
Pantothens.			400	300	600	430	µg
Vit B6			40	54	80	49	g
Biotin			1	1,6	4,0	1,5	µg
Folsäure			10	6,5	6,5	7,0	µg
Vit B12			0,2	0,2	0,13	0,17	µg
Vit C			8	7,2	8	11	mg
Vit K			3	5,8	3	3,5	µg
Vit E			0,6	0,6	0,9	1,5	mg-a-TE

Tabelle 25 Anfangsnahrungen (Angaben pro 100 ml)

	Beba Pre Aletemil Pre Aponti Pre (14%)	Pre Aptamil mit LCP Milupan (13%)	Pre Milumil (14%)	Pre Humana (13,5%)	Pre Hipp (14%)	Pre Milasan (13,5%)	Pre Lactana A (13,5%)
Energie							
kcal pro 100 ml	71	67	72	69	71	69	68
kJ pro 100 ml	297	280	302	292	295	289	286
Eiweiß (g)	1,6	1,4	1,5	1,4	1,6	1,6	1,7
– Taurin (mg)	5,7	7,0	6,0	5,9	–	6,0	–
– Phenylalanin (mg)	63	50	70	55	–	61	–
– Cholin (mg)	7,1	–	–	4,7	–	6,9	–
– Carnitin (mg)	1,1	–	–	–	–	1,1	–
– Molkenprotein: Casein	60:40	60:40	60:40	60:40	60:40	60:40	k.A.
Fett (g)	3,6	3,6	3,8	3,7	3,7	3,5	3,5
davon Linolsäure (g)	0,48	0,6	–	0,6	0,6	0,56	0,5
Kohlenhydrate (g)	8,1	7,3	8,0	7,5	8,0	7,8	7,5
– Laktose (g)	8,1	7,3	8,0	7,5	8,0	7,8	7,5
Mineralstoffe (g)	0,26	0,4	0,4	0,32	0,42	0,34	k.A.
– Natrium (mg)	17	20	20	32	40	23	27
– Kalium (mg)	70	82	71	69	88,2	66	71
– Chlorid (mg)	46	53	39	50	49	35	58
– Kalzium (mg)	45	66	44	53	85,4	55	54
– Phosphor (mg)	22	42	49	31	45,5	35	32
– Magnesium (mg)	5	5,2	6	5,4	9,1	5	5,4
– Eisen (mg)	0,85	–	0,7	0,69	0,8	0,54	0,6
– Zink (mg)	0,5	0,5	0,4	0,69	0,7	0,42	0,5
– Kupfer (µg)	40	40	40	41	34,3	40	27
– Mangan (µg)	5	10	10	27	–	4,72	–
– Jod (µg)	10,6	10	9,9	10	9,9	9,45	7,4
– Ca/P-Verhältnis	2,0	1,5	1,5	1,7	1,3	1,2	1,7

Tabelle 25 (Forsetzung)

	Beba Pre Aletemil Pre Aponti Pre (14 %)	Pre Aptamil mit LCP Milupan (13 %)	Pre Milumil (14 %)	Pre Humana (13,5 %)	Pre Hipp (14 %)	Pre Milasan (13,5 %)	Pre Lactana A (13,5 %)
Vitamine							
– Vitamin A (µg)	74	60	67	81	61,6	69	60
– Vitamin D (µg)	1,1	1	1,1	1,4	1,25	1,1	1
– Thiamin (Vit. B1) (µg)	50	40	40	47	110	50	56
– Riboflavin (Vit. B2) (µg)	100	120	100	68	210	70	72
– Niacin (µg)	700	700	800	570	1000	800	720
– Pantothen- säure (µg)	300	400	400	420	560	360	360
– Vitamin B6 (µg)	50	40	40	47	60	50	70
– Biotin (µg)	1,5	1	1	1,5	4,0	1,6	3
– Folsäure (µg)	6,4	10	11	6,8	5,0	5,7	7,2
– Vitamin B12 (µg)	0,2	0,2	0,2	0,16	0,14	0,18	0,1
– Vitamin C (mg)	7,1	8	8	11	9,0	7,4	7
– Vitamin K (µg)	5,7	3	4	3,4	4,2	5,0	6,6
– Vitamin E (mg)	0,6	0,6	0,6	1,4	0,49	0,6	0,9
Osmolarität (mOsmol/l)	280	260–270	280-290	330	k.A.	k.A.	k.A.

Gesunde Frühgeborene und SGA

➤ Gesunde Frühgeborene und SGA werden bereits im Kreißsaal mit Maltodextrin 15 % und auf Station ab dem 1. Lebenstag mit Formelnahrung ad libitum (dabei Blutzuckerkontrollen!) frühgefüttert (s. S. 119).

➤ Frühgeborene werden bis 2500 g mit einer Frühgeborenennahrung (bevorzugt mit langkettigen Fettsäuren) gefüttert, evtl. auch mit einer hypoallergenen Frühgeborenennahrung. Auch Frühgeborene sollen regelmäßig angelegt werden, damit die Milchbildung bei der Mutter in Gang kommt. Wenn die Kinder noch nicht ausreichend saugen, kann die Mutter zusätzlich abpumpen. Um dem Kind das Saugen zu erleichtern, kann evtl. auch vor dem Anlegen kurz gepumpt werden, bis die Milch einschießt.

Kranke Neu- und Frühgeborene

☒ *Beachte:* Die optimale Ernährung vom 1. Tag an, auch während der Intensivphase, ist entscheidend für die spätere psychomotorische Entwicklung des Kindes. Daher sollte die Ernährung täglich bilanziert und die Zufuhr optimiert werden. Der Darm benötigt intraluminale Kalorien für die Erhaltung der Mukosa. Fasten führt zur Atrophie der Darmmukosa, bei Frühgeborenen innerhalb von Tagen.

Kranke Neu- und Frühgeborene: Menge der zugeführten Nahrung

➤ **1. Lebenstag:**
  – FG < 30. SSW: 8 × 1–2 ml.
  – FG > 30. SSW: 8 × 2–3 ml.
➤ **Ab 2. Lebenstag:** Steigerung bis 8 bis max. 24 ml pro Tag bei sondierten Frühgeborenen. Frühgeborene, die komplett selbst trinken, sollen dies ad libitum tun.
➤ Bei Frühgeborenen, die teilweise selbst trinken, soll bei der Sondierung um max. 30 ml/Tag gesteigert werden, d. h. auch wenn sie selbstständig mehr trinken würden, sollte diese zusätzliche Menge nicht sondiert werden.

Kranke Neu- und Frühgeborene: Nahrungen

➤ **Muttermilch** möglichst früh (*cave* CMV bei FG < 32 Wochen, vgl. S. 118):
  – Bei etwa 5 ml / Mahlzeit Anreicherung mit FM 85.
  – Initial 2,5 g FM 85/100 ml Muttermilch, dann 5 g FM 85/100 ml.
  – Steigerung auf 7,5–10 g FM 85/100 ml, falls notwendig, möglich.
➤ **Keine Muttermilch vorhanden und < 30. SSW:**
  – Hydrolysierte Frühgeborenen-Nahrungen (Alete 0, Beba 0, Humana 0, Prematil):
    • Stufe 1: 2 Teile Wasser + 1 Teil FG Nahrung.
    • Stufe 2: 1 Teil Wasser + 2 Teile FG Nahrung.
    • Stufe 3: Volle Konzentration.
    • 1. Lebenstag: Stufe 1.
    • 2. und 3. Lebenstag Stufe 2.
    • unverdünnt ca. ab 5. Lebenstag bzw. ab 5–7 ml pro Mahlzeit.
  – Ob eine Verdünnung von Nahrung bei Beginn des Nahrungsaufbaues sinnvoll ist, ist nicht geklärt. Langsame Infusion von Nahrung mit höherer kalorischer Dichte scheint die duodenale Motilität zu fördern.
  – Beba 0 und Alete 0 sind Hydrolysate, Humana 0 und Prematil 0 gibt es sowohl als Hydrolysat als auch nicht hydrolysiert. Es gibt keinen Beleg dafür, dass Hydrolysat-Nahrung bei Frühgeborenen Allergien verhindert. Evtl. ist der Nahrungsaufbau in den ersten 10 Tagen etwas schneller mit Frühgeborenen-Hydrolysat möglich (Nahrungen s. Tab. 26).
  – Extrem unreife (< 26. SSW) oder untergewichtige Frühgeborene (< 750 g): Nahrungsaufbau oft nur sehr verzögert möglich, manchmal muss in 0,5-ml-Schritten gesteigert werden. Ein Vorteil von Semi- bzw. Elementar-Nahrungen (Neocate, Alfaré, Pregomin, Nutramigen und Pregestemil) ist nicht nachgewiesen. In 2 Untersuchungen konnte kein schnellerer Nahrungsaufbau nachgewiesen werden, veränderte Aminosäurespiegel im Serum sind aber wiederholt berichtet worden (z. B. hohe Treoninspiegel).
➤ **Keine Muttermilch vorhanden und 30.–37. SSW:** Ab 1. Lebenstag eine Frühgeborenen-Nahrung, evtl. anfangs verdünnt, Tab. 26.
➤ **Frühgeborenen-Nahrung** (Angaben pro 100 ml) siehe Tab. 26. Die Muttermilchzusammensetzung verändert sich über die Stillperiode, z. T. auch abhängig von Gestationsalter, daher Durchschnittswerte.

Tabelle 26 Zusammensetzung von Frühgeborenen-Nahrungen

	Muttermilch	Muttermilch +2,5 g FM 85/ 100 ml	+5 g FM 85/ 100 ml	+7,5 g FM 85/ 100 ml	+10 g FM 85/ 100 ml	Initialnahrung Stufe 1: 1 Teil + 2 Teile H₂O	Stufe 2: 2 Teile + 1 Teil H₂O	Beba FG und Aletemil FG mit LC-PUFA (16%)	Milupa Aptamil Prematil mit LCP (15,4%)	Milupa Aptamil Prematil H.A. mit LCP (15,4%)	Humana 0	Humana 0-HA	Humana 0 VLBW	Empfehlungen kg/Tag[1]
Energie														
kcal pro 100 ml	67	76	85	94	103	25	50	80	80	80	75	75	75	110–120
kJ pro 100 ml								335	335	336	318	318	315	
Eiweiß (g)	1,2	1,7	2,1	2,5	3	0,7	1,4	2,3	2,4	2,4	2,0	2,0	2,3	3–4
– Taurin (mg)	6							6,4	6	5,5	4,5	4,5	4,5	4,5–9
– Cholin (mg)								12	10	9,7	5,6	5,6	5,5	
– Inositol (mg)	18–36							5,2	30	30	3,2	3,2	3	
– Phenylalanin (mg)								85	100	90	–	–		2,4–2,9
– L-Carnitin (mg)	1							1,7	2	2	1,2	1,2	1,4	
– Molkenprotein : Casein	60:40							78:22	60:40	60:40	51:49	100 %	30:70[3]	
Fett (g)	3,8	3,8	3,8	3,8	3,8			4,2	4,4	4,4	4,0	4,0	4,0	≈3,8
– Linolsäure (g)	0,38	0,38	0,38	0,38	0,38			0,6	10:1[4]	10:1[4]	0,56	0,56	0,75	5 %[2]
– Linolensäure (g)	0,06	0,06	0,06	0,06	0,06			0,06			0,08	0,057	0,065	1 %[2]
– Arachidonsäure (mg)	10	10	10	10	10				13–17	13–17	8	8	8	0,25 %[2]
– Dokosahexaensäure (mg)	5	5	5	5	5				6,6–11	6,6–11	8	8	16	0,25 %[2]
– MCT (g)	0,4	0,4	0,4	0,4	0,4			1,2	–	–	1,0	1,0	1,0	40–50 %

Tabelle 26 (Fortsetzung)

	Muttermilch	Muttermilch +2,5 g FM 85/100 ml	+5 g FM 85/100 ml	+7,5 g FM 85/100 ml	+10 g FM 85/100 ml	Initialnahrung Stufe 1: 1 Teil + 2 Teile H_2O	Stufe 2: 2 Teile + 1 Teil H_2O	Beba FG und FG mit LC-PUFA (16 %)	Milupa Aptamil Prematil LCP (15,4 %)	Milupa Aptamil Prematil mit LCP (15,4 %)	Humana 0	Humana 0-HA	Humana 0 VLBW	Empfehlungen kg/Tag[1]
Kohlenhydrate (g)	7	8,8	10,8	12,8	14,6	2,6	5,2	8,6	7,8	7,8	7,8	7,8	7,5	
– Glukose (g)	–							–	0,03	0,03	–	–		
– Laktose (g)	7	7	7	7	7			5,6	6,0	3,3	5,5	5,5	2,5	
– Maltose (g)	–	1,8	3,8	5,8	7,6			–	0,1	0,1	2,3	–	5	
– Maltodextrin (g)	–							3,0	1,5	4,4	–	2,3		
Mineralstoffe (g)								0,46	k.A.	k.A.	k.A.	k.A.	k.A.	
– Natrium (mg)	16	30	43	56	70			34	40	40	33	33	33	46–69
– Kalium (mg)	52	58	63	68	73			96	80	94	94	94	94	78–120
– Chlorid (mg)	40	50	59	68	76			51	48	48	64	64	64	70–105
– Calcium (mg)	30	55	81	107	132			99	100	90	100	100	100	120–230
– Phosphor (mg)	15	32	49	66	83			54	50	47	56	56	57	60–140
– Magnesium (mg)	3,5	4,5	5,5	6,5	7,5			8,3	10	10	8	8	8	8–15
– Eisen (mg)	0,02	↑	↑	↑	↑			1,2	0,9	0,9	1,1	1,1	1,1	2
– Zink (mg)	0,25	↑	↑	↑	↑			0,6	0,7	0,7	0,83	0,83	0,8	1
– Kupfer (µg)	20	↑	↑	↑	↑			70	80	0,08	68	68	111	120–150
– Mangan (µg)	50	↑	↑	↑	↑			5,6	5	10	41	41	50	7,5
– Jod (µg)								20	14	14	10,5	10,5	11	30–60
– Chrom (µg)								–	–	–	3	3	14	0,1–0,5

Tabelle 26 (Fortsetzung)

– Fluor (µg)					–	–	–	18	18	3	0,3
– Molybdän (µg)					–	–	–	4,5	4,5	8,5	
– Ca/P-Verhältnis [2]	1,7	1,6	1,6	1,6	1,8	2	1,9	1,8	1,8	1,8	
Vitamine											
– Vitamin A (µg-RE)	54	↑	↑	↑	84	108	108	70	70	700	180–240
– Vitamin D (µg)	0,05	↑	↑	↑	2	2,4	2,4	1,7	1,7	1,65	
– Thiamin (Vit. B_1) (µg)	10	↑	↑	↑	56	140	140	70	70	70	
– Riboflavin (Vit. B_2) (µg)	40	↑	↑	↑	120	200	200	130	130	130	250–360
– Niacin (µg-NE)	200	↑	↑	↑	800	2400	2500	1700	1700	1350	3,6–4,8
– Pantothensäure (µg)	230	↑	↑	↑	360	1000	1000	600	600	600	1,2–1,7
– Vitamin B_6 (µg)	10	↑	↑	↑	60	120	120	75	75	80	150–210
– Biotin (µg)	0,54	↑	↑	↑	1,8	3	3	5,0	5,0	5,0	3,6–6
– Folsäure (µg)	5	↑	↑	↑	48	48	48	30	30	30	25–50
– Vitamin B_{12} (µg)	0,2	↑	↑	↑	0,24	0,2	0,2	0,17	0,17	0,17	0,3
– Vitamin C (mg)	4,8	↑	↑	↑	13	16	16	11,3	11,3	11	18–24
– Vitamin K (µg)	2,1	↑	↑	↑	6,4	6	6,6	6	6	6	8–10
– Vitamin E (mg-a-TE)	0,4	↑	↑	↑	1,4	3	3	1,0	1,0	1,0	5–11
Osmolarität (mOsmol/l)	300				290	260–280	240–250	270	300	300	

[1] aus: „Nutritional needs of the Premature Infant" Editor: Tsang Verlag: Williams & Wilkins 1993
[2] bezieht sich auf % der zugeführten Kalorien, [3] Kaseinhydrolysat: Albuminhydrolysat: [4] Linolsäure zu α-Linolensäure ca. 10:1
laut Literatur und Angaben der Hersteller, letztere schwanken und sind nicht immer vollständig. Also: Wie immer ohne Gewähr. Stand: Herbst 99
Die Muttermilchzusammensetzung verändert sich über die Stillperiode, z. T. auch abhängig von Gestationsalter, daher Durchschnittswerte

Tabelle 27 Hydrolysatnahrungen (Angaben pro 100 ml)

	Beba Start H.A. mit LC-PUFA (Pulver) (13,1%)	Aletemil H.A. Aponti H.A. trinkfertig mit LC-PUFA (13,2%)	Hipp H.A. trinkfertig (14%)	Beba Aletemil Aponti H.A. 1 (14,1%)	Milupa Aptamil H.A. 1 mit LCP Milupan (13%ig)	Milupa Milumil H.A. 1 (15%ig)	Humana H.A. 1 (14%ig)	Hipp H.A. 1 (14,2%ig)	Milasan H.A. 1 (14,5%ig)	Lactana HA (15%ig)
Energie										
kcal pro 100 ml	67	67	72	72	67	74	72	73	74	74
kJ pro 100 ml	280	280	308	301	281	312	306	304	310	310
Eiweiß (g)	1,5	1,5	1,9	1,6	1,6	1,7	1,62	1,8	1,7	1,8
– Taurin (mg)	5,4	5,4	6	5,8	7	8	6,7	8,4	5,9	8
– Cholin (mg)	–	15	7	7,2	–	–	–	7,5	7,4	–
– Phenylalanin (mg)	58,8	55,2	–	56	60	60	61	–	56	–
– L-Carnitin (mg)	1,1	1,1	1,6	1,2	1,0	1	1,1	1,6	1,2	1,0
– Inositol (mg)	3,4	3,3	3,3	3,6	–	–	3,5	4,0	3,8	–
– Molkenprotein : Casein	100:0	100:0	100:0	100:0	50:50	100:0	100:0	100:0	100:0	k.A.
Fett (g)	3,4	3,4	3,7	3,7	3,6	3,6	3,9	4,0	3,8	3,6
– Linolsäure (g)	0,47	0,5	0,7	0,6			0,6	0,46	0,5	–
– Linolensäure (g)	0,06	0,07	0,1				0,06	0,04	0,06	–
Kohlenhydrate (g)	7,6	7,6	8,0	8,1	7,2	8,7	7,4	7,4	8,4	8,6
– Glukose (g)	–	–	2,0	–	–	0,1	0,01	2,3	–	0,05
– Laktose (g)	7,6	7,6	6,0	5,8	7,2	4,1	5,3	3,1	5,3	3,7
– Maltose (g)	–	–	–	–	–	1,2	0,11	–	–	0,08
– Polysaccharide (g)	–	–		–	–	2,2		–	–	3,7
– Stärke (g)	–	–		1,1	–	1,2	1,2	1,9	–	1,2
Mineralstoffe (g)	0,24	0,24	0,3	0,3	0,4	0,5	0,42	0,62	k.A.	k.A.
– Natrium (mg)	16	15	33	17	30	40	27	20	17	40

Tabelle 27 (Fortsetzung)

– Kalium (mg)	65	66	84	71	83	98	82	79	73	98
– Chlorid (mg)	39	39	44	42	48	53	42	45	44	53
– Kalzium (mg)	38	38	66	41	62	74	61	104	42	74
– Phosphor (mg)	20	21	49	21	34	44	35	58	22	44
– Magnesium (mg)	4,5	4	8,6	4,8	7,3	7	8,4	6,3	4,9	7
– Eisen (mg)	0,41	0,4	0,6	0,4	0,8	0,8	0,7	0,6	0,88	0,8
– Zink (mg)	0,5	0,5	0,5	0,6	0,8	0,6	0,7	0,6	0,55	0,6
– Kupfer (µg)	41	41	42	43	40	50	42	38	50	50
– Mangan (µg)	3,9	4	–	4	10	6	10		4,6	6
– Jod (µg)	10,1	10	10	11	11	10	10	7,4	11	10
– Ca/P-Verhältnis	1,9	1,9	1,4	1,9	1,6	1,7	1,7	2,0	1,9	1,7
Vitamine										
– Vitamin A (µg-RE)	71	70	83	76	56	65	84	76	78	65
– Vitamin D (µg)	1,0	1,0	1,5	1,1	1,3	1,5	1,4	1,3	1,1	1,5
– Thiamin (Vit. B_1) (µg)	50	50	120	50	60	60	49	82	50	60
– Riboflavin (Vit. B_2) (µg)	103	100	110	110	100	120	70	200	110	120
– Niacin (µg-NE)	693	700	1000	700	1300	1500	600	800	740	1500
– Panthothensäure (µg)	303	300	330	300	600	600	400	400	330	600
– Vitamin B_6 (µg)	50	50	60	50	80	90	49	100	60	90
– Biotin (µg)	1,5	1,5	2,3	1,6	4,0	5	1,5	1,6	1,6	5
– Folsäure (µg)	6,0	6,0	8,6	6,5	6,5	7,5	7,0	5,6	6,7	7,5
– Vitamin B_{12} (µg)	0,2	0,2	0,54	0,2	0,13	0,15	0,17	0,3	0,22	0,15
– Vitamin C (mg)	6,9	6,7	12,0	7,2	8	8	11	11	7,4	8
– Vitamin K (µg)	5,4	5,4	4,6	5,8	3	3,2	3,5	6,2	5,9	3,2
– Vitamin E (mg-α-TE)	1,2	1,2	1,3	0,6	0,9	0,9	1,5	11,9	0,6	0,9
Osmolarität (mOsmol/l)	261	261	330	262	290–320	300–325	250	241	k.A.	k.A.

Kranke Neu- und Frühgeborene: Probleme

➤ **Magenreste:** Angedaute Magenreste sollten wieder verfüttert werden, aber in die Nahrungsmenge mitbilanziert werden, wenn sie 30 % der Einzelmahlzeit übersteigen. Bei wiederholt auftretenden, nicht angedauten oder grünen Magenreste evtl. nur Spülungen mit 5 % Glukose durchführen.

  ⊙ *Cave:* Bei signifikanten Magenresten immer an die nekrotisierende Enterokolitis (NEC) bzw. Infektion denken!

➤ **Verstopfung:** Regelmäßiges Absetzen von Stuhl spätestens ab dem 3. Lebenstag. ist essenziell für einen erfolgreichen Nahrungsaufbau. Deshalb sanfte Bauchmassage, evtl. durch Anspülen (ohne Sonde!) mit 2–3 ml/kg NaCl 0,9 % oder Glukose 5 %, gemischt 1:1 mit Öl (s. S. 142).

Kranke Früh- und Neugeborene: Entlassung nach Hause

➤ **Frühgeborene (FG) < 32. SSW**, die Formelnahrung erhalten, sollten bis zur Entlassung und evtl. noch zu Hause bis zu einem Gewicht von 3500 g Frühgeborenen-Nahrung erhalten.

➤ **Extrem kleine Frühgeborene** sollten die ersten 3–5 Monate FG-Nahrung, bzw. angereicherte Muttermilch (MM) erhalten, so lange sie nicht an der Brust trinken. Auch bei später vollgestillten Kindern sollten je nach Wachstum und Osteopenierisiko evtl. 1–3 Flaschenmahlzeiten mit angereicherter MM erwogen werden, um eine ausreichende Protein- und Kalzium-Phosphat-Zufuhr erreichen.

Supplementierungen

➤ **Kalorische Verstärkungen:**

  ⊙ *Hinweis:*

  • Angestrebt wird bei enteraler Ernährung eine Gewichtszunahme von 100–200 g/Woche.

  • Dies wird in der Regel erreicht bei Zufuhr von 100–120 kcal/kg KG, 3,5–4 g/kg KG/d Protein und Decken des Kalorienbedarfs zu 40–50 % durch Fett.

  – *Ceres-Öl:* 95 % MCT Öl: Zur kalorischen Verdichtung von Muttermilch oder bei Chylothorax (1ml $\cong$ 8 kcal).

  – *Rapsöl (Safloröl),* oder Sonnenblumenöl zur kalorischen Verdichtung (1 ml Öl $\cong$ 9 kcal).

  – *Maltodextrin-Pulver:* 100 g $\cong$ 94 g Kohlenhydrate = 380 kcal, 5 g = 19 kcal.

➤ **Substitution von Kalzium und Phosphat:** siehe auch S. 295

  – *Ziele:*

  • Ausscheidung im Urin von 1–2 mmol/l Kalzium bzw. 0,03–0,06 g/l (= 1–2 mmol/l) Phosphat.

  • Kalzium-Phosphat-Verhältnis etwa 1,5–2 ist im Serum angestrebt.

  • Substitution je nach Bedarf sehr unterschiedlich:
    Kalzium: 120–240 mg (3–6 mmol)/kg KG/Tag.
    Phosphat: 70–120 mg (2,3–3,9 mmol)/kg KG/Tag.

  – *Praktisches Vorgehen:* Zu Muttermilch oder Formelnahrung zusetzen:

  • 1. Wahl: FM 85 oder Eoprotin einsetzen wegen ausgewogenem Kalzium-Phosphat-Verhältnis und guter Verträglichkeit.

  • Alternative: Kalzium-Glyzerophosphat:
    Kleiner Messlöffel: 1,2 mmol = 50 mg Kalzium, 38 mg Phosphat.
    Großer Messlöffel: 2,1 mmol = 90 mg Kalzium, 63 mg Phosphat.

- Und Kalzium-Glukonat:
  Kleiner Messlöffel: 0,84 mmol = 35 mg Kalzium.
  Großer Messlöffel: 1,4 mmol = 58 mg Kalzium.
- 2. Alternative: Kalzium-Glukonat 10 % und/oder Na-Glycero-1-Phosphat-Lösung: Ungünstigste Lösung, da die Flüssigkeitszufuhr erhöht ist und nur Kalzium zugeführt wird. Lösung aus Plastikflaschen benutzen (wegen Aluminiumbelastung der Glasflaschen).

➤ **Zink:** Muttermilch enthält wenig Zink, sodass Frühgeborene evtl. zu wenig Zink erhalten. Gestillte Frühgeborene < 32. Wochen sollten daher supplementiert werden (Unizink i.v. s. S. 137 kann oral gegeben werden. Keine geeignete orale Lösung vorhanden). Zink und Eisen nicht gleichzeitig verabreichen!

➤ **Muttermilchverstärker** (s. Tab. 28):
  – *FM 85* (Nestlé): Ähnlicher Proteinkörper wie Alfaré, ebenfalls hydrolisiert. Prinzipiell können alle Nahrungen mit FM 85 angereichert werden. FM 85 kann bei hoher Proteinzufuhr mit Alfaré 15 % zu einer relativ hohen Threoninzufuhr führen.
    ☒ *Cave:* Nicht zu viel Protein (max. 3,5–4,5 g/kg KG/Tag) zuführen (½ Messlöffel/100 ml Milch FM 85 ca. 2,5 g/100 ml, 1 Messlöffel/100 ml Milch FM 85 ca. 5 g/100 ml).
  – *Eoprotin* (Milupa): Nicht hydrolisiert, sonst praktisch kein Unterschied zu FM 85.

Tabelle 28 Muttermilchverstärker und ihre Inhaltsstoffe

	Eoprotin 3 g	FM 85 5 g
Protein*	0,6 g	0,8 g
Kohlenhydrate**	2,1 g	3,6 g
Mineralstoffe	0,15 mg	
Natrium	20 mg	27 mg
Kalium	2,4 mg	12 mg
Kalzium	137,5 mg	51 mg
Phosphor	25,5 mg	34 mg
Magnesium	2,1 mg	2 mg
Chlorid	15 mg	19 mg
Eisen	15 µg	
Vitamin A	0,03 mg	
Vitamin E	0,3 mg	
Vitamin K	0,2 µg	
Vitamin C	15 mg	
Energie	11 kcal	18
	47 kJ	75
Osmolarität (mit MM)	330–340 mosm/l	393 mosmol/l

* FM 85: Enzymatisches Hydrolysat von ultrafiltriertem Molkeprotein mit 80 % Peptiden und 20 % freien Aminosäuren;
Eoprotin: Kuhmilcheiweißfraktionen und freien Aminosäuren
** bei FM 85 und Eoprotin Maltodextrin

> **Vitamine** (s. Tab. 28):
- *Multibionta:* Hyperosmolar, daher erst ab 5–7 ml Nahrung/Mahlzeit. Dosis: 8 × 3 Tropfen für Frühgeborene < 2000 g als Vitaminquelle, enthält ausreichend vitamin D aber kein Vitamin K.
- *Vitamin E:* Ist nur wenig in Frühgeborenennahrungen (außer Prematil) enthalten. Auch mit der Gabe von Multibionta ist die Vitamin-E-Zufuhr marginal und kann mit E-Mulsin forte 1–2 Tropfen (= 1,6 IE) kg KG/Tag p.o. zusätzlich supplementiert werden.
- *Vitamin D und Fluor:* Vitamin D 500 Einheiten 1 × täglich ab 2000 g (Frühgeborene brauchen keine erhöhte Vitamin-D-Zufuhr!) Fluor wird zur Kariesprophylaxe empfohlen.
- *Vitamin K:*
  - ≥ 1500 g KG: Konakion MM 2 mg p.o. bei Geburt, dann 1 mg 1 × wöchentlich, bzw. 2 mg (= 2 Tropfen) bei U2 und U3 bei reifen Kindern (falls keine i.v. Vitamine gegeben werden).
  - < 1500 g KG: Konakion 100–200 µg/kg KG s.c. oder i.m. initial und pro Woche (max. 1 mg absolut) bzw. Konakion MM 1 mg oral wöchentlich.
- *Vitamin A:* Ist für die Bildung und Heilung von Lungenepithel bei der BPD wichtig. Amulsin forte 1 Tropfen (= 1360 IE), die genaue Dosierung ist bei Frühgeborenen aber noch umstritten (Spiegelkontrolle!). Vermutlich reicht Vitamin A in Dosis von 20 Tropfen Multibionta aus.
- *Folsäure:* Muttermilch und Frühgeborenennahrungen enthalten ausreichend Folsäure, wobei durch das Pasteurisieren der Milch die Resorption eingeschränkt ist (Folsäure zur oralen Substitution ist nur als Tablette erhältlich).

Tabelle 29 Enterale Vitaminsubstitution

Vitamin	Multibionta			FG-Nahrung	Mutter-milch	Empfehlung			Ein-heiten
1 ml = 30 Tr.	0,7 ml = 24 Tr.	0,5 ml = 16 Tr.		100 ml	100 ml	FG/kg	NG absolut		
A	1500	1200	800		70–108	54	500	700		µg
	5000	4000	2650				700–1600	2330		IE
D	25	20	13		1,7–2,4	0,05	1–4	10		µg
	1000	800	530				40–160	400		IE
E	4	3,2	2		1–3	0,4	2,8–3,5	7		mg
K					6–6,6	2,1	10–100	30–200		µg
B$_1$	2000	1600	1060		56–140	10	200–350	1200		µg
B$_2$	800	640	424		120–200	40	150–200	1400		µg
B$_6$	4000	3200	2120		60–120	10	150–200	1000		µg
B$_{12}$					0,17–0,24	0,2	0,3	1		µg
C	100	80	53		11–16	4,8	15–28	80		mg
Niacin	30	24	16		0,8–2,5	0,2	4–6,8	17		mg
Pantothensäure	10	8	5		0,36–1	0,23	1–2	5		mg
Folsäure					30–48	5	50	140		µg
Biotin					1,8–5	0,54	5–8	20		µg

6.1 Enterale Ernährung

– *Einzelpräparate:*
- A-Mulsin forte: 1 Tr. = 1360 IE Vitamin A.
- A-Vicotrat oleosum: 1 Tr. = 1300 IE Vitamin A.
- Vitadral: 1 Tr. = 2000 IE Vitamin A.
- A-E Mulsin forte: 1 Tr. = 1360 IE Vitamin A und 3,4 IE Vitamin E.
- A-E Mulsin N: 1 Tr. = 275 IE Vitamin A und 3,4 IE Vitamin E.
- D-Mulsin: 1 Tr. = 250 IE Vitamin D_3.
- Vigantoletten bzw. Vigorsan 500/100: 1 Tbl. = 500/1000 IE Vitamin D_3.
- D-Fluoretten bzw. Fluor-Vigantoletten bzw. Zymafluor D 500/100: 1 Tbl. = 500/1000 IE Vitamin D_3 mit Fluor 0,25 mg.
- E-Mulsin: 1 Tr. = 4,6 IE Vitamin E.

⊡ *Beachte:* Wasserlösliche Vitamine werden renal ausgeschieden, bei eingeschränkter Nierenfunktion können sie akkumulieren (cave: Vitamin B_2 kann in der Niere ausfallen).

➤ **Eisen:**
- Bei Frühgeborenen ab der 4. Lebenswoche. Vergleich auch Epoetin-Beta S. 400.
- Ferritin bzw. löslichen Fe-Rezeptor bei polytransfundierten Kindern vor Eisen-Substitution bestimmen, falls möglich. Der lösliche Fe-Rezeptor ist kein Akutphasenprotein wie Ferritin und damit zuverlässiger.
- Dosierung: Fe^{++} 2 mg/kg KG/Tag p.o.

➤ **Glutamin:** Noch experimentell, scheint aber für eine intakte Darmmukosa wichtig zu sein.

Spezialnahrungen

➤ Von den Herstellern werden derzeit für verschiedene Einsatzgebiete Spezialnahrungen angeboten. Auflistung zur Übersicht s. Tab. 30.
➤ **Erbliche Aminosäurenstoffwechselstörungen:** PKU-Produkte (Milupa) und Milupa Metabolics.
➤ **Kuhmilchprotein-Intoleranz:** Semi- bzw. Elementar-Nahrungen wie Nutramigen, Pregomin und Neocate.

Tabelle 30 Spezialnahrungen

	Nutramigen (Mead Johnson)	Pregestimil (Mead Johnson)	Alfaré (Nestlé)	Alfaré	Neocate (SHS)	Pregomin (Milupa)	Pregomin AS (Milupa)	Basic diäten (Milupa)				100 ml
								Basic-f	Basic-ch	Basic-p	Basic-CaD	
	15 %	15 %	13,6 %	15 %	15 %	15 %	15 %	fettfrei	kalorien-arm	protein-frei	kohlen-hydratfrei	
	hydrolysiert				kein Milchprotein							
	laktosefrei											
kcal	67	67	65	72	71	75	75	49	40	70	65	kcal
Osmolarität	260	290	175	194	360	200–210	300–320	210	58	110–130	280	mOsm/l
Protein	1,9	1,9	2,2	2,5	1,95	2	2	1,6	1,7	0	1,9	g
Taurin	4,1	3,8	5,3	5,8	3	6	6	–	4,3	0	1,7	mg
Carnitin	1,3		1,9	2,1	1,5	1,1	1,1	1	1,4	1,3	1,6	mg
	Casein	Casein	Molke	Molke	Aminosäuren	Soja	Amino-säuren	Milchpulver		Molke		
Fett	2,6	3,8	3,3	3,6	3,5	3,6	3,5	<0,07	3,6	4,7	3,3	g
– MCT	–	1	1,6	1,7		–						g
– Linolsäure	0,58	0,8	0,4	0,44		0,5	0,5		0,4	0,7	0,39	g
– Linolensäure	0,05		0,03	0,03		0,4	0,4					g
Kohlenhydrate	7,4	6,9	7,1	7,8	8,1	8,6	8,6	10,4	<0,01	8,1	7,1	g
– Glukose					Glukosesirup	–						
– Laktose	–	–	0,1	0,1	ähnl. Maltode. 5,9	–	7,8	1,8		0	6,9	g
– Maltose			6,1	6,8				5,6		7,5	0,1	g
– Stärke								2,6		0	0	g

	Nutramigen (Mead Johnson)	Pregestimil (Mead Johnson)	Alfaré (Nestlé) 13,6 %	Alfaré 15 %	Neocate (SHS) 15 %	Pregomin (Milupa) 15 %	Pregomin AS (Milupa) 15 %	Basic diäten (Milupa)				100 ml
								Basic-f	Basic-ch	Basic-p	Basic-CaD	
	hydrolysiert				kein Milchprotein							
	laktosefrei							fettfrei	kalorien-arm	protein-frei	kohlen-hydratfrei	
Elektrolyte												
Natrium	32	32	39	44	18	38	45	20	30	30	30	mg
Kalium	74	74	82	90	63	83	110	100	58	57	67	mg
Chlorid	64	59	68	75	43	41	54	73	60	39	58	mg
Kalzium	63	63	54	60	49	51	63	65	67	65	4	mg
Phosphat	42	42	34	38	35	32	42	35	39	37	19	mg
Ca/P-Verhältnis	1,6	1,5	1,6	1,6	1,4	1,6	1,5	1,8	1,8	1,8		
Magnesium	7,5	7,5	8,2	9,0	5,1	11	8	9	8	6	6	mg
Eisen	1	0,8	1	1,1	1,05	1,5	1,1	0,5	0,6	0,6	0,8	mg
Zink	0,68	0,68	0,5	0,5	0,75	0,8	0,8	0,6	0,7	0,7	0,5	mg
Kupfer	70	70	53	59	60	111	80	100	–	70	–	µg
Mangan	80	80	46	51	60	150	80	100	–	100	–	µg
Jod	10	10	5,3	5,9	7	11	8	9,1	7	6,9	8,9	µg
Chrom	4,1	4,1	2	2	1,5	5	1,7	3,9	–	1,8	–	µg
Fluor	50	50	20	21	–	0,05	0,02	0,03	–	0,02	–	µg
Molybdän	5,1	5,1	5,3		2,14	6	5	5,2	–	4,2	–	µg

Grundlagen und Indikationen

➤ Das Wachstum von Früh- und Neugeborenen wird durch die Geburt nicht unterbrochen oder gebremst. Entsprechend ist der Kalorien- und Eiweißbedarf etc. postnatal nicht reduziert! Die parenterale Deckung dieses Bedarfs ist deswegen besonders bei Frühgeborenen dringend notwendig, solange keine volle enterale Ernährung möglich ist.

➤ Das gilt besonders für die Glukosezufuhr sofort ab Entbindung, da ansonsten eine signifikante Hypoglykämie droht. Mit langsamem Aufbau der enteralen Ernährung kann die parenterale Infusionstherapie reduziert werden.

Infusionsmengen

◙ *Hinweis:* Zur Überwachung der Ernährung s. S. 140.

➤ **1. Tag (Tag der Geburt):**
 – *Flüssigkeitszufuhr* siehe Tab. 31.
  ◙ *Cave:* Die Glukosezufuhr beträgt ca. 3,3 mg/kg KG/min (eher knapp) → Blutzucker-Kontrollen bzw. höhere Konzentration geben falls ein zentraler Katheter vorhanden ist!
  • Die Gesamtmenge der Flüssigkeitszufuhr kann je nach Bilanz, Blutdruck, Toleranz der enteralen Nahrung, Blutzucker und zusätzlichen Zugängen variieren (z. B. Arterienkatheter + 4,8–7,3 ml/Tag).

Tabelle 31 Flüssigkeitszufuhr am 1. Lebenstag (AS = Aminosäuren)

Gewicht	Gesamtmenge [ml/kg KG/Tag]	Orale Nahrung [ml/kg KG/Tag]	Glukose 10 % [ml/kg KG/Tag]	Ca⁺⁺ 10 % [ml/kg KG/Tag]	AS 10 % [ml/kg KG/Tag]
≥ 2500 g	60–70	16 oder ad libitum	50	5	0
< 2500 g	60–70	8–16	50	5	8

 – *Vitamin K:*
  • Frühgeborene > 1500 g: Konakion MM 2 mg p.o. (wenn in gutem AZ), sonst konakion i.m. oder s.c.
  • Frühgeborene < 1500 g: Konakion 100–200µg/kg KG i.m. oder s.c. (maximal 1 mg absolut).

➤ **2. Lebenstag:** Flüssigkeitszufuhr um 15 ml/kg KG/Tag je nach Bilanz, Urinmenge, spezifischem Gewicht des Urins, Ödemen und Gewicht steigern. Zusätzlich:
 – Natrium, Kalium und Chlorid nach Laborwerten (meist 1 mmol/kg KG/Tag).
 – Lipidemulsion 20 % (0,5 g/kg KG/Tag) 2,5 ml/kg KG über 24 Stunden bei Gewicht < 1500 g.
 – Vitamine: 3 ml/kg KG Vitalipid infant und 1 ml/kg KG Soluvit-N.

➤ **3. Lebenstag:** Flüssigkeitszufuhr um 15 ml/kg KG/Tag je nach Bilanz, Urinmenge, spezifischem Gewicht des Urins, Ödemen und Gewicht steigern. Zusätzlich:
 – Lipidemulsion 20 % auf 5 ml/kg KG/Tag (1 g/kg KG/Tag) steigern.
 – Glycero-1-Phosphat 1,2 ml/kg KG/Tag (= 1,2 mmol/kg/d).
 – Magnesium, Zink und Spurenelemente (bei Frühgeborenen < 28. SSW evtl. schon ab Tag 1 oder 2).

6.2 Infusionstherapie/parenterale Ernährung ▬▬

➤ **Später:**
 – *Flüssigkeitszufuhr* bis ca. 130(–150) ml/kg KG/Tag je nach Gewicht, Bilanz, Urinmenge, spezifischem Gewicht des Urins, Ödemen, Perspiratio insensibilis und erreichbarer Kalorienzufuhr (große Varianz) steigern.
 – *Kalorien:* Möglichst täglich steigern. Ziel: 100–130 kcal/kg KG/Tag.
 – *Enterale Steigerung:* Je nach klinischen Bild, Magenrest und Beobachtung der Schwester: 1–3 ml/kg KG/Mahlzeit (maximal 24–30 ml Steigerung/Tag, falls Nahrung über Sonde gegeben wird).
 – *i.v.-Glukosezufuhr:* Je nach Blutzuckerwerten und Glukosurie steigern bzw. reduzieren.
 – *Eiweiß:* Ziel ist bei rein parenteraler Zufuhr mindestens 3 g/kg KG/Tag. Pro Gramm parenteralem Eiweiß müssen 24 Nicht-Protein-Kalorien (i.v.) gegeben werden.
 – *Fett:* Maximal 2,5–3 g/kg KG/Tag i.v. bzw. maximal 60 % der parenteralen Kalorien.

Beachte zur Applikation ▬▬▬▬▬▬▬▬▬▬▬▬▬▬▬▬▬▬▬

➤ Peripher maximal 12 %ige Lösung bezogen auf Glukose.
➤ Zentral kann bis zu 66 % Glukose gegeben werden, falls nötig; Gesamtlösung aber < 25–30 % Glukose.
➤ Aminosäurenlösung und Vitamine sollten lichtgeschützt sein (Ausnahme Vitalipid).
➤ Calcium und Natriumbikarbonat nie zusammen! Evtl. eigene Ca-Infusion (kann man stoppen).
➤ Calcium, intravenöses Fett und Heparin gemeinsam fallen aus!
➤ Heparin (1 I.E./ml) nur bei NAK oder peripher-arteriellen Zugängen, nicht bei Silastikkatheter.
➤ i.v.-Lipidlösung muss bei Phototherapie lichtgeschützt (Alu-Folie) appliziert werden.

Lösungen und Substanzen ▬▬▬▬▬▬▬▬▬▬▬▬▬▬▬▬▬▬▬

◧ *Cave:* Alle Infusionslösungen in Glasflaschen enthalten Aluminium, das bei Lagerung aus dem Glas gelöst wird! Aluminium ist neurotoxisch und scheint bei Frühgeborenen zu einem schlechterem entwicklungsneurologischen Outcome zu führen. Daher möglichst Präparate in Plastikflaschen verwenden oder möglichst große Glaspackungen verwenden.
➤ **Kohlenhydrate (Glukose):**
 – Frühgeborene benötigen bei rein parenteraler Ernährung bis zu 12 mg/kg KG/min (ca. 17 g/kg KG/Tag) Glukose.
 ◧ *Bei Hyperglykämien:* (BZ > 180 mg/dl; s. S. 300): Glukosezufuhr reduzieren, evtl. Insulingaben (s. S. 300). Insulin haftet an Infusionsleitungen, daher entweder Polyethylenleitungen verwenden oder Leitung mit 50 ml der Insulinlösung durchspülen. Extrem unreife Frühgeborene und Frühgeborene mit Infektionen neigen besonders zu Hyperglykämien!
➤ **Protein:**
 – Aminosäurelösungen nur mit Taurin (Aminopäd oder Primene) maximal 2–3 g/kg KG/Tag (cave: Aluminium, s. o.).
 – Aminosäurenlösungen sollten bei der Lagerung vor Licht geschützt werden. Dies ist bei der Infusion irrelevant.

➤ **Fett:**
- Intravenöse Lipidemulsion entweder als Oliven-/Sojaölmischung (z.B. Clinoleic; evtl. günstige Beeinflussung des Prostaglandinstoffwechsels) oder als reines Sojabohnenöl (z.B. Intralipid, Lipovenös 20%) verabreichen.
- Beginn mit 0,5 g/kg KG/Tag = 2,5 ml/kg KG/Tag, dann um 0,5 g/kg KG/Tag steigern bis zu maximal 2,5–3,0 g/kg KG/Tag.
- Triglyzeridspiegel sollte < 200 mg/dl bleiben.
  - ☒ *Beachte:* Bei Infektionen/extrem untergewichtigen Frühgeborenen Triglyzeridspiegel bereits bei 1–2 g/kg KG/Tag Lipidzufuhr kontrollieren!
- Fettemulsionen können auch bei Bilirubinämien und Infektionen gegeben werden, außer bei Erreichen der Austauschgrenze bzw. im septischen Schock. Malnutrition schwächt das Immunsystem!

➤ **Elektrolyte:**
- *Natriumchlorid 5,85%:*
  - 1 ml = 1 mmol Natrium, 1 mmol Chlorid.
  - Bedarf: 2–3 mmol/kg KG/Tag.
- *Kaliumchlorid 7,45%:*
  - 1 ml = 1 mmol Kalium, 1 mmol Chlorid.
  - Bedarf: 2–3 mmol/kg KG/Tag.
- *Kalziumglukonat 10%:*
  - 1 ml = 0,22 mmol (9 mg) Kalzium.
  - Bedarf: 0,5–1,5 mmol/kg KG/Tag (18–54 mg/kg KG/Tag). Bei langfristiger totaler parenteraler Ernährung (TPE) ist eine Zufuhr von ca. 3 mmol/kg KG/Tag (ca. 120 mg/kg KG/Tag) erwünscht.
- *Natriumglycerophosphat:*
  - 1 ml = 1 mmol (31 mg) Phosphat, aber 2 mmol Natrium.
  - Bedarf: 1–2 mmol/kg KG/Tag. Bei langfristiger totaler parenteraler Ernährung (TPE) ist eine Zufuhr von ca. 2–3 mmol/kg KG/Tag (ca. 65–90 mg/kg KG/Tag) erwünscht.
- *Magnesium-Verla 10%:*
  - 1 ml = 0,315 mmol = 7,7 mg Magnesium^{++}. Frühgeborene < 1500 g.
  - Bedarf: 0,1–0,5 mmol/kg KG/Tag (ca. 2,4–2,2 mg/kg KG/Tag).
- *Je nach Indikation:*
  - Kaliumlaktat: 1 ml = 1 mmol Kalium.
  - Bedarf: 2–3 mmol/kg KG/Tag (evtl. bei metabolischer Azidose statt Kaliumchlorid).
  - L-Arginin-Chlorid: 1 ml = 1 mmol Chlorid.
  - Bedarf: ½ × Cl-Defizit × 0,3 × kg KG.
    - ☒ *Cave:* Azidose.

➤ **Spurenelemente** (Tab. 32): Bei längerer parenteraler Ernährung (> 4 Wochen) bzw. Frühgeborene < 28. Woche ab 1.–3. Lebenstag.
- *Unizink* (Zink-DL-Hydrogenaspartat): 1 ml ≅ 650 μg. Bedarf: 0,6 ml/kg KG/Tag.
- *Peditrace:* Bereits bei totaler parenteraler Ernährung (TPE) > 2 Wochen. Bedarf: 1 ml/kg KG/Tag.
  - ☒ *Beachte:* Unizink-Zufuhr entsprechend reduzieren, s. Tab. 32.
- *Selen* (Selenase): Bei sehr lang dauernder parenteraler Ernährung (Monate!). Bedarf: 5 μg/kg KG/Tag (2tägig). 1 ml = 100 μg.
  - ☒ *Beachte:* 2 μg/ml Selen sind in Peditrace enthalten.

Tabelle 32 Spurenelemente

Spuren-element	Einheit	Inzolen	Peditrace	Empfehlungen		Besonderheiten
		1 ml/kg KG/Tag	1 ml/kg KG/Tag	FG	NG	
Mg	mmol	0,25	–	0,5	0,5	
Fe	mg	0,1	–	parenterale Gabe nicht empfohlen		
Zn	µg	97	250	400	250	
Cu	µg	32	20	20	20	nicht bei Cholestase
Mn	µg	27	1	1	1,0	nicht bei Cholestase
Cr	µg	8	–	0,2	0,2	nicht bei renaler Dysfunktion
Co	µg	14	–			
F	µg	0,9	57	500	500	
J	µg	0,38	1	1	1	
Se	µg	–	6,6			
Al	µg/L	560–1227	10–14	neurotoxisch!		

> **Vitamine** (Tab. 33):
> – *Fettlösliche Vitamine* (Vitalipid-infant): Vitalipid kann auch mit Aminosäuren oder NaCl 0,9 % verdünnt bzw. unverdünnt langsam über 18–24 Stunden infundiert werden, falls die i.v.-Fett-Gabe nicht vertragen wird (maximal 10 ml/Tag). Bedarf: 3–4 ml/kg KG/Tag.
> – *Wasserlösliche Vitamine* (Soluvit-N): In Deutschland erst ab 11 Jahren, im sonstigen Europa auch für Früh- und Neugeborene zugelassen. Bedarf: 1 ml/kg KG/Tag.
> – *Besonderheiten:*
>   • Keines der in Tab. 33 genannten Präparate zur parenteralen Vitaminsubstitutionen ist für Frühgeborene zugelassen. Vitalipid Infant ist für reife Neugeborene zugelassen, alle anderen Präparate für Kinder > 2 Jahre bzw. 11 Jahre. Trotzdem benötigen Frühgeborene dringend möglichst ab dem 1. Lebenstag Vitamine!
>   • Die für Vitalipid Infant angegebene Dosierung von 1 ml/kg KG ist zu niedrig.
>   • Frekavit fettlöslich hat ein besseres Verhältnis von Vitamin A zu Vitamin E.

Tabelle 33 Parenterale Vitaminsubstitution

Vitamin	Cernevit	FrekaVit wasserlöslich	FrekaVit fettlöslich+		Soluvit N	Vitalipid Infant+		Empfehlungen*		Einheiten
			3 ml/kg	10 ml max.	1 ml/kg	3 ml/kg	10 ml max.	FG/kg	NG absolut	
A	350		210	990		210	690	500	700	µg
			1000	3330		1000	3330	700–1600	2330	IE
D	22		1,5	5		3	10	1–4	10	µg
			60	200		120	400	40–160	400	IE
E	1		3,3	10		1,9	6,4	2,8–3,5	7	mg
K			50	150		60	200	10–100	30–200	µg
B_1	351	330			250			200–350	1200	µg
B_2	567	360			360			150–200	1400	µg
B_6	550	400			400			150–200	1000	µg
B_{12}	0,6	0,5			0,5			0,3	1	µg
C	12	10			10			15–28	80	mg
Niacin	4,6	4			4			4–6,8	17	mg
Pantothensäure	1,6	1,5			1,5			1–2	5	mg
Folsäure	41	40			40			56	140	µg
Biotin	7	6			6			5–8	20	µg
Aluminium**	?	?	?	?	< 0,1	0,5				

+ Wahrscheinlich ausreichende Dosierung, kann auch ohne i.v.-Fettlösung gegeben werden; nicht als Bolus verabreichen, nicht der restlichen parenteralen Infusion beimischen (kann mit physiologischer Kochsalzlösung oder mit der Aminosäurenlösung verdünnt werden.

* Greene et al: Committee of the American Society for Clinical Nutrition; Am J Clin Nutr 1988; Tsang: Nutritional Needs of the Preterm Infant; Williams & Wilkins 1993

** Aluminiumgehalt der TPE µg/kg KG/Tag (Glasflaschen enthalten Aluminium, das von den Lösungen herausgewaschen wird)

6.2 Infusionstherapie/parenterale Ernährung ▄▄▄▄

Heparinisierung ▔▔▔▔▔▔▔▔▔▔▔▔▔▔▔▔▔▔▔▔▔▔▔▔▔▔▔▔

➤ Die Blockierung von nur zeitweilig benutzten peripheren Zugängen mit Heparin ist umstritten, weitere Hinweise s. o. Applikation s. S. 136.

Laboruntersuchungen zur Ernährungskontrolle ▔▔▔▔▔▔▔▔▔

◨ *Merke:* Jede Blutabnahme auf ihre Notwendigkeit prüfen. Stabile Frühgeborene > 1200 g brauchen in der „Päppelphase" nur noch alle 2–3 Wochen eine routinemäßige Labor-/Ernährungskontrolle.

➤ **Blut:**
  – *Blutzucker:* Anfangs mindestens 4 × täglich, dann täglich nüchtern. Bis zu 180 mg/dl ≈ 10 mmol/l akzeptieren, falls keine Glukosurie vorliegt.
  – *Elektrolyte bei parenteraler Ernährung:*
    • Natrium, Kalium und Kalzium anfangs täglich bei Frühgeborenen < 1000 g, dann 1–2-mal wöchentlich bei stabilen Werten.
    • Chlorid bei vorwiegend metabolischer Alkalose (BE positiv).
  – *Triglyzeride:* Wöchentlich solange i.v.-Fettzufuhr erfolgt (Ziel < 200 mg/dl ≈ 2,3 mmol/l), bei sehr kleinen oder kranken Frühgeborenen häufiger.
  – *Harnstoff* (< 20 mg/dl ≈ 3,3 mmol/l) Zeichen für zu wenig Protein) und *Kreatinin* wöchentlich.
  – *Magnesium* wöchentlich (Ziel = 0,8–1,2 mmol/l).
  – *Ferritin* ab der 4. Woche (Eisen-Substitution, Norm 30–200 µg/l).
  – *Retikulozyten* ab der 4. Woche.
➤ **Blut und Urin:** Kalzium, Phosphat und Kreatinin im Serum und Urin wöchentlich ab der 3. Woche (Tab. 34). Gewünscht:
  – Kalzium im Urin: 1,2–3 mmol/l (0,05 g/l).
  – Phosphat im Urin: 1–2 mmol/l (0,031–0,063 g/l).
  – Kontrolle falls keine Kalzium- oder Phosphat-Ausscheidung messbar.
  – Bei 2-mal negativem Urin: Erhöhung der Zufuhr nach Schema S. 308 (Osteopenie).

Tabelle 34 Kalzium-Phosphat-Werte (Ca = Kalzium, P = Phosphat)

	Ca Serum [mmol/l]	P Serum [mmol/l] (mg/dl)	Ca Urin [mmol/l]	P Urin [mmol/ l] (g/l)	Ca/Kreatinin-Relation im Urin [mmol/ mmol]
Norm	2,1–2,6	1,16–2,6 (5–8)	1–2	1–2 (0,03– 0,06)	< 2
Vitamin-D-Mangel	n	↓	↓	↑	< 2
Phosphat-Mangel	n	↓	↑	↓	> 2
Kalzium-Mangel	↓/n	n	↓	↑	< 2

Messung der Urinmenge ▔▔▔▔▔▔▔▔▔▔▔▔▔▔▔▔▔▔▔▔▔▔

➤ Solange Infusion läuft.
➤ Bei Frühgeborene < 1500 g 2 ×/Tag Bilanzierung von Zufuhr und Ausfuhr. (Bei FG < 1000 g evtl. 4 ×/Tag.)
➤ **Ziel:** Urinausscheidung von ca. 3–4 ml/kg/Std.
➤ Urinausscheidung wird beeinflusst von Zufuhr, Reife, tubulärer Funktion, Glucosurie etc.

Frühgeborene (s. S. 122)

➤ Früh beginnen (8–12 Mahlzeiten/d je 0,5–1 ml), wenn möglich am 1. bis 2. Lebenstag; ist vorteilhaft für Darmentwicklung und –wachstum, Zottenwachstum, Enzymproduktion und Motilitätssteigerung (= verbesserte Nahrungstoleranz).

➤ Evtl. etwas verzögert beginnen bei Z.n. schwerer Asphyxie (Gefahr der Entwicklung einer NEC), bisher liegen jedoch keine gesicherten Daten vor.

➤ Weder NAK/NVK, noch Beatmung, Sepsis, PDA (auch unter Indomethacintherapie) stellen echte Kontraindikation dar – das Risiko für eine NEC kann im Einzelfall erhöht sein.

➤ Die Steigerung ist im Wesentlichen vom klinischen Verlauf (Nahrungsverträglichkeit, Magenrest, Stuhlabgang) abhängig, derzeit laufen Studien zum „minimal enteral feeding = trophic feeding".

➤ Bei **Nahrungsintoleranz** immer klinische Untersuchung:
  – Vitalparameter unauffällig?
  – *Abdomen:* Weich oder gespannt mit sichtbaren Darmschlingen?, Darmgeräusche: lebhaft, hochgestellt, fehlend? Untersuchung schmerzhaft?
  – *Magensaft* aspirieren, je nach Menge (> 30 % der letzten zugeführten Menge) evtl. reduzieren, Nahrungswechsel nur in Ausnahmefällen, da Nahrungsunverträglichkeit selten ist (bei Stuhl ph < 5 Laktoseintoleranz erwägen, es ist aber eher eine Diarrhö als Ursache zu erwarten).
  – *Magensaft – Aussehen des Aspirats:*
    ● Angedaut: Evtl. zuviel Nahrungsmenge bei zu rascher Steigerung, verzögerte Magenentleerung?
    ● Nicht angedaut: Zu kurze Intervalle; in beiden Fällen an Infektionen und/oder NEC (s. S. 346) denken, bzw. in seltenen Fällen an Pylorusstenose, angeborene Stoffwechselerkrankungen (s. S. 279) und AGS denken.
    ● Blutig: Verschlucktes mütterliches Blut? Z.n. Intubation? Blutungsdiathese (s. S. 268)?, Z.n. Schwerer fetaler Asphyxie?, evtl. auch Stressulzera, NEC, Magenvolvulus oder Duplikatur. Medikamente nicht vergessen (Vitamin K gegeben?)
    ● Gallig oder stuhlhaltig: Zumeist ernsthaftes Problem, da häufig eine Enge distal der Papilla vateri besteht. An Stenose oder Striktur denken. Differenzialdiagnose: NEC, Mekoniumpfropf oder –ileus (s. S. 142), Morbus Hirschsprung, Malrotation, Volvolus oder Ileus (s. S. 358). Immer eine zu tief liegende Magensonde ausschließen.
  – Frage nach dem letztmaligen Absetzen von Stuhl. Konsistenz, blutig? Bei Auffälligkeiten: Röntgen (s. S. 76), evtl. Nahrungsmenge reduzieren oder aussetzen. Ggf. Zusatzkalorien etc. reduzieren bzw. aus der Nahrung entfernen.

Schluckstörungen

➤ Schluckstörungen treten bei Frühgeborenen wegen noch mangelnder Koordination von Atmung und Schluckakt auf.

➤ Geburtsablauf klären: Rekurrenslähmung?

➤ An subglottische Hämangiome denken (zu 50 % bei subkutanen Hämangiomen).

➤ Gekoppelt an Schleimhautinfektionen: Candida-/Herpesinfektion?

➤ Gekoppelt an Muskelhypotonie oder -hypertonie. Bei häufigem Verschlucken neuromuskuläre oder Stoffwechsel- oder endokrinologische Erkrankung ausschließen (Hyothyreose, S. 292, führt bei 40 % zu Fütterungsproblemen und Makroglossie), ggf Schluckkinematographie.

➤ Schreien und Schmerzen beim Schlucken und Trinken: An Refluxösophagitis denken.

➤ In Kombination mit auffälliger Facies (Habitus): Alkoholembryopathie, Silver-Russel-Syndrom, Williams-Beuren-Syndrom, Pierre-Robin-Sequenz; ggf. genetisches Konsil, Chromosomenanalyse, Molekulargenetik.

➤ Zunehmende Dysphagie und Erbrechen: V.a. Ösophagusachalasie, diagnostisch Ösophagusmanometrie, Darstellung mit Röntgen-Kontrast.

➤ Zentralnervöse Ursachen ausschließen.

Mekoniumpfropf/-ileus

➤ **Ursachen:** Mütterliche Medikamente: Paralytischer Ileus z.B. bei Mg-Sulfat; Heroin verzögert die Passagezeit.

➤ **Symptome:**
  – Obturation zumeist des terminalen Ileums durch eingedicktes, klebriges Mekonium (ist häufig bereits intrauterin nachweisbar durch Pränataldiagnostik).
  – Kein Stuhlabgang für mehr als 48 Stunden postnatal: > 94 % aller Neugeborenen setzen den ersten Stuhl in dieser Zeit ab, bei Frühgeborenen kann die Passagezeit etwas verlängert sein.
  ◙ *Cave:* Größte und am meisten gefürchtete Komplikation: Darmperforation und koprostatische Enterokolitis.

➤ **Differenzialdiagnosen:**
  – Verstopfung.
  – Anorektale Fehlbildung (Analatresie ausschließen).
  – Andere Obstruktionen: Ileumstenose bzw. -atresie, Adhäsionen (v.a. postoperativ), inkarzerierte Hernie, Malrotation.
  – Andere Erkrankungen: Sepsis, NEC, Hypokaliämie, Pneumonie, Hypothyreose, zystische Fibrose (Mukosviszidose).
  – Morbus Hirschsprung: Dys- bzw. Aganglionose mit dilatiertem proximalem Segment.

➤ **Untersuchungen:**
  – Blutbild inkl. Differenzialblutbild, Urin, Elektrolyte und Schilddrüsen-Werte.
  – Ultraschall, Röntgen-Abdomen (s. S. 76), ggf. mit Kontrastmittel.
  – Klinischer Verlauf, Ausschluss weiterer Fehlbildungen, ggf. Rektumbiopsie.
  – Evtl. genetische Untersuchung.
  – Bei Va. zytsische Fibrose evtl. Trypsinogen im Blut bestimmen.

➤ **Therapie:**
  – Vorsichtige Bauchmassage mit Gleitmitteln unter den Fingern.
  – Sehr vorsichtig Einläufe von rektal, evtl. mit Glycerin oder Mazolaöl 1 : 1 verdünnt mit 0,9 % NaCl-Lösung oder Acetylcystein (auf 4 % verdünnt), oder von oral Solutrast 300 1 : 1 verdünnt mit H_2O 7 ml/kg KG über Sonde.
  – Frühzeitig kinderchirurgisches Konsil.
  – Magensonde zur Entlastung. Nahrung reduzieren oder aussetzen.

- Begleiterkrankungen spezifisch therapieren (z.B: Sepsis, Hypothyreose).
- Solange kein Erbrechen auftritt ist konservatives Abwarten vertretbar.
- Falls konservativ keine Klärung erreicht wird: OP.

Chylothorax

➤ Ansammlung von Chylus (kongenital oder erworben) im Pleuraspalt aufgrund von entweder reduzierter Clearance oder vermehrter Filtration (erhöhter Filtrationsdruck) der Lymphe.

➤ Verhältnis männlich/weiblich = 2 : 1; bevorzugt rechtsseitig.

➤ **Symptome:**
  - Es besteht ein erhöhter systemischer oder pulmonaler Druck (oft in Kombination mit einer Hypoproteinämie).
  - Bei kongenitaler Erkrankung bestehen evtl. Fisteln in den Pleuraspalt.
  - Thrombosen der V. cava superior, aber auch V. cava inferior.
  - Direkte mechanische Alteration, Irritation bzw. Verletzung des Ductus thoracicus (intrauterine Obstruktion, Herz-OP, Duktus-OP).

➤ **Differenzialdiagnose:** Infusiothorax bei ZVK (keine Lymphozytose im Punktat).

➤ **Untersuchungen und Therapie:**
  - *Punktion* nach Sonographie und/oder Röntgen zur Entlastung und Diagnostik: Hoher Protein- und Lipidanteil bei relativer Lymphozytose. Evtl. Thoraxdrainage (möglichst groß) einlegen. Denke an die z. T. doch erheblichen Verluste von Lymphozyten, Flüssigkeit, Eiweißanteilen und Fetten, eine Substitution ist daher oft nötig.
  - *Nahrung:*
    • Bei gesichertem Chylothorax zunächst Nahrungskarenz für 1–2–3 Wochen mit rein parenteraler Ernährung.
    • Oraler Aufbau mit einer MCT (= mittelkettige Fette)-haltigen Nahrung, z. B. Basic F, um den thorakalen Lymphfluss zu minimieren (MCT-Fettsäuren werden im Portalsystem resorbiert) Keine langkettigen Fette enteral geben. Zu Beginn möglichst wenig Protein.
    • Spezielle Mischung s. Tab. 35.

Tabelle 35 Ernährung bei Chylothorax

Maltodextrin 10 %	10 g	≅ 40 kcal
FM 85 Pulver (2 FM 85):	10 g	≅ 36 kcal
KH ≅ 7,6 g	Protein ≅ 1,8 g	
Na ≅ 54 mg	K ≅ 23 mg	
Ca ≅ 102 mg	P ≅ 68 mg	
Cl ≅ 38 mg	Mg ≅ 2 mg	
Ceres Öl	z.B 8 × 0.3 ml = 2 4 ml	≅ 19 kcal
Wasser	ad 100 ml	
		Gesamtkalorien 95 kcal/100 ml

evtl. mit Ca-Glukonat und Ca-Glycerophosphat verstärken. Spurenelemente, Selenase, Zink zusätzlich oral, falls die Anwendung länger als 2 Wochen erforderlich ist

- Mechanische Versuche mit Fibrinkleber, Obliteration des Pleuraspaltes (Pleurodese) mit sklerosierenden Substanzen (G 50 % oder Tetracycline), ein pleuroperitonealer Shunt oder die Ductus-thoracicus-Ligatur sind bei mittleren Verlusten von mehr 100 ml/kg/d und/oder keinem Nachlassen des Chylusflusses innerhalb von 2 Wochen bzw. drohenden nutritiven Komplikationen zu erwägen.

➤ **Gesamtprognose** ist gut (ca 15 % versterben und ca 65 % sprechen allein auf die Thorakozentese an); Probleme stellen in der längerfristigen Versorgung die schlechte Gewichtsentwicklung bei Mangelernährung sowie die Hypoproteinämie und Lymphopenie dar.

PKU (Phenylketonurie)

➤ Sehr häufig gibt es bis zum 6. Lebensmonat wenig bis keine Symptome, daher Stoffwechselscreening (s. S. 275).

➤ Der PKU zugrunde liegt ein Defekt der Phenylalanin Hydroxylase (PAH) oder des Coenzyms Tetrahydrobiopterin (BH_4), der zu irreversibler mentaler Retardierung aufgrund der steigenden toxischen Phenylalaninspiegel (Cutoff < 600 µmol/l) führt. Häufigkeit ca. 1 : 6600.

➤ **Symptome:**
  - Phenylacetat, das Haupt-Ausscheidungsprodukt im Urin, und Phenylpyrovat führen zum charakteristischen Geruch des „Mäuseurins".
  - Nicht selten kommt es ab dem 6. Lebensmonat zu Erbrechen und Problemen bei der Fütterung. Bei Nichterkennen treten häufig neurologische Auffälligkeiten und Defizite auf: Hypsarrhythmien mit Krampfpotentialen, Mikrozephalie und Verhaltensauffälligkeiten, Lähmungen, Spastik.
  - Inwieweit die begleitende Hypothyrosinämie eine pathognomonische Rolle spielt ist unklar.
  - Komplikationen: Maternale PKU = Fetopathie bei Schwangeren mit PKU und Phenylalanin > 400 µmol/l.

➤ **Therapie:** Proteinarme Diät und Spezialnahrung, Supplementierung von essenziellen Aminosäuren und Spurenelementen. *Cave* Entgleisung im Rahmen von Infektionen, Pubertät.

➤ **Prognose:** Bei rascher und effizienter Therapie normale Entwicklung und Intelligenz.

Grundlagen

➤ Apnoen sind sehr ernst zu nehmen. Es besteht ein erhebliches Risiko bleibender Schädigung wenn:
  – Grunderkrankung nicht erkannt und behandelt wird (z. B. Infektion).
  – Apnoe nicht rechtzeitig erkannt und behoben wird (Hypoxämie).
  – Apnoe falsch behandelt wird, z. B. unkontrollierte O_2-Gabe.
  – Hinweis: Eine Retinopathie ist sehr häufig mit Apnoen assoziiert.
➤ **Definitionen:**
  – *Apnoische Pause:* Atempause < 20 Sekunden bei normaler periodischer Atmung. Keine Bradykardie. Vermehrt im REM-Schlaf. Selten am 1. Lebenstag.
  – *Apnoe-Anfall:* Atempause > 20 Sekunden mit oder ohne Bradykardie und Zyanose. Je nach Dauer oft Stimulation oder Beatmung nötig (> 30 s).
  – *Bradykardie:* Herzfrequenzabfall < 100/min beim Frühgeborenen bzw. < 80/min beim Reifgeborenen > 10 Sekunden Dauer.
➤ **Ursachen:**
  – *Unreife* (Apnoen sind sehr selten am 1. Lebenstag).
  – *Hypoxämie:* Pneumonie, RDS (besonders bei Entwöhnung vom CPAP), angeborener Herzfehler (besonders offener Ductus arteriosus), Anämie, Hypovolämie.
  – *Depression des Atemzentrums:* Hypoglykämie, Hypokalzämie, Elektrolytstörungen, Sepsis, Medikamente (Mutter?), intrakranielle Blutung, Krampfanfälle.
  – ◧ *Cave:* Plötzlich gehäufte Apnoen/Bradykardien deuten auf eine beginnende Sepsis hin.
  – *Reflektorisch*: Absaugen, Flüssigkeit in oberen Luftwegen, gastroösophagealer Reflux, Lungenüberblähung (Hering-Breuer-Reflex).
  – *Temperatur:* Plötzlicher Anstieg der Inkubatortemperatur, Hauttemperatur > 36,5 °C, niedere Feuchte im Inkubator, aber auch Unterkühlung.
  – *Obstruktion der Atemwege*: Passive Kopfbeugung, Druck auf das Kinn, auch spontan bei Frühgeborenen mit gebeugter Kopfhaltung möglich. Spontane obstruktive Apnoen (Schnarchen) → erhöhtes SIDS-Risiko.

Untersuchungen

➤ Anamnese und körperliche Untersuchung. Temperaturmessung.
➤ **Labor:** Blutgasanalyse, CRP, evtl. IL-6 bzw. IL-8, Blutbild, bakteriologische Kulturen bei V.a. Sepsis.
➤ Röntgen-Thorax (z. B. Atelektasen, Atemnotsyndrom).
➤ Evtl. Echokardiographie zum Ausschluss eines Herzfehlers.
➤ Evtl. EEG zum Ausschluss zerebraler Krampfanfälle.
➤ Diagnostik vor allem bei reiferen Kindern nach dem errechneten Geburtstermin einleiten.

7.1 Apnoen und Bradykardien

Monitoring

➤ **Wen?** Alle Kinder < 35. SSW (in bis zu 25 % Apnoe-Anfälle) die ersten 10 Lebenstage am Monitor lassen sowie mindestens 1 Woche nach der letzten stimulationsbedürftigen Apnoe/Bradykardie (s. SIDS, S. 350).
➤ **Was?** EKG-Monitoring ist wichtiger als Atem-Monitoring, weil Letzteres eine Atemanstrengung bei obstruktiver Apnoe nicht von normaler Atmung unterscheidet.
◼ *Beachte:* Bei Monitoralarm das Kind und nicht den Monitor beachten!

Therapie

➤ Thermoneutrale Umgebungstemperatur (Umgebungstemperatur so, dass rektale Temperatur ≈ 37,0 °C).
➤ Schräge Lagerung mit erhöhtem Oberkörper, Bauchlage.
➤ **Stimulation** (behutsam! z.B. mit langer Bürste von außerhalb des Inkubators), evtl. Schaukelbett („Rocking waterbed"). Je zügiger mit der Stimulation begonnen wird, desto weniger ist nötig).
➤ Ggf. Maskenbeatmung ohne Erhöhung des bestehenden FiO_2.
➤ **Pharmakologische Therapie:**
  – Theophyllin, bevorzugt bei früher beatmeten Kindern (BPD?), Diurese! Koffein bei rein zentralen Apnoen, Dosierung s. S. 387.
  – Diuretika wie Esidrix und Aldactose (Dosierung s. S. 395) bei V. a. BPD (s. S. 151).
➤ **Beatmung:**
  – Nasen/Rachen-CPAP bzw. getriggerte Rachenbeatmung (SIPPV).
  – Intubation und Beatmung erwägen bei mehr als 2 stimulationsbedürftigen Apnoen/Stunde mit Bradykardie oder nach einer schwer stimulierbaren Apnoe.
◼ *Hinweis:* Pharmakologische Therapie ersetzt nicht Sicherung des pulmonalen Residualvolumens

Grundlagen

➤ **Definition:** Atemstörung von Neu- und Frühgeborenen durch die verzögerte Resorption des Fruchtwassers in der Lunge nach der Entbindung.
➤ **Disponierende Faktoren:** Primäre Sectio (Sectio am wehenlosen Uterus), Sturzgeburt.
➤ **Symptome:** Tachypnoe, Einziehungen, Nasenflügeln, exspiratorisches Stöhnen, Zyanose mit Sauerstoffbedarf.

Untersuchungen

➤ Röntgen-Thorax.
➤ Blutgasanalyse, Ausschluss Hypoglykämie, Infektion, Sepsis, Pneumonie.

Differenzialdiagnose

➤ **Atemnotsyndrom** durch primären Surfactantmangel.
➤ **Schocklunge** nach perinataler Asphyxie,
➤ **Schock** Sepsis (z. B. B-Streptokokken).
➤ Atemnotsyndrom bei Diabetes mellitus der Mutter, Hypothyreose.
➤ Fehlbildungen der Lunge: z. B. Lungensequester, zystisch adenomatoide Lungenfehlbildung.
➤ **Vitium cordis**.

Therapie

➤ Minimal handling!, Sauerstoffgabe, Überwachung von paO_2 und SaO_2.
➤ Ggf. Nasen/Rachen-CPAP (s. S. 156) oder kontrollierte Beatmung (s. S. 158; siehe auch Beatmung bei vermehrtem Flüssigkeitsgehalt der Lunge S. 178).

Prognose

➤ In der Regel gut, Normalisierung innerhalb weniger Stunden/Tage.
◉ *Cave:* Entwicklung einer persistierenden fetalen Zirkulation (PFC, s.S 227).

7.3 Atemnotsyndrom (ANS)/Surfactanttherapie ▬▬▬

Grundlagen ▬▬▬▬▬▬▬▬▬▬▬▬▬▬▬▬▬▬▬▬▬▬▬▬

➤ **Definition des ANS:** Ursächlich durch Surfactantmangel hervorgerufene pulmonale Erkrankung einer morphologisch, biologisch und funktionell unreifen Lunge, die fast ausschließlich bei Frühgeborenen mit einem Gestationsalter < 35. SSW (< 2000 g Geburtsgewicht) auftritt.
➤ **Epidemiologie:** Ein primäres (idiopathisches) Atemnotsyndrom tritt ca. bei 60 % der FG < 30. SSW, bzw. 50–80 % < 28. SSW oder < 1000 g auf.
➤ **Ursache:** Surfactant-Faktor-Mangel.
  – *Primär*: Idiopathisches Atemnotsyndrom des Frühgeborenen (FG).
  – *Sekundär*: Surfactant-Faktor-Verbrauch. Ursachen z. B.:
    • Perinatale Asphyxie, Hypovolämischer Schock, Azidose.
    • Infektionen wie Sepsis, Pneumonie (z. B. Streptokokken der Gruppe B).
    • Mekoniumaspirationssyndrom (MAS).
    • Pneumothorax, Lungenblutungen, Lungenödem, Atelektasen.
➤ **Symptome** (Beginn unmittelbar nach Geburt oder sekundär Stunden später):
  – Atemnot mit Einziehungen (interkostal, subkostal, jugulär, xiphoidal).
  – Dyspnoe, Tachypnoe > 60/min, exspiratorisches Stöhnen, Nasenflügeln.
  – Hypoxämie, Hyperkapnie, erhöhter O_2-Bedarf.
➤ **Komplikationen:**
  – Ductus arteriosus apertus (s. S. 223), PFC-Syndrom (S. 227).
  – Nekrotisierende Enterokolitis (NEC, s. S. 346).
  – Hirnblutungen, periventrikuläre Leukomalazie (s. S. 327).
  – Ohne Therapie Bradykardie, Herz-, Atemstillstand.

Untersuchungen ▬▬▬▬▬▬▬▬▬▬▬▬▬▬▬▬▬▬▬▬▬

➤ **Labor:**
  – *Blutgasanalyse* möglichst arteriell, pH, $paCO_2$, paO_2, SaO_2.
  – *Ausschluss Infektion:* Blutbild, CRP, Urin, Blutkultur, bakterielle Abstriche.
  – Blutzucker, Kalzium, Natrium, Kalium, Harnstoff, Kreatinin, evtl. Gerinnung, Phosphat.
➤ **Echokardiographie** bei V. a. Vitium bzw. Ductus arteriosus apertus (PDA).
➤ **Röntgen-Thorax a.p. in Inspiration:** Stadieneinteilung des Atemnotsyndroms in 4 Grade. Diese Stadieneinteilung ist allerdings sehr von der Atemphase, dem Beatmungsdruck und der Gabe von Surfactant abhängig und kann nur begrenzt gewertet werden.
  – Grad 1: Feingranuläre Zeichnung der gesamten Lunge.
  – Grad 2: Zusätzlich positives Luftbronchogramm jenseits des Herzschattens.
  – Grad 3: Zusätzlich Unschärfe des Herzschattens und der Zwerchfellkonturen.
  – Grad 4: Radiologisch weiße Lunge.

Differenzialdiagnosen ▬▬▬▬▬▬▬▬▬▬▬▬▬▬▬▬▬

➤ S.o. Ursachen des sekundären Atemnotsyndroms.
➤ Lungenfehlbildungen (Hypoplasie, Lungenzysten, zystisch adenomatoide Malformation).
➤ Nichtzyanotische Herzvitien.

Therapie

➤ **Atemgase** arteriell und transkutan kontinuierlich überwachen.
➤ **Bei leichtem Atemnotsyndrom:** Sauerstoffgabe über Nasenbrille oder Kopfbox.
➤ **Behandlung der Grundkrankheit** wie Infektion, Pneumothorax, Mekoniumaspirationssyndrom usw.
➤ **Rachen/Nasen-CPAP**, CPAP-Beatmung oder kontrollierte Beatmung mit PEEP bei Hyperkapnie (pCO_2 > 60 mmHg) und Sauerstoffbedarf > 40 % (s. S. 156).
➤ **Indikationen zur Surfactant-Therapie:**
  – FiO_2 > 0,4 und /oder
  – PIP > 20 cm H_2O, (bei FG < 1500 g > 15 cm H_2O) und/oder
  – PEEP > 4 und /oder
  – Ti > 0,4 Sekunden.
  – Bei FG < 28. SSW evtl. Surfactantapplikation noch im Kreißsaal, optimale Überwachung beim Transport vorausgesetzt!
➤ **Praktisches Vorgehen:**
  – Bei der Surfactantapplikation sollten stets 2 Personen anwesend sein.
  – Kind soll absaugen und soweit wie möglich stabilisieren (Blutdruck!). Kopf gerade lagern.
  – Platzierung einer transkutanen pO_2/pCO_2-Sonde präduktal, sodass eine stabile Messung möglich ist.
  – Anbringen einer SpO_2-Sonde möglichst an der rechten Hand (präduktal).
  – Applikation des Surfactant im Bolus über eine auf Tubuslänge steril gekürzte Magensonde oder einen zusätzlichen Tubuszugang.
  – *Dosierung:*
    • Alveofact: 2,4 ml/kg KG = 100 mg/kg KG.
    • Curosurf: 2,7 ml/kg KG = 200 mg/kg KG (in Diskussion – 100 mg/kg KG).
    • Survanta: 4 ml/kg KG = 100 mg/kg KG.
➤ **Vorgehen nach der Applikation:** Erhöhung des PIP um 2 cm H_2O. Nun beginnt die spannende (und gefährliche) Phase. Das Kind muss für mindestens 1 Stunde absolut engmaschig beobachtet werden. Rasche und ständige Optimierung der Respiratoreinstellung. *Prioritäten:*
  – PIP reduzieren, wenn Atemzugvolumen infolge Verbesserung der Compliance ansteigt.
  – FiO_2 reduzieren wenn SpO_2 ansteigt.
  – Dann PEEP reduzieren.
  – Anschließend T_i reduzieren.
    ◉ *Beachte:* Zu langsame Reduktion von PIP und PEEP erhöht die Gefahr eines Barotraumas!
  – Oft verbessert sich die Beatmung dramatisch, um sich nach 1–2 Stunden wieder zu verschlechtern.
  – Absaugen des Tubus ohne Spülen ist erlaubt! Die Verwendung eines Trach-Care ist vorteilhaft.
  – Wiederholungsdosis: Eine 2. Dosis (z. B. Alveofact 50 mg/kg KG) kann evtl. nach 8–12 Stunden verabreicht werden, falls sich die Beatmung wieder verschlechtert.
    ◉ *Beachte:* Eine 3. oder gar 4. Dosis bringt meist keinen weiteren Gewinn, verschlechtert u. U. sogar die Beatmung wegen Obstruktion der Atemwege durch große Surfactantmengen (in aller Regel also mehr Schaden als Nutzen).

Prävention

➤ **Induktion der Lungenreifung** durch Gabe von Betamethason an die Schwangere in den letzten 48 Stunden vor Entbindung bei Frühgeburtsbestrebungen vor Ende der 32. SSW (ggf. vor Ende 34. SSW) s. S. 83.
➤ **Prävention einer neonatalen Infektion** durch peripartale Antibiotika-Prophylaxe an die Schwangere bei V.a. Amnioninfektionssyndrom.
➤ Optimale Einstellung eines Diabetes mellitus einer Schwangeren.
➤ Schonendste Geburtsleitung.
➤ Schonende aber zügige Reanimation des Früh- und Neugeborenen (s. S. 103).

Prognose

➤ Je nach Ausgangsbedingungen sehr variabel.
➤ Gefahr von z.B. Pneumothorax, Bronchopulmonaler Dysplasie, Retinopathie, sekundärer Infektion bei Beatmung.

Grundlagen

➤ **Vorkommen/Epidemiologie:** Die BPD ist eine chronische neonatale Lungenerkrankung, die mit abnehmendem Geburtsgewicht zunimmt. 1–2 % der stationär behandelten Neugeborenen, ca. 10 % der Frühgeborenen < 1500 g und 30–60 % < 1000 g entwickeln eine BPD.

➤ **Definition:** Je nach Autor unterschiedliche Definitionen. Es wird jeweils der Sauerstoffbedarf bei entspechendem Reifealter berücksichtigt:
  – $FiO_2 > 21$ % im Alter von 28 Lebenstagen (Bancalari).
  – $FiO_2 > 21$ % mit 36. SSW (Shennan) bzw. O_2-Bedarf, um in der 36. SSW eine pulsoximetrische Sauerstoffsättigung von 92 % in Ruhe zu erreichen (Garland).

➤ **Risikofaktoren:** U. a. Barotrauma, Volutrauma, Infektionen, Sauerstofftoxizität, persistierender Ductus arteriosus (PDA) und Flüssigkeitüberladung der Lunge werden diskutiert.

➤ **Pathologie:** Umbau der normalen Lungenstruktur mit überblähten Bezirken, narbigen Atelektasen und Rarefizierung des Gefäßbetts der Lunge.

Symptome und Diagnose

➤ S.o. Definition.

➤ **Symptome und Untersuchungsbefund:**
  – Dyspnoe, Einziehungen, chronischer Husten, oft glockenförmiger Thorax.
  – Hyperkapnie, erhöhter O_2-Bedarf, u. U für Wochen bis Monate.
  – Gehäufte pulmonale Infekte, obstruktive Bronchitiden, Asthma bronchiale im Verlauf.
  – Cor pulmonale: Lebervergrößerung.

➤ **EKG:** P-pulmonale.

➤ **Echokardiographie:** Rechtsherzbelastung.

➤ **Röntgen-Thorax:** Atelektasen und überblähte Bezirke.

Differenzialdiagnosen

➤ Andere Lungenerkrankungen: Pneumonie (Chlamydien, Ureaplasmen) s. S. 212. Lungenödem, Pneumothorax, Atelektasen.

➤ Angeborener Herzfehler: Pulmonale Hypertonie, VSD, ASD u. a.

Therapie

➤ **Systemische Pharmakotherapie:**
  – *Diuretika* (frühzeitig): Hydrochlorthiazid (Esidrix) und Spironolacton (Aldactone), evtl. Furosemid (Lasix), falls Effekt von Esidrix unzureichend ist. Dosierungen s. S. 395.
  ◨ *Cave:* Hypovolämie und Na^+-, Ca^{++}- und Cl^- Verlust! Auf hypochlorämische Alkalose während der Therapie achten
  – *Bronchodilatatoren* (frühzeitig): Theophyllin. s. S. 387.
  – *Glukokortikoid:*
    • Dexamethason 0,3–0,5 mg/kg KG/Tag in 2 Einzeldosen.
    • Applikation bevorzugt „gepulst" d. h. Applikation für 3 Tage, dann absetzten für 7–10 Tage dann erneut 0,3–0.5 mg/kg KG/Tag in 2 Einzeldosen für 3 Tage usw. Dosis individualisieren!
    ◨ *Cave:* Achten auf Blutdruck, Blutzucker (v. a. bei Frühgeborenen < 30. SSW → Dosisreduktion, Ventrikelhypertrophie → Echokardiographie, gastrointestinale Blutungen und Perforationen.

– Gute Analgosedierung evtl. erforderlich. Morphin ist oft hilfreich!
➤ **Inhalative Pharmakotherapie:** Inhalation 3 × täglich (umstritten, da bisher kein Wirkungsnachweis):
  – Salbutamol: 1 Tpf./kg KG = 0,25 mg/kg KG (1 ml = 20 gtt), max. 3 Tpf.
  – NaCl 0,9%: 2ml.
  – Evtl. zusätzlich Ipratropiumbromid: 1 Tpf./kg KG = 0,01 mg/kg KG, max. 3 Tpf.
  – Evtl. zusätzlich Chromoglycinsäure: ½ Ampulle = 5 mg = 1 ml.
  – In Diskussion ohne bislang eindeutigen Wirkungsnachweis Budesomid 0,25 mg inhalativ 2 x/Tag.
➤ **Physiotherapie:** Bei der BPD besonders wichtig!
➤ **Sauerstoff:** Ggf. bei schweren Verläufen mit pulmonaler Hypertonie (cave: Ausreifungszustand der Retinagefäße). Ziel ist eine pulsoxymetrische Sauerstoffsättigung > 90%.
➤ **Ernährung:** Erhöhter Kalorienbedarf wegen der gesteigerten Atemarbeit. Vit.-A-Zufuhr soll protektiven Effekt aufweisen (s. S. 131).
➤ **Prävention:** Eine Senkung der BPD-Rate konnte durch pränatale Steroidgabe, frühzeiteige Surfactant-Therapie, restriktive Flüssigkeitszufuhr, frühzeitige Behandlung eines klinisch relevanten PDA, frühzeitiger Extubation und Vit.-A-Zufuhr gesenkt werden.

Vorbemerkung

➤ Ein Pneumothorax stellt meist eine lebensbedrohliche Komplikation einer Grundkrankheit dar.
➤ Nur bei schneller und richtiger Therapie besteht die Möglichkeit, das Kind zu retten.

Ätiologie und Pathogenese

➤ Ungleichmäßige Belüftung der Lungen führt zu Überdehnung mit Alveolarruptur. Freie Luft verläuft im perivaskulären Gewebe.
➤ Interstitielles Emphysem (PIE) = höchste Pneu-Gefahr; Rö!
  – Entweder ins Mediastinum und sekundär in den Pleuralraum,
  – oder subpleurale Emphysemblasen platzen und Luft tritt in den Pleuralraum aus.

Typische Voraussetzungen

➤ Bei frühem Pneumothorax (erste Lebensstunde), angeblich bei 1 % der Neugeborenen, davon aber nur 10 % symptomatisch.
  – Hohe transthorakale Drücke beim ersten Schrei.
  – Komplizierte Geburt mit Reanimation.
  – Mekoniumaspiration; Alveolitis bei Amnioninfektion.
➤ Bei späterem Pneumothorax (meist 2.–3. Tag, bei Besserung der Beatmungssituation).
  – Atemnotsyndrom (RDS).
  – Pneumonie.
  – Mekoniumaspirationssyndrom.
  – Maschinelle Beatmung: Hoher Spitzendruck, Exspirationszeit zu kurz, hoher PEEP, CPAP.

Klinische Zeichen

➤ Akute Verschlechterung, Unruhe.
➤ **Zirkulatorische Symptome:** anfangs RR-Anstieg, dann RR-Abfall; RR-Amplitude klein, Tachykardie.
➤ Später pCO_2-Anstieg, PaO_2-Abfall.
➤ Prominenter Thorax, einseitig–doppelseitig.
➤ Fehlende Thoraxexkursionen bei Beatmung.
➤ Großer Bauch, Leber plötzlich tiefer stehend.
➤ Herzverlagerung = Mediastinalshift (z. B. Pneu li: Herztöne re), leise Herztöne.
➤ Atemgeräuschdifferenz. *Cave:* Hörbares Atemgeräusch schließt Pneumothorax nicht aus.
➤ u. U. Hautemphysem (Caesarenhals).

Diagnose

➤ **Lebensbedrohliche Situation:**
  – Tubusobstruktion ausschließen (manuelle Inspiration mit PIP-Erhöhung, evtl. Handbeatmung und Auskultation).
  – Transillumination mit Kaltlicht → großer Halo um Lichtkopf = Luft des Pneumothoraxes.
  – Sofort Thoraxdrainage (Technik s. Arbeitstechniken s. S. 39); danach Röntgen.
➤ **Keine akute Bedrohung:**
  – Transillumination.

7.5 Pneumothorax des Neugeborenen

- Röntgen-Thorax a.p. und seitlich (Rückenlage, horizontaler Strahlengang). Am a.p. Bild allein wird intrapleurale Luft meist unterschätzt; besonders bei steifer Lunge bei RDS!

- ◉ *Hinweis:* „Scharfer Herzrand", angehobener Thymusschatten.

- ◉ *Cave:* Verwechslung Pneumothorax/Hautfalte. Hier lässt sich die Linie meist extrathorakal weiterverfolgen.

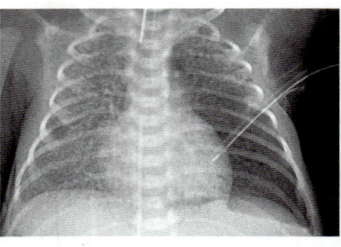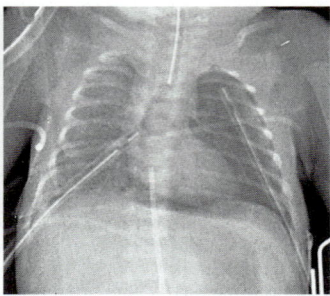

Abb. 45 a und b   Pneumothorax. a) interstitielles Emphysem rechts, Pneumothorax links mit liegender Pleuradrainage: Scharfer Herzrand links als Hinweis auf freie Luft in der Pleurahöhle; b) Pneumothorax und Pneumomediastinum: Scharfer Herzrand links, Luft im Perikard. Links abgehobener Thymus, sog. Spinnaker-Zeichen → mediastinale Luft

Therapie

➤ **Spannungspneumothorax:**
- Sofort Pleurapunktion zur Entlastung.
- Dann Dauerdrainage, u. U. vor Röntgen!
- Anschließend evtl. Hochfrequenz-Oszillationsbeatmung erwägen.

➤ **Geringe extrapulmonale Luftansammlung:**
- *Kind mit noch suffizienter Spontanatmung:* Konservativ, unter strikter Überwachung von Symptomatik, art. pO_2 bzw. $tcpO_2$, Transillumination, Röntgen öfter wiederholen. Punktionsbereitschaft! Bei Verschlechterung Pleuradrainage.
- *Kind mit Atemhilfe:* Stets Thoraxdrainage.
- *Kind mit subpleuraler Luft (über Zwerchfell):* Bei steifer Lunge stets drainieren.

Allgemeine Maßnahmen

➤ Über technischen Problemen den Allgemeinzustand des Kindes nicht vergessen.
➤ Beatmung bei Pneumothorax: PEEP nach Möglichkeit senken, lieber mehr O_2, kurze Inspirationszeit, lange Exspirationszeit (resp. Azidose schlecht).
➤ Nach Pneumothoraxursachen fahnden: Anamnese? Bakteriologie?
➤ PFC-Syndrom möglich, das nach Drainage fortbestehen kann (s. S. 227).
➤ Bei rezidivierenden, nur schwer zu entlastendem Pneumothorax, Versuch der Hochfrequenz-Oszillationsbeatmung – gilt besonders für interstitielles Emphysem.

Ziele der Sauerstofftherapie

➤ Genügend O_2-Moleküle in Zellen.
➤ Vermeidung von O_2-Mangel mit dessen Konsequenzen: Anaerobe Glykolyse, Laktatazidose, pulmonale Vasokonstriktion, Myokardinsuffizienz, Niereninsuffizienz, Vasodilatation der Pulmonalgefäße.
➤ Vermeiden der Sauerstofftoxizität.

Klinische Zeichen von Hypoxämie

➤ Zyanose, Blässe.
➤ Verminderte Hautperfusion.
➤ Hypothermie.
➤ Muskelhypo-/hypertonie.
➤ Krämpfe.

Indikationen

➤ Reanimation, Schock.
➤ Erstversorgung von Frühgeborenen (erste 10–15 Minuten).
➤ PaO_2 < 50 mmHg.
➤ Neugeborene mit gestörter kardiopulmonaler Adaptation.
➤ Kinder mit bronchopulmonaler Dysplasie (Vasodilatation).

Allgemeine Maßgaben

➤ Sauerstoff nur bei strenger Indikation (O_2 = Medikament!).
➤ Niedrigste effektive Dosis anstreben.
➤ FiO_2-Kontrollen mindestens 1–2-stündlich.
➤ Jede FiO_2-Konzentration > 0,21 von länger als 30 Minuten erfordert $tcpO_2$- (paO_2)-Kontrolle und SaO_2-Kontrolle. Angestrebt: paO_2 50–70 mmHg SaO_2 85–95 %.
➤ Dauer von Hypoxämien und ggf. Hyperoxämien dokumentieren.
➤ Reduktion von FiO_2 in 5–10 %-Schritten.

Applikation

➤ Maske 4 l/min (ist ohne Fixation unzuverlässig).
➤ Nasensonde: Sonde 2–3 cm in Nase, fixieren 1 l/min (wird oft nicht toleriert).
➤ „Schnurrbart" mit Magensonde (2 Löcher, Richtung Nase) 1 l/min.
➤ O_2-Glocke bei FiO_2 > 0,4 mit Befeuchtung, 4–6 l/min.
➤ O_2 in den Inkubator.

Bedenke Sauerstofftoxizität!

➤ Retinopathie s. S. 341.
➤ Bronchopulmonale Dysplasie: FiO_2 > 0,4 gilt als toxisch für Alveolarzellen s. S. 151.

7.7 CPAP (Continuous positive airway pressure) ▬▬▬

Grundlagen ─────────────────────────────────

➤ CPAP kann erfolgen mit:
  – Einer Maske (häufig im Kreißsaal).
  – Einem Tubus: Endotracheal aber nur wenige Minuten (cave Resistance!), pharyngeal oder nasal.
  – Einer Nasensonde (nasal prongs).
  – Einer Kopf-Box.
  – Aktuell mit einem High-Flow-System (z. B. Infant-Flow/Medijet).
➤ Theoretisch bedeutet auch die Anwendung einer Unterdruckbeatmung (CNP = continuous negative pressure) in einer Kammer die Herstellung eines CPAP im Atemwegssystem des Kindes
➤ Wirkungsmechanismen:
  – Fortsetzung des positiven Atemwegsdruckes im System bis in tiefere Lungenabschnitte (Alveole?).
  – Widerstand während der Expiration:
    • Stabilisierung der Atemwege
    • Vermehrte Rekrutierung von Gasaustauschfläche, Erhöhung des Lungenvolumens.
    • Stabilisierung des thorakalen Systems.
    • Direkte Stimulation des Atemantriebs durch Stimulation der Dehnungsrezeptoren (bisher nicht nachgewiesen).
  – Spüleffekt des Nasenrachenraumes (Reduktion des Totraumes).
  – Reduktion der Atemarbeit (angeblich vorhanden, aber bisher nicht nachgewiesen).
  – Stabilere Atemmittelage (zumindest bei High Flow-Systemen).

Indikationen ─────────────────────────────────

➤ Im Kreißsaal zum initialen Blähen und bei Tachydyspnoe und expiratorischem Stöhnen zur Entfaltung und Belüftung der Lungen (zumeist Beginn mit Maske, dann Tubus, Infant-Flow oder Medijet).
➤ Zur sicheren Applikation von O_2 mit befeuchteter und angewärmter Luft.
➤ Zum Vermeiden einer Intubation, z. B. bei mildem RDS.
➤ Zur Entwöhnung vom Respirator (Weaning), nach Extubation. Indiziert, falls nach Extubation die Spontanatmung unzureichend ist und/oder mehr als 2 stimulationsbedürftige Apnoen pro Stunde auftreten.
➤ Bei rezidivierenden Apnoen/Bradykardien.

Voraussetzungen ─────────────────────────────────

➤ **Vor Intubation:** Nach initialem Blähen weiterhin Tachydyspnoe, Stöhnen mit CO_2-Retention. Kind droht beatmungspflichtig zu werden.
➤ **Nach Extubation** siehe Weaning S. 163.

Praktisches Vorgehen ─────────────────────────────────

➤ Rachen-(Nasen-)CPAP oder pharyngeale Beatmung.
➤ Tubus 3–5 cm nasal einführen.
➤ Bei Bedarf Tubus mit Novesine-Salbe einschmieren.
➤ Evtl. muss das Kind vorsichtig sediert werden.
➤ PEEP einstellen: 3–5 (selten –8) cm H_2O.

➤ Pro Schwesternschicht mindestens einmal Tubus entfernen und Rachen ganz gründlich absaugen. Es bilden sich oft trockene Borken, die obstruierend wirken.

➤ Auch der Larynx kann anschwellen, dann ist meist die (Re)intubation erforderlich.

➤ Immer Magensonde mit offenem Trichter.

➤ **Infant-Star:**
  – Flow möglichst = 4 l, falls mehr erforderlich ist mit Demand Flow arbeiten.
  – Manchmal ist Frequenzeinstellung erforderlich (Infant-Star: Star-Sync SIMV-Modus).
  – Günstig ist evtl. bei Infant-Star der Backup-CPAP-Modus. Sensor optimal kleben!

➤ **Babylog 8000** muß „überlistet" werden, da im Ansatzstück kein V. exp. gemessen wird: Flow-Sensor-Kabel abziehen (bei kleinen FG problematisch – nicht optimal). PIP auf 10 reduzieren, CPAP-Modus oder IMV-Modus wie erforderlich einstellen. Alarm „Störung Flow-Sensor" quittieren mit „Reset", hält leider nur für 5 min. Alternative: Komplette Entfernung des Flow-Sensors.

➤ **Stephanie:** Nach Extubation ohne Pneumotachograph (= Flow-Sensor) betreiben: „Mode"-Schalter auf rote Positionen = druckkontrollierte Beatmungsformen.

➤ **Infant-Flow:** Vorteil ist die schonende Applikation des Nasen-Ansatzstückes. PEEP hier ca. 5 cm H_2O, zusätzliche Frequenz ist nicht erforderlich, da das Kind die Resistance des Tubus nicht überwinden muß (Venturi-Prinzip). Evtl. etwas geringere Blähung des Magens.

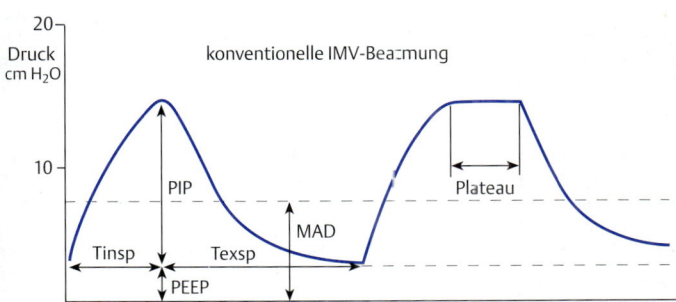

Abb. 46   Spontanatmung mit CPAP

7.8 Konventionelle maschinelle Beatmung

Vorbemerkungen

➤ Die Beatmung ist eine der invasivsten Therapien bei Frühgeborenen. Sie kann lebensrettend sein, bei falscher Anwendung aber auch lebensbedrohliche Komplikationen und monatelange Morbidität (BPD) nach sich ziehen.
➤ Voraussetzung zum Verständnis dieses Kapitels ist die Kenntnis der Vor- und Nachteile der verschiedenen Beatmungsformen.
➤ Wichtiger als die schematische Einstellung der Beatmung ist die intensive Beobachtung jedes einzelnen Frühgeborenen, um die Beatmung auf die individuellen Bedürfnisse einzustellen. Dies erfordert gelegentlich, dass sich der Arzt für einen längeren Zeitraum (z. B. 1 Stunde) neben den Inkubator setzt, um das Kind genau zu beobachten und die Beatmung optimieren zu können.
➤ Die optimale Einstellung der Beatmung kann u. U. rasch wechseln!
➤ Im Einzelfall werden zur Vermeidung einer maschinellen Beatmung oder eines Barotraumas der Lunge durch hohe Beatmungsdrücke unter maschineller Beatmung höhere pCO_2-Werte als die unten angegebenen Grenzwerte toleriert → permissive Hyperkapnie.
➤ Hoher PIP (*positive inspiratory pressure*), hoher PEEP (*positive endexspiratory pressure*) und lange Inspirationszeit vermindern das Herzzeitvolumen (HZV).
➤ Absolute Voraussetzung ist genaue Kenntnis der Funktion des Respirators und Befeuchtertopfes (Betriebsanleitungen sind Pflichtlektüre!).

Physiologische Grundlagen

➤ **PaCO₂:** Abhängig von der alveolären Ventilation und damit vom Atemminutenvolumen, d. h. von Beatmungsfrequenz und Atemzugvolumen:
  – *Atemminutenvolumen* = Frequenz × Atemzugvolumen.
  – *Alveoläre Ventilation* = Frequenz × (Atemzugvolumen – Totraumvolumen).
  – *Atemzugvolumen*: Primär abhängig von PIP minus PEEP.
    • Bei zu kurzer T_e (Exspirationszeit) sinkt allerdings das Atemzugvolumen (inadvertant PEEP).
    • Thorax muss sich vor nächster Inspiration völlig gesenkt haben.
    • Vorsicht bei $T_e < 0,5$ s!
    • Damit das „Volutrauma" der Lunge begrenzt wird, sollte das Atemzugvolumen (V_T) nicht mehr als 5(–8) ml/kg KG betragen.
➤ **PaO₂:** Hauptsächlich abhängig von:
  – *Inspiratorischer Sauerstoffkonzentration* (FiO_2).
  – *Mittlerem Atemwegsdruck* (MAD) = Fläche unter Beatmungsdruckkurve. Der MAD wird wiederum von folgenden Faktoren beeinflusst (in abnehmender Wirkung):
    • Hoher PEEP > langer T_i > hoher PIP > hoher Flow (> Plateau) > kurzer T_e.
    • 🔷 *Beachte:* Ein hoher MAD reduziert u. U. das HZV und damit die Sauerstofftransportkapazität!
  – Größe des *Rechts-Links-Shunts*.
➤ **Vereinfacht** lassen sich die o. g. Zusammenhänge folgendermaßen beschreiben:
  – Die *Oxygenierung* wird begünstigt durch:
    • Hohe FiO_2.
    • Lange Inspirationszeit (T_i).
    • Höheren PEEP.
    • Hohen PIP.

- Die *Ventilation* (CO_2-Elimination) wird begünstigt durch:
  - Hohen PIP.
  - Hohe Frequenz.
  - Adäquaten PEEP.
  - Adäquate Inspirationszeit (T_i).
  - Nicht zu kurze Exspirationszeit (T_e).

➤ **Inspirationszeit (T_i):**
  - Beginn mit 0,3 s. Verkürzung < 0,2 s ist fast nie sinnvoll.
  - Verlängerung > 0,3 s ist indiziert zur Verbesserung der Oxygenierung.
  - Längere Inspirationszeit = höherer MAD = höheres Barotraumarisiko.

➤ **Exspirationszeit (T_e):**
  - Beginn mit 0,7 s. Verkürzung < 0,5 s ist selten sinnvoll (cave: inadvertant-PEEP, s. o.).
  - Immer überprüfen, ob sich der Thorax völlig senkt, bzw. ob das exspiratorische Atemgas-Flowsignal (bei Stephanie) bzw. die Flowkurve (bei Babylog) die Nulllinie erreicht.

➤ **Inspirationsdruck (PIP):**
  - Beeinflusst vorwiegend den $PaCO_2$ (alveoläre Ventilation), bei PIP > 25 cm H_2O (> 20 cm H_2O bei FG < 800 g) müssen u. U. höhere $PaCO_2$-Werte (50–60 mmHg) akzeptiert werden.
  - Bei Kindern < 1000 g KG reicht manchmal ein PIP von 6–8 aus.
  - Hebt sich der Thorax „unphysiologisch" rasch oder stark, muss die Beatmung umgehend überprüft werden.
  - Bei Änderung des PEEP Amplitude belassen, d. h. PIP gleichsinnig ändern, da sonst das Atemzugvolumen sinkt/steigt.

➤ **Positiv endexspiratorischer Druck (PEEP):**
  - Verhindert bzw. vermindert einen Alveolarkollaps und vergrößert so die funktionelle Residualkapazität (FRC). Beatmete Kinder sollten deshalb möglichst wenig dekonnektiert werden.
  - Kinder mit (PDA-unabhängigen) PaO_2-Schwankungen stabilisieren sich u. U. mit höherem PEEP von 4–5 cm H_2O (sehr selten höher).
  - Insbesondere bei Hypovolämie reduziert ein hoher PEEP das HZV.
  - Eine *Röntgen-Thorax-Aufnahme* in Exspiration lässt erkennen, ob eine Beatmung zur Überblähung führt:
    - Weiße Lunge, Zwerchfellkuppe höher als Th 8 → PEEP evtl. zu niedrig.
    - Weiter Zwerchfell-Rippenwinkel, Zwerchfellkuppe tiefer als Th 9 → PEEP evtl. zu hoch oder Exspirationszeit zu kurz.

➤ **Inspiratorische Sauerstoffkonzentration (FiO_2):**
  - So niedrig wie möglich, so hoch wie nötig.
  - Fi_2 > 0,4 gilt als toxisch für die Alveolarzellen. Dann evtl. Erhöhung des MAD durch Verlängerung von T_i und/oder PEEP-Erhöhung.

➤ **Flow:**
  - Bei hohem Flow wird PIP schneller erreicht: höheres Barotrauma, längeres Plateau bei gleicher T_i, evtl. werden atelektatische Bezirke dann ventiliert (ist aber umstritten. Alternative ist, den PEEP zu erhöhen).
  - Hoher Flow erlaubt kürzere T_i.

Abkürzungen/Definitionen

➤ **Flow:** Gasfluss in den Beatmungsschläuchen [l/min].
➤ **T_{insp}.:** Inspirationszeit [s].

7.8 Konventionelle maschinelle Beatmung

> **T$_{exsp}$:** Exspirationszeit [s].
> **PIP** (Positive inspiratory pressure): Maximaler Beatmungsdruck [cm H$_2$O].
> **PEEP** (Positive endexspiratory pressure): Druck im Tubus am Ende der Exspiration [cm H$_2$O].
> **MAD:** Mittlerer Atemwegsdruck [cm H$_2$O] (engl. MAP = mean airway pressure).
> **Plateau:** Zeit während der PIP aufrechterhalten wird.
> **Frequenz:** Anzahl der Beatmungszüge [/min].
> **FiO$_2$** (fraction of inspired oxygen): Inspiratorische Sauerstoffkonzentration.
> **CPAP:** Continuous positive airway pressure [cm H$_2$O], s. Abb. 46, S. 157.
> **IMV:** Intermittent mandatory ventilation (s. Abb. 47).
> **SIMV:** Synchronized intermittent mandatory ventilation.
> **IPPV:** Intermittent positive pressure ventilation.
> **PSV** (pressure support ventilation): Druckunterstützte Beatmung.

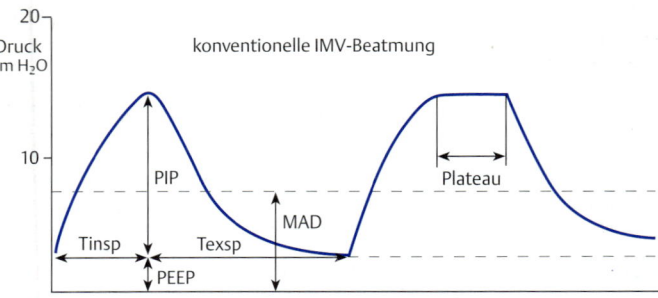

Abb. 47   Kontrollierte IMV-Beatmung

Indikationen zur Beatmung

◙ *Beachte:* Immer die Gesamtsituation des Kindes berücksichtigen!
> FiC$_2$ > 0,4 mit steigender Tendenz.
> Respiratorische Azidose mit pH < 7,25 mit abfallender Tendenz.
> Apnoen, > 3 pro Stunde, länger als 20 Sekunden mit Notwendigkeit der Maskenbeatmung (falls Obstruktion und nicht behebbar).
> In der Regel FG < 28. SSW.
> Zwerchfelldefekt.
> APGAR < 4 nach 5 Minuten.
> Jeder Schockzustand.
> **Im Zweifelsfall** lieber beatmen und früh extubieren.
◙ *Cave:* PFC-Syndrom (hauptsächlich beim reifen Kind) bei verzögertem Beginn der Beatmung.

Ziele der Beatmung

> PaO$_2$ 50–70 mmHg.
> PaCO$_2$ 40–50 mmHg (bei älterem Kind mit BPD 40–60 mmHg) bzw. pH > 7,25.
> Niedrigst möglicher PIP; PEEP 3–4 cm H$_2$O (geringstmögliches Risiko eines Barotraumas).
> Vermeidung übergroßer Atemzugvolumina, d. h. nicht >> 8 ml/kg KG (geringstmögliches Risiko eines Volutraumas).

◐ *Beachte:* Es ist schwierig, absolute Prioritäten zu setzen, wie das Trauma der Lunge durch die Beatmung mit hohem Druck und/oder hoher O_2-Konzentration zu minimieren ist:

– Einerseits sind hohe Beatmungsdrücke traumatisch: 20 cm H_2O können für ein Frühgeborenes von < 800 g KG schon extrem hoch und für ein reifes Neugeborenes mit Lungenparenchymerkrankung eben adäquat sein.
– Aber: je dünner der Tubus und je kürzer die Inspirationszeit, desto weniger vom Inspirationsdruck kommt möglicherweise in der Alveole an.
– Andererseits gelten FiO_2-Konzentrationen > 0,4 als toxisch für die Alveolarzellen.
– Auch hohe Flowraten sind u. U. problematisch.

Fazit

➤ Ein Patentrezept zur Beatmung für alle Frühgeborenen gibt es nicht.
➤ Ziel ist es, die FiO_2 möglichst niedrig zu halten.
➤ Der Beatmungsdruck sollte möglichst so gewählt werden, dass Thoraxexkursionen im zeitlichen Verlauf und in ihrer Größe „physiologisch" erscheinen.

Grundprinzip der Säuglingsbeatmung (Abb. 48)

➤ Bei Verschluss des Exspirationsventils erhöht sich der Druck im Beatmungsschlauchsystem bis zum eingestellten PIP durch den hohen Atemgas-Grundflow. Dadurch wird eine Inspiration eingeleitet. Inspirationsflow strömt in die Lunge ein, solange dort noch nicht die Höhe des PIP erreicht ist.
➤ Am Ende der Inspiration herrscht (falls genügend Inspirationszeit eingestellt ist) am Tubuskonnektor und im Alveolarraum der gleiche Druck, nämlich PIP. Der Inspirationsflow kommt deshalb zum Erliegen, das Plateau ist erreicht.
➤ Öffnet das Exspirationsventil, so fällt der Druck im Beatmungsschlauchsystem auf den PEEP zurück. Der jetzt höhere intrapulmonale Druck treibt das Atemzugvolumen aus der Lunge.
➤ Exspirationsflow strömt so lange, bis im Alveolarraum der Druck auf den eingestellten PEEP abgesunken ist, vorausgesetzt, dass eine genügend lange Exspirationszeit eingestellt wurde. Der Atemgas-Grundflow im Beatmungsschlauchsystem wird beim Infant-Star vom Bediener eingestellt, bei der Stephanie vom Gerät selbst geregelt.

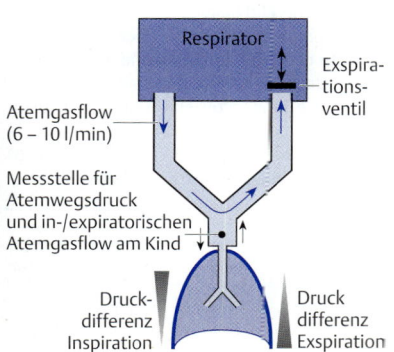

Abb. 48 Grundprinzip der Säuglingsbeatmung, Erläuterung s. Text

7.8 Konventionelle maschinelle Beatmung

Grundeinstellung bei Beginn der Beatmung

➤ **Inspirationszeit** T_i 0,3 s.
➤ Bei Stephanie/Babylog 8000 **Exspirationszeit** T_e 0,7 s; bei Infant-Star **Frequenz** 60/min.
➤ **Flow** (Demand) 12 l/min; meist kann bei Frühgeborenen der Flow geringer gewählt werden (10–6 l/min), wodurch der inspiratorische Druckanstieg langsamer, „weicher" wird.
➤ **PIP** und **PEEP** so niedrig wie möglich, so hoch wie nötig:
  – PEEP 3–4(–5–6), cave: Wirkung auf HZV!
  – PIP so einstellen, dass sich der Thorax „gut" hebt bzw. ein Atemzugvolumen (V_T) von 5(–8) ml/kg KG erreicht wird. Evtl. Einstellung von Kreißsaal/Transport übernehmen, im Zweifelsfall mit 20 cm H_2O beginnen.
➤ **FiO_2** erhöhen, bis Kind ausreichend rosig aussieht (Pulsoximetrie ist bei Hyperoxämie unzuverlässig!).
➤ **Temperatur** des Befeuchtertopfes 36–37 °C.
➤ **Bei Infant-Star** von Anfang an Star Sync anschließen; SIMV-Modus (s. S. 166) oder assistiert-kontrollierte Beatmung (s. S. 165).

Überwachung und Anpassung der Beatmung

➤ **Kontrolle der richtigen Tubuslage:**
  – *Auskultation:* Sind beide Lungen gleichmäßig belüftet? Atemgeräusch über Magen nur sehr leise?
  – Evtl. *Laryngoskopie* zur Kontrolle.
  – Ein normales *exspiratorisches Flowsignal* am Bildschirm des Beatmungsgerätes (Stephanie, Babylog 8000) ist Beweis einer endotrachealen Lage des Tubus.
  – *Röntgen-Thorax:* Tubusspitze bei Th 2, Unterkiefer mit abbilden (Kopflage registrieren, da diese die Lage der Tubusspitze beeinflusst, s. Abb. 3 S. 13).
➤ **Kontrolle der Blutgase:** Durchführung innerhalb der ersten 20 Minuten nach Beginn der Beatmung, s. u.
  – *Ziel:*
    • PaO_2 50–70 mmHg.
    • $PaCO_2$ 40–45 mmHg.
    • SaO_2 85–95 % (gemessen mit Pulsoximeter!).
  – *Entnahmetechnik:*
    • Goldstandard sind präduktale arterielle Blutgase.
    • Bei kapillären Blutgasen werden pH und pCO_2 verläßlich, pO_2 jedoch gleich oder niedriger als PaO_2 (also nicht verlässlich) gemessen.
  – Transkutan ermittelte Blutgaswerte (tc-pCO_2 und tc-pO_2) sollten mindestens 6–12(–24)-stündlich durch venöse bzw. arterielle Blutgaskontrollen überprüft werden, falls FiO_2 > 0,21.
  ◨ *Beachte:* Jede Änderung der Respiratoreinstellung muss spätestens nach 20 Minuten in ihrer Auswirkung auf die arteriellen oder transkutanen Blutgaswerte dokumentiert werden!

Analgosedierung/Relaxierung

➤ Keine grundsätzliche Relaxierung! Eine Relaxierung muss absolute Ausnahme bleiben!

➤ Atmet das Kind heftig „gegen" den Respirator, muss zunächst die Einstellung des Respirators überprüft werden. Häufig entspricht diese nicht den Bedürfnissen des Kindes. Die Beatmung synchronisiert sich oft mit höheren Frequenzen (bis 80–90/min) besser.

➤ Beim Kind bleiben und mit viel Geduld und Einfühlung (dauert oft 1 Stunde und länger) Respiratoreinstellung mit Eigenatmung des Kindes koordinieren.

➤ Assistiert-kontrollierte Beatmung (Star Sync bei Infant Star oder Stephanie entsprechend SIPPV-Modus beim Babylog 8000 erleichtert die Koordination von kindlicher Atmung mit dem Respirator.

➤ **Sedierung** erfolgt evtl. bei ausbleibender Koordination, z. B.:
  – Midazolam: 0,1–0,2 mg/kg KG/ED i.v.
  – Phenobarbital: Initial 10–20 mg/kg KG in 2 ED i.v., dann (3–)5 mg/kg KG.

➤ **Analgesie**, wenn auch damit kein Erfolg erzielt werden kann, z. B. mit Morphin: 0,05–0,1 (–0,2) mg/kg KG/ED i.v., dann 10–15 µg/kg/Std. i.v.

➤ Kann auch unter dieser Analgosedierung keine effektive Respiratortherapie durchgeführt werden, evtl. **Relaxierung** mit Pancuronium oder Norcuronium 0,1 mg/kg ED i.v., dann ggf. 0,1 mg/kg/Std.

◘ *Beachte:* Langzeit-Relaxierung führt zu Flüssigkeitsretention und Atrophie der Atemmuskulatur mit nachfolgender Verschlechterung der Compliance.

Physiotherapie

➤ Umstritten, möglicherweise sinnvoll bei Pneumonie und BPD.

◘ *Beachte:* Vorsicht bei instabilem Kind z. B. mit PDA, Pneumothorax!

Entwöhnung vom Respirator (Weaning)

➤ Die Entwöhnung vom Respirator erfordert besonders viel Fingerspitzengefühl von Schwester und Arzt. Sie kann nicht schematisch erfolgen. Das Kind muss besonders gut überwacht werden. Zyanoseanfälle, graues Hautkolorit und Apnoen können Zeichen dafür sein, dass das Kind noch nicht reif für eine Entwöhnung ist. Trotzdem muss die Extubation forciert werden. Manche Kinder kommen allein oder mit Rachen-CPAP wesentlich besser zurecht als unter einer – retrospektiv unnötigen – Beatmung.

➤ **Voraussetzungen:**
  – Kind unter Beatmung klinisch und neurologisch stabil.
  – Geringe Sekretmengen beim endotrachealen Absaugen.
  – Kein hämodynamisch wirksamer PDA.
  – Stabile periphere Perfusion.
  – Thermoneutrale Umgebungstemperatur.
  – Schonendster Umgang mit Kind. Bauchlage oft günstig!
  – Sedierung ist keine Kontraindikation zur Entwöhnung.
  – *Monitoring:* tcpO$_2$/tcPCO$_2$-Sonde, Sättigung, pH-Messung, Hämatokrit, Blutdruckmessung.
  – *Dexamethason* 3 × 0,25 mg/kg KG im Abstand von 8 und 4 Stunden vor geplanter Extubation verbessert die Chancen der Extubation erheblich!
  – *Prüfe:* Ist Theophyllin oder Koffein indiziert? S. S. 387.

➤ **Vorgehen:**
  1. *Reduktion der Beatmungsgrößen:*
     • Zunächst PIP reduzieren bis der Thorax sich eben noch hebt (Atemgeräusch auskultieren). Bei Kindern < 1000 g KG wird oft nur 8(–6) cm H$_2$O benötigt.

- PEEP auf 2–3 cm H_2O vermindern falls möglich (bei Kurzzeitbeatmung).
- $FiO_2 < 0,4$ sollte möglich sein.
2. *Assistierte Beatmung* (IMV, SIMV, Ass./kontr., CPAP): Diese Phase kann Tage dauern!
   - pH, pCO_2, pO_2 überwachen! Apnoen?
   - Schrittweise Frequenz vermindern bis mindestens 15–20/min (SIMV). Bei Sechrist T_e verlängern (T_i belassen).
   - Infant-Star/Babylog 8000 im assistiert kontrollierten Modus oder SIMV.
   - Bei Erschöpfung evtl. IMV-Frequenz vorübergehend zur Erholung des Kindes wieder bis zur vollen Beatmung erhöhen, dann erneut Reduktionsversuch.
   - Alleiniger CPAP (PEEP ohne PIP) bei intubiertem Kind längstens für 1 Stunde, dann entweder Extubation oder wieder IMV bzw. SIMV.
     - ◨ *Beachte:* CPAP bei Intubation > 1 Stunde ist „Kindesmisshandlung" (v. a. bei Tubus $\leq$ 2,5)!
3. *Extubation:*
   - Tolerierbare pCO_2-Werte bei Extubation (nur Anhalt, individualisieren!): 1. Woche bis ca. 50 mmHg, später 55–60(–70) mmHg, solange pH > 7,25(–7,20).
   - Kind gut absaugen und sich wieder erholen lassen (Trachealsekret in Bakteriologie).
   - FiO_2 muss nach Extubation meist erhöht werden – strikte Überwachung!
   - Fütterungspause 3 Stunden, evtl. länger.
   - Physiotherapie, cave: Atelektasen im rechten Oberlappen!
   - Evtl. Schaukelmatratze einsetzen.
   - $tcPO_2$-, $tcPCO_2$- und SpO_2-Überwachung, mindestens solange eine erhöhte Sauerstoffkonzentration appliziert wird.
4. *Rachen-CPAP oder pharyngeale Beatmung* (s. S. 156): Indiziert, falls nach Extubation Spontanatmung unzureichend und/oder > 2 stimulationsbedürftige Apnoen pro Stunde.

Erkrankungen der Atemwege und Beatmung

Grundlagen

➤ Bei **Asynchronie** besteht kein fester zeitlicher Zusammenhang zwischen Beatmung und Spontanatmung, d. h. die Beatmungshübe treffen zufällig auf unterschiedliche Phasen der Spontanatmung. Synchronisation zwischen dem Rhythmus der Spontanatmung und der Beatmung wird angestrebt, da *Asynchronie mit folgenden Nebenwirkungen assoziiert* wurde:
  – Aktive Exspiration seitens des Kindes mit nachfolgend erhöhtem Risiko eines „Air leak syndromes" (Pneumothorax, Pneumomediastinum, pulmonales interstitielles Emphysem).
  – Reduktion des Atemzugvolumens.
  – Verschlechterung der Oxygenierung.
  – Erhöhter Bedarf an Sedativa und Muskelrelaxanzien
  – Verlängerte Dauer der Entwöhnung von der Beatmung.
➤ **Synchronisation** kann erreicht werden durch:
  – Triggersysteme, die den Beginn eines spontanen Atemzuges mit dem Einsetzen des maschinellen Atemhubes synchronisieren. Die verschiedenen Respiratortypen verwenden unterschiedliche Signale, um den Beginn einer spontanen Inspiration zu erkennen:
    • Die inspiratorische Auswärtsbewegung der vorderen Bauchwand (Infant Star Sync mit Graseby-Kapsel).
    • Das am Endotrachealtubus gemessene Flowsignal der spontanen Inspiration (Stephanie).
    • Das am Endotrachealtubus gemessene Volumensignal der spontanen Inspiration (Babylog 8000).
    • Die mittels Atemmonitor erfasste Veränderung der Thoraximpedanz bei Spontanatmung (Sechrist).
  – Einstellen der (starren) Frequenz und Inspirationszeit bei konventioneller Beatmung in den Bereich der spontanen Atemfrequenz und Inspirationszeit des Kindes („Entrainment", „Phase locking").

Nomenklatur

➤ Die Terminologie zu synchronisierten Formen der Beatmung ist uneinheitlich und zum Teil widersprüchlich. Die Abkürzungen und Begriffe werden im Allgemeinen wie nachfolgend erläutert verstanden.
➤ **A/C = Assist/Control Ventilation:**
  – A/C ist synonym zu dem Begriff **SIPPV** (synchronized intermittent positive pressure ventilation) des Gerätes Babylog 8000.
  – Jeder vom Gerät als spontane Inspirationsanstrengung interpretierte Signalverlauf wird durch einen Beatmungshub unterstützt. Die Beatmungshübe sind bezüglich T_i, PIP und inspiratorischem Druckverlauf starr voreingestellt. Bei gut arbeitender Triggerung ist die spontane Atemfrequenz des Patienten gleich der Beatmungsfrequenz, d. h. der Patient bestimmt die Beatmungsfrequenz.
  – Das Atemzugvolumen wird im Wesentlichen vom voreingestellten PIP bestimmt, kann aber bei entsprechend starker inspiratorischer Atemanstrengung des Kindes (bzw. bei niedrig gewähltem PIP) durch den Patienten selbst auch vergrößert werden.
  – Bei Apnoe setzt eine kontrollierte Backup-Beatmung mit voreinzustellenden Parametern ein.

7

7.9 Synchronisierte mechanische Beatmung

➤ **SIMV = Synchronized intermittent mandatory ventilation:** Das Gerät verabfolgt einzelne Beatmungshübe zwischen nicht unterstützten spontanen Atemzügen, die auf dem voreingestellten Atemwegs-Druckniveau des PEEP erfolgen. Die Beatmungshübe sind durch Triggerung synchronisiert, wenn eine spontane Atemanstrengung innerhalb eines bestimmten Zeitfensters erkannt wird. Wird keine spontane Inspiration während des Zeitfensters erkannt, setzt der Beatmungshub als kontrollierte Insufflation wie eine „Backup-Beatmung" ein.

◉ *Beachte:* Die im Folgenden genannten PSV, VG und PAV sind bislang keineswegs Standardbeatmungsverfahren in der Neonatologie, da keine bzw. nicht genügend kontrollierte klinische Studien dazu vorliegen und die klinische Erfahrung mit diesen Methoden noch zu gering ist.

➤ **PSV = Pressure support ventilation:** Der Zeitpunkt des Beginns der Inspiration wird synchronisiert. Danach wird ein Beatmungshub verabreicht, der bezüglich des Druckanstiegsprofils und des PIP festgelegt ist. Die Insufflation wird beendet, wenn der Inspirationsflow einen Grenzwert unterschreitet (Babylog 8000 plus: 15 % des peak flow). Dadurch kann sich (im Allgemeinen) der hohe insufflatorische Beatmungsdruck (PIP) nicht bis in die Exspirationsphase des spontanen Atemzyklus fortsetzen. Der Patient gewinnt einen gewissen Einfluss auf die Inspirationsdauer.

➤ **VG = Volume guarantee:** Der Bediener setzt ein Soll-Atemzugvolumen, das der Respirator durch Adaptation des PIP fortlaufend zu erreichen sucht. Damit soll ein vorgegebenes Atemzugvolumen unabhängig von Änderungen der Compliance, der Resistance und der spontanen Atemanstrengung erreicht werden. VG kann mit PSV kombiniert werden (Babylog 8000 *plus*).

➤ **PAV = Proportional assist ventilation** (synonym zu „Respiratory mechanical unloading"): Der Beatmungsdruck erhöht sich während jeder spontanen Inspiration proportional zum momentanen Atemgasflow und Atemzugvolumen. Dadurch wird die spontane Atemanstrengung fortlaufend und proportional unterstützt, d. h. verstärkt. Der Patient atmet „frei", indem er Atemfrequenz, Atemzugvolumen und den zeitlichen Verlauf jedes Zyklus selbst bestimmt (Stephanie-Respirator).

Erläuterung verschiedener Triggersysteme

◉ *Anmerkung:* Es ist bislang nicht bewiesen, dass in der Neonatologie durch Triggersysteme wesentliche klinische Vorteile erreicht werden können im Vergleich zu einer kontrollierten Beatmung, deren Frequenz und Inspirationszeit gut auf den Rhythmus der Eigenatmung des Kindes eingestellt sind. Liegt die (starre) Beatmungsfrequenz bei kontrollierter Beatmung etwa im Bereich der Spontanatmungsfrequenz, so tritt meist das Phänomen der „Frequenzkopplung" auf, das zu einer Synchronisierung führt („entrainment", „phase locking", s. S. 165).

➤ Generell hat jedes für die Triggerung eingesetzte Signal je nach individueller klinischer Situation Vor- und Nachteile. Daher muss der Anwender stets auch die Qualität der Synchonisation am Patienten visuell beurteilen, um eine Selbsttriggerung des Gerätes (autotriggering) oder Triggerversagen (trigger failure) zu erkennen und darauf entsprechend zu reagieren. Bei der Selbsttriggerung ist der Trigger zu empfindlich eingestellt, sodass bereits Artefakte des Signales Beatmungshübe auslösen. Beim Triggerversagen ist die Sensitivität zu niedrig, d. h. die Triggerschwelle zu hoch eingestellt, sodass kleine Atemzüge nicht als solche erkannt und nicht unterstützt werden. Die Sensibilität des Triggers muss deshalb in der Regel individuell justiert werden.

➤ **Infant Star:**
  – Die Graseby-Kapsel wird normalerweise in der Mitte zwischen Nabel und Xiphoid auf die vordere Bauchwand aufgeklebt. Die Auswärtsbewegung der vorderen Bauchwand bei der Inspiration komprimiert die Kapsel und führt so zum Druckanstieg in der Kapsel.
  – Die Empfindlichkeit des Systems (Triggerschwelle) lässt sich *nicht* einstellen. Sie ist lediglich abhängig von der Lokalisation an der vorderen Bauchwand und dem korrekten Aufkleben.
  – Die Kapsel darf nicht an Körperstellen angebracht werden, die bei Exspiration eine Auswärtsbewegung aufweisen können, wie z. B. der Bereich um den Rippenbogen. Ansonsten würde das Gerät in der Exspiration getriggert.
  – Bewegungsartefakte können Fehlfunktionen auslösen. Das Gerät gibt bei jedem Triggerimpuls ein akustisches Signal ab. Beobachtet man dabei das Kind, kann überprüft werden, ob der Triggerimpuls tatsächlich zu Beginn der Inspiration ausgelöst wird und wie häufig Bewegungsartefakte Triggerimpulse auslösen. Das Kind darf nicht auf der Kapsel liegen.
  – Die Vorteile des Systems liegen insbesondere darin, dass ein Leck am Endotrachealtubus die Funktion in keiner Weise beeinträchtigt und kein Sensor im Bereich der Atemwege angebracht werden muss. Dieses System ist dadurch selbst beim nicht intubierten Kind unter pharyngealer Beatmung einsetzbar.
  – *Anmerkungen zum Betrieb des Infant Star mit Star Sync-Modul:*
    • Für getriggerte Beatmung muss sich das Grundgerät im CPAP-Modus befinden, die SIMV-Frequenz bzw. die A/C-Backup-Frequenz wird am Star Sync-Modul eingestellt.
    • Die erfasste spontane Atemfrequenz wird für die Anzeige über einen längeren Zeitraum gemittelt, sodass sich schnelle Änderungen und Apnoe erst verzögert auf den angezeigten Wert auswirken.

➤ **Stephanie**
  – Der Triggerimpuls wird auf der Basis des Atemgasflowsignals (Pneumotachograph) ausgelöst. Überschreitet der inspiratorische Atemgasflow einen vom Bediener voreinzustellenden Wert, wird ein Beatmungshub ausgelöst. Dieser Wert, die Triggerschwelle, ist über den Drehknopf „Triggerschwelle" einzustellen (in l/min). Sie wird am Bildschirm als blaue Linie im Fenster des Atemgasflowsignals dargestellt.
  – Je höher die Triggerschwelle eingestellt wird, umso stärker muss das Kind einatmen, d. h. umso mehr Liter pro Minute inspiratorischen Atemgasstroms muss das Kind zunächst selbst erzeugen, bevor das Gerät anspricht. Wird die Triggerschwelle zu niedrig eingestellt, können bereits „Artefakte" auf dem Flowsignal (z. B. Atemgasflowpulsationen durch die Herzaktion) zur Triggerung führen. Auch ein Leckflow am Endotrachealtubus kann einen Inspirationsflow vortäuschen und bei zu knapp eingestellter Schwelle das Gerät triggern.
  – Für eine optimale Funktion muss die Schwelle so niedrig wie möglich eingestellt werden, sie soll aber über derartigen Artefakten liegen.

➤ **Babylog 8000:** Die Triggerung basiert hier auch auf der Messung des Atemgasflows der Spontanatmung. Die Triggerempfindlichkeit kann vom Bediener über ein Menü verändert werden.

7.10 Hochfrequenz-Oszillationsbeatmung (HFOV)

Grundlagen

➤ **Prinzip:**
- Bei der HFOV werden kleinste Atemzugvolumina (kleiner oder etwa gleich dem Totraumvolumen) mit sehr hohen Frequenzen verabreicht.
- Durch diese Beatmungstechnik können die Ziele der konventionellen IMV-Beatmung, nämlich bei geringstem Barotrauma eine optimale Oxygenierung und CO_2-Elimination zu erreichen, besser miteinander vereinbart werden.
- Die HFOV kann beim Infant-Star, Stephanie und Babylog mit einer niedrigen IMV-Frequenz konventioneller Atemzüge kombiniert werden.

➤ **Einfluss auf Ventilation und Oxygenierung:**
- Die *Ventilation* wird von der Amplitude der Oszillation und (in geringerem Ausmaß) von der Frequenz der Oszillation bestimmt, etwa entsprechend der Formel $V_T^2 \times f$ (Stephanie, Babylog 8000 plus).
- Die *Oxygenierung* wird vom MAD und von der FiO_2 beeinflusst.
- Ventilation und Oxygenierung sind also innerhalb gewisser Grenzen getrennt voneinander regelbar.

➤ **Wirkungsmechanismus:** Wie diese Beatmungstechnik funktioniert, ist teilweise noch unklar. Bei HFOV kann die Ventilation einer inhomogenen Lunge gleichmäßiger werden, da die Ventilation weniger von der Compliance der verschiedenen Lungenkompartimente abhängig ist als bei konventioneller Beatmung. Erhöhte Atemwegswiderstände (Resistance) dämpfen die Oszillationsamplitude und können die Ventilation unter HFOV wesentlich verschlechtern (z. B. teilverlegter Endotrachealtubus). Ein Abfall des Oszillationsvolumens durch Teilverlegung der Atemwege wird am Flowsignal bei Stepanie sofort erkennbar. Umgekehrt wird eine plötzliche Überbeatmung nach Auflösen einer Obstruktion (z. B. nach Absaugen) entsprechend am Monitor sichtbar.

Indikationen

➤ **Gesicherte Indikationen:** „Air leak" infolge hoher Beatmungsdrücke bei schlechter Compliance der Lunge, z. B.:
- Rezidivierender, unzureichend drainierbarer Pneumothorax.
- Interstitielles Emphysem.
- Mediastinalemphysem, Pneumoperikard.
- Beatmung mit hohem PIP und hoher FiO_2.

➤ **Weitgehend gesicherte Indikationen:**
- Höhergradiges RDS bei Versagen konventioneller Beatmung.
- Mekoniumaspirationssyndrom und persistierende fetale Zirkulation (PFC) bei unzureichend effektiver konventioneller Beatmung.
- Lungenhypoplasie/Zwerchfellhernie.
- Schwere bronchopulmonale Dysplasie.
- Sekretobstruktion (Sekretmobilisation durch Vibration).

Praktisches Vorgehen

➤ **Patienten auf HFOV vorbereiten:**
- Indikation überprüfen.
- Rö-Thorax: Korrekte Tubuslage überprüfen (nicht „verkantet", tief genug?).
- Schädelsonographie: Gehirnblutung?
- Größtmöglichen Tubus verwenden, Tubus muss gut abgesaugt sein.
- Kontinuierliche Überwachung von pO_2, pCO_2, SaO_2, RR, evtl. ZVD.
- Falls möglich, HZV-Bestimmung und Organdurchblutung durch Doppler.

- Kind möglichst in Rückenlage, Kopf gerade, Beatmungsschläuche fixieren. HFOV ist auch in Bauchlage möglich, dazu das Kind auf einem Wasserkissen lagern.
- HFOV-Protokoll für Dokumentation anlegen.

➤ **Beatmungsgerät vorbereiten:**
- Beatmungsschläuche für HFOV geeignet? Sie sollten ein geringes internes Volumen aufweisen.
- Knicke und Wasser aus Beatmungsschläuchen entfernen.
- Befeuchtertopf maximal füllen (trifft *nicht* für Stephanie zu, Befeuchter ist in das Gerät integriert, sein internes Volumen beeinflusst nicht die Oszillationsamplitude!).
- „Checkliste" (s. Betriebsanleitung) durchgehen.
- Möglichst nur geschlossenes Absaugsystem (z. B. TrachCare) verwenden.

➤ **Umstellen des Respirators Infant-Star:**
- *HFOV noch inaktiviert:*
  • Mechanisches Überdruckventil schließen.
  • HFOV-Frequenz auf 10–12 Hz (600–720/min) einstellen.
  • HFOV-Amplitude auf Minimum stellen.
  • Registrieren von Beatmungsparametern (ggf. spezielles Protokoll).
- *HFOV aktivieren:* Schlüssel an Rückseite, Schalter an Vorderseite (bis jetzt hat sich Beatmung noch nicht geändert!).
  • IMV-Frequenz mindestens halbieren (ca. 30–40/min) oder herausnehmen (CPAP).
  • HFOV-Amplitude erhöhen bis die Vibration des Thorax spürbar ist.
  • Anschließend *sofort* mit der PEEP-Schraube den MAD auf den Wert vor der Umstellung anheben.
- *CO_2-Eliminierung ($PaCO_2$) kontrollieren:*
  • $PaCO_2$ steigt an: Amplitude erhöhen.
  • $PaCO_2$ fällt ab: Amplitude vermindern.
  • 🔵 *Beachte:* Die Amplitude ist nur eine relative Zahl, die Übertragung der Oszillation auf das Kind hängt weitgehend von der Atemwegsresistance bzw. Obstruktionen im System bzw. Tubus ab.
- *Oxygenierung (PaO_2, SaO_2) kontrollieren:*
  • MAD an PEEP-Schraube nachregulieren bis PaO_2 um 20–40 mmHg steigt.
  • Da bei Reduktion der IMF-Frequenz der MAD sinkt, muss der MAD an der PEEP-Schraube um 2–4 cm H_2O erhöht werden.
  • Bei reiner Oszillation ohne IMV ist der MAD etwa gleich dem PEEP!
  • Orientierung: Zwerchfellstand an der 9. Rippe → meist korrekter MAD.
- *IMV-Frequenz* langsam auf möglichst 0/min *reduzieren* (5–10/min tolerabel):
  • MAD nachregulieren (s. o.), MAD wird jetzt vom PEEP bestimmt!
  • Ziel: MAD nicht > 5 cm H_2O höher als bei vorheriger konventioneller Beatmung; niedrigst mögliche IMV-Frequenz (Tendenz gegen 0); niedrigst mögliche Amplitude.

➤ **Umstellen des Respirators Stephanie:**
- HFO-Frequenz auf 10–12 HZ (600–720/min) stellen.
- HFO-Amplitude: Drehknopf auf linken Anschlag (geringster Wert).
- Auf „CPAP" umschalten und mit „PEEP"-Regler gewünschten MAD einstellen (in der Regel 2 cm H_2O über den zuvor bei konventioneller Beatmung verwendeten MAD).
- Durch Taste „HFO" Oszillation aktivieren.

7.10 Hochfrequenz-Oszillationsbeatmung (HFOV) ▰▰▰▰

- – Oszillationsamplitude erhöhen bis adäquate Thoraxvibrationen erkennbar sind.
- 🔵 *Beachte:* Die Alarmgrenze für den mittleren Atemwegsdruck (MAD) muss deutlich über dem mittleren Oszillationsdruck eingestellt werden, da sonst der Alarm „kontinuierlich hoher Druck" entsteht.
- – Kombination der HFO mit IMV ist möglich.

➤ **Umstellen des Respirators Babylog 8000 plus:**
- – Option: „Mode HFV Ein" drücken.
- – Frequenz auf 10–12 Hz (600–720/min) stellen.
- – Amplitude erhöhen bis die Vibration des Thorax spürbar ist.
- – T_e verlängern und damit Frequenz reduzieren.
- – MEAN (MAD) über PEEP nachregulieren.
- – Messwerte registrieren: dCO_2, VTim, VTHF.

Komplikationen ────────────────

➤ **Anstieg von $PaCO_2$, Abfall von PaO_2:**
- – *Ursachen suchen:*
  - • Spannungspneumothorax oder Überblähung durch hohen PEEP?
  - 🔵 *Cave:* Behinderung des venösen Rückflusses, Hirnblutung.
  - • Obstruktion des Tubus durch Sekret (kann auch zu Anstieg von PaO_2 führen)?
  - • Veränderung des Widerstandes durch Kopfbewegung?
- – *Maßnahmen:*
  - • Häufige Thoraxaufnahmen! Sonographie des Schädels!
  - • Muss MAD reduziert werden?
  - • Absaugen des Tubus.
  - • Kontrolle der Tubuslage und der Lagerung des Kindes.

➤ **Tubusobstruktion:**
- – *Ursachen:* Sekretmobilisierung durch Vibration (bei BPD positiver Begleiteffekt).
- – *Maßnahmen:* Vor allem bei Beginn der HFOV häufig Absaugen, z. B. alle 30 Minuten in den ersten 3–4 Stunden oder bei nachlassender Vibration.

➤ **Oszillation kommt beim Kind nicht an, Respiratoralarm bei hoher Amplitude/PEEP:**
- – *Ursachen suchen:*
  - • Falsche Beatmungsschläuche? Wasser in den Beatmungsschläuchen? Abgeknickte Beatmungsschläuche?
  - • Totraum der Schläuche bzw. Befeuchtertopf zu groß. Dieses Problem tritt bei Stephanie nicht auf, da hier der Befeuchter im Gerät *vor* dem Beatmungsdruck-Generator integriert ist.
  - • Änderung der Tubuslage durch Umlagerung des Kindes?
  - • Tubus verstopft?
  - • Membran im Exspirationsventil richtig montiert?
- – *Maßnahmen:* Korrektur der Beatmungsschläuche; Ventilkästchen prüfen. Tubus absaugen. Befeuchtungstopf maximal gefüllt?

➤ **Atelektasenbildung:**
- – *Ursachen:* Schleimmobilisierung, fehlende Blähung der Lunge durch IMV, PEEP zu niedrig. Zu häufiges Absaugen.
- – *Maßnahmen:*
  - • Geschlossenes Absaugsystem verwenden (z. B. TrachCare).

- IMV-Frequenz erhöhen, manuelle Atemzügen 1–2 Stunde zum Blähen der Lunge bzw. ca. 20 Minuten nach Absaugen IMV-Frequenz auf 20/min oder MAD um 2 cm H_2O erhöhen.
- PEEP darf nie < 3 cm H_2O liegen; sonst bestehen subatmosphärische Drücke mit Atelektase-Risiko.

➤ **Unbemerkte Überblähung der Lunge oder Kollaps der Alveolen:**
  – *Ursachen:* Inspirations- und Exspirationsvolumina sind, da es sich um sehr kleine Volumina handelt, bei der HFOV schwer kontrollierbar. Kollaps der Lunge aus Mittellage beim Absaugen bzw. Diskonnektion.
  – *Maßnahmen:*
    - Wiederholte Röntgenbilder zur Beurteilung der Blähung der Lunge.
    - Bei Minderbelüftung PEEP (MAD) erhöhen. Ziel: Zwerchfellstand = 9. Rippe.
    - Bei Überblähung PEEP (MAD) senken.
    - Vor bzw. nach Absaugen des Patienten entweder IMV-Frequenz auf 20/min stellen und/oder manuelles Blähen der Lunge und/oder MAD für ca. 10 Minuten um 3–5 cm H_2O erhöhen.

➤ **Blutiges Trachealsekret:**
  – *Ursachen:* Schleimhautschädigung, nekrotisierende Tracheitis.
  – *Maßnahmen:* Evtl. Rückgang auf IMV.

Umstellen von HFOV auf konventionelle Beatmung

➤ **Indikationen:** Verschlechterung der Beatmungssituation (Obstruktionen sind aber ausgeschlossen). Keine Besserung trotz maximaler MAD und/oder Amplitude. Wegfall der Indikation, z. B. interstitielles Emphysem.
➤ **Vorgehen:**
  – HFOV-Schalter auf „aus".
  – PEEP auf gewünschten Wert reduzieren.
  – IMV-Frequenz auf gewünschten Wert erhöhen.
  ◉ *Beachte:* Respiratoreinstellungen, insb. T_i, T_e, MAD, PIP kontrollieren.

Entwöhnung von der HFOV

➤ **1. Möglichkeit: Entwöhnung über konventionelle Beatmung:** Zunächst PEEP reduzieren, anschließend Frequenz erhöhen, erst dann HFOV-Schalter abschalten.
➤ **2. Möglichkeit: Entwöhnung über Reduktion der HFOV:** Zuerst Reduktion FiO_2 auf 0,3. Amplitude und MAD langsam reduzieren → reiner CPAP. Kind kann trotz Oszillation immer problemlos spontan atmen.

7.11 Inhalative Stickstoffmonoxid-Therapie (iNO) ■■■

Grundlagen

◨ *Beachte:* Außer im Rahmen von definierten Studien gibt es bis jetzt noch keine Zulassung für NO. Die Anwendung bleibt also streng auf Rescue-Fälle (Heilversuch) begrenzt und die Verantwortung liegt allein beim anwendenden Arzt.

➤ **Wirkungsmechanismus:** NO ist ein potenter Vasodilatator. NO ist ein Radikal und hat in vivo eine extrem kurze Halbwertszeit (Sekunden). Es wirkt daher nicht systemisch. Wie Sauerstoff wirkt es nur in belüfteten Lungenabschnitten vasodilatierend und kann so ein durch Vasokonstriktion hervorgerufenes Ventilations-/Perfusions-Missverhältnis verbessern. Bis jetzt konnte nicht nachgewiesen werden, dass iNO zu einer Verringerung der Morbidität führt. Bei Neugeborenen wird die Oxygenierung akut verbessert, die ECMO-Inzidenz reduziert, was nicht unbedingt mit einer Verbesserung der Morbidität gleichzusetzen ist. Trotzdem profitieren bestimmte Neugeborene (Responder) zumindest akut erheblich von dieser Therapie.

Indikationen

➤ **Klassische Indikationen:**
  – Primäre pulmonale Hypertonie des Neugeborenen (PFC-Syndrom).
  – Pulmonale Hypertonie nach Herzoperationen.
➤ **Weitere Indikationen:** Pulmonale Erkrankungen, die mit einer schwerwiegenden pulmonalen Hypertonie einhergehen und durch den entstehenden Rechts-Links-Shunt zu einer verminderten Oxygenierung oder zu einer kardialen Dekompensation führen.

Gefahren

➤ Methämoglobinämie (tritt bei der heute üblichen niederen Dosierung nicht mehr auf) s. s. 261.
➤ Hemmung der Thrombozytenaktivierung könnte theoretisch zu einer erhöhten Blutungsneigung führen (strenge Indikationsstellung bei Frühgeborenen!).
➤ NO_2-Anstieg (Schädigung der Schleimhaut).
◨ *Cave:* Die größte Gefahr geht von einer unkontrollierten Unterbrechung der NO-Therapie aus, da in diesem Fall mit einer plötzlichen Verschlechterung der Oxygenierung gerechnet werden muss (Todesfälle wurden beschrieben).

Technische Voraussetzungen

➤ **Dosier- und Messeinrichtungen:** NO ist gasförmig und wird dem Atemgas in sehr geringer Konzentration (ppm-Bereich) zugemischt. Dazu gibt es heute zugelassene Dosier- und Überwachungsgeräte (NO selbst ist *nicht* zugelassen!), die auch gemietet werden können. Die 3 bekanntesten sind:
  – Pulmo-Mix mini (Nellcor/Messer-Griesheim).
  – NO Domo (Dräger).
  – NO-Modul für den Servo 300 (Siemens).
  – Die Gasversorgungs- und Dosierungstechnik ist je nach Hersteller und der individuellen Konfiguration (Dosiergerät — Beatmungsgerät –Beatmungsschläuche) relativ kompliziert und muss unbedingt vor einer Anwendung eingeübt werden (Einweisung, s. u.). Auch muss eine regelmäßige Eichung gewährleistet sein.
  – Ein *Backup- oder Notsystem* sollte unbedingt zur Verfügung stehen, um den unvorhergesehenen NO-Entzug zu vermeiden (leere Flasche, Beatmen mit Beutel ohne NO-Zufuhr, Transport). Auch sollte bedacht werden, dass eine

Verlegung in ein ECMO-Zentrum meist nur noch unter NO-Zufuhr möglich ist, wenn einmal mit NO begonnen wurde.

🔵 *Merke:* Wird mit einer inhalativen Stickstoffmonoxid-Therapie begonnen, muss die kontinuierliche Verabreichung von NO unbedingt gewährleistet sein!

Voraussetzungen von Seiten des Patienten

➤ Eine konventionelle Therapie mit intravenösen Vasodilatatoren ist ausgeschöpft, bzw. nicht sinnvoll (Blutdruckprobleme).
➤ Außerdem muss gewährleistet sein:
  – Ausreichende alveoläre Rekrutierung und Ventilation.
  – Aufklärung und schriftliche Einwilligung der Eltern.
  – Kontinuierliche Dokumentation von FiO_2, MAD, SaO_2, PaO_2 und RR.
  – Methämoglobinbestimmung.
  – Während der Testphase muss das Kind ruhig sein.
➤ Wünschenswert ist eine echokardiographische Dokumentation der pulmonalen Hypertonie.
➤ Relative Voraussetzung: Ein guter Blutdruck ist zwar anzustreben, aber im Gegensatz zu allen anderen Vasodilatatoren für den Einsatz von iNO nicht zwingend erforderlich.

Praktisches Vorgehen

➤ **Vorbereitung:** Vor dem Aufbau der Apparatur und ihrer Bedienung muss die Gebrauchsanweisung unbedingt genauestens durchgearbeitet und der Betrieb theoretisch geübt werden. Ohne Einweisung ist es nicht möglich, eine funktionsfähige Dosiereinheit aufzubauen und zu betreiben.
➤ **Testphase:** Bemerkenswert bei der inhalativen NO-Therapie ist der sofortige Wirkungseintritt. In den allermeisten Fällen genügen schon geringste Konzentrationen. Auf der anderen Seite muss ein vermuteter positiver Effekt eindeutig dem NO zugesprochen werden können. Ablauf der Testphase:
  – Mit einer Dosis von 10 ppm NO beginnen.
  – Sorgfältig, am besten kontinuierlich, die oben genannten Parameter registrieren. Ab jetzt dürfen keine Maßnahmen mehr vorgenommen werden, welche die Oxygenierung beeinflussen können (Pflegen, Absaugen Katecholaminveränderungen, Veränderung der Respiratoreinstellung usw.), da sonst keine Aussage mehr möglich ist.
  – Nach 15 Minuten NO wieder abschalten.
  – Nach weiteren 15 Minuten wieder 10 ppm NO geben.
  🔵 *Tipp:* Die Geräte verfügen über eine automatische Abschaltung bei stark erhöhtem NO_2. Wurde ein Gerät längere Zeit nicht benutzt, kann NO_2 im Messschlauch akkumulieren. Und diese Abschaltung zu umgehen, muss der Messschlauch kurzfristig entlüftet werden.
  – *Ergebnis:* Während der NO-Phase muss eine relevante Erhöhung der SaO_2 bzw. eine 15%ige Erhöhung des PaO_2 erfolgen. Eine Wirkung ist nur dann gesichert, wenn der Effekt dokumentierbar reversibel war. Ursachen und Maßnahmen bei fehlender Wirkung unter NO-Therapie (s. Tab. 36).
  – Tritt ein Effekt ein (*Responder*), beginnt die eigentliche Therapiephase (s. u.).
  – Lässt sich kein Effekt erzielen (*Non-Responder*), sollte die Applikation abgebrochen werden, da durch die exogene NO-Zufuhr die endogene NO-Produktion blockiert wird und ein späterer NO-Entzug die Oxygenierung weiter verschlechtern kann. Ursachen und Maßnahmen s. Tab. 36.

7.11 Inhalative Stickstoffmonoxid-Therapie (iNO) ▬▬▬

Tabelle 36 Ursachen und Maßnahmen bei fehlender Wirkung unter NO-Therapie

Ursachen für fehlende Wirkung	Maßnahmen
unzureichende alveoläre Rekrutierung	alveoläre Rekrutierung erhöhen (PEEP); HFOV erwägen
unzureichende Ventilation	Atemzugvolumen: Druck, T_i erhöhen
Überblähung der Lunge (Rö-Thorax)	PEEP, Druck, AZV zu hoch?
Dosis zu gering (selten)	20 ppm versuchen
Reduktion des pulmonalen Widerstandes trägt nicht zur Verminderung des V/P-Missverhältnisses bei	Diagnose überdenken

➤ **Therapiephase:**
  – *Dosisreduktion*: Bei Respondern liegt die wirksame Dosis meist < 10 ppm. Zur Vermeidung einer Toxizität sollte die niedrigst wirksame Dosis gefunden werden. Die Dosisreduktion geschieht unter denselben Kautelen wie oben bei der Testphase beschrieben.
    • Nach 3 Stunden Reduktion um 2 ppm NO. Nur wenn ein eindeutiger Abfall der Oxygenierung nachgewiesen werden kann, ist eine Erhöhung auf die vorherige Dosis berechtigt. Falls nicht, wird die erniedrigte Dosierung beibehalten und im 3-Stunden-Rhythmus um 2 ppm weiter reduziert. Dieses Vorgehen sollte in aller Regel möglich sein. Wenn nicht, bleibt man auf der vorigen Stufe für weitere 6 Stunden stehen und versucht dann erneut eine Reduktion.
    • Ab 5 ppm wird genauso verfahren, jedoch aber in 1-ppm-Schritten und 6-Stunden-Intervallen.
    ◎ *Cave:* Nach tagelangem Gebrauch kann eine Abhängigkeit entstehen!
    • Bei Kindern mit chronischer Lungenerkrankung ist es manchmal nötig, in den Dosisbereich < 1 ppm zu gehen. Dazu wird eine geringere NO-Ausgangskonzentration benötigt.
  – *Dosiserhöhung:* Eine Dosiserhöhung ist in aller Regel nicht nötig. Es wird jedoch sehr oft im Zusammenhang mit einer anderweitigen pulmonalen Verschlechterung die Dosierung unnötigerweise erhöht. Daher ist bei jeder Dosiserhöhung nach dem oben beschriebenen Verfahren vorzugehen (zweifelsfreie Dokumentation der Wirkung). Bei Dosen > 10 ppm muss am 2. Tag und später nach Bedarf Methämoglobin bestimmt werden (soll nicht > 3 % ansteigen).
  – Die *Unterschreitung der Schwellendosis* (Abschalten) ist dann sinnvoll, wenn die dadurch erkauften Probleme nicht mehr so gravierend sind. In der Regel wird das bei einem FiO_2 von < 0,4 sein.
  – *Reduktion bzw. Abbruch der Therapie:* Unerwünschter NO_2-Anstieg > 5 ppm (evtl. durch verunreinigtes Gas).

Vorbemerkungen/Grundlagen

➤ ECMO = Extrakorporale Membranoxigenation und CO_2-Elimination.
➤ Die ECMO entspricht prinzipiell einer Herz-Lungen-Maschine und erlaubt die extrakorporale Oxigenierung und CO_2-Elemination als Ersatz für die Funktion der Lunge. Da das Blut aktiv gepumpt wird, kommt es zumindest beim venoarteriellen ECMO zusätzlich zu einer hämodynamischen Entlastung des Herzens.
➤ Beim Neugeborenen wird praktisch ausschließlich ECMO (Oxigenierung steht im Vordergrund) durchgeführt. Da es sich hier nicht um Routineverfahren handelt und es auch nur in wenigen spezialisierten Zentren angewendet wird, soll lediglich auf die Grundlagen eingegangen werden.
➤ **Prinzip:** Venöses Blut wird nach Passieren eines Membranoxigenators (künstliche Lunge zur Oxigenierung und CO_2-Elemination) in den venösen (Venovenöses ECMO) oder arteriellen (Venoarterielles ECMO) Kreislauf eingespeist. Die Neugeborenen werden weiterhin beatmet, um Atelektasen zu vermeiden und eine minimale alveoläre Ventilation aufrecht zu erhalten, jedoch mit niedrigerem V_T und PIP.

Indikationen

➤ Durch Studien eindeutig gesicherte Indikationen gibt es derzeit nicht.
➤ Jedes ECMO-Zentrum stellt meist eigene spezifische Kriterien auf.
➤ Verbesserungen in der konservativen Therapie: Beatmungsstrategien, Surfactant, NO und andere haben weltweit zu einer deutlichen Reduktion der ECMO-Indikationen geführt.
➤ In der Regel akzeptierte Voraussetzungen sind:
  – Geschätztes Mortalitäts-Risiko > 80 % (unter maximaler konventioneller Therapie).
  – Gewicht > 2000 g und > 33. SSW.
  – Weniger als 10–14 Tage konventionelle Beatmung.
  – Reversible pulmonale Erkrankung.
  – Kein Nachweis einer Blutungsdiathese, insbesondere keine Hirnblutung > I°.
  – Keine infauste neurologische Prognose.
  – Plus eines oder mehrere der folgenden Kriterien:
    • AaDO$_2$ (Alveolo-arterieller O_2-Gradient) > 605–620 für mindestens 4–12 Std. (normal < 20 mmHg). Berechnung: AaDO$_2$ = Barodruck minus 47 minus paO_2 minus paCO_2.
    • PaO$_2$ < 35–40 mm Hg für mindestens 2–12 Std. (bei ph < 7,15).
    • OI (Oxigenationsindex, s. auch interstitielles Emphysem S. 178) > 40 für mindestens 2 Std. oder Einzelwert > 65. Berechnung: ((P$_{MAP}$ × FiO$_2$ ÷ paO$_2$) × 100).
    • Barotrauma (interstitielles Emphysem, Pneumothorax, Pneumoperikard, Hautemphysem, Bronchusfistel) bei MAD > 15–18.

Kontraindikationen

➤ Unreife: < 34. SSW, < 2000 g.
➤ Mehr als 10–14 Tage konventionelle Beatmung.
➤ Intrakranielle Blutung Grad II und höher.
➤ Primäre Erkrankung des Gerinnungssystems, sekundär (bei DIC) nur fakultativ.
➤ Schwerste perinatale Asphyxie mit Hinweisen für eine Enzephalopathie (schwerer Hirnschaden).

➤ Chromosomendefekte und schwerwiegende Fehlbildungen.
➤ Zyanotische Herzvitien ohne kardiopulmonales Versagen.

Vorgehensweise

➤ Die entsprechenden Zentren haben sich auf weitgehend einheitliche Maßgaben geeinigt, um Ausrüstung, Personal, Vorgehensweisen und Trainings-Level vergleichbar zu machen.
➤ Venoarterielles ECMO wurde bislang in der Neonatologie bevorzugt (respiratorische und kardiale Unterstützung möglich), inzwischen wird zunehmend venovenöses ECMO (sofern kardial stabil) eingesetzt, da die Gefäßkomplikationen geringer sind.
➤ Katheterisierung von V. jugularis interna rechts und der A. carotis rechts (bzw. nur der V. jugularis interna rechts.).
➤ Heparinisierung: Beginn mit 100–150 IE/kg initial, 20–70 IE/kg/Std. im weiteren Verlauf, deren Wirksamkeit anhand der „activated clotting time" (ACT) gesteuert wird. Angestrebter Bereich 150–200 s. *Cave* bei Oligo- und Anurie (ausschließlich renale Elimination).
➤ Beginn: Einstellen des Blutflusses auf zunächst 100–120 ml/kg/min.
➤ Reduktion der Beatmungsparameter (PEEP je nach Emphysem/Lungenödem):
  – Über PIP = 20 cm Torr/FiO_2 = 0,4/PEEP = 3–10 Torr; Frequenz = 20/min.
  – Auf PIP = 15 cm Torr/FiO_2 = 0,21/PEEP = 2–10 Torr; Frequenz = 15/min.
➤ Normaler Zeitraum: 3–14(–21) Tage ECMO.

Komplikationen

➤ **Kindliche Ursachen:** Hirnblutung (7–42%). Pulmonale, nasale, gastrointestinale Blutung. Hypertonie, akutes Nierenversagen, Herzrhythmusstörungen, Hämolyse, Elektrolytimbalancen/-entgleisungen, Thrombozytopenien, Krampfanfälle, Cholestase.
➤ **Technische Ursachen:** Kanülierungsprobleme, Defekt an Membranoxigenator, Pumpe, Wärmetauscher. Katheterdefekte oder -risse, Luftembolisation.

Prognose

➤ Seit 1975 wurden in der „Neonatal ECMO Registry" ca. 12.000 Neugeborene weltweit erfasst. Derzeit beträgt die Gesamtüberlebensrate 81%, unterteilt nach Krankheitsbild wie folgt: Mekoniumaspirations-Syndrom: 94%; PFC-Syndrom: 82%; Atemnotsyndrom (respiratory distress Syndrome): 84%; Sepsis/Pneumonie: 76%; BPD: 59%.
➤ Langzeitprognose: Bei bis zu 20% aller Überlebenden sind schwerer behindert.

Neonatale ECMO-Zentren in Deutschland

➤ Mannheim, Universitäts-Kinderklinik Hr. Dr. Thomas F. Schaible: 0621/383-2659.
➤ Berlin, Universitätsklinikum Benjamin Franklin, Abteilung für allg. Pädiatrie und Neonatologie: Fr. Dr. G: Kewitz: 030/8445-4111 (4127).
➤ Lübeck, Medizinische Universität zu Lübeck, Kinderklinik Prof. Dr. med. J. Möller: 0451/500-2959
➤ München, Dr. v. Haunersche Universitäts-Kinderklinik: Fr. Dr. Lochbühler: 089/5160-3174.

Beatmung bei Frühgeborenen mit RDS

➤ **Ursachen:** Alveolarkollaps durch Surfactantmangel sowie verminderte Compliance und FRC.
➤ **Beginn der Beatmung:** (s. Grundeinstellung, S. 162). Hierbei ist besonders zu beachten:
  – *Thoraxexkursionen* beobachten: Hebt sich Thorax ausreichend?
  – Ausreichende *Exspirationszeit*? Eine minimale Pause der Exspiration vor Inspiration sollte sichtbar sein.
➤ **Vorgehen bei stabilem Zustand** des Kindes:
  – Zunächst PIP reduzieren, evtl. Reduktion bis auf 6–8 cm H_2O möglich.
  – Dann evtl. Frequenz reduzieren bzw. auf SIMV umstellen.
  – Atemgeräusch auskultieren optische Kontrolle der Thoraxexkursionen! insbesondere Überprüfung der gemessenen Atemzugsvolumina (Babylog 8000, Stephanie).
➤ **Vorgehen bei Problemen:**
  – *PaO_2 zu niedrig:*
    • FiO_2 erhöhen (bis 1,0), bedenke aber: $FiO_2 > 0,4$ potenziell toxisch und ohne wesentlichen Effekt bei großem Rechts-Links-Shunt.
    • PEEP erhöhen bis 5 cm H_2O, evtl. bis 10 cm H_2O.!
    • ☒ *Bedenke:* PIP parallel erhöhen, damit die Amplitude konstant bleibt und das AZV (V_T) sich nicht verringert.
    • T_i verlängern auf 0,4; evtl. auch mehr.
    • PIP erhöhen bis 30 cm H_2O, eine weitere Erhöhung ist selten erforderlich.
    • ☒ *Bedenke:* PIP und PEEP können auch zu hoch sein → HZV ↓.
  – *PaCO_2 zu hoch:*
    • PIP erhöhen.
    • Evtl. Frequenz erhöhen (T_i bis 0,2, T_e bis 0,5).
    • Ist Exspiration wirklich vollständig?
    • PEEP überprüfen!
    • Toleriert Kind die Einstellung?
➤ **Surfactant-Therapie** s. S. 148.

Beatmung bei Frühgeborenen mit interstitiellem Emphysem (PIE)

➤ **Ursachen:**
  – Ein interstitielles Emphysem entsteht meist durch Überblähung (Volutrauma), wenn sich bei RDS die Compliance zu bessern beginnt. Dann ist die vorher tolerierte T_e zu kurz oder PIP bzw. PEEP zu hoch. Evtl. wurde auch der Tubus zu klein (2,0 Ch) gewählt.
  – Ein PIE kann aber auch bereits während der ersten Beatmungshübe bei Frühgeborenen verursacht werden, wenn nach Intubation mit hohen Beatmungsdrücken und -volumina beatmet wird (insbesondere manuelle Beatmung mit Beatmungsbeuteln ohne Druckbegrenzung und der Zielsetzung, das Kind soll „schnell rosig" werden und der Thorax soll sich „gut heben").
➤ **Vorgehen:**
  – Zunächst „Konservativer" Versuch:
    • T_e möglichst lang.
    • PEEP möglichst niedrig.
    • Evtl. auf größeren Tubus umintubieren.
    • Höhere FiO_2 und höheren $PaCO_2$ tolerieren!

7.13 Beatmung in besonderen Situationen

- Bei einseitigem PIE auf betroffene Seite lagern!
– Alternative (möglichst erst ab 4. Lebenstag, Hirnblutungsgefahr); Oszillationsbeatmung (s. S. 168).
◉ *Cave:* Ständig auf Pneumothorax vorbereitet sein! Drainagen müssen gerichtet bereitliegen!

Beatmung bei ungleicher Obstruktion der Atemwege

➤ **Ursachen:** Durch Aspiration von Mekonium, Blut, Milch, Sekretverhaltung, Pneumonie, zu geringer und ungleich verteilter Surfactantdosis kommt es zu:
– „Air-trapping"/Überblähung mit Pneumothoraxgefahr durch eine Ruptur hinter der Obstruktion.
– Ungleicher Belüftung und Perfusion verschiedener Lungenareale.
➤ **Ziele:** Ventilation der nicht obstruierten Areale; Lösen der Obstruktion (z.B. Schleim) erleichtern.
➤ **Vorgehen:**
– Lange Inspirationszeiten erreichen evtl. obstruierte Areale.
– Lange Exspirationzeiten!
◉ *Cave:* Ventilmechanismus, die optimale T_e muss individuell festgelegt werden.
– Hoher PIP (25–35 cm H_2O); es ist zu beachten, dass dieser bei zu kurzer Inspirationszeit die obstruierten Areale nicht erreicht. Bei langer T_e evtl. PIP reduzieren.
– Hohe FiO_2 tolerieren.
– PEEP evtl. erhöhen auf +4, +5 (+6), individuell festlegen.
– Analgosedierung/Relaxierung erwägen.
– Evtl. Versuch mit Oszillationsbeatmung → Schleimlösung durch Vibration der Oszillation.
– Bei einseitiger Obstruktion Lagerung auf gesunde Seite.
➤ **Differenzialdiagnose:** Persistierende fetale Zirkulation (PFC) erwägen.

Beatmung bei vermehrtem Flüssigkeitsgehalt der Lungen

➤ **Ursachen:**
– Nasse Lunge, Lungenödem (durch Asphyxie, Herzinsuffizienz, PDA
– Hämorrhagisches Lungenödem, Hydrops fetalis, sekundäres ARDS.
➤ **Probleme:**
– Interstitielle Flüssigkeit vermindert die Compliance.
– Flüssigkeit in den Atemwegen erhöht die Resistance.
– „Reizalveolitis" durch Blut.
➤ **Vorgehen:**
– Erhöhung des MAD.
– PEEP eher hoch.
– Maschinelle Beatmung s. Grundeinstellung, S. 162.
– Maschinelle Beatmung bei Hydrops fetalis:
  - PEEP 5–8 cm H_2O.
  - PIP 30–40 cm H_2O.
  - FiO_2 1,0 tolerieren.

Beatmung bei bronchopulmonaler Dysplasie (BPD)

➤ **Probleme:**
  - Compliance der Lunge reduziert, Resistance erhöht.
  - Häufig Infektionen.
  - Rechtsherzbelastung durch pulmonale Hypertonie.
  - Interstitielles Lungenödem.
  - Schleimretention.

➤ **Vorgehen:**
  - *„BPD-Beatmung":*
    - Lange Inspirationszeiten ($T_i > 0,4$).
    - Lange Exspirationszeiten ($T_e > 0,7–0,8$).
    - Frequenz reduzieren auf ca. 40/min.
    - PEEP eher hoch (3–4 cm H_2O und höher).
    - FiO_2 möglichst < 0,4, aber PaO_2 möglichst > 60–80 mmHg, SaO_2 90–98 % (Sauerstoff reduziert den pulmonalen Gefäßwiderstand).

➤ Pharmakotherapie s. S. 151.

Grundlagen

➤ **Definition SIRS:** Systemische Entzündungsreaktion (SER); engl. SIRS (systemic inflammatory response syndrome): Die Symptome entsprechen einer Sepsis des Neugeborenen infolge Triggerung durch Zytokine (z. B. TNFα, IL-1, IL-6 u. a.) bei einer bakteriellen Infektion. Zytokine werden aber infolge einer Vielzahl verschiedener Noxen, u. U. allein durch eine Stressreaktion (z. B. protrahierte Geburt), ausgeschüttet. Deshalb sind die klinischen Symptome einer Infektion zwar sehr unspezifisch, haben aber eine hohe Sensitivität.

➤ **Häufigste Ursache** eines SIRS: Infektionen. Unterteilung in:
  – *Sepsis:* Ein Erregernachweis ist in der Blutkultur möglich.
  – *Klinische Sepsis* (SER, SIRS): Symptomatik ohne Erregernachweis.

➤ Die **Prognose** (Heilung, Defektheilung oder Tod) eines Neu- oder Frühgeborenen wird von Ausmaß und Dauer eines SIRS bestimmt.

➤ Die **klinische Symptomatik** kann sich foudroyant entwickeln. Eine (zu) spät beginnende Therapie begünstigt Komplikationen oder einen letalen Verlauf. Deswegen ist es notwendig, dass auch bei unspezifischen Symptomen eines SIRS sofort mit einer antibiotischen Therapie begonnen wird.

◙ *Aber:* Jede antibiotische Therapie begünstigt die Selektion von hochresistenten Keimen, die später zu nosokomialen Infektionen führen können. Deswegen muss die Indikation zur antibiotischen Therapie einer vermuteten Infektion täglich überprüft und diese so früh wie möglich beendet werden.

➤ **Kalkulierte Therapie:**
  – Sollte die antibiotische Vorbehandlung (Kind oder Mutter) und damit die mikrobielle Besiedelung des Neugeborenen berücksichtigen, aus der sich Infektionserreger in der Regel rekrutieren.
  – Die Pharmakokinetik und somit die Dosierung von Antibiotika ist abhängig vom chronologischen und Gestationsalter.
  – Eine Prävention von Infektionen durch peripartale antibiotische Behandlung von Müttern mit Risikofaktoren ist unter gewissen Bedingungen möglich und dann indiziert.

Anamnestische Hinweise

➤ **Geburtsbedingte Hinweise:**
  – Intervall Blasensprung–Geburt > 18 Stunden, vorzeitige Wehen, Frühgeburt < 37. SSW, grünes Fruchtwasser. Harnwegsinfektion durch Streptokokken der Gruppe B in der Schwangerschaft.

  ◙ *Beachte:* Diese Befunde haben ein besonders hohes Risiko bei mikrobiologischem Nachweis von z. B. Streptokokken der Gruppe B im Vaginalsekret.

  – *Amnioninfektionssyndrom (AIS):* Mütterliche Laborwerte wie: CRP > 4 mg/dl, Leukozyten > 17,5/nl, Temp. > 38,0 °C

  – *Fetale Infektion:* Fetale Tachykardie um 180/min sowie Dezelerationen im CTG.

Klinische Hinweise

➤ Klinische Hinweise auf eine SIRS zeigt Tab. 37.

Tabelle 37 Klinische Hinweise auf systemische bakterielle Infektion bei Neugeborenen

Allgemeinzustand	„Das Kind sieht nicht gut aus" „Das Kind gefällt mir heute gar nicht", Trinkschwäche Hypothermie oder Fieber, Berührungsempfindlichkeit Temperaturdifferenz von > 2 °C zwischen Kerntemperatur, gemessen zwischen den Scapulae bei Rückenlage, und den Akren (Fuß)
Herz, Kreislauf	Tachykardie um 180/min Blässe, Zentralisation mit schlechter Hautperfusion, Rekapillarisierungszeit > 3 sec
Atmung	Apnoe, Stöhnen, Dyspnoe, Tachypnoe, thorakale Einziehungen Erhöhter Sauerstoffbedarf beim reifen Neugeborenen
Haut, Weichteile	Blässe, Zyanose, Petechien, Ikterus, Ödeme Pusteln, Abszesse, Omphalitis, Paronychie Hautrötungen an Einstichstellen oder im Verlauf eines Katheters
Magen-Darmtrakt	geblähtes Abdomen, Erbrechen, verzögerte Magenentleerung Obstipation, Diarrhö, Nahrungsverweigerung fehlende Darmgeräusche
ZNS	Lethargie oder Irritabilität, Muskelhypotonie oder -hypertonie Krampfanfälle, gespannte Fontanelle
Spätsymptome:	Ikterus, große Leber Thrombozytopenie, Petechien Schock, Hypotension zerebrale Krampfanfälle

Untersuchungen

➤ **Klinischer Status** (Tab. 37):
  – Dokumentation klinischer Befunde.
  – Differenzialdiagnose überprüfen.
➤ **Keine Indikation für eine Labordiagnostik** besteht bei: Vaginalem B-Streptokokkennachweis (und anderen Keimen) bei der Mutter, fehlenden geburtshilflichen Risiken (s. o.) und klinisch unauffälligem Kind → nur klinische Beobachtung.
➤ **Labordiagnostik vor Beginn der antibiotischen Therapie:**
  – *Hämatologie/klinische Chemie:*
    • Obligat: Blutbild, Diff.-Blutbild, CRP, falls verfügbar Il-6, Il-8, ggf. Procalcitonin, Blutgase. Kontrolle dieser Werte am 2. Therapietag.
    • Fakultativ: Urin (Zellzahl, Eiweiß, Zucker, Nitrit), Liquor (Zellzahl und Differenzierung, Glukose und Eiweiß, Laktat, Blutzucker).
  – *Obligate bakteriologische Untersuchungen:*
    • Blutkulturen (aerob und anaerob), wiederholen wenn seit letzter Blutkultur > 3 Stunden vergangen sind.
    • Nur kurz nach der Geburt sinnvoll (pränatale mikrobielle Besiedelung): Ohrabstriche rechts und links, Magensekret, ggf. bei Intubation Trachealsekret, ggf. B-Streptokokken-Schnell-Test.

- Wenn möglich Plazentaabstrich zwischen den Eihäuten.
- Trachealsekret bei Beatmung: Routinemäßig kurz nach Geburt bei Aufnahme, danach 1 × Woche.
- **Cave:** Ein Keimnachweis ist nur zusammen mit klinischen, laborchemischen oder radiologischen Symptomen beweisend für eine Infektion.

– *Fakultative bakteriologische Untersuchungen:*
  - Liquor bei CRP > 2,0 mg/dl unmittelbar postnatal; bei jedem Meningitisverdacht. Bei instabilem Kind kann die Lumbalpunktion bis zur hämodynamischen Stabilisierung aufgeschoben werden. Ggf. Kind behandeln, wie man es an Meningitis erkrankt wäre.
  - Blasenpunktion, wenn Spontan- oder Beutelurin Leukozyten und/oder Nitrit enthält.
    - **Cave:** Ein Keimnachweis im Urin ist nur dann beweisend für eine Infektion, wenn entweder gleichzeitig eine Leukozyturie besteht oder/und er durch suprapubische Punktion gewonnen wurde.
  - Abstriche von Nabel, Haut oder Wunde je nach Symptomen.
  - Bei Konjunktivitis: Bakteriologischer Abstrich und Chlamydienabstrich.
  - Bei Frühgeborenen ≤ 32. SSW nach Geburt (evtl. später wiederholen): Untersuchung des Trachealsekretes (ggf. Rektalabstrich) auf Ureaplasmen.

➤ **Bild gebende Diagnostik bei Infektionsverdacht** (vgl. S. 76):
  – Röntgen-Thorax: Pneumonie, Atelektase, Infiltrat, RDS?
  – Schädel-Sonographie: Ausschluss DD Gehirnblutung, Fehlbildung.
  – Abdomen-Sonographie: NEC, Pyelonephritis?
  – Röntgen-Abdomen: NEC.

Therapieindikationen

➤ Stark erhöhtes Risiko der kindlichen Infektion:
  – Vorzeitiger Blasensprung > 48 Stunden beim Neugeborenen oder
  – Blasensprung > 18 Stunden bei Frühgeburt < 35. SSW oder Asphyxie oder Mekoniumaspiration.
  – Fieber der Mutter > 38,5 °C sub partu, mütterliches CRP > 4,0 mg/dl.
  - **Beachte:** Wichtige Ausnahme: Mutter wurde peripartal antibiotisch behandelt (mind. 2 Gaben), das Frühgeborene ist klinisch unauffällig und > 32. SSW → sorgfältige klinische Beobachtung ist ausreichend.

➤ Als infiziert geltendes Früh-/Neugeborenes (bis zum Beweis des Gegenteils):
  – *Fetale Tachykardie* um 180/min im CTG.
  – *Atemstörung* bei Neugeborenen > 2000 g, > 35. SSW
    - **Cave:** Gruppe-B-Streptokokken.
  – Perfusionsstörungen der Haut, Rekapillarisierungszeit verlängert (Differenzialdiagnose Polyglobulie!).
  – Andere klinische Symptome einer Infektion (s. o.).
  – *Leukopenie* < 5,0/nl (nach Abzug der Erythroblasten). Die Leukopenie ist ein strengster Hinweis auf eine Infektion (hoch sensibel und spezifisch).
  – *CRP-Werte* > 1 mg/dl unmittelbar postnatal, > 2 (–4) mg/dl plus klinische Symptome nach dem 1. Lebenstag. Am 1. Tag ist das CRP wenig sensibel (da es später ansteigt), aber hoch spezifisch.
  – *Linksverschiebung* (unreife/gesamte neutrophile Granulozyten = I/T > 0,2 am 2. Tag. Der I/T-Quotient > 0,2 ist dann sensibel und relativ spezifisch für Infektionen.

- *Interleukine (Il-6, Il-8) und Prokalzitonin:*
  - Diagnostische Bewertung ist noch nicht abgeschlossen. Nach derzeitiger Bewertung sind sie früher erhöht und bei Infektionsbeginn sensibler als das CRP. Spezifität der Interleukine kann derzeit noch nicht abschließend bewertet werden.
  - Die Halbwertszeit dieser Entzündungsparameter ist deutlich kürzer als die des CRP. IL-6 ist z. B. nach 24 Std. meist nicht mehr erhöht.

◨ *Merke:* Hinweise der Schwestern („Das Kind gefällt mir nicht") ernst nehmen! Im Zweifelsfall besser einmal zuviel als zuwenig antibiotische Behandlung beginnen. Nach spätestens 2 Tagen muss aber aufgrund der klinischen Symptomatik bzw. der Laborparameter der Infektionsverdacht überprüft werden. Die Indikation zur antibiotischen Therapie und Wahl der Antibiotika sollten täglich überprüft werden!

Initialtherapie bei Infektionen innerhalb der ersten 5 Lebenstage

➤ **Ampicillin** 150 mg/kg KG/Tag i.v. in 3 Einzeldosen (ED) oder alternativ Mezlocillin/Piperacillin *plus*
➤ **Cefotiam** 100 mg/kg KG/Tag i.v. in 3 ED (1. ED 70 mg/kg KG), alternativ Cefotaxim, oder Aminoglykosid (Dosis s. u.) statt Cefotaxim.
➤ **Candidaprophylaxe:** Nystatin 1 ml/kg KG/Tag p.o. (ED wie Mahlzeiten) ab ca. 5. Therapietag bis 3 Tage nach Therapieende. Fertigsuspension bei Frühgeborenen > 32. SSW. Nystatin-Reinsubstanz < 32. SSW, ggf. nur Mund auspinseln (Wirksamkeit dieser Prophylaxe ist bei Frühgeborenen allerdings nicht belegt).
➤ **Meningitisverdacht:**
  - *Ampicillin* 300 (–400) mg/kg KG/Tag i.v. in 3 ED *plus*
  - *Cefotaxim* 200 mg/kg KG/Tag i.v. in 3 ED *plus*
  - *Tobramycin* (o.ä. Aminoglykosid): 5 mg/kg/KG initial. 12 Std. später:
    - < 30. SSW → 3,5 mg/kg KG alle 24 Stunden.
    - 30.–37. SSW → 3,5 mg/kg KG alle 18 Stunden.
    - > 37. SSW → 3,5 mg/kg KG alle 12 Stunden.
    - Am 3. Therapietag: Minimum- und Maximumspiegel kontrollieren. Später nochmals wiederholen, falls Kreatinin oder Urinausscheidung sich ändert. Adaptation von ED und Dosisintervall nach Schema s. S. 435.
  - *In Diskussion:* Dexamethason 0,5 mg/kg KG/Tag in 2 ED, 1. ED vor Beginn der Antibiotikatherapie. Diese adjuvante Therapie ist für Kleinkinder etabliert, für Neugeborene aber in seiner therapeutischen Wirkung nicht bewiesen.
  - ◨ *Cave:* Cefotiam erreicht keine ausreichende Liquorkonzentration.
  - *Candidaprophylaxe* wie oben angegeben.
➤ **Therapieversagen und weiterhin unbekannter Erreger:**
  - ◨ *Cave:* Anaerobierinfektion oder NEC → Antibiotika wie bei Initialtherapie *plus* Metronidazol 20 mg/kg KG/Tag in 3 ED; oder statt Cefotiam: Meropenem
  - Bei Infektionen durch Streptokokken der Gruppe B evtl. zusätzlich Aminoglykosid, z. B. Gentamicin verabreichen (Synergismus!).
  - *Bedenke:* Bei peripartaler antibiotischer Therapie der Mutter ändert sich die Exposition des Früh-/Neugeborenen. Selektioniert werden können: Koagulasenegative Staphylokokken, Enterokokken, Enterobakter sp., Klebsiellen, Pseudomonas u. a.. Geburtshelfer nach Keimbesiedelung der Mutter fragen!
  - Primäre Infektionen durch *Candida spp.* sind selten.

8.1 Infektionsverdacht/SIRS

Therapie bei nosokomialen Infektionen > 5. Lebenstag und/oder nach 1. Therapie

Erreger unbekannt

➤ **1. Präferenz:**
  – Ceftazidim 100 mg/kg KG/Tag i.v. in 3 ED *plus*
  – Netilmicin (Dosierung wie Tobramycin, s. o.). Sehr viele Staph. epidermidis sind (noch) Netilmicin-empfindlich. Cave: 50% des Enterobakter sp. sind Ceftazidim resistent!

➤ **2. Präferenz:**
  – Ceftazidim 100 mg/kg KG/Tag in 3 ED *plus*
  – Vancomycin:
    • < 30. SSW → 15 mg/kg KG i.v. alle 24 Stunden.
    • 30.–37. SSW → 15 mg/kg KG i.v. alle 18 Stunden.
    • > 37. SSW → 15 mg/kg KG i.v. alle 12 Stunden.
    • Spiegelkontrolle zur 3. Dosis, spätestens am 3. Tag (s. Schema S. 435).
  ☑ Cave: Ca. 50% Enterobacter cloacae sind Ceftazidim-resistent.

➤ **3. Präferenz** (nach Versagen von 1):
  – Meropenem (60 mg/kg/d i.v. in 3 ED) plus Vancomycin s. o.
  – Alternative für Meropenem: Imipenem 60 (–80) mg/kg/d i.v in 4 ED je über 1 Std.
  – Imipenem und Meropenem sind für Säuglinge < 3 Monate noch nicht zugelassen. Eltern informieren!

➤ Candidaprophylaxe s. S. 220.

➤ **V. a. Candidainfektion:** Amphotericin B *plus* Ancotil.
  – *Amphotericin B:*
    • Initial 0,1 mg/kg KG/Tag i.v. in 1 ED über 4–6 Stunden.
    • Täglich steigern um 0,1–0,3/0,4 mg/kg KG/Tag (in Ausnahmen 1,0 mg/kg KG/Tag), notfalls kann auch mit 0,3 mg/kg KG/Tag begonnen werden.
    • Kontrolle von Natrium, Kalium, Blutbild und Harnstoff.
  – ✚ *Ancotil* 60–80 mg/kg KG/Tag in 2 ED i.v. oder p.o.
  – *Alternative:* Fluconazol initial 12 dann 6 mg/kg KG/Tag p.o. oder i.v. in 1. + 2. Lebenswoche alle 2 Tage, danach täglich. Ist sicher wirksam bei isoliertem Schleimhautbefall, möglicherweise auch bei systemischer Infektion.
    ☑ *Cave:* C. glabrata und C. krusei sind resistent → Resistenz überprüfen! Für Säuglinge < 3 Monate noch nicht zugelassen → Eltern informieren!

➤ **Erreger bekannt:** Resistenztestung steht aus (s. Tab. 38).

Tabelle 38 Antibiotikawahl bei bekanntem Erreger und noch ausstehender Resistenztestung (Dosierungen s. Anhang)

Koagulasenegative Staphylokokken	Vancomycin (evtl. + Ceftazidim)
Pseudomonas aeruginosa Entero- u. Citrobakter	Ceftazidim + Tobramycin bei Versagen: Meropenem + Tobramycin Alternative: Imipenem + Tobramycin
E. coli, Klebsiellen, Serratia, Proteus, H. influenzae, Pneumokokken	Cefotaxim + Tobramycin Alternative: Ceftazidim + Tobramycin
A- und B-Streptokokken	Penicillin G/Ampicillin + Aminoglykosid
Staphylococcus aureus	Cefuroxim/Cefotiam + Netilmicin
Enterokokken	Ampicillin (+ Netilmicin)
Bact. fragilis u. a. Anaerobier	Metronidazol oder Meropenem
Listerien	Ampicillin + Aminoglykosid, evtl. Rifampicin
Ureaplasmen/Mycoplasma hominis	Erythromycin 40 mg/kg KG/Tag in 3 ED über 1 Stunde!

➤ **Meningitis(-verdacht):** Dosierungen überprüfen:
  • Ampicillin 300–400 mg/kg KG/Tag.
  • Cefotaxim/Ceftazidim 150–200 mg/kg KG/Tag.
  • Meropenem oder Imipenem 100–120 mg/kg KG/Tag in 3 (Meropenem) bzw. 4 ED (Imipenem).
➤ **Hautinfektionen, Nabelinfektionen, Mastitis, abszedierende Prozesse:** An Staphylokokken denken (Cefotiam oder Cefuroxim : 100 mg/kg KG/Tag in 3 ED).
➤ An die Möglichkeit einer **Resistenzentwicklung** bzw. **Keimselektion** (mütterliche Antibiotikatherapie!) denken.
➤ **Konjunktividen:** Chlamydien, Staphylokokken, Streptokokken, H. influenzae und E. coli, bei Intensivpatienten auch Pseudomonas aeruginosa in Betracht ziehen:
  – Erythromycin (Succinat) (z. B. Paediathrocinsaft) 50–60 mg/kg KG/Tag p.o. in 3 ED.
  – Ecolicin Augentropfen oder -salbe.
➤ **Therapieversagen** (oft erst 2–5 Tage nach der Geburt erkennbar):
  – Herpes-simplex-Infektion möglich: Besonders bei Ikterus, Enzephalitis, Bläschen, interstitieller Pneumonie → Aciclovir 30 mg/kg KG/Tag i.v. in 3 ED über 10 Tage.
  – An einen Stoffwechseldefekt denken (s. S. 279).

Beendigung der Antibiotikatherapie

➤ Falls sich die Infektion innerhalb der ersten 48 (!) Stunden nach Therapiebeginn (Labor, Bakteriologie, klinischer Verlauf) nicht bestätigt.
◨ *Beachte:* Die Indikation zur antibiotischen Therapie gründet sich auf die klinische Symptomatik und Blutwerte. Bakteriologische Befunde beeinflussen nur die Antibiotikawahl. Deswegen kann auch vor Vorliegen der bakteriologischen Befunde die antibiotische Therapie beendet werden, sofern sich der initiale Infektionsverdacht nicht bestätigt.

8.1 Infektionsverdacht/SIRS

➤ Vor dem Absetzen der Antibiotikatherapie muss mindestens ein Normalbefund von CRP bzw. Blutbild vorliegen, dann erst sollte die Entlassung nach Hause erfolgen.
➤ **Therapiedauer:** Die normale Therapiedauer ist in Tab. 39 aufgeführt.

Tabelle 39 Übliche Therapiedauer bei Infektionen

> 10 Tage	Meningits je nach Verlauf 2–3 Wochen Osteomyelitis nicht < 3 Wochen i.v., abhängig von der Blutsenkung
7 Tage	Sepsis mit positiver Blutkultur, wenn CRP auf < 0,5 mg/dl abgefallen
bis 7 Tage	Klinisch typischer Verlauf auch ohne Erregernachweis (SIRS)
keine Therapie	Positive Abstrichkulturen ohne klinische Symptomatik. Diskrete Symptome müssen dann aber höher bewertet werden
Pilzinfektion	Therapiedauer abhängig von klinischer Symptomatik, bei manifester Organinfektion (Pneumonie, Osteomyelitis) mind. 3 Wochen, nur bei Katheter assoziierter Infektion evtl. nur 10 Tage

Therapiekontrolle

➤ **Klinisch:** Rückgang der Symptomatik.
➤ **Labor:**
  – Blutbild- und CRP-Kontrolle nach 24 Stunden.
  – *Leukopenie* < 4,0/nl: Kontrolle der Leukozyten nach 4 Stunden. Leukozytenanstieg bei effektiver Therapie.
  – *Meningitis:* Nachpunktion nach 24–48 Std. Kultur soll negativ sein, sonst erneute Punktion nach 24–48 Std. Keine Abschlusspunktion bei Therapieende!
  – Normales Blutbild- und normaler CRP-Wert bei reifen Neugeborenen → keine Kontrolle nach Therapieabschluss mehr.
  – *Entlassung:* Klinische Kontrolle durch Kinderarzt nach 2–3 Tagen.

Adjuvante Therapie

◧ *Beachte:* Die adjuvante Therapie ist mindestens so wichtig wie die antibiotische Therapie.
➤ **Beatmung:** Frühzeitig beginnen! Verzicht nur bei stabilem Kind.
➤ **Blutdruck:** Stabilisierung mit einem MAD von mindestens > 30 mmHg.
➤ **Volumengabe:** Biseko/FFP bis 20 ml/kg KG in 30 Minuten bis 2 Std.
➤ **Katecholamine:**
  – *Dopamin* 2–4 µg/kg KG/min i.v. nur über zentralen Zugang.
  – Dobutamin 5–20 µg/kg KG/min i.v. nur notfalls bei fehlendem zentralem Zugang.
  – Bei persistierender Hypotension:
    • Evtl. Dopamin bis 20 µg/kg KG/min.
    • Kombination mit Dexamethason 0,5 mg/kg KG/Tag in 2 ED.
    • Ggf. Noradrenalin 0,05–0,1 µg/kg KG/min.
➤ **Exakte Flüssigkeitsbilanzierung:** Eine Gewichtszunahme am 1. Tag um 10% lässt sich oft nicht vermeiden.
➤ **Disseminierte intravasale Gerinnung** (DIC, s. S. 269): Vit. K, AT III und evtl. FFP oder in verzweifelten Fällen Austauschtransfusion (s. S. 51).

- ➤ **Thrombozytopenie** < 25 000 bzw. < 50 00C/µl und Blutung: Thrombozytenkonzentrat 10 ml/kg KG erhöhen die Thrombozyten meist um 50 000–100 000/µl.
- ➤ **Immunglobuline:** 500 mg/kg KG/Woche bis Serumspiegel von IgG > 700 mg/dl erwägen, hauptsächlich wenn ein Volumenersatz erforderlich ist (Wirkung ist aber sehr umstritten).
    - ◉ *Cave:* Einige Immunglobuline (z. B. Sandoglobulin) enthalten Saccharose. Eine Niereninsuffizienz nach Immunglobulingabe ist bei einzelnen Patienten mit vorbestehender Nierenschädigung beschrieben worden.
- ➤ Ausgleich von Hypoglykämie, metabolischer Azidose, Elektrolyten und Anämie.
- ➤ Bei Nichtansprechen der Therapie innerhalb von 2 Tagen und Verdacht auf katheterassoziierter Infektion: Entfernung des zentralen Venenkatheters.
    - ◉ *Cave:* Auch eine peripher liegende Plastikkanüle kann Ausgangspunkt einer Sepsis sein!

8.2 Prophylaxe von Streptokokken-B-Infektionen ▉▉▉

Grundlagen _____

➤ Gruppe-B-Streptokokken (GBS) sind die häufigste Ursache für schwere Infektionen des Neugeborenen. Die Empfehlungen zur Prophylaxe der Neugeborenensepsis durch GBS beziehen sich ausschließlich auf die frühe Form der Sepsis.

➤ Mit Hilfe einer intrapartualen Chemoprophylaxe gelingt es, die Häufigkeit der frühen Form der Neugeborenensepsis durch GBS signifikant zu senken.

➤ **Ziel sämtlicher Strategien:**
  – Die Häufigkeit der Neugeborenensepsis durch GBS zu reduzieren.
  – Das Risiko von Infektionen durch andere Erreger nicht zu erhöhen.
  – Die Gefahr der Selektion resistenter Errger zu minimieren.

➤ **Risikofaktoren:**
  – Hohe Keimdichte von GBS im Urogenitaltrakt der Mutter zum Zeitpunkt der Entbindung.
  – Dauer zwischen Blasensprung und Entbindung >18 Stunden.
  – Fieber der Schwangeren unter der Geburt > 38 °C.
  – Frühgeburt vor der 37. SSW.
  – GBS-bedingte Bakteriurie während der Schwangerschaft.
  – GBS-erkranktes Neugeborenes bei vorangegangener Geburt.

Praktisches Vorgehen _____

➤ In der Praxis sind 2 unterschiedliche Vorgehensweisen möglich, die annähernd vergleichbare Erfolgsraten aufweisen.

1. **Prophylaxe aufgrund eines generellen präpartualen GBS-Screening und von Risikofaktoren:**
   – Alle Schwangeren werden durch Abstriche vom Anorektum und vom Introitus vaginae zwischen der 35.–37. SSW auf GBS untersucht. Zu diesem Zeitpunkt kann eine Aussage über den vermutlichen GBS-Kolonisierungsstatus am errechneten Termin (ET) gemacht werden.
   – Die bakteriologische Kultur ist die sicherste Methode zur Feststellung einer GBS-Besiedelung der Mutter. Selektivmedien erhöhen die GBS-Nachweisrate um bis zu 50 %.
   – Von der Verwendung von Schnelltests zum Nachweis einer anogenitalen GBS-Besiedelung ist abzuraten, da die Treffsicherheit nach wie vor zu gering ist, um Schwangere mit niedrigen Keimzahlen zu identifizieren.
   – Beim Nachweis einer GBS-Besiedelung wird der Schwangeren die intrapartuale Chemoprophylaxe zum Zeitpunkt der Geburt nahegelegt:
     • Penicillin G: Initial 5 Mio. E. i.v. und anschließend 2,5 Mio. E. i.v. alle 4 Stunden bis zur Entbindung *oder*
     • Ampicillin: Initial 2 g i.v. und anschließend 1 g i.v. alle 4 Std. bis zur Entbindung.
     • Bei Penicillinallergie Clindamycin 900 mg i.v. alle 8 Std. (nicht ausdrücklich zugelassen) oder Erythromycin 500 mg i.v. alle 6 Stunden bis zur Entbindung.
   – *Bei vorzeitigem Blasensprung oder vorzeitiger Wehentätigkeit* vor der 37. SSW: Bei unbekanntem GBS-Befund zunächst GBS-Abstrich. Dann entweder mit der antibiotischen Prophylaxe bis zum Kulturergebnis warten oder Beginn der antibiotische Prophylaxe bei Risikofaktoren (entspricht 2.).

2. **Prophylaxe aufgrund von Risikofaktoren:**
   – Bei diesem Vorgehen wird auf ein generelles GBS-Screening in der Schwangerschaft verzichtet und die intrapartuale antibiotische Prophylaxe ausschließlich von *Risikofaktoren* abhängig gemacht:

- Drohende Frühgeburt vor der 37. SSW.
- Dauer des Blasensprunges >18 Stunden.
- Mütterliche Temperatur > 38 °C peripartual.

⊙ *Beachte:* Unabhängig von diesen Alternativen gilt: Eine Indikation für die intrapartuale Chemoprophylaxe besteht bei folgenden Risikofaktoren:
- GBS-Bakteriurie während der Schwangerschaft.
- Zustand nach Geburt eines an GBS-Sepsis erkrankten Kindes.

Tabelle 40 Intrapartuale Chemoprophylaxe zur Vermeidung einer Neugeborenensepsis durch Streptokokken der Gruppe B (Kombination aus präpartualem GBS-Screening und der Berücksichtigung von Risikofaktoren)

Klinische Situation		Empfehlung
Risikofaktoren:	ja	*intrapartuale Prophylaxe* z. B. mit Penicillin G i.v. einmalig 5 Mio. I.E., danach alle 4 Std. 2,5 Mio. I.E. bis zur Entbindung *oder* Ampicillin i.v. einmalig 2 g, anschließend 1 g alle 4 Std.
– Z.n. Geburt eines Kindes mit GBS-Infektion	→	
– GBS-Bakteriämie während dieser Schwangerschaft		
– drohende FG < 37. SSW		
– mütterliches Fieber < 38 °C sub partu		
– Dauer des Blasensprungs > 18 Std.		
keine Risikofaktoren erkennbar ↓		↓
GBS-Screening zwischen der 35. und 37. SSW durch Abstriche vom Anorektum und Introitus vaginae ↓	GBS positiv →	intrapartuale Prophylaxe (s. o.) nahelegen ↓
GBS negativ oder unbekannt ↓ keine Prophylaxe empfohlen		Neugeborenes für 3–5 Tage beobachten. Blutbild oder CRP sind für Infektion nicht prädiktiv!

➤ **Prozedere beim Neugeborenen:**
- Ein Neugeborenes einer mit GBS-besiedelten Mutter ist nach einer unkomplizierten Geburt in etwa 50 % der Fälle mit GBS besiedelt.
- Es bedarf allein einer guten klinischen Überwachung, um Frühsymptome einer Infektion zu erkennen.
- Diese Neugeborenen bedürfen keiner antibiotischen Therapie, da das Risiko zu erkranken gering ist (< 2 %)
- CRP oder Blutbild sollten nur bei konkretem Infektionsverdacht eingesetzt werden. Beim klinisch gesund wirkenden Neugeborenen sind sie nicht prädiktiv für eine Infektion.
- Bei geringsten klinischen Infektionssymptomen sollte Blutbild, CRP, Blutkultur usw. durchgeführt und eine antibiotische Therapie eingeleitet werden.
- Neu- und Frühgeborene > 32. SSW, deren Mütter intrapartual mindestens 2 Antibiotikagaben zur Prävention einer GBS-Infektion erhalten haben, müssen postnatal nicht empirisch antibiotisch behandelt werden, sofern sie klinisch nicht infiziert wirken und während 3–5 Tagen postnatal klinisch überwacht werden können.

8.3 Konnatale und perinatale Inf.: Grundlagen ■■■■■■

Verdacht auf eine konnatale Infektion —————————————

➤ Neugeborene sind häufig hypotroph (small for gestational age, SGA). Aber nur wenige hypotrophe Neugeborene haben eine konnatale Infektion.

◙ *Bedenke:* Eine Prävention einer konnatalen Infektion ist nur in besonders gelagerten Fällen möglich.

➤ **Diagnostik zur Suche konnataler Infektionen – TORCH,** (Toxoplasmose, „Others", Röteln, Cytomegalie, Herpes simplex) ist bei SGA nur dann sinnvoll, wenn zusätzlich 2–3 weitere Symptome einer konnatalen Infektion vorliegen wie:
  – Verdächtige Screening-Untersuchungen einer Schwangeren.
  – Symptome einer konnatalen Infektion:
    • Ikterus, Hepatosplenomegalie.
    • Lymphknotenschwellung.
    • Augenbefall, Chorioretinitis, Katarakt usw.
    • Mikrozephalie, Krampfanfälle, Hydrozephalus, zerebrale Verkalkungen.
    • Schwerhörigkeit.
    • Thrombozytopenie, Anämie, Hämolyse.
    • Diarrhö (z. B. CMV).
    • Pneumonie.
    • Hautinfiltrate (z. B. „blueberry muffins").

Verdacht auf eine perinatal erworbene Virus-Infektion ————————

➤ Respiratorische Symptome wie Husten, Dyspnoe, Stridor, seröse oder schleimige Sekretion der Atemwege.
➤ Konjunktivitis.
➤ Hepatosplenomegalie.
➤ Ungeklärter Ikterus z. B. mit Transaminasenerhöhung.
➤ Geblähtes Abdomen, schleimig-wässrige Stühle.
➤ Symptome einer Enzephalitis wie Lethargie, Krampfanfälle, Apnoen.
➤ Exantheme.
➤ Vgl. auch Tab. 37, S. 181

Enteroviren

- ➤ Coxsackievirus B und Echoviren sind die häufigsten Enteroviren, die bei Neugeborenen zur Infektion führen.
- ➤ **Symptome und Verlauf:**
  - Der Verlauf ist meist blande mit Fieber, unspezifischem Exanthem und seröser Meningitis.
  - Selten sind schwere Verläufe mit Myokarditis, Meningoenzephalitis und Hepatitis. Die klinische Symptomatik ähnelt einer Sepsis mit Lethargie, Trinkschwäche, Erbrechen, geblähtem Abdomen, Diarrhö, Dyspnoe, Zyanose und Tachykardie bzw. Rhythmusstörungen mit Herzinsuffizienz und Kardiomegalie. Diese Neugeborenen erholen sich oft nur langsam. Bei einer Enzephalitis kann es zu Krampfanfällen kommen.
- ➤ **Untersuchungen:** Der Virusnachweis kann durch eine Kultur oder eine PCR im Liquor, Blut, Rachenspülwasser oder Stuhl geführt werden.
- ➤ **Therapie:** Symptomatisch, Glukokortikoide oder Immunglobuline sind ohne nachgewiesenen Effekt. In der Regel erholen sich die Neugeborenen ohne Residuen, die Letalität der Myokarditis liegt aber bei 10%.
- ➤ **Prävention/Prophylaxe:** Infizierte Kinder werden wie bei Enteritiden isoliert.

Epstein-Barr-Virus (EBV)

- ➤ Eine Infektion durch EBV ist bei Schwangeren selten, da meist aufgrund einer früheren Erkrankung Immunität besteht.
- ➤ **Symptome und Verlauf:**
  - Eine Reaktivierung während der Schwangerschaft scheint möglich, bleibt jedoch für den Fetus ohne Bedeutung. Ein Zusammenhang zwischen einer EBV-Infektion in der Frühschwangerschaft und konnatalen Herzfehlern besteht nicht. Auch andere Fehlbildungen sind nicht gehäuft.
  - Eine postnatale Infektion des Neugeborenen ist aerogen und durch Bluttransfusionen möglich. Die Symptomatik ist blande.
- ➤ **Untersuchungen:** Ak-Nachweis mit indirekter Immunfluoreszenz (IFT) oder ELISA.
- ➤ **Therapie:** Falls erforderlich symptomatisch.
- ➤ **Prävention/Prophylaxe:** Keine. Stillen ist bei mütterlicher Infektion erlaubt.
- ➤ **Prognose:** Gut. Es sind keine Folgeschäden zu erwarten.

Hepatitis A

- ➤ **Epidemiologie:** Eine präpartale Infektion nicht bekannt. Auch bei aktiver Hepatitis der Mutter während der Geburt kommt es relativ selten zu einer fäkal-oralen Übertragung. Stationsepidemien bei unsachgemäßer Hygiene sind beschrieben.
- ➤ **Symptome und Verlauf:** Ikterus und erhöhte Transaminasen. Beginn aufgrund der langen Inkubationszeit meist nach der Neonatalzeit (> 44. SSW).
- ➤ **Untersuchungen:** IgM-Antikörper beim Kind, Transaminasen. IgG-Antikörper persistieren lebenslang und können übertragen sein. Eine Infektion ist bewiesen durch: IgM-Ak positiv + Symptomatik
- ➤ **Therapie:** Symptomatisch.
- ➤ **Prävention/Prophylaxe:** Standard-Immunglobulingabe 0,2 ml/kg KG i.m. postnatal. Kittelpflege, Handschuhe bei Kontakt mit Faeces.
- ➤ **Prognose:** Gut. Die Heilung verläuft in einzelnen Fällen protrahiert. Die Letalität einer fulminanten Hepatitis liegt bei 40%.

8.4 Konnatale und perinatale Virusinfektionen ▰▰▰

Hepatitis B ▬▬▬▬▬▬▬▬▬▬▬▬▬▬▬▬▬▬▬▬▬▬▬▬▬▬▬▬▬▬▬▬▬▬

➤ **Grundlagen:**
  – Eine Hepatitis B einer Schwangeren stellt ein großes Risiko für das Kind dar. Wenn nicht postnatal geimpft wird, kommt es bei perinatalen oder frühkindlichen Infektionen häufig zur chronischen Hepatitis B mit späteren Komplikationen wie Zirrhose und hepatozellulärem Karzinom.
  – Laut Mutterschaftsrichtlinien müssen Schwangere um die 35. SSW auf das Vorliegen von *HBsAg* (ggf. auch HBeAg) getestet werden. Diese Angaben müssen von den Geburtshelfern erfragt (und können verlangt) werden. Jede Klinik sollte ihre eigene Dokumentation und die Informationsvermittlung (niedergelassener Frauenarzt → Geburtshelfer → Neonatologe → Kinderarzt) entwickeln.

➤ **Epidemiologie:**
  – Eine pränatale Infektion des Feten ist extrem selten.
  – Die perinatale Übertragung ist bei einer vaginalen Geburt gehäuft:
    • Ca. 80–90 % bei HBe-Ag positiver Mutter.
    • Ca. 60 % bei akuter Hepatitis B im 3. Trimenon.
    • Ca. 10–15 % bei HBs-Ag positiver Mutter.
    • Gering bei Anti-ABsAg der Mutter (Ausnahme geimpfte Mutter).
    ◨ *Cave:* Milieugefährdung des Kindes in Familie mit HB-Ag-Trägern!

➤ **Untersuchungen:**
  – Screening der Mutter: HBs-Ag, HBeAg, anti-HBs-AK, anti-HBc-Ak.
  – Kind:
    • Transaminasen, Bilirubin
    • Virusnachweis: HBsAg und HBeAg.
    • Antikörpernachweis: anti-HBs-, anti-HBc- und anti-HBe-IgM-Ak.
  – Eine Infektion ist bewiesen durch: HBs-Ag- und HBe-Ag-Nachweis, anti-HBc-IgM ist positiv.

➤ **Therapie:** Symptomatisch.

➤ **Prävention/Prophylaxe:**
  – *Indikationen:* Mutter ist HBsAg- oder HBeAg-positiv.
  – *Zeitpunkt:* Innerhalb spätestens 12 Stunden nach Geburt.
  – *Passive Impfung:* HB-Immunglobulin 1 ml i.m. oder Hepatect 20 I.E./kg KG = 0,4 ml/kg KG i.v. plus
  – *Aktive Impfung:*
    • 1. Dosis von z. B. Gen-HB-Vax-K 0,5 ml i.m./s.c.
    • 2. Dosis 4 Wochen nach 1. Dosis.
    • 3. Dosis 6 Monate nach 1. Dosis.
    ◨ *Beachte:* Die passive Impfung muss mit einer kontralateralen aktiven Impfung kombiniert werden.
  – Passiv und aktiv geimpfte Kinder dürfen gestillt werden!
  – Bei nicht bekanntem HbsAg-Status der Mutter (neue Empfehlung der STIKO):
    • Sofort aktive Impfung mit z. B. Gen-HB-Vax-K, weiter s. o.
    • Gleichzeitig Testung des Heptatitis-Status der Mutter.
    • Falls HBsAg oder HBeAg positiv: Passive Impfung (s. o.):
      Innerhalb von 7 Tagen nach Geburt bei Neugeborenen.
      Innerhalb 72 Stunden bei Frühgeborenen.
  – HbsAg-negative Mutter: Normale Impfung nach Empfehlungen der STIKO.

➤ **Prognose:** Bei perinataler Infektion kommt es in bis zu 95 % zur chronischen Hepatitis B mit der möglichen Folge Leberzirrhose, hepatozelluläres Karzinom im späteren Kindesalter.

Hepatitis C

➤ **Epidemiologie:**
  - Erhöhte Transaminasen, Ikterus, eingeschränkte Leistungsfähigkeit, Inappetenz, Arthritis.
  - Aber: Auch bei chronischer Hepatitis können die Transaminasen normal sein. Asymptomatische bzw. symptomarme Verläufe sind bei Kindern häufig.
  - Häufig Coinfektion mit Hepatitis B oder HIV. Drogenabusus !?
  - Fetale Fehlbildungssyndrome sind nicht beschrieben.

➤ **Untersuchungen:**
  - Anti HC-Ak im ELISA, AK-Nachweis mit Immunoblot-Assay, HCV-RNS-Nachweis (PCR). Ggf. Differenzierung des Genotyps zur Klärung der Epidemiologie.
  - Erhöhte Transaminasen, Ikterus, eingeschränkte Leistungsfähigkeit, Inappetenz, Arthritis.
  - Aber: Auch bei chronischer Hepatitis können die Transaminasen normal sein. Asymptomatische bzw. symptomarme Verläufe sind bei Kindern häufig.
  - Häufig Coinfektion mit Hepatitis B oder HIV. Drogenabusus !?
  - Fetale Fehlbildungssyndrome sind nicht beschrieben.
  - Infektion bewiesen durch:
    • Pos. HCV-RNS-PCR *und* entsprechende Infektionssymptomatik.
  - ☉ *Cave:*
    • Viele Schwangere haben mäßig erhöhte Hep.-C AK (oft unspezifischer Befund). In diesem Fall immer PCR-Kontrolle bei der Mutter.
    • Nicht jeder HCV-RNS-Nachweis bedeutet Replikation des Virus und damit Infektion des Kindes. Transient positive HCV-RNS-Nachweise sind beschrieben. Noch vieles ist unklar!

➤ **Therapie:** Rein symptomatisch, es gibt keine spezifische Therapie. Bei chronischer Hepatitis evtl. α-Interferontherapie (keine ausreichende Erfahrung bei Kindern). Bei Erwachsenen Kombination von α-Interferon und Ribavirin. Studie läuft bei Kindern.

➤ **Prophylaxe:**
  - Eine perinatale Prophylaxe – wie bei Hepatitis B – steht nicht zur Verfügung. Die Entbindung kann vaginal erfolgen.
  - Es ist derzeit (8/2000) nicht klar, ob Hepatitis C Ag positive Mütter durch Stillen die Kinder infizieren können. Wahrscheinlich ist die Übertragungsgefahr vor allem bei PCR-negativen Müttern gering. Einige Kliniken erlauben Müttern mit „niedriger Viruslast" Stillen, was aber unzureichend definiert ist. Bis zur Klärung dieser Frage raten wir vom Stillen ab. Dies erfolgt mehr aus der evtl. unbegründeten Sorge vor einer Infektion mit folgender chronischer Hepatitis als aus gesichertem Wissen über die Infektiosität von Muttermilch bei HCV-RNS-positiver Mutter.

8.4 Konnatale und perinatale Virusinfektionen ▪▪▪▪▪

Herpes-simplex-Virus (HSV) ─────────────────────

➤ **Grundlagen:**
- Humanpathogen sind Herpes simplex Virus (HSV) 1 und 2 (DNS-Viren).
- Es werden unterschieden:
  - Primärinfektion.
  - Rekurrierende Infektion: Symptomatische rekurrierende Infektion (Herpesbläschen bei infolge einer früheren Infektion nachweisbaren, neutralisierenden Antikörpern) bzw. asymptomatische Virusausscheidung.

➤ **Epidemiologie:**
- Die Übertragung von HSV setzt einen engen Kontakt von Schleimhäuten oder (verletzter) Haut voraus.
- Die Durchseuchung mit Herpesvirus 1 bei Erwachsenen liegt bei 70–90%. Antikörper gegen HSV 1 können protektiv gegenüber Infektionen durch HSV 2 wirken.
- Die *Primärinfektion durch HSV 2* erfolgt durch sexuelle Kontakte. Folge ist meist ein lokalisierter Herpes genitalis oder eine latente Infektion. Die Seroprävalenz für HSV 2 liegt bei ca. 12% für Frauen im gebärfähigen Alter. Rund 1% der Schwangeren haben einen rekurrierenden Herpes genitalis.
- *Herpes simplex-Infektionen bei Neugeborenen* sind selten (1 : 2000 bis 1 : 5000 aller Lebendgeborenen).
  - In ca. 85% handelt es sich um eine perinatale Infektion.
  - Eine transplazentare oder aszendierende pränatale (5%) oder postnatale (10%) Infektion ist seltener.
  - Bei einer postnatalen Infektion wird meist HSV 1 gefunden. Bei dieser nosokomialen Infektion kommt als Infektionsquelle jede Kontaktperson (Mutter, Vater, Verwandte, Personal) mit z.B. einer Erkrankung an Herpes labialis in Frage.
- *HSV-2-Infektionsrisiko des Neugeborenen* hängt ab vom Stadium der mütterlichen Infektion:
  - > 50% bei einer genitalen Primärinfektion in der Spätschwangerschaft > 32. SSW, da einerseits dann die höchste Virusausscheidung besteht und protektive Antikörper fehlen.
  - Bei rekurrierendem Herpes simplex dauert die Virusausscheidung nur 2–5 Tage, die HSV-Ausscheidung ist geringer und der Foetus hat protektive Antikörper übertragen bekommen (neonatales Infektionsrisiko < 5%).
  - Am geringsten (< 0,5–3%) ist das Übertragungsrisiko bei asymptomatischer Virusausscheidung der Mutter. Da jedoch dieser Status bei HSV-2-infizierten Müttern am häufigsten vorliegt und oft nicht bekannt ist, liegt diese Situation bei manifest HSV-infizierten Neugeborenen (60–80%) am häufigsten vor.
  - Ein vorzeitiger Blasensprung von mehr als 6 Stunden erhöht das Risiko der Übertragung. Daher Sectio bei einer Schwangeren mit floridem Herpes genitalis nur wenn Blasensprung < 4 Stunden vor Wehen. Keine Skalpelektroden bzw. Blutentnahmen beim Feten unter der Geburt.

➤ **Symptome bei perinataler/postnataler Infektion:** Es werden drei verschiedene Verläufe (mit fließenden Übergängen) unterschieden:
- *Disseminierte Infektion:*
  - Dramatischer Krankheitsverlauf (kann einer bakteriellen Sepsis sehr ähneln).

- Beginn der Symptome meist am 4.–5. Lebenstag, maximale Ausprägung am 9.–11. Lebenstag.
- Sämtliche Organe können betroffen sein wie Gehirn, Schleimhäute von Oropharynx, Oesophagus, Intestinum (Pneumatosis intestinalis), Pneumonie, Myokarditis mit Herz-Rhythmusstörungen, Unruhe der Kinder, Kreislaufzentralisation und Schock, Biliverdin-Ikterus mit erhöhten Transaminasen und Gerinnungsstörungen. Ein Befall der Haut mit typischen Herpes-Bläschen tritt nur bei ca. 80 % auf.

- *Enzephalitis* bei ca. 30 % der HSV-infizierten Neugeborenen.
  - Beginn i.d.R. 2–3 Wochen nach der Geburt.
  - Krampfanfälle, Somnolenz oder Unruhe, Tremor, Trinkschwäche und Temperaturschwankungen.
  - HSV-typische Bläschen finden sich an der Haut nur in ca. 50 %.
  - Enzephalitis ist nicht auf den Temporallappen beschränkt, sondern verläuft disseminiert.
  - Im Liquor mononukleäre Zellen und Eiweiß erhöht, Glukose nur mäßig vermindert.
- *Befall von Haut, Auge und/oder Mund:*
  - Beginnt meist um den 11. Lebenstag.
  - Die typischen gruppierten Bläschen mit rotem Hof und trübem Sekret finden sich bevorzugt am bei der Geburt vorangehenden Teil, in der Regel also am Kopf, Mundschleimhaut, seltener Oropharynx, aber auch der Brust.
  - Eine Infektion des Auges manifestiert sich als Keratitis bzw. Chorioretinitis, selten Katarakt.
  - Ohne Therapie ist eine Progression zur Enzephalitis möglich.

➤ **Symptome bei intrauteriner Infektion/konnataler Infektion:**
- Sehr selten sind sehr schwere, prognostisch ungünstige intrauterine HSV-Infektionen
- Hautbläschen bei Geburt Hydrozephalus, Chorioretinitis, Mikrophthalmus.

➤ **Subklinische Infektionen:** Es ist derzeit unklar, ob es subklinische HSV-Infektionen bei Neugeborenen gibt. Die Frage stellt sich vor allem beim PCR-Nachweis von HSV in z.B. Liquor bei ansonsten völlig asymptomatischen Neugeborenen. Bis diese Frage geklärt ist sollten diese Neugeborenen wie infizierte Kinder betrachtet und behandelt werden.

➤ **Untersuchungen:**
- Klinischer Verdacht ist begründet vor allem bei Symptomen einer Sepsis mit signifikanter Erhöhung der Transaminasen und/oder Gerinnungsstörungen.
- *Virusnachweis* aus Herpesbläschen, buffy-coat-Präparationen oder in Schleimhautabstrichen von Conjunctiva oder Nasopharynx, Liquor mittels Immunfluoreszenz, Kultur oder PCR. Die Viruskultur von HSV im Liquor bei Enzephalitis gelingt nur in ca. 40 %. PCR ist sensitiver als Kultur. Infektion gesichert bei positiver PCR oder Kultur.
- *Antikörpernachweise* mittels KBR, indirekter Immunfluoreszenz oder IgM-ELISA-Antikörper sind zu Beginn wenig sensibel. Bei der Enzephalitis nach ca. 10 Tagen HSV-spezifische intrathekal gebildete oligoklonale Antikörper.
- *Bild gebende Verfahren* (Sonographie, MRT): der für ältere Kinder typische isolierte Befall der Temporallappen darf nicht erwartet werden.

8.4 Konnatale und perinatale Virusinfektionen ▬▬▬▬

➤ **Prävention:**
  - *Entbindung durch Sectio:*
    • Falls bei Geburt ein klinisch manifester Herpes genitalis vorliegt und Blasensprung nicht > 4–6 Stunden. Der protektive Effekt der Schnittentbindung ist gesichert bei einer Primärinfektion in den letzten 6 Wochen vor Geburt und weniger eindeutig effektiv bei rekurrierender HSV-Infektion.
    • Ob auch nach 4–6 Stunden eines Blasensprunges noch eine Sectio protektiv sein kann, ist nicht bekannt.
    • Ein Herpes simplex des Gesäßes oder des Abdomens der Schwangeren ist weniger problematisch.
    • Schwierig ist die Entscheidung bei Frühgeburtlichkeit. Verschiedene Optionen wie: Abwarten und Gabe von Aciclovir an die Schwangere, und Lungenreifung mit Betamethason oder rasche Sectio mit Gabe von Surfactant und evtl. Aciclovir an das Frühgeborene.
    • Eine asymptomatische Virusausscheidung besteht bei ca. 2 % der Frauen mit rekurrierendem genitalen Herpes simplex, das Infektionsrisiko dieser Neugeborenen liegt unter 3 %, das Gesamtrisiko des Neugeborenen bei Schwangeren mit rekurrierendem Herpes genitalis also < 1 : 2000. Dies wird i. a. nicht als Sectioindikation betrachtet.
  - HSV-Kulturen während der Schwangerschaft sind nicht prädiktiv für die Ausscheidung bei Geburt, also obsolet.
  - Es ist nicht bekannt, ob eine Aciclovirtherapie einer Schwangeren mit einer HSV-Infektion im letzten Trimester das Risiko einer perinatalen Übertragung mindert.
  - *HSV-exponierte Neugeborene:*
    • Für 2(–6) Wochen klinisch beobachten.
    • HSV-Kulturen bzw. PCR von Rachen-, Mund- und Konjunktivalabstrichen 14-tägig. Evtl. ist eine mütterliche vaginale Kultur sinnvoll zur Prüfung, ob perinatal eine HSV-Exposition bestand.
    • Aciclovir-Prophylaxe nur für Neugeborene bei mütterlicher Primärinfektion oder Frühgeborene oder Neugeborene mit Hautverletzungen.
    • Mütter, die HSV ausscheiden und infizierte Neugeborene isolieren.
    • Bei rekurrierenden Infektionen (Herpes labialis, Herpes genitalis) muss durch Maßnahmen wie Händedesinfektion, Abdecken der Hautläsionen (Mundschutz) die Übertragung von HSV vermieden werden. Stillen durch die Mutter ist unter diesen Kautelen erlaubt, wenn die Brustwarzen frei von HSV-Läsionen sind.

➤ **Therapie:**
  - Entscheidend ist, bei jedem Verdacht auf eine HSV-Infektion sofort mit der Therapie zu beginnen (Prognose verbessert sich).
  - Prinzipiell kann mit Aciclovir oder Vidarabin behandelt werden. Beide Substanzen sind gleich wirksam. In Zukunft könnte Famciclovir eine Alternative darstellen. Aufgrund seiner geringeren Toxizität und geringeren Lösungsvolumens wird heute allgemein Aciclovir bevorzug.
  - Aciclovir-Dosis: 30 mg/kg/d in 3 ED, Therapiedauer 14–21 Tage. Frühgeborene (mit eingeschränkter Nierenfunktion): 20 mg/kg/D in 2 ED.

> **Prognose:**
>   – Bei der *disseminierten HSV-Infektion* sinkt die Letalität von > 90 % ohne Therapie auf rund 40 % mit Therapie. Die Langzeitmorbidität ist aber trotzdem fragwürdig. Das Risiko einer pschomotorischen Retardierung ist hoch.
>   – Ohne Therapie versterben ⅔ der an *HSV-Enzephalitis* erkrankten Neugeborenen, die überlebenden Kinder sind psychomotorisch schwerst geschädigt mit Mikrozephalie, Tetraspastik, Chorioretinitis, Schwerhörigkeit. Unter einer Therapie mit Aciclovir oder Vidarabin überleben dagegen 90 % der Neugeborenen, 30–40 % der Kinder scheinen sich später normal zu entwickeln. Die Symptomatik kann sich jedoch langfristig progressiv verschlechtern.
>   – Isolierter HSV-Befall von *Haut, Auge und oder Mund* ist prognostisch günstiger.
>   – Trotz adäquater Therapie rezidivieren HSV-Bläschen während des ersten Lebensjahres sehr häufig. Von diesen nur scheinbar lokal begrenzten HSV-Infektionsverläufen ist bekannt, dass die Letalität zwar gering (ca. 7 %) ist, die Langzeitprognose jedoch fragwürdig erscheint, da besonders bei gehäuften Rezidiven viele dieser Kinder nach 6 Monaten bis einem Jahr psychomotorisch retardiert erscheinen.

HIV-Infektion und AIDS

> **Empfehlungen zur HIV-Transmissionsprophylaxe:**
>   – *Prinzip/Vorgehen* (Tab. 41): Durch die Kombination einer antiretroviralen Prophylaxe mit Zidovudin (ZDV) während der Schwangerschaft, sub partu und postnatal an das Neugeborene mit einer primären Sectio caesarea ließ sich in Deutschland die vertikale Transmission von knapp 20 % auf 1–2 % reduzieren.
>   – *Unvollständige Durchführung der Empfehlung:* Jeder Bestandteil dieser Empfehlungen trägt zur Reduktion der vertikale Transmission bei, sodass bei unvollständiger Durchführung der Empfehlung (z. B. keine Zidovudingabe während der Schwangerschaft) die Transmissionsrate zwar ansteigt, jedoch immer noch unter der natürlichen Transmissionsrate liegt. Generell ist eine postnatale Prophylaxe noch sinnvoll, sofern sie innerhalb der ersten 48–72 Lebensstunden begonnen wird.
>   – *Anmerkung:* Durch die zunehmende Anwendung komplexer antiretroviraler Kombinationstherapien aus medizinischer Indikation für HIV-infizierte Schwangere muss mittlerweile je nach Vortherapie von dem angegebenen Standardschema abgewichen werden. Die größte Erfahrung liegt für die Kombination von Zidovudin und Lamivudin vor. Bei effektiver Verminderung der HIV-Viruslast scheint auch die HIV-Transmission vermindert zu sein; kontrollierte Studien hierzu liegen jedoch noch nicht vor. Unter Therapie mit Protease-Inhibitoren wurden zum Teil schwere fetale Nebenwirkungen beobachtet.

8.4 Konnatale und perinatale Virusinfektionen

Tabelle 41 Empfehlungen zur HIV-Transmissionsprophylaxe (ohne erhöhtes Risiko, z. B. Zwillingsschwangerschaft, vorzeitige Wehentätigkeit)

Vorgehen	Dosierung
Zidovudin ab SSW 32 + 0	500 mg/Tag p.o.
Primäre Sectio caesarea SSW 36 + 0	
Zidovudin intrapartal	2 mg/kg KG i.v. als Bolus, dann 1 mg/kg KG/Std. bis zur Geburt
Neugeborene > 34. SSW	
Zidovudin 4–6 Wochen p.o.	4 × 2 mg/kg KG/Tag p.o.
oder Zidovudin 10 Tage i.v.	4 × 1,3 mg/kg KG/Tag i.v.
Neugeborene < 34. SSW	
Zidovudin in der 1. und 2. Lebenswoche	2 × 1,5 mg/kg KG/Tag p.o. oder 2 × 1 mg/kg KG/Tag i.v.
Zidovudin in der 3. und 4. Lebenswoche	3 × 2 mg/kg KG/Tag p.o.
Sondersituationen (keine pränatale Zidovudin-Prophylaxe, vorzeitiger Blasensprung, vaginale Geburt, nicht kontrollierbare Viruslast, Zidovudin-Resistenz	Intrapartal 200 mg Nevirapin p.o. für die Mutter und 48–72 Stunden postnatal 2 mg/kg KG für das Neugeborene. Bei fehlender intrapartaler Gabe unmittelbar postnatal 2 mg/kg KG an das Neugeborene, nach 48–72 Stunden wiederum 2 mg/kg KG. Evtl. zusätzlich Lamivudin 2 × 2 mg/kg KG/Tag oder Videx 2 × 50 mg/m2 KOF bei Zidovudin-Resistenz oder sehr hohem Risiko der Transmission.

> **Empfehlungen für Schwangere**
> – *AIDS-Beratung, HIV-Screening:* Das HIV-Screening in der Schwangerschaft ist heute besonders wichtig, da unter Beachtung der Transmissionsprophylaxe eine HIV-Infektion des Kindes fast immer vermeidbar ist. In den Mutterschaftsrichtlinien wird die AIDS-Beratung und das HIV-Screening im *1. Trimenon* der Schwangerschaft empfohlen. In der Schwangerenberatung sollten alle Schwangeren nochmals auf das Screening hingewiesen, auf evtl. Risikoverhalten befragt und ggf. getestet werden.
> – *Ausschluss weiterer Infektionen:*
>   • *Hepatitis:* Bei HIV-infizierten Schwangeren sollte daher auch an eine zusätzliche Infektion mit Hepatitis B oder C gedacht werden.
>   • *Toxoplasmose:* Selten kann es auch bei Vorhandensein von Toxoplasma-IgG ohne IgM-Anstieg zur asymptomatischen Reaktivierung einer Toxoplasmose kommen. Bei jedem Kind einer Mutter mit Toxoplasma-IgG sollte deshalb eine konnatale Toxoplasmose ausgeschlossen werden.
> **Vorgehen bei der Geburt**
> – Bei *Spontanentbindung* kann durch Vermeiden einer kindlichen Verletzung (z. B. Kopfschwartenelektrode, Vakuumextraktion, Forcepsentbindung) die Infektionsrate vermindert werden.
> – *Zidovudin sub partu:* In der 1. Stunde sub partu erhält die Schwangere Zidovudin 2 mg/kg KG i.v. als Bolus, dann 1 mg/kg KG/Std. bis zur Geburt.
> – *Erstversorgung des Neugeborenen:* Die erstversorgende Person sollte Handschuhe, Mundschutz und Kittel tragen. Keinen Mundabsauger verwenden!

Zügige Reinigung des Kindes von mütterlichem Blut und Fruchtwasser. Sorgfältige Dokumentation kindlicher Verletzungen.

➤ **Vorgehen nach der Geburt**
- 👁 *Beachte:* Absolutes Stillverbot (nachgewiesener Infektionsweg)!
- – Pflege wie bei Hepatitis-B-infizierten Kindern.
- – *Hepatitis-B-Impfung* bei HBs/Hbe-Antigen-positiver Mutter.
- – In der 1. Lebenswoche *HIV-PCR, Blutbildkontrolle.*
- – Keine Isolierung des Kindes oder der Mutter.
- – Vor Entlassung Blutbildkontrolle.
- – Terminvereinbarung mit Spezialambulanz.

➤ **Weiterbetreuung des Neugeborenen**
- – Die Weiterbetreuung des Kindes sollte in Spezialambulanzen erfolgen. Dort wird die weitere Zidovudingabe überwacht (Blutbild!) und der HIV-Status des Kindes (HIV-PCR nach 14 Tagen, 6 Wochen und 4 Monaten) kontrolliert.
- – Zur Vermeidung falsch negativer PCR-Ergebnisse sollte auch die Mutter (fehlende Primer-Bindung bei seltenen HIV-Stämmen!) mit dieser Technik untersucht werden.

Humanes Herpesvirus 6 (HHV 6)

➤ Infektionen durch HHV 6 (häufigste Manifestation: Dreitagefieber) sind ubiquitär; die meisten Säuglinge werden im 6. – 12. Monat infiziert. Entsprechend sind Infektionen bei Schwangeren sehr selten.

➤ Folgenlose pränatale Infektionen von Feten sind beschrieben.

➤ Therapie: Symptomatisch.

Humanes Papillomavirus (HPV)

➤ HPV führt durch venerische Übertragung zur oft asymptomatischen Infektion. Seltener sind genitale Condylomata acuminata (Feig- oder Feuchtwarzen). Sie können als mechanisches Geburtshindernis zur Sectio zwingen. Therapeutisch sind Cidofovir, als Injektion in die Läsion verabreicht, bzw. die präpartale Lasertherapie in Diskussion.

➤ Eine pränatale Infektion des Feten ist nicht bekannt.

➤ Bei vaginaler Entbindung besteht theoretisch das Risiko der Übertragung auf das Neugeborene mit der Gefahr einer Larynxpapillomatose. Diese bedeutet monate- bis jahrelange Rezidive mit lebensbedrohlicher Atemwegsobstruktion des Kindes. Die perinatale Übertragung ist aber sicher sehr selten und wird auf eine Rate von 1 Fall von mehreren Hundert exponierten Neugeborenen geschätzt. Deswegen gelten derzeit mütterliche Condylomata acuminata nicht als gesicherte Sectioindikation.

Influenza A und B

➤ Influenza in graviditate führt nicht zur Fetopathie, obwohl eine diaplazentare Übertragung bekannt ist.

➤ **Symptome:** Infizierte Neugeborene zeigen unspezifische Symptome wie Fieber, Apnoen, Lethargie und Trinkschwäche.

➤ **Prophylaktisch** könnte Amantadin gegeben werden (bei Schwangeren und Neugeborenen jedoch nicht erprobt!).

➤ **Prävention:** Grippeschutzimpfung für Frauen mit Kinderwunsch bzw. Pflegepersonal in der Neonatologie.

➤ **Therapie:** Symptomatisch. Therapeutikum Relenza ist jetzt verfügbar, es gibt keine Erfahrung mit Schwangeren oder Stillen.

Masern

➤ Die Übertragung erfolgt über Tröpfchen. Inkubationszeit 8–12 Tage.
➤ **Schwangere:**
  - Der Verlauf ist bei Schwangeren schwerer als sonst üblich und führt häufig zur Masernpneumonie. Fehlbildungen des Feten sind nicht zu erwarten, wohl aber eine erhöhte Rate von Aborten, Frühgeburtlichkeit und Dystrophie des Neugeborenen.
  - *Therapie:* Bei Schwangeren wird bei schweren Verläufen eine Aerosoltherapie mit Ribavirin diskutiert.
➤ **Präventiv** können exponierte Schwangere oder Neugeborene mit einem Standardimmunglobulin innerhalb von 72 Stunden nach Exposition geschützt werden (Dosis 0,4 ml/kg i.m.). Stillen ist möglich.
➤ **Neugeborenes:** Der Verlauf der Masern kann mitigiert oder schwer sein. Hauptgefahr ist die Masernpneumonie mit sekundärer bakterieller Superinfektion. Die Letalität ist nicht signifikant erhöht. Die Therapie erfolgt symptomatisch.

Mumps

➤ Der Verlauf der Erkrankung bei Schwangeren ist meist blande, eine diaplazentare Übertragung des Virus ist möglich. Teratogene Schäden durch das Mumpsvirus sind nicht bekannt.
➤ Eine postnatale Infektion eines Neugeborenen verläuft in der Regel blande, die Prognose ist gut. Die Therapie erfolgt symptomatisch, eine Prophylaxe mit Immunglobulinen ist ohne nachgewiesenen Effekt. Stillen ist möglich.

Parvovirus-B-19

➤ **Epidemiologie:**
  - Übertragung durch Tröpfchen. Inkubationszeit 4–14 Tage (max. 3 Wochen).
  - Parvoviren sind relativ resistent gegenüber chemischen Einflüssen, sodass die Übertragung über Gegenstände, Oberflächen, Handtücher etc. möglich ist.
  - In Wohngemeinschaften werden nur 50 % der Kontaktpersonen (Schwangere) infiziert (z.B. Kind auf schwangere Mutter).
  - Eine Übertragung über Bluttransfusionen und Blutprodukte ist möglich.
  - Die Seroprävalenz steigt zwischen 5 und 20 Jahren von 5 auf rund (30–) 50 %. Die Inzidenz der Infektion in der Schwangererschaft wird zwischen 0,25 % und 3,5 % (Mittel 1,1 %) angegeben.
  - Die Rate fetaler Infektionen beträgt ca. 20 % bei maternaler Parvovirus-B-19-Infektion ist aber wenig untersucht; sie ist unabhängig vom Stadium der Schwangerschaft.
➤ **Symptome:**
  - Bei *Schwangeren* von asymptomatischer Infektion (in ca. 50 %) bis zu klassischen Ringelröteln.
  - Beim *primär gesunden Kind* Erythema anulare (Ringelröteln) oder asymptomatisch. Problematisch ist die durch Parvovirus-B-19 verursachte passagere Knochenmarkaplasie, die bei *Feten* zur Anämie und folgendem Hydrops und Fruchttod führen kann. Diese Komplikation ist am häufigsten bei Infektionen zwischen der 13. und 20. SSW.
  - Nicht alle hydropischen Feten sind anämisch, da auch eine Myokarditis zu Hydrops führen kann.

◆ *Beachte:* Bei unklarem intrauterinem Fruchttod (IUFT) an eine Infektion durch Parvovirus-B-19 denken!

– *Postnatal* kann Parvovirus-B-19 bei Frühgeborenen möglicherweise eine NEC verursachen (noch nicht gesichert). Übertragung über Personal oder Bluttransfusion denkbar.

➤ **Untersuchungen:**

– *Mutter:*
  - ELISA-IgM-Antikörper gegen Parvovirus-B-19 im Serum der Schwangeren beweisen eine akute Infektion. Das Maximum der IgM-Antikörper ist 2–3 Wochen nach Infektionsbeginn erreicht, in der Regel fallen sie nach 2–3 Monaten, nur in Ausnahmefällen erst nach ca. 10 Monaten unter die Nachweisgrenze.
  - IgG-Antikörper sind einige Tage später und dann jahrelang nachweisbar.
  - Fehlen sowohl IgG- als auch IgM-Antikörper, besteht keine Parvovirus-B-19-Immunität.

– *Fetus:*
  - Der Nachweis von IgM-Antikörpern im fetalen Blut ist zwar hoch spezifisch aber wenig sensitiv.
  - Die sensitivste Methode zum Nachweis einer fetalen Infektion ist der PCR-Nachweis von DNS in Amnionflüssigkeit u./o. fetalem Blut, Aszites oder die in situ Hybridisierung in fetalem Gewebe.
  - Der Nachweis von fetalen IgM-Antikörpern gegen Parvovirus-B-19 unterschätzt die Infektionsrate, da einige Feten kein spezifisches IgM bilden.
  - Sensitiver ist der Nachweis von B-19-DNS bzw. die Persistenz von IgG-Antikörpern über das 1. Lebensjahr hinaus. Werden diese Parameter für eine intrauterine Infektion gewertet, beträgt die pränatale Übertragungsrate bis zu 30%, ein Hydrops fetalis tritt aber nur in ca. 10% auf, ein Fruchttod ist wesentlich seltener und liegt bei 1–2% der fetalen Infektionen.
  - Diaplazentar übertragene maternale Antikörper sind nach ca. einem Jahr nicht mehr nachweisbar.

➤ **Therapie:**

– Entscheidend nach einer Exposition einer Schwangeren ist zunächst die Bestimmung ihrer Immunität gegenüber Parvovirus-B-19.

– Da die diaplazentare Übertragung nicht konstant auftritt, ist nur eine engmaschige sonographische Überwachung des Feten erforderlich. Ggf. PCR-Nachweis von Parvovirus-B-19 in Amnionflüssigkeit, s. o.

– Bei Anzeichen eines Hydrops fetalis und fetaler Anämie ist eine intrauterine Bluttransfusionen indiziert. Randomisierte Studien zum Nachweis des Therapieerfolgs fehlen allerdings.

➤ **Prävention:**

– Ein Patient ist im Stadium des Exanthema infectiosum (Ringelröteln) nicht mehr infektiös und muss deswegen nicht isoliert werden. Ausnahme: Patienten mit Immundefekten oder aplastischer Anämie.

– Empfängliche und gefährdete Schwangere sollten bei einer Exposition benachrichtigt werden, damit sie engmaschig überwacht werden können.

– Händewaschen ist eine wichtige präventive Maßnahme.

– Eine passive Immunisierung ist nicht etabliert, eine aktive Impfung steht nicht zur Verfügung.

8.4 Konnatale und perinatale Virusinfektionen ▬▬▬▬

➤ **Prognose:**
- Ohne Therapie versterben < 10 % der Feten infizierter Schwangerer inner-halb von 4–6 Wochen. Nicht alle absterbenden Feten sind hydropisch. Einige Feten weisen zusätzlich eine Thrombozytopenie, erhöhte Transami-nasenwerte und erhöhtes Bilirubin auf.
- Die Prognose eines Hydrops fetalis hängt vom Ausgleich der Anämie ab. Unbehandelt führt die Anämie und der Hydrops zum Absterben des Feten.
- Überlebt der Fetus durch intrauterine Bluttransfusionen, ist die postnatale Entwicklung i.d.R. ungestört. Einige (< 10 %) infizierte Neugeborene sind wohl aufgrund der intrauterinen Anämie wachstumsretardiert (dystroph).
- Spontanremission eines Hydrops scheint möglich.

Röteln ▬▬▬▬▬▬▬▬▬▬▬▬▬▬▬▬▬▬▬▬▬▬▬▬▬▬▬▬▬▬▬▬

➤ **Grundlagen:** Die Symptomatik und das Ausmaß der Organschädigungen bei konnatalen Röteln hangen ab von: Gestationsalter bei Infektion, Viruslast und Virulenz des Virusstammes, Fähigkeit des Feten, die Replikation des Erregers zu kontrollieren.
➤ **Epidemiologie:**
- Die Übertragung auf Feten erfolgt diaplazentar während der Virämie bei Erstinfektion.
- Häufigkeit: 1 auf 6000–10 000 Lebendgeburten.
- 10–15 % der Frauen (Schwangeren) haben keine Röteln-Antikörper, sind also nicht immun!
- Die Rate der Rötelnembryopathie liegt bei einer Infektion in den ersten 17 SSW durchschnittlich bei 35 %. (Je früher die Infektion der Mutter in der Schwangeschaft erfolgt, desto höher ist das embryonale Infektionsrisiko.)
- Neugeborene mit konnatalen Röteln sind hochinfektiös und scheiden das Virus jahrelang mit Stuhl und Urin aus.
➤ **Symptome:**
- Häufig führt die Rötelnembryopathie zum Abort oder zur Totgeburt.
- *Embryopathie:* Eine Infektion des Embryos vor Abschluss der Organogenese führt zum Gregg-Syndrom:
  - Hörstörungen.
  - Herzfehler, vor allem Pulmonalarterien- oder -klappenstenose, offener Ductus arteriosus Botalli, Aortenstenose und Ventrikelseptumdefekt.
  - Befall des Auges als Katarakt, Mikrophthalmus und der typischen Pfeffer-und-Salz-Retinopathie.
  - ZNS-Befall mit Mikrozephalus, Wahrnehmungsstörung und Hypotonie.
  - Dystrophie und persistierende Wachstumsstörungen.
- *Rötelnfetopathie* (fetale Infektion nach dem 3. SSM): Typisch sind transiente Schädigungen (bilden sich nach Wochen von selbst zurück), z.B.:
  - Hepatomegalie mit Hepatitis und Transaminasenerhöhungen.
  - Splenomegalie teilweise beträchtlichen Ausmaßes.
  - Thrombozytopenie mit Petechien und Purpura.
  - Extramedulläre Blutbildung führt zu dunklen blauroten Knötchen der Haut (blueberry muffin).
  - Hämolytische Anämie
  - Exantheme uncharakteristischer Morphologie.
  - Meningoenzephalitis.
  - Selten: Pneumonie, Myositis, Myokarditis, Osteopathie, Diarrhö, Kornea-trübungen.

➤ **Untersuchungen:**
  – Beweisend ist der IgM-Antikörpernachweis im HAH-Test oder nach dem 6. Lebensmonat persistierende Antikörper
  – Nicht alle Neugeborenen mit konnatalen Röteln sind Rötelnvirus-IgM-Antikörper-positiv.
  – Das Rötelnvirus kann 1–2 Jahre nach Geburt aus Rachensekret, Urin, Stuhl, Liquor, Leukozyten (buffy coat) in der Kultur angezüchtet werden.

➤ **Therapie:**
  – Eine spezifische Therapie gibt es nicht.
  – Korrektur der Herzfehler.
  – Sehhilfen soweit möglich.
  – Sozialpädiatrische Betreuung mit entwicklungsneurologischer und -psychologischer Nachsorge.

➤ **Prävention:**
  – Aktive Impfung aller Mädchen nach STIKO-Empfehlungen, spätestens vor Eintritt in die Pubertät. Nachweis des Impferfolges durch protektiven Titer von ≥ 1 : 32 im HAH-Test
  – Eine Impfung während der Schwangerschaft ist kontraindiziert. Es wird empfohlen bis zu 3 Monate nach der Impfung Kontrazeptiva zu verwenden. Das Impfvirus kann diaplazentar übertragen werden, führt aber offensichtlich nicht zur Erkrankung. Akzidentelle Röteln-Impfung während der Schwangerschaft ist keine Indikation zur Interruptio.
  – Exposition einer nicht immunen Schwangeren:
    • Serologisch untersuchen, ob Immunität vorliegt.
    • Evtl. Gabe von 0,5 ml/kg KG Immunglobulinen, jedoch ist die Effizienz nicht belegt.
  – Kittelpflege und Handschuhe bei Kontakt mit Ausscheidungen infizierter Kinder.

➤ **Prognose:**
  – Die Organschäden einer Rötelnembryopathie sind bei Geburt voll ausgeprägt und irreversibel.
  – Bei der Rötelnfetopathie muss mit einer Latenzperiode bis zur vollen Ausprägung aller Symptome gerechnet werden. Erst im Verlauf einiger Monate treten Pneumonitis mit Husten, Tachypnoe und Zyanose, Rötelnexanthem, chronische Diarrhö, Taubheit, rezidivierende Infektionen und progressive neurologische Defizite auf.
  – Auch autoimmunologisch bedingte Endokrinopathien (Diabetes mellitus, Hypo- oder Hyperthyreoidismus) sind beschrieben.

Rotaviren (Gruppen A–E)

➤ **Epidemiologie und Häufigkeit:**
  – Hauptinfektionsweg: Fäkal-oral, daneben ist Tröpfcheninfektion möglich.
  – Gesunde scheiden Rotavirus 1–2 Wochen, Frühgeborene aber u. U. mehrere Wochen aus.

➤ **Symptome:**
  – Neu- und Frühgeborene können sehr symptomarm erkranken.
  – Abdomen gebläht, weich, Stuhl weich, bei Frühgeborenen meist nicht wässrig wie bei Säuglingen.
  – Allgemeinsymptome ähneln einer bakteriellen Sepsis (s. S. 181).
  – Apnoen sind häufig, Krampfanfälle möglich.

➤ **Untersuchungen:** Antigennachweis aus Stuhlprobe: Enzym-Immun-Test. Serologie ist nicht etabliert.
➤ **Therapie:** Rein symptomatisch. Cave: Durchwanderung von Darmkeimen und nachfolgende Sepsis bzw. NEC.
➤ **Prophylaxe:**
  – Isolierung erkrankter Kinder in einem eigenen Zimmer.
  – Hygienische Händedesinfektion mit 70 % Alkohol
  – Windel-Wechsel mit Handschuhen.
  – Desinfektion des Wickelplatzes mit 70 % Alkohol.
  – Ein Impfstoff wurde in den USA vom Markt genommen wegen gehäufter Fälle von Invagination nach Impfung.

RSV (respiratory syncytial virus)

➤ **Epidemiologie und Häufigkeit:**
  – Hauptepidemiezeit ist der Winter von ca. November bis März, Spitze Januar–Februar.
  – Eine RSV-Infektion machen Kinder in > 70 % im 1. Lebensjahr und in ca. 100 % bis zum Ende des 2. Lebensjahres durch.
  – Eine RSV-Infektion hinterlässt keine bleibende Immunität, Reinfektionen sind häufig (Personal!).
➤ **Symptome:**
  – Bei Säuglingen und Kleinkindern Bronchiolitis, Apnoen (SIDS!?), Bradykardie.
  – Bei Erwachsenen (Personal) Symptome des Infektes der oberen Luftwege.
  – Bei Frühgeborenen besonders schwerer Verlauf, häufig ist Beatmung erforderlich. Gefährdet sind auch ehemalige Frühgeborene mit BPD sowie Säuglinge mit Herzfehlern und Links-Rechts-Shunt.
  – RSV-Infektionen hinterlassen nicht selten Neigung zu Asthma-ähnlichen Erkrankungen.
➤ **Untersuchungen:** Schnelltest aus tiefem Nasopharyngealabstrich. Sensitivität und Spezifität bei Kindern (hohe Virusausscheidung) 90–95 %.
➤ **Therapie:** In der Regel nur symptomatisch. In besonderen Situationen (Frühgeborene, Kinder mit Herzfehlern) Ribavirin inhalativ mit besonderer Vernebelungseinheit.
➤ **Prophylaxe:**
  – Monoklonaler Antikörper (Synagis) 15 mg/kg alle 4 Wochen i.m. während der RSV-Saison (s. o.).
  – Definition der zu schützenden Risikogruppen ist derzeit in Diskussion.
    • Kinder mit BPD mit symptomatischer Therapie der BPD.
    • Ehemalige FG < 28. SSW und Alter < 12 Monate in der RSV-Saison.
    • Ehemalige FG < 32. SSW und Alter < 6 Monate in der RSV-Saison.
  – Sorgfältige Händedesinfektion des Personals.

Varizella-zoster-Infektionen (VZV)

➤ Das Varizella-zoster-Virus (VZV) führt zu Windpocken bzw. Herpes zoster. Übertragung von VZV nur bei engen Kontakten. Für Neugeborene ist die perinatale Übertragung prognostisch ungünstig.
➤ **Epidemiologie und Häufigkeit:**
  – Varizella zoster ist hoch kontagiös. Infektiös sind Rachensekret 3–4 Tage vor Ausbruch des Exanthems, später die Windpockenbläschen. Die Seropräva-

lenz von Schwangeren liegt bei 90–95 %. Der Verlauf von Windpocken in graviditate ist oft schwer, eine viszerale Beteiligung und Pneumonie sind möglich. Die Letalität ist aber sehr gering.

– Die *diaplazentare Übertragung* auf Feten ist während der gesamten Schwangerschaft möglich. Eine Infektion während der ersten 20 SSW führt in < 3 % zum konnatalem Varizellensyndrom. Ob es auch zum Fruchttod kommen kann, ist unklar. Auch nach der 20. SSW kann es zur diaplazentaren Infektion des Feten kommen, die Schädigungen sind dann jedoch weniger ausgedehnt. Ein Herpes zoster der Mutter führt nicht zum konnatalen Varizellensyndrom.

– Eine *perinatale VZV-Infektion* der Mutter wird in 25–30 % auf den Feten übertragen. Die kindliche Prognose hängt vom Zeitpunkt der mütterlichen Infektion ab:

  • Bei mütterlicher Erkrankung > 5–21 Tage vor Entbindung ist der Verlauf der Infektion beim Feten oder Neugeborenen meist leicht und gutartig.
  • Bei Ausbruch des Exanthems der Mutter 4(–7) Tage vor bis 2 Tage nach der Geburt ist ein Exanthem beim Neugeborenen 6–12 Tage nach der Geburt zu erwarten bzw. der Verlauf beim Neugeborenen meist sehr schwer und in einem Drittel der Fälle sogar letal (wegen fehlender Übertragung protektiver mütterlicher Antikörper auf den Fetus?).

– Eine *postnatale Infektion* liegt vor, wenn das Exanthem frühestens 12–28 Tage nach der Geburt auftritt. Der Verlauf hängt vom Immunstatus der Mutter ab. Übertragene mütterliche Antikörper mildern den Krankheitsverlauf, sind aber nicht voll protektiv. Hatte die Mutter Windpocken durchgemacht, ist der Verlauf beim Neugeborenen wenn es überhaupt zur Infektion kommt sehr blande. Hatte die Mutter keine Windpocken, ist der Verlauf schwerer. Die Letalität ist dann höher als bei Infektion im späteren Kindesalter.

➤ **Symptome:**

– *Konnatales Varizellensyndrom* (Varizellenembryopathie):
  • Dystrophie, hohe Letalität.
  • Ulzera und sternförmige Narben der Haut mit Pigmentierung.
  • Hyploplasie von Gliedmaßen, Fehlen von Fingern, wohl infolge einer nervalen Schädigung nach Infektion von Ganglienzellen und des Rückenmarks.
  • Augenbefall mit Mikrophthalmie, Katarakt, Chorioretinitis, Horner-Syndrom, Nystagmus.
  • Zerebrale Krampfanfälle, Mikrozephalie, psychomotorische Retardierung.
  • Sphinkterdysgenesie mit Blasenentleerungsstörungen.

– *Neonatale Varizellen:* Der Verlauf ist je nach Infektionszeitpunkt sehr variabel:
  • Bei leichtester Ausprägung finden sich nur einzelne typische Varizelleneffloreszenzen (gleichzeitig Maculae, Papeln, Bläschen, Krusten) der Haut.
  • Schwere Verläufe sind besonders bei mütterlichen Windpocken 4(–7) Tage vor bis 2 Tage nach der Entbindung oder bei Beginn der Erkrankung zwischen dem 5. und 10. (–12.) Tag nach Geburt möglich. Mit Fieber breitet sich das Varizellenexanthem rasch aus und wird hämorrhagisch. Es kommt zur Infiltration sämtlicher Organe, Pneumonie mit respiratorischer Insuffizienz, Enzephalitis und Tod bei ca. ⅓ der betroffenen Kinder.

– Exogene (postnatale) Infektion: Der Verlauf ist beim reifen Neugeborenen meist leicht, bei Frühgeborenen v. a. < 28. SSW in den ersten 6 Lebenswochen u. U. sehr schwer.

➤ **Untersuchungen:**
– Klinische Symptomatik.
– *Erregernachweis* aus Varizellenbläschen mit Immunfluoreszenz, ELISA oder PCR. Der Erregernachweis bei Kindern mit konnatalem Varizellensyndrom ist oft nicht möglich.
– *Serologisch* können bei Varizellen 4–6 Tage nach Exanthembeginn IgM- und IgG-Antikörper nachgewiesen werden (ELISA-Test).
– *Differenzialdiagnose:* Neonatale HSV-Infektion, Coxsackie A-Infektion oder Impetigo durch Staphylokokken oder Streptokokken. Beim konnatalen Varizellensyndrom auch an andere konnatale Infektionen wie Röteln, Zytomegalie, Toxoplasmose etc. denken.

➤ **Therapie:**
– Neonatale VZV-Infektionen können im Verlauf abgemildert werden, wenn sofort behandelt wird.
– Indikation: Neugeborene mit schlechter Prognose wie: Beginn der Erkrankung zwischen dem 5.–10. (–12.) Lebenstag, bei Frühgeborenen in den ersten 6 Lebenswochen.
– *Aciclovir* 30 (– 45) mg/kg/Tag in 3 ED i.v. oder 60–80 mg/kg/Tag in 4 ED oral für 5–10 Tage.
– *Valaciclovir* oral wäre wegen seiner besseren Resorption sinnvoller, ist aber für Neugeborene (noch) nicht zugelassen.

➤ **Prävention:**
– *Aktive Impfung:* Ein Lebendimpfstoff zum Schutz von Immundefizienten (Leukämie), seronegativem beruflich exponiertem Personal oder von Frauen vor (!) der Schwangerschaft steht zur Verfügung.
– *Passive Immunprophylaxe* ist mit spezifischem Varizella-Zoster-Immunglobulin (VZIg) möglich.
• Die Gabe ist nur effektiv, wenn sie innerhalb von 72 Stunden nach Exposition erfolgt. Zu bedenken ist, dass Personen mit Varizellen schon 1–2 Tage vor und etwa 5 Tage nach Beginn des Exanthems infektiös sind. Falls möglich sollte der Immunstatus bestimmt werden, um das Immunglobulin nicht unnötig zu verabreichen.
• *Dosis:* Je nach Präparat 1–2 ml/kg i.v. oder 0,2–0,5 ml/kg max. 5 ml i.m.
– *Passive Immunprophylaxe: Indikationen in der Neonatalzeit nach Exposition:*
• Neugeborene, deren Mütter 4(–7) Tage vor bzw. bis 2 Tage nach der Entbindung an Varizellen erkrankt sind.
• Frühgeborene bei negativer Windpocken-Anamnese der Mutter.
• Frühgeborene < 28. SSW bzw. < 1000 g Geburtgewicht in den ersten 6 Lebenswochen.
• Zu erwägen ist die Gabe an Neugeborene, wenn sie in der unmittelbaren Postnatalzeit Varizellen-exponiert sind *und* die Mutter seronegativ ist.
• Sinnvoll ist die Gabe von VZV an Mütter, wenn eine Erkrankung in der Perinatalzeit vermieden werden soll.
• Es ist nicht bekannt, ob durch die Gabe von Varizella-zoster-Immunglobulin an eine nicht immune, aber exponierte Schwangere oder an eine an Varizellen erkrankte Schwangere die Übertragung des VZV auf den Feten vermieden werden kann. Eine Abruptio ist bei Varizellen während

der Schwangerschaft nicht indiziert (fetales Risiko < 3 % und Erkrankung sonographisch erkennbar).
– Eine Prophylaxe mit Aciclovir 45 mg/kg/Tag ist bei exponierten Personen im Prinzip effektiv und verhindert den Ausbruch der Erkrankung, zumindest schwere Verläufe. Es ist unbekannt, ob die Übertragung von VZV auf den Feten durch eine Aciclovirtherapie der Schwangeren verhindert werden kann. Die potenzielle fetale Toxizität von Aciclovir ist in Betracht zu ziehen.

► **Prognose:**
– *Konnatales Varizellensyndrom:* Die Prognose ist schlecht (Letalität bis zu 40 %). Bei anderen muss mit einer erheblichen Beeinträchtigung der Entwicklung gerechnet werden. Einige Kinder entwickeln schon früh in der Säuglingszeit einen Herpes zoster.
– *Konnatale Varizellen* haben eine schlechte Prognose mit einer Letalität um 30 % wenn die Erkrankung der Mutter 4(-7) Tage vor bis 2 Tage nach der Entbindung beginnt oder das Neugeborene zwischen dem 5. und 10. Lebenstag erkrankt.
– *Exogene Varizellen* nach der Geburt haben in der Regel eine gute Prognose. Selten sind schwere hämorrhagische Varizellen mit ausgeprägter Thrombozytopenie.
– Ein Herpes zoster einer Schwangeren hat für den Feten keine Bedeutung, bei Herpes zoster der Mutter unter der Geburt können beim Neugeborenen leichte Varizellen auftreten.

Zytomegalie

► Grundlagen: Erreger ist das Zytomegalievirus (CMV). Die Infektion kann prä, peri- oder postnatal erworben werden.

► **Häufigkeit und Epidemiologie:**
– Die Zytomegalie ist in sozial schwächeren Bevölkerungsschichten häufiger als in höheren Sozialschichten.
– 0,2-2 % der Neugeborenen sind bei Geburt infiziert.
– Die CMV-Seroprävalenz bei Frauen zwischen 20 und 40 Jahren liegt um 40-50 %, bei Frauen aus niedrigem sozialen Milieu bei 70-90 %.
– Infektionsquellen sind Körpersekrete wie Vaginalsekret, Sperma, Urin, Speichel, Muttermilch, Tränenflüssigkeit sowie Blut und Blutprodukte.
– Eine *Primärinfektion* erfolgt bei 1-4 % der Schwangeren. Infolge einer Virämie kommt es in ca. 40 % dann zur Infektion des Feten. 10-15 % der nach einer mütterlichen Primärinfektion infizierten Neugeborenen sind klinisch manifest erkrankt und haben dann fast immer Spätschädigungen.
– Fetale Schädigungen sind in jedem Schwangerschaftsmonat möglich, jedoch scheint der Verlauf der Infektion schwerer und die spätere Schädigung des Kindes höher, je früher in der Schwangerschaft die Infektion der Frucht eintritt.
– Bei einer *rekurrierenden mütterlichen Infektion* sind ca. 1 % der Neugeborenen bei Geburt infiziert, in aller Regel jedoch asymptomatisch. 5-15 % dieser infizierten Neugeborenen haben später mildere Symptome einer CMV. Bei der Geburt kann die Exposition durch genitale Sekrete zur Infektion führen.
– Sehr unreife Frühgeborene mit fehlenden protektiven Antikörpern können über CMV-haltige Muttermilch infiziert werden.

➤ **Symptome:**
- *Fehlbildungen* sind bei der konnatalen Zytomegalie nicht überproportional gehäuft, sodass das CMV nicht als teratogen gilt. Gehäuft Frühgeburtlichkeit (bis zu 30 %).
- *Hepatomegalie:* Ausgepägt, bildet sich erst nach Monaten zurück. Transaminasen und (konjugiertes) Bilirubin sind erhöht.
- *Splenomegalie:* Variabel von einer gerade eben tastbaren Milz bis zu gigantischer Vergrößerung.
- *Thrombozyten:* Auf Werte zwischen 20 000 und 60 000/µl vermindert → Petechien (persistiert Wochen).
- *Hämolytische Anämie, extramedulläre Blutbildung* („blueberry muffins").
- *Enzephalitis* → Störung der Gehirnentwicklung mit Mikrozephalie, evtl. intrazerebrale Verkalkungen.
- *Am Auge: Chorioretinitis,* seltener in Form der Optikusatrophie, Mikrophthalmus, Katarakt, Verkalkungen in der Retina nach Nekrosen. Der Visus ist mehr oder weniger beeinträchtigt.
- *CMV-Pneumonie* ist bei der konnatalen Zytomegalie eher selten, aber sehr häufig bei einer postnatal erworbenen Zytomegalie.
- *Zähne:* Schmelzdefekte, führen oft zur ausgeprägten Karies.
- *Innenohrschwerhörigkeit:* Sehr häufig (bis zu 60 %), tritt seltener (ca. 8 %) auch bei asymptomatischer Infektion auf. Die Schwerhörigkeit kann im Verlauf von Jahren erheblich zunehmen.
- *Fehlbildungen* sind bei der konnatalen Zytomegalie nicht überproportional gehäuft, sodass das CMV nicht als teratogen gilt.

➤ **Untersuchungen:**
- *Virusnachweis* in Urin, Speichel oder in postmortalem Leber- oder Lungengewebe, möglichst innerhalb der ersten beiden Wochen nach der Geburt um eine konnatale Infektion zu beweisen (später könnte die Zytomegalie durch Infektion via Muttermilch oder Blut und Blutprodukten entstanden sein).
- Im Urin wird CMV in hoher Konzentration ausgeschieden. Der Urin sollte gekühlt bei 4 °C ins Labor gebracht und dort sofort auf Zellkulturen überimpft werden. Ein zytopathischer Effekt ist frühestens nach 24 Stunden lichtmikroskopisch sichtbar.
- Der CMV-Nachweis wird sensitiver und schneller, wenn das CMV-spezifische „early antigen" nachgewiesen wird. Die Sensitivität dieser Methode beträgt bei 80–90 %, die Spezifität bei 80–100 % bezogen auf die Zellkultur.
- DNA-in-situ-Hybridisierung oder CMV-PCR in Urinproben: Diese Virusnachweise beweisen nur die Infektion, nicht aber die Erkrankung!
- *Antikörpernachweis* von CMV-IgG-Antikörpern mit dem ELISA unterscheidet nicht zwischen kindlichen und übertragenen mütterlichen IgG-Antikörpern. Übertragene mütterliche Antikörper fallen nach 6–9 Monaten unter die Nachweisgrenze ab.
- Theoretisch würde der Nachweis von CMV-IgM-Antikörpern eine konnatale Zytomegalie beweisen, jedoch ist dieser Test häufig falsch negativ (Sensitivität um 70 %) und häufig falsch positiv. Das Fehlen von IgG- und IgM-CMV-Antikörpern im Nabelschnurblut schließt eine CMV weitgehend aus.

➤ **Therapie:** Ganciclovir, Foscarnet und (zukünftig) Cidofovir sind verfügbar.
- *Dosis von Ganciclovir:* 10 mg/kg/d i.v. in 2 ED für 2 Wochen, dann Erhaltungstherapie für 4 Wochen 5 mg/kg/d in 1 ED i.v. an 3 Tagen/Woche.

- Ganciclovir ist teilweise effektiv bei einer CMV-Chorioretinitis, Pneumonie, Gastroenteritis bei immundefizienten Patienten. Cave Toxizität der Substanz mit Leukozytopenie, Thrombozytopenie, Funktionsstörungen von Leber, Niere und Gastrointestinaltrakt. Randomisierte Studien zum Wirkungsnachweis bei fetalen Infektionen fehlen derzeit.
- Foscarnet und (zukünftig) evtl. Cidofovir sind therapeutische Alternativen.
- CMV-Hyperimmunseren zur Therapie einer konnatalen CMV-Infektion ist nicht etabliert.

► **Prävention:**
- Eine sichere Prävention einer fetalen Zytomegalie ist nicht bekannt. Beruflich exponierte Frauen mit Kinderwunsch (Kinderkrankenschwestern/-pflegerinnen, Kindergärtnerinnen) sollten besonders hygienisch mit Ausscheidungen (Urin, Stuhl, Speichel) von potenziell immer CMV-ausscheidenden Säuglingen umgehen (Händewaschen und Desinfektion).
- Grundsätzlich sollten bei Neu- und Frühgeborenen nur CMV-IgG-freie Blutkonserven verwendet werden. Leukozytenfilter reduzieren das Risiko einer transfusionsbedingten Zytomegalie weiter. CMV-Hyperimmunserum zur Prävention einer transfusionsbedingten Zytomegalie ist nicht etabliert.
- Frühgeborene können, da sie über keine protektiven Antikörper verfügen, durch CMV-haltige Mutter- bzw. Frauenmilch infiziert werden. Pasteurisieren der Milch bei 65 °C reduziert die Infektiosität der Milch. Die klinische Bedeutung dieses Infektionsweges bedarf noch weiterer Klärung.

► **Prognose:**
- 90 % der bei Geburt symptomatischen Neugeborenen weisen später mindere oder ausgeprägte Defizite auf. Das Risiko einer ausgeprägten mentalen und psychomotorischen Entwicklungsverzögerung und -störung ist erheblich. Viele Kinder sind lernbehindert. Das Sprachverständnis und die Sprechfähigkeit sind verzögert.
- Bei Neugeborenen, die bei Geburt asymptomatisch erscheinen, werden bis zum 2. Lebensjahr in 10–15 % Spätschäden wie Schwerhörigkeit seltener Chorioretinitis manifest.
- Es gibt bislang keine Erkenntnisse darüber, ob eine Therapie mit Ganciclovir neurologische Spätschäden verhindert zumal die Schädigung schon während der Schwangerschaft gesetzt worden ist.

Chlamydia trachomatis

➤ **Epidemiologie und Häufigkeit:**
- Erreger urogenitaler Infektionen sind Ch. trachomatis der Serogruppen D–K. Die Übertragung erfolgt vor allem über sexuelle Kontakte.
- Bis zu 30 % der Schwangeren haben Antikörper, der Erreger lässt sich im Zervixabstrich bei 5–10 % nachweisen. Bei Geburt kommt es in ca. 50 % zur Übertragung auf das Neugeborene. Bis zu 30 % der Neugeborenen erleiden eine Konjunktivitis, 20 % im späteren Verlauf eine Pneumonie.

➤ **Symptome und Verlauf:**
- *Ch.-trachomatis-Konjunktivitis:* Sie wird zwischen dem 5.–14. Lebenstag manifest durch: Einseitiges Lidödem, Rötung und schleimig eitrige, selten hämorrhagische Absonderungen. Die Conjunctiva palpebralis zeigt eine folliküläre Infiltration. Protrahierter Verlauf, heilt folgenlos ab. Eine Pannusbildung ist möglich, eine Destruktion der Kornea tritt fast nie ein.
- *Ch.-trachomatis-Pneumonie:* Sie beginnt meist schleichend ohne Fieber mit Tachypnoe, Dyspnoe, Apnoen und mangelnder Gewichtszunahme. Der Husten ist anfangs trocken, anfallsweise stakkatoartig, aber ohne die für Pertussis typische Inspiration, später feuchte Rasselgeräusche. Der Verlauf ist protrahiert, meist leicht. Schwerere Verläufe mit Sauerstoffbedarf oder Beatmung sind selten.
- *Sonderformen:* Etwa 50 % der Kinder haben eine begleitende Otitis media. Sehr selten sind schwere Verläufe mit Hepatitis, Hepatosplenomegalie, Gastroenteritis oder Myokarditis.

➤ **Untersuchungen:**
- Erregernachweis im Direktpräparat, durch PCR oder Kultur.
- Der Erreger ist intrazellulär → beim Abstrich der Konjunktiven (oder der Urethra) durch mechanischen Nachdruck Epithelzellen gewinnen.
- Das Direktpäparat färben (mit zunehmender Sensitivität) nach Giemsa, mit Jodlösung oder fluoreszenzserologisch.
- Sensitiver und spezifischer ist der Erregernachweis mit der PCR.
- Antikörper können im indirekten Immunfluoreszenztest oder im ELISA nachgewiesen werden. Da die Durchseuchung der Bevölkerung jedoch relativ hoch ist – bis zu 30 % Ch. trachomatis-Antikörpernachweis im Nabelschnurblut – hat dieser diagnostisch keine Bedeutung.
- Blutbild: Eosinophilie (ca. 50 %), IgG und IgM sind quantitativ erhöht.

➤ **Therapie:**
- *Pneumonie:* Erythromycin 40–60 mg/kg KG/Tag in 3 ED i.v. oder oral je nach Situation (alternativ Clarithromycin) für mindestens 14 Tage.
- *Konjunktivitis:* Systemische Therapie mit Erythromycin, da die Gefahr der deszendierenden Infektion besteht. Ob dann noch eine lokale Applikation von Erythromycin (Salbe oder Tropfen je nach Situation) erforderlich ist, ist derzeit fraglich.
- Unwirksam sind β-Laktam-Antibiotika, Aminoglykoside, Chloramphenicol und Metronidazol.
- Allgemeinsymptome wie Husten, Atemnot usw. werden symptomatisch behandelt.

➤ **Prävention/Prophylaxe:**
- Screening der Mütter auf Infektion durch Ch. trachomatis (Empfehlungen zur Mutterschaftsvorsorge).

– Eine Behandlung der Schwangeren mit Erythromycin vermeidet die Übertragung des Erregers auf ihr Neugeborenes weitgehend. Die Credé-Prophylaxe mit Silbernitratlösung verhindert eine Chlamydien-Konjunktivitis nicht mit Sicherheit; effektiv und preisgünstig wäre eine 2,5 % Polyvidonjodsalbe. Die Nebenwirkungen von Jod bei Neugeborenen sind aber nicht ausreichend geklärt.
– Eine nosokomiale Übertragung von Ch. trachomatis spielt keine Rolle. Eine Isolierung entfällt deswegen.

➤ **Prognose:**
– Die Konjunktivitis hinterlässt keine Schäden.
– Der Verlauf einer Pneumonie ist in der Regel blande. Selten sind schwere Verläufe mit Sauerstoffbedarf, evtl. sogar Beatmung. Bei Frühgeborenen wurde über Todesfälle berichtet.
– Eine Lungenfibrose aufgrund einer Ch. trachomatis-Pneumonie ist nicht bewiesen.

Syphilis (Synonym: Lues)

➤ **Grundlagen:** Der Erreger Treponema pallidum, ist diaplazentar übertragbar.
➤ **Epidemiologie und Häufigkeit:**
– Eine konnatale Syphilis ist heute in Mitteleuropa (Screening durch Mutterschaftsrichtlinien) sehr selten.
– Die konnatale Syphilis korreliert mit Promiskuität, Drogenabhängigkeit und mangelnden Vorsorgeuntersuchungen während der Schwangerschaft.
– Ein Primär- oder Sekundärstadium während der Schwangerschaft hat ein hohes Risiko einer konnatalen Syphilis. Die diaplazentare Übertragung ist in der Spätschwangerschaft am höchsten (bis zu 100 %).

➤ **Symptome:**
– In 30–40 % spontaner Abort, Frühgeburt, Hydrops oder Totgeburt.
– Überlebt das Neugeborene so sind typische Symptome:
  • Fieber.
  • Makulopapulöse Effloreszenzen, Fissuren, Petechien, lamelläre Schuppung an den Händen.
  • Ikterus, Hepatosplenomegalie, Lymphknotenschwellungen.
  • Chronischer Schnupfen mit serös-blutiger Sekretion.
  • ZNS-Beteiligung: Hydrozephalus, Krampfanfälle mit Pleozytose und Eiweißerhöhung.
  • Metaphysäre Osteochondritis mit Knochendestruktion.
  • Im Kleinkindesalter: Uveitis, Keratitis, Tonnenzähne, Sattelnase, Schwerhörigkeit, Hydrozephalus und Krampfanfälle sind typische Residuen einer konnatalen Infektion.
  • Anämie bzw. Thrombozytopenie sind häufig.

➤ **Diagnose:**
– Screeningtest: Cardiolipin-Mikroflockungstest.
– Spezifische Antikörper werden mit dem FTA-ABS-Test (fluorescence treponemal antibody-absorption) bzw. dem TPHA-Test (Treponema-pallidum-Hämagglutination) nachgewiesen.
– Diese Tests werden ca. 3–6 Wochen nach Beginn einer Infektion positiv. Im Verlauf ansteigende oder 4fach höhere Titer als bei der Mutter beweisen die Infektion des Feten.

– Der Errreger kann in Haut- oder Schleimhautsekreten oder in Biopsien im Dunkelfeld oder fluoreszenzmikroskopisch nachgewiesen werden.
➤ **Therapie:**
 – Penicillin G: 100 000–200 000 E/kg/Tag in 2–3 ED für 10–14 Tage.
 – Zu Beginn ist eine Jarisch-Herxheimer-Reaktion mit Fieber etc. möglich.
➤ **Prävention:** Serologisches Screening im Rahmen der Mutterschaftsvorsorge.

Offene Tuberkulose der Mutter (oder Verdacht)

➤ **Diagnostik:**
 – Resistenztestung des mütterlichen Mykobakterienstammes ist extrem wichtig!
 – Mendel-Mantoux GT 1 : 10 beim Kind im Alter von 6 Wochen und später zum Nachweis oder Ausschluss einer Infektion
 – Bei Verdacht auf Infektion: Röntgen-Thorax etc., Kultur und PCR von Magensaft.
➤ **Prävention:**
 – INH 10 mg/kg in 2 ED + Vitamin B_6 10 mg/kg für 3 Monate (Transaminasen und Blutbild kontrollieren).
 – Bei V.a. oder Nachweis von INH-Resistenz der Mykobakterien zusätzlich Rifampicin 10 mg/kg in 2 ED.
 – Mundschutz, kein Stillen, u. U. Trennung von Mutter und Kind.

Ureaplasma urealyticum und Mycoplasma hominis

➤ **Grundlagen:**
 – Infektionen durch U. urealyticum oder Mycoplasma hominis führen bei Schwangeren zur Infektion des Amnions und bei sehr unreifen Frühgeborenen zu relativ bland verlaufenden aber persistierenden Infektionen, die das Risiko einer bronchopulmonalen Infektion erhöhen.
 – Ureaplasma urealyticum gehört zu den Mykoplasmen. Sie sind nicht empfindlich gegenüber ß-Laktamantibiotika.
➤ **Epidemiologieund Häufigkeit:**
 – Männer sind urogenital zu ca. einem Drittel mit Ureaplasmen besiedelt, bei Frauen ist die Besiedelung mit niedrigem sozioökonomischen Status, sexueller Aktivität, Anzahl der Sexualpartner und Einnahme oraler Kontrazeptiva assoziiert.
 – Schwangere sind in bis zu 80 % vaginal mit U. urealyticum und bis zu 50 % mit M. hominis besiedelt.
 – Die Übertragung auf Frühgeborene kann in utero über intakte Membranen, bei vorzeitigem Blasensprung, bei Sectio oder bei vaginaler Geburt erfolgen. Die Transmissionsrate von Ureaplasmen besiedelter Müttern auf ihre Neugeborenen beträgt knapp 50 %, bei Frühgeborenen sogar bis 80 %. Ureaplasmen persistieren bei Neugeborenen in der Schleimhaut und Haut in bis zu 10 %.
➤ **Symptome:**
 – Eine aszendierende Infektion durch U. urealyticum oder M. hominis kann in der Frühschwangerschaft zum Abort führen.
 – Eine Chorioamnionitis kann zum vorzeitigen Blasensprung und Frühgeburtlichkeit führen.
 – Während Neu- und Frühgeborene > 32. SSW kaum je Infektionssymptome aufweisen, sind diese bei unreifen Frühgeborenen gehäuft.

– Die häufigste klinische Manifestation ist eine Pneumonie, z. B. bei Nachweis von U. urealyticum oder M. hominis im Trachealsekret bei Frühgeborenen mit radiologisch erkennbaren Infiltraten. Leukozytose, Granulozyten im Trachealsekret. Viele Frühgeborene müssen längere Zeit beatmet werden. Infektionen durch diese Erreger tragen damit erheblich zur bronchopulmonalen Dysplasie bei.
– Selten sind Infektionen des ZNS mit Pleozytose mononukleärer Zellen und Symptomen einer Meningitis oder Enzephalitis.

➤ **Untersuchungen:**
– Kultur auf Spezialmedien aus Zervixabstrichen oder Amnionflüssigkeit bei der Schwangeren bzw. Trachealsekret, Rachen-, Ohr-, Vaginal- oder Rektalabstrich des Frühgeborenen.
– Ein PCR-Nachweis der Erreger ist verfügbar.

➤ **Therapie:**
– Ureaplasmen sind meist empfindlich gegenüber Erythromycin, Clarithromycin und Chloramphenicol. Ein Sensitivitätstest ist verfügbar.
– Ein Therapieversuch erscheint plausibel bei beatmeten Frühgeborenen mit Erregernachweis aus dem Trachealsekret oder bei Nachweis der Erreger im Liquor und entzündlichen Liquorveränderungen.
– *Pneumonie:* Erythromycin (40 mg/kg/Tag in 4 ED über 60 Minuten für 14 Tage). *Beachte:* Kardiotoxizität mit Herzrhythmusstörungen nach rascher i.v.-Erythromycingabe bei Frühgeborenen wurde beobachtet. Ein Therapieeffekt bei Frühgeborenen ist bislang nicht erwiesen.
– *Meningitis:* Chloramphenicol in der altersentsprechenden Dosierung

➤ **Prävention:** Es ist nicht belegt (obwohl praktiziert), dass eine Gabe von Erythromycin oder Clarithromycin an besiedelte Schwangere mit vorzeitigen Wehen die Rate der Frühgeburtlichkeit senkt.

8.6 Weitere konnatale und perinatale Infektionen ■■■■

Toxoplasmose

➤ **Grundlagen:** Erreger ist das Protozoon Toxoplasma gondii.
➤ **Epidemiologie und Häufigkeit:**
   – Die Seroprävalenz steigt mit dem Lebensalter.
   – Bei Frauen um 20 Jahren liegt sie in Mitteleuropa bei 32 % und steigt auf 48 % bei den 40-jährigen (Zunahme pro Jahr um 0,8 %).
   – Erstinfektion (der Mutter) ist meist symptomlos oder -arm (grippaler Infekt mit Lymphknotenschwellungen).
   – Nur bei der Erstinfektion kommt es zur Parasitämie und damit Gefährdung des Feten. Ausnahme: AIDS der Mutter oder anderer schwerer sekundärer Immundefekt.
   – Das fetale Infektionsrisiko ist abhängig vom Stadium der Schwangerschaft. Bei Erkrankung im ersten Trimenon ca. 15 %, im zweiten Trimenon etwa 45 % und im dritten Trimenon in 70 %.
   – 2–7 Fälle einer konnatalen Toxoplasmose auf 1000 Lebendgeburten.
   – Haupt- und Zwischenwirt ist die Katze. Katzen (oft junge) scheiden 2–4 Wochen nach einer Primärinfektion in großen Mengen Oozyten im Kot aus.
   – Bedeutender für die Infektion des Menschen ist der Genuß von rohem und ungenügend gegartem Fleisch oder von Salami oder Gartenarbeiten.
➤ **Symptome:**
   – Das Ausmaß der klinischen Symptome hängt vom Zeitpunkt der Infektion und vom Ausmaß der Parasitämie ab. Je später die Infektion des Feten eintritt, desto blander ist die Symptomatik.
   – Um 80 % der infizierten Neugeborenen sind bei Geburt asymptomatisch. Die mentale Retardierung, Sehstörungen oder Lernstörungen werden oft erst Monate bis Jahre später erkennbar
   – *Symptomatische Infektion:* Die Trias *Enzephalitis* mit intrazerebralen Verkalkungen, Hydrozephalus, und Krampfanfällen, *Chorioretinitis* und *Hepatitis* ist klassisch. Die Chorioretinitis kann noch Monate bis Jahre später rezidivieren.
   – Schwerer Verlauf: Bei Geburt bestehen ein makulopapulöses Exanthem, eine generalisierte Lymphknotenschwellung, Thrombozytopenie und Hepatosplenomegalie.
   – Einige Feten sterben bereits intrauterin ab.
➤ **Untersuchungen bei der Mutter:**
   – Die Diagnose Toxoplasmose wird serologisch gestellt. Im Zweifelsfall Klärung mit Referenzlabor.
   – Qualitative Suchtests sind der Sabin-Feldmantest, der indirekte Immunfluoreszenztest, der Agglutinationstest.
   – Nachweis von IgM-Antikörpern: ELISA und Immunosorbent-Agglutinationstest (ISAGA).
   – 10–14 Tage nach einer Primärinfektion treten IgG- und IgM-Antikörper gegen Antigene von Tachyzoiten, später auch Bradyzoiten auf.
   – Werden IgG-Antikörper gefunden, so soll ein IgM-Test durchgeführt werden. Ist dieser negativ, erübrigen sich weitere Kontrollen.
   – Ein vierfacher Titeranstieg (oder signifikante Konzentrationszunahme) in einem der Tests zum Nachweis von IgG oder IgM-Antikörpern beweist eine frische Infektion einer Schwangeren (ggf. Rücksprache mit Referenzlabor).

- IgM-Antikörper persistieren bei Toxoplasmose jahrelang → nur etwa jeder 10. IgM-Befund bei einer Schwangeren deutet auf eine frische Infektion hin.
- Vorbehalten für Spezialfragen sind: Indirekte Hämagglutination, IgA-Antikörpertest, Avidity test und Immunoblottest (Referenzlabor!).
- Der Nachweis von IgA-Antikörpern folgt etwa 1–3 Wochen später. Ca. 3–8 Wochen nach der Infektion ist das Maximum der Titerhöhe bzw. Konzentration erreicht.
- *Toxoplasmose-Screening:* Sollte spätestens in der Frühschwangerschaft durchgeführt werden (wird laut Mutterschafts-Richtlinien bei begründetem Verdacht auf eine Infektion gefordert). Ist dieser Suchtest negativ, soll er nach Ablauf von 8–12 Wochen wiederholt werden. Beratung der Schwangeren über Prävention s.u.!

➤ **Untersuchungen beim Kind:**
- *Gesicherte Primärinfektion* der Schwangeren: In fetalem Blut kann ab der 22. Schwangerschaftswoche nach spezifischen IgM- und IgA-Antikörpern gesucht werden. Allerdings sind nur in ca. 40 % bei einer fetalen Infektion IgM-Antikörper nachweisbar. Wesentlich verlässlicher ist der PCR-Nachweis von Toxoplasmen in Fruchtwasser und Fetalblut.
- *Nach Geburt eines potenziell infizierten Kindes:*
  - Körperlichen Status erheben (Hepato-Splenomegalie etc.).
  - Neurologische Untersuchung des Kindes, Sonographie des Gehirns, bei auffälligen Befunden Lumbalpunktion mit Messung von Eiweiß, Glukose, Zellzahl und -differenzierung, PCR-Test auf Toxoplasmen.
  - Augenärztliche Untersuchung zum Ausschluß einer Chorioretinitis.
  - Serologische Untersuchung auf IgG- und IgM-Antikörper, IgA-Antikörper.
  - Parasitennachweis in Nabelschnurblut, Plazentagewebe, Nabelschnur durch PCR oder Mäuseinokulationstest sollte angestrebt werden.
  - Serologische Verlaufsuntersuchungen alle 6–8 Wochen (z. B. zu jeder Vorsorgeuntersuchung) bis keine mütterlichen IgG-Antikörper mehr vorhanden sind. Dies dauert u. U. mehr als 12 Monate.
- *Nachweis einer kindlichen Infektion:* Als Nachweis einer pränatalen Infektion bzw. Behandlungsindikation gelten:
  - IgM-Antikörper im Enzymimmunoassay oder ISAGA und/oder hohe Titer ($\geq$ 1 : 4096) im IgG-Tests wie indirekter Immunfluoreszenz oder Sabin-Feldman-Test. IgA-Antikörper.
  - Persistenz eines Titers von 1 : 1024 im indirekten Immunfluoreszenztest oder Sabin-Feldmantest über den 6. Lebensmonat hinaus.
  - Das Fehlen von IgM-Antikörpern bzw. ein IgG-Titer von $\leq$ 1:256 im indirekten Immunfluoreszenztest bzw. Sabin-Feldman-Test lassen eine konnatale Infektion eher unwahrscheinlich erscheinen.
  - Jeder persistierende Antikörpernachweis >12 Monate postnatal.

➤ **Therapie:**
- *Bei Verdacht oder Nachweis einer frischen Toxoplasmoseinfektion einer Schwangeren:*
  - Therapie sofort beginnen → reduziert das fetale Infektionsrisiko um 50 %, falls Therapie < 4 Wochen nach Infektion beginnt.
  - Bis zum Ende der 15. SSW Spiramycin 3,0g/d in 3 ED. Von Spiramycin ist keine Teratogenität beschrieben, es reichert sich in der Plazenta an.

8.6 Weitere konnatale und perinatale Infektionen

- Ab der 16. Schwangerschaftswoche Therapie über 4 Wochen mit: Sulfadiazin 50 mg/kg/Tag bis 4,0 g oral in 4 ED und Pyrimethamin 50 mg am ersten Tag, 25 mg an den Folgetagen in 1 ED und Folinsäure (Lederfolat) 10–15 mg/Tag oral.
- Wöchentlich Blutbildkontrollen zur Überwachung der Hämatopoese.
- Bei allergischen Reaktionen Sulfadiazin durch Spiramycin ersetzen.
- *Bei jedem Verdacht auf eine Infektion eines Neugeborenen:*
  - Therapiebeginn, auch wenn die Infektion asymptomatisch oder subklinisch erscheint, sofern keine Behandlung während der Schwangerschaft stattgefunden hat.
  - Bei konsequent behandelter Primärinfektion während der Schwangerschaft und fehlenden Infektionszeichen beim Neugeborenen, kann bis zur Klärung des Infektionsverdachtes mit der Therapie gewartet werden.
  - Die Therapie erfolgt zunächst über 6 Wochen mit Pyrimethamin, Sulfadiazin und Folinsäure.
  - Danach im 4-wöchentlichen Wechsel Therapiepause bzw. o. g. Kombination für 6 Monate (bis 1 Jahr).
  - Clindamycin kann bei allergischen Reaktionen alternativ eingesetzt werden, erreicht hohe Konzentrationen im Auge bei der Chorioretinitis.
  - Bei Chorioretinitis und Enzephalitis mit hohem Eiweiß (>1g/dl) im Liquor zusätzlich Prednisolon 2 mg/kg/Tag bis zum Abklingen der floriden Entzündung.
  - Therapiekontrolle: Blutbild bzw. bei Sulfonamidtherapie Urin (Kristallurie, Hämaturie).
  - Auch bei infizierten Kindern fallen unter Therapie die Ak-Titer zunächst ab (Abfall der übertragenen mütterlichen Antikörper und supprimierte kindliche Immunantwort unter Therapie). Nach Absetzen der Therapie steigen die Ak-Titer dann an.
- Für alle Erkrankungs- und Todesfälle einer pränatalen Toxoplasmose besteht Meldepflicht.
- Dosierungen s. Tab. 42.

Tabelle 42 Medikamente und Dosierungen zur Therapie der Toxoplasmose

Pharmakon	Dosierungen	Einzeldosen/d
Pyrimethamin	1 mg/kg KG/d	1
Sulfadiazin	(50)–100 mg/kg KG/d	2
Folinsäure	2–3 mg/Woche	–

▶ **Prävention:** Wichtigste Maßnahme: Prophylaxe während der Schwangerschaft:
- Kein rohes oder halbgares Fleisch oder Wurstwaren wie Salami essen, Früchte und Gemüse gründlich waschen.
- Bei Gartenarbeit Handschuhe tragen, bei Fleischzubereitung und vor dem Essen Hände waschen.
- Katzenpflege und Reinigung der Kotkästen durch andere Personen.
- Wichtig: Die Mutter kann stillen.

➤ **Verlauf und Prognose:** Auch bei scheinbar asymptomatischen Neugeborenen kann noch Monate und Jahre später ein Rezidiv einer Chorioretinitis eintreten. Dies kann auch nach konsequent durchgeführter Therapie im ersten Lebensjahr vorkommen → regelmäßige augenärztliche Kontrollen sind deswegen indiziert.

Konnatale Malaria

➤ **Epidemiologie und Häufigkeit:**
- Die konnatale Malaria betrifft vor allem Kinder nichtimmuner Schwangerer aus nichtendemischen Gebieten, die an Malaria erkranken.
- Aufgrund des Ferntourismus, fehlender Prophylaxe und der Resistenzentwicklung muss auch in Europa häufiger mit Malaria bei Schwangeren gerechnet werden.
- Eine Malaria kann durch 4 verschiedene Erreger verursacht werden:
  • Plasmodium falciparum – Erreger der Malaria tropica.
  • Plasmodium vivax und ovale – Erreger der Malaria tertiana.
  • Plasmodium malariae – Erreger der Malaria quartana.

➤ **Symptome:**
- Symptome beim Neugeborenen treten meist nach einer Latenz von 2–8 Wochen (von direkt postnatal bis mehrere Monate) nach der Geburt auf.
- Leitsymptome sind Fieber, Lethargie, Nahrungsverweigerung.
- Häufig sind Anämie, Thrombozytopenie und Ikterus. Hepatosplenomegalie.
- Krampfanfälle entweder durch Fieber oder zerebrale Malaria (besonders P. falciparum) sind hinweisend.
- *Weitere Komplikationen:*
  • Durchfall, Erbrechen, Dehydratation und Elektrolytverschiebungen.
  • Hypoglykämie und Dystrophie schon bei Geburt.
  • Befall der Niere mit nephrotischem Syndrom akutem Nierenversagen.
  • Lungenödem mit respiratorischer Insuffizienz.
- *Laborwerte:* Hämolyse (Anämie, Haptoglobin vermindert, LDH erhöht, Retikulozyten erhöht), Thrombozytopenie Hyperbilirubinämie und bei Beteiligung der Leber erhöhte Transaminasen

➤ **Untersuchungen:** Beweisend ist der Nachweis von Plasmodien im nach Giemsa gefärbten Blutausstrich oder im dickem Tropfen.

➤ **Therapie:** Die rasche Resistenzentwicklung insbesondere von P. falciparum gegenüber Chloroquin (z. B. Resochin) erschwert allgemeine Therapieempfehlungen. Eine Chloroquinresistenz findet sich vor allem in Ostafrika, einigen zentralafrikanischen Ländern, Südamerika und in Asien östlich von Pakistan besonders aber Südostasien. Da die Angaben zur Resistenz ständig aktualisiert werden, sollte eine Beratung durch ein Tropenmedizinisches Institut erfolgen.
- *Malaria tertiana und quartana:*
  • Chloroquin (Resochin) initial 10 mg Base/kg oral, dann 5 mg Base/kg nach 6, 24 und 48 Stunden (sehr seltene Chloroquin-Resistenzen bei P. vivax).
  • Eine Nachbehandlung bei konnataler Malaria tertiana mit Primaquin ist nicht erforderlich, da keine persistierenden Leberformen vorliegen.
- *Malaria tropica:*
  • Chinin sowohl während der Schwangerschaft wie bei konnataler Malaria.
  • Initial 20 mg Chinin-Base/kg über 4 Stunden in 5 % Glukose, anschließend 10 mg/kg über 4 Stunden bis zum Aufklaren des Patienten bzw. Nachlassen der Parasitämie. Anschließend mit 3-mal 10 mg/kg Chinin per os bis zu einer Dauer von insgesamt 7–10 Tagen.

8.6 Weitere konnatale und perinatale Infektionen ■■■■■■■

- Bei Verdacht auf eine Infektion mit multiresistenten Plasmodien kann die Chinin-Therapie mit Clindamycin oder Erythromycin kombiniert werden.
- Mefloquin (Lariam) und Fansidar sind in der Schwangerschaft und bei Säuglingen kontraindiziert. Die Anwendung von Mefloquin bei konnataler Malaria bleibt Sonderfällen vorbehalten.

▶ **Prävention:**
  - Grundsätzlich ist Schwangeren von einer Reise in Malaria-Endemiegebiete abzuraten.
  - *Expositionsprophylaxe:* Moskitonetze, schützende Bekleidung und Repellentien.
  - Da die Empfehlungen zur Chemoprophylaxe ständig aktualisiert werden, sollte vor Reiseantritt eine Beratung durch ein Tropenmedizinisches Institut erfolgen.

▶ **Prognose:** Unbehandelt kann eine konnatale Malaria letal enden. Ansonsten ist die Prognose gut.

Mykosen ──────────────────────────────────

▶ **Grundlagen:** Infektionen durch Pilze bei Neugeborenen betreffen hauptsächlich die Haut und Schleimhäute. Invasive Pilzinfektionen kommen fast nur bei Frühgeborenen nach längerer Intensivtherapie und antibiotischer Therapie vor.

▶ **Epidemiologie:**
  - *Konnatale Pilzinfektionen* werden vorwiegend durch Candida albicans verursacht → aszendierende Infektionen aus der Vagina, begünstigt durch einen vorzeitigen Blasensprung, Amnioskopie, Cerclage oder antibiotische Therapie der Mutter.
  - *Nosokomiale Pilzinfektionen* (oft Candida albicans) sind dagegen häufiger.
    - Infektionsquellen: Personal, Geräte oder Pflegeutensilien.
    - Disponierend sind extreme Unreife, parenterale Ernährung mit Fettinfusionen, zentrale Verweilkatheter, Beatmung, Antibiotikatherapie oder die Gabe von Kortikosteroiden.
    - An erster Stelle der Pilzinfektionen stehen Candida albicans, seltener sind andere Candidaarten wie C. parapsilosis, C. glabrata, C. tropicalis und C. krusei.
    - Infektionen durch Aspergillen stellen dagegen eine Rarität dar und betreffen nur extrem unreife Frühgeborene nach längerer Intensivtherapie, Antibiotikagabe und evtl. chirurgischen Eingriffen.

▶ **Symptome:**
  - *Soor:* Häufigste Candidainfektion der Haut bzw. Schleimhaut → weißliche Beläge mit rötlichem Hof, die bei Berührung bluten können. Im Windelbereich vesikulo-pustulöse manchmal nur papulöse Effloreszenzen, die konfluieren können.
  - Selten ist die konnatale Pilzinfektion. Die Haut kann übersät sein von milienartigen manchmal stecknadelkopfgroßen Pusteln mit rotem Hof. Besteht die Infektion intrauterin etwas länger, kann es zur Invasion und konnatalen Candidasepsis mit Absiedelung des Erregers in allen Organen kommen. Diese Verlaufsform kann letal enden.

– *Candidasepsis:*
  • Symptome entsprechen einer bakteriellen Infektion (s. S. 181). Ausgangsherd meist Haut, Schleimhäute, Lunge oder der Gastrointestinaltrakt.
  • Beginn eher schleichend.
  • Typisch sind Temperaturinstabilität – häufig Hypothermie, Blutdruckabfall, Zentralisation, Hypotonie und Apathie.
  • Organinfektionen sind Meningitis, Nephritis, Osteomyelitis, septische Arthritis, pneumonische Infiltrate oder Endophthalmitis etc.
  • Die Symptomatik richtet sich nach dem Organbefall, bei der Meningitis überwiegen im Liquor mononukleäre Zellen, die Liquorglukose ist vermindert, das Eiweiß erhöht.

➤ **Untersuchungen:**
  – Die Diagnose einer Candidose der Haut bzw. Schleimhäute erfolgt klinisch. Ein Erregernachweis bestätigt lediglich die klinische Diagnose und ist ohne klinische Symptomatik nicht beweisend, da Candida zur Normalflora gehört.
  – Auffallend bei einer Candidasepsis eines Frühgeborenen ist oft der protrahierte klinische Verlauf bei gleichzeitiger Thrombozytopenie aber ohne Verbrauchskoagulopathie.
  – Erregernachweis in der Blutkultur ist schwierig, da die Candidämie intermittierend verläuft und entsprechend Blutkulturen häufig ohne Wachstum sind.
  – Candidanachweise im Trachealsekret sind schwierig zu interpretieren (Klinik?!)
  – Ein Candidanachweis im durch suprapubische Punktion gewonnenen Urin ist stark verdächtig auf eine invasive Infektion. Sonographisch Nierenbefall nachweisen/ausschließen!
  – Der Candida-Antigennachweis hat eine geringe Sensitivität und Spezifität und ist deswegen diagnostisch fragwürdig. Candida-Antikörpernachweise sind sehr umstritten und kaum diagnostisch verwertbar.

➤ **Therapie bei Haut- oder Schleimhautbefall:** Lokal Suspensionen, Gele, Cremes oder Salben mit Nystatin, Miconazol oder Amphotericin B. Bei Mundsoor sind Gele wegen ihrer längeren Persistenz in der Mundhöhle effektiver als Suspensionen.

➤ **Therapie bei systemischen Infektionen:** Amphotericin B in Kombination mit 5-Fluorocytosin (Flucytosin):
  – *Amphotericin B:*
    • Dosis: initial 0,1 (notfalls 0,3) mg mg/kg/d in 1 ED in 4–6 Std.
    • Dosis täglich steigern um 0,1 mg/kg/d bis 0,3/0,4 (–1,0) mg/kg/d.
    • Nebenwirkungen wie Schüttelfrost, Fieber, Hypotension sind bei Frühgeborenen meist gering.
    • Kontrolle von Natrium, Leberwerten und Harnstoff ist erforderlich.
    • Eine Alternative stellt liposomales Amphotericin B dar. Die Dosis ist hier höher: 0,5–1,0 mg/kg/d bis zu 4,0 (–6,0) mg/kg/d in 30–60 min.
  – *Kombiniert mit Flucytosin* in einer Dosis von 60-80 mg/kgKG/d in 1–2 ED i.v. Flucytosin penetriert sehr gut in den Liquor.

8.6 Weitere konnatale und perinatale Infektionen ▬▬▬▬▬

➤ **Therapiedauer:** Abhängig von der klinischen Symptomatik:
- Bei Organinfektionen (Pneumonie, Osteomyelitis, Meningits, Endophthalmitis) mindestens 3 Wochen.
  - Bei Katheter-assoziierter Candidämie evtl. nur 10 Tage, falls der infizierte Katheter gezogen wurde.
➤ **Alternative ist Fluconazol:**
- Sicher wirksam ist Fluconazol bei Schleimhautbefall, möglicherweise auch bei systemischer Infektion.
- Für Säuglinge < 3 Monaten ist Fluconazol zur generellen Anwendung noch nicht zugelassen.
- Dosis initial 12 mg/kg dann 6(–10) mg/kg/d oral oder i.v. alle 2 Tage in der 1.–2. Lebenswoche.
- Danach diesselbe Dosis täglich.
➤ **Prävention:** Entscheidend ist die Einhaltung der allgemeinen Hygieneregeln zur Vermeidung der Übertragung von Pilzen. Nosokomiale Häufungen von Pilzinfektionen bei Neugeborenen durch Pflegepersonal mit infizierten Händen sind beschrieben. Bei Gabe von Antibiotika kann zur Suppression der Pilzbesiedelung die orale Gabe von Nystatin oder Amphotericin B in Erwägung gezogen werden. Der präventive Wert ist aber nicht belegt.

Zum Antikörpernachweis

➤ Es wird je Untersuchung mindestens 0,2 ml Serum benötigt, d. h. ca. 0,5 ml Blut.

Zur Virusisolierung

➤ Material trifft innerhalb 24 h in Labor ein: Kühlung nicht erforderlich.
➤ Transport länger als 24 h: Versand bei 4 °C. Nie einfrieren (gilt besonders für CMV).
➤ Hepatitis-C-RNS-Nachweis: Blut muss sofort zentrifugiert werden, nur Serum darf eingeschickt werden.
➤ Abstriche möglichst feucht halten, möglichst zellreiches Material. Bei VZV oder HSV kann Bläscheninhalt in 1-ml-Spritze punktiert und verschickt werden.
➤ PCR möglichst vorher telefonisch absprechen.
➤ Wichtig sind klinische Angaben auf dem Anforderungsschein.
◉ *Bedenke:* Bei unklarem Fieber, Durchfall, Meningoenzephalitis, Kardiomyopathie: An Enterovirus-infektionen (Coxsackie, ECHO, Polio) denken. Labor informieren!

Zum Nachweis bakterieller Erreger

➤ **Blutkultur:**
  – Möglichst 1 ml Blut/10 ml Medium.
  – Möglichst unmittelbar vor Beginn einer antibiotischen Therapie.
  – Bei 37 °C ins Labor bringen.
  – Anaerobe Blutkultur bei NEC, intraabdominalen Infektionen.
➤ **Abstriche:**
  – Kontakt mit Desinfizientien vermeiden.
  – Normale Besiedlung bei Bewertung der Abstrichkultur berücksichtigen.
  – Abstrich feucht halten (Transportmedium), bei Zimmertemperatur ins Labor bringen.
➤ **Liquor:**
  – In steriles Röhrchen tropfen lassen.
  – Sofort bei 37 °C ins Labor bringen.
  – Falls Transport erforderlich: ggf. in Blutkulturmedium spritzen.
➤ **Urin:**
  – In praxi wird zunächst Beutelurin untersucht. Hohe Kontaminationsgefahr!
  – Besser und anzustreben: suprapubische Punktion.
  – Transport gekühlt bei +4 °C ins Labor.
➤ **Stuhl:**
  – Je eine erbsgroße Menge für Virus- und bakteriologische Diagnostik.
  – Möglichst schnell gekühlt ins Labor bringen.
  – Salmonellenverdacht Labor mitteilen. In der Regel antibiotische Therapie erforderlich.

8.8 Impfempfehlungen für Frühgeborene

Vorbemerkung

➤ Empfohlene Impfungen (STIKO-Richtlinien) in den ersten 12 Lebensmonaten sind: Tetanus, Diphtherie, Pertussis azellulär, Hämophilus influenzae B, Hepatitis B, Polio.
➤ Frühgeborene < 30. SSW sind besonders gefährdet wegen fehlendem „Nestschutz".

Vorgehen

➤ Aufklärung der Eltern.
➤ Einverständnis einholen und mit Datum dokumentieren.
➤ Dokumentation in Kurve, Impfpass und Arztbrief.
➤ Kontraindikationen abklären:
  – Akute Erkrankung.
  – Allergien gegen Bestandteile des Impfstoffes.
➤ Derzeit empfohlene Kombinationsimpfstoffe im ersten Lebensjahr:
  • Infanrix DTPa + Hib® + IPV oder Pentavac®.
  • Gen H-B-Vax-K® oder Engerix®.
➤ **Impfschema:**
  – *Impfbeginn:*
    • 3. Lebensmonat, ab 56. Lebenstag *chronologisches, nicht korrigiertes Alter.*
    • Impfort: anterolateraler Oberschenkel
  – *Fortführung:*
    • Mindestabstand 4 Wochen.
    • D, T, Pa: 3 × im ersten Lebensjahr.
    • Hepatitis B, IPV und Hib 2 × im ersten Lebensjahr.
  – *Impfreaktionen:*
    • Lokalreaktionen: Rötung, Schwellung, Schmerzhaftigkeit.
    • Systemische Reaktionen: Fieber, Appetitlosigkeit, Schläfrigkeit, Unruhe, Erbrechen.
    • Selten: Kreislaufschwäche, Apathie, anhaltendes Schreien, Infektkrampf.
    • Nach einer Impfung sollten Frühgeborene für 3–4 Tage am Monitor überwacht werden. *Cave:* Apnoen!
➤ **Weitere Impfungen:**
  – Influenza-Impfung ab dem 6. Lebensmonat bei chronischen Herz-, Lungen-(z.B. BPD) und Stoffwechselerkrankungen.
  – Pneumokokken-Impfung ab dem 3. Lebensjahr (bei chronischen Herz-, Lungen- und Stoffwechselerkrankungen, Diabetes mellitus, Leberzirrhose, Asplenie).
  – In Diskussion: RSV-Immunglobulin, am Horizont: RSV-Impfung.

Grundlagen

➤ **Häufigkeit:** 42 % bei Geburtsgewicht (GG) < 1000 g, 21 % bei GG 1000–1500 g, 7 % bei GG 1500–1750 g. Ein Spontanverschluss ist auch nach Surfactant-Therapie häufig.
➤ **Ziel:** Verschluss des Ductus innerhalb der ersten 7–10 Lebenstage (funktionell oder chirurgisch) um chronische Schäden (z. B. BPD) zu vermeiden. Frühzeitiger Verschluss ist vor allem bei hämodynamischer Relevanz sehr wichtig.
◉ *Beachte:* Schwierig ist nicht die Diagnose, sondern die Beurteilung der Hämodynamik des PDA und des optimalen Therapiezeitpunktes.

Hämodynamische Auswirkungen

➤ **Lunge:** Vermehrter Übertritt von Flüssigkeit und Protein ins Interstitium, wird zunächst kompensiert durch vermehrten Lymphfluss. Später interstitielles Lungenödem mit Abnahme der Compliance → bronchopulmonale Dysplasie (BPD).
➤ **Herz:** Zunahme des Herzzeitvolumens (HZV) infolge Rezirkulation (normal 250 ml/kg/min) → Volumenbelastung und Herzinsuffizienz.
➤ **Organe:** Verminderte diastolische Perfusion vor allem der Abdominalorgane und Nieren:
– Nahrungsunverträglichkeit (Magenreste, NEC-Gefahr).
– Niereninsuffizienz mit Oligurie, Kreatininanstieg (Spätsymptom).
– Hirnperfusion wird zuletzt beeinträchtigt (Gefahr einer periventrikulären Leukomalazie, PVL).

Untersuchungen

➤ **Klinische Symptomatik:**
– *Kardial:* Systolikum, wechselnd anfangs infraklavikulär (z. T. nur zeitweise hörbar, z. B. nach Absaugen), hyperaktives Präkordium, pulsus celer et altus, niedriger diastolischer Blutdruck, Blutdruckamplitude > 25 mmHg.
– *Pulmonal:* Labile Atmung, pO$_2$-Schwankungen (Schwestern befragen!), Verschlechterung oder fehlende Besserung der Beatmungssituation.
– *Gastrointestinaltrakt:* Magenreste.
◉ *Cave:* Nekrotisierende Enterokolitis (NEC) durch Minderperfusion.
– *Hepatomegalie:* Tritt spät auf, häufig erst nach 7–10 Tagen.
– *Nierenfunktion:* Oligurie oder Anurie ist ein Spätsymptom → genaue Bilanzierung, Harnstoff, Kreatinin, Medikamentenspiegel bei Antibiotika.
◉ *Beachte:* Eine normale Diurese-Menge bedeutet nicht immer, dass eine normale Nierenfunktion vorliegt.
➤ **Dopplersonographische Diagnostik:**
– *PDA-Nachweis:* Direkte Darstellung, Myokardfunktion s. S. 70.
– Ausschluss eines anderen oder gar ductusabhängigen Vitiums!
– Beurteilung des diastolischen Rückflusses in der Pulmonalarterie (PA):
  • Größe des linken Vorhofes: Relation vom linken Vorhof zur Aorta (LA/Ao) > 1,3 spricht für Volumenbelastung des linken Vorhofs.
  • Holodiastolischer Rückfluss in die Pulmonalarterie (PA) mit hohen Flussgeschwindigkeiten spricht für einen niedrigen pulmonalen Gefäßwiderstand und hohem Shuntvolumen.
  • Frühdiastolischer Rückfluss mit niedrigen Flussgeschwindigkeiten spricht für einen hohen pulmonalen Gefäßwiderstand und geringem Shuntvolumen.

9.1 Persistierender Ductus arteriosus (PDA)

– *Organblutflussgeschwindigkeiten (BFG)* Niere, Intestinum und Gehirn:
  - Verminderung der diastolischen Flussgeschwindigkeit in Truncus coeliacus und A. renalis (RI > 0,9?!).
  - Diastolischer Nullfluss oder retrograder diastolischer Fluss sind Spätsymptome!
  - Phänomene treten in der A. cerebri media erst spät oder bei sehr großem Links-Rechts-Shunt auf.
  - Hämatokrit, Blutdruck, pCO_2 müssen bei der Beurteilung berücksichtigt werden.
  - Verlaufskontrollen erleichtern die Entscheidung.
- ➤ **Röntgen-Thorax:** Radiologische Zeichen sind vermehrte Lungendurchblutung und Kardiomegalie. Nicht unbedingt erforderlich.

Therapie

➤ **Therapiestrategien:**
  – Eine prophylaktische Therapie mit Indometacin (innerhalb der ersten 24 Lebensstunden) hat auch bei extrem kleinen Frühgeborenen (FG) keine wesentlichen Vorteile in Bezug auf Beatmungsdauer, Entwicklung einer BPD und den Verschluss des PDA aber erhöhtes Risiko einer Darmperforation.
  – *Frühgeborene < 1000 g (< 27. SSW):* Bei beatmeten Frühgeborenen ist eine frühe Therapie (ab 2.–3. Lebenstag) bei diskret symptomatischem PDA zu empfehlen. 80 % entwickeln später einen hämodynamisch signifikanten PDA.
  – *Frühgeborene > 1000 g:* Nur hämodynamisch signifikanten PDA behandeln.

➤ **PDA ohne hämodynamisch signifikante Wirkung:**
  – Genaue Flüssigkeitsbilanzierung.
  – 👁 *Cave:* Volumenmangel oder Überwässerung.
  – *Keine Flüssigkeitsreduktion* (< 100 ml/kg KG/Tag und > 24–48 Stunden). Sie führt nicht zum Duktusverschluss, kann jedoch die Organdurchblutung (Nierenfunktion) verschlechtern. Eine Hypovolämie potenziert die Nebenwirkungen von Indometacin und einer postoperativen Herzinsuffizienz (niedrige Vorlast bei erhöhter Nachlast des linken Ventrikels nach Ligatur).
  – *Anämie* (erhöht HZV) und *Hypokapnie* (L-R-Shunt über PDA durch pulmonale und periphere Widerstandsänderungen) vermeiden.
  – Furosemid kann PDA über Prostaglandinsynthese *ungünstig* beeinflussen.
  – Vorsorglich Kontraindikationen für Indometacin abklären:
    Niere: Oligurie (< 0,7 ml/kg KG/Std.) in den letzten 8 Stunden, Kreatinin > 1,8 mg/dl, Harnstoff > 50 mg/dl.
    - *Gerinnung*: Thrombozytopenie < 60000/µl, plasmatische Gerinnung pathologisch.
    - *Hirnblutung* (progrediente in den letzten 4 Tagen).
    - *Sonstige*: Septischer Schock, V.a. NEC (Hämoccult?), Z.n. frischer OP.
  – Alternativ zu Indometacin ist derzeit Ibuprofen in Diskussion. Dies muss aber noch evaluiert werden.

➤ **Hämodynamisch relevanter PDA:**
  – *Indometacin-Therapie*: Eine Applikationsdauer über 6 Stunden hat im Vergleich zu einer über 30 Minuten weniger Nebenwirkungen bei gleichem Effekt.
  – Dosis siehe Tab. 43.

Tabelle 43 Indometacin-Therapie bei PDA

Alter	initial	2. + 3. Dosis nach je 12 Std.
< 48 Std.	0,2 mg/kg KG	0,1 mg/kg KG
2–7 Tage	0,2 mg/kg KG	0,2 mg/kg KG
> 7 Tage	0,2 mg/kg KG	0,25 mg/kg KG

- Bei Versagen nach 12 Stunden Pause evtl. erneuter Zyklus.
- *Alternative Dosierungen*: 0,1 mg/kg KG/Tag für 6 Tage oder 3 × 0,2 mg/kg KG am 1. Tag und anschließend 0,2 mg/kg KG/Tag für 5 Tage (geringeres Rezidivrisiko).
- *Nebenwirkungen*:
  - *Passagere Minderdurchblutung* von Gehirn (PVL?), und Intestinum (*cave* NEC).
  - *Oligurie*: Dauer der Oligurie in der Regel 24–72 Stunden. Volumenzufuhr rasch und relevant (evtl. Ausfuhr = Einfuhr) reduzieren. Dopamin 2–4 µg/kg/min erwägen (Wirkung wird meist überschätzt).
  - *Thrombozytenaggregationshemmung*.
- ➤ **Therapiekontrolle:** Dopplersonographie (s o.), Schädelsonographie-Kontrolle.
- ➤ **Operative Ligatur:** s. auch S. 366
  - *Indikationen:*
    - Kontraindikationen für oder Versagen der Indometacintherapie.
    - Ein sofortiger PDA-Verschluss ohne Rezidivrisiko ist wegen erheblicher klinischer Probleme bei großem PDA erwünscht.
  - *Präoperative Maßnahmen:*
    - *OP-Einwilligung:* Aufklärung über Komplikationen (Blutung, Pneumo-, Chylothorax, Rekurrens-, Phrenikusparese, Infektion, Aortenisthmusstenose [infolge inserierendem Duktusgewebe]).
    - *Volumenmangel:* Unbedingt rehydrieren und zusätzlich Hkt von 45–50 % anstreben, Ery-Konzentrat gekreuzt und Serum (Biseko) gewärmt bereithalten.
    - Schädelsonographie-Kontrolle.
    - *Zugänge:* 2 periphere (Kopf oder obere Extremität) erforderlich, besser ein Silastik-Katheter und 1 peripherer Zugang.
    - *Infusion* von Station läuft weiter (konstante Glukosezufuhr!).
    - *Labor:* Blutgruppe, Gerinnung, Elektrolyte, Blutbild.
    - *Intraoperatives Monitoring:* Herzfrequenz, Blutdruck, SaO_2, pO_2, pCO_2, Temperatur-Dokumentation!
    - *Wärmeverluste* mit Watte über Kopf und Extremitäten vermeiden!
    - 💿 *Beachte:* Bei jeder Operation muss der Neonatologe Beatmung und Kreislauf überwachen. OP im speziellen Frühgeborenen-OP oder auf Station im offenen Pflegebett mit Wärmestrahlern.
  - *Postoperative Maßnahmen:*
    - *Röngen-Thorax:* Fast immer ist extrapleurale Luft vorhanden, die sich spontan resorbiert. Evtl. kann Luft (20-ml-Spritze) abpunktiert werden. Pneumothorax?
    - Hämatokrit- und BZ-Kontrolle, Temperatur, Blutdruck, Fußpulse?

9.1 Persistierender Ductus arteriosus (PDA)

- Schädelsonographie-Kontrolle.
- *Analgesie* (evtl.) mit Fentanyl 0,02–0,04 µg/kg KG/min.
- *Volumenmangel ausgleichen*: Tachykardie (DD Schmerzen?) ist ein Hinweis, kein Furosemid bei möglichem Volumenmangel!
- V. a. *Herzinsuffizienz:* Dobutamin 5–20 µg/kg/min.
- *Oligurie*: Dopamin 2–4 µg/kg KG/min.
- ◉ *Cave:* Zusätzliche Nachlaststeigerung durch Vasokonstriktion bei höherer Dopamindosis.

Grundlagen

➤ **Definition:** Postnatale persistierende pulmonale Hypertonie mit Rechts-Links-Shunt über den Ductus arteriosus, das Foramen ovale und intrapulmonal. Betrifft meist reife Neugeborene, eine Kombination mit einem Atemnotsyndrom ist bei Frühgeborenen möglich. Synonym: persistierende pulmonale Hypertoxie der Neugeborenen (PPHN).

➤ **Auslösende Ursachen:**
  – *Primäre oder sekundäre Adaptationsstörungen:* Protrahierter Verlauf möglich.
  – *Hypoxämien jeder Genese* (Mekonium-Aspirations-Syndrom, RDS, Pneumothorax u. a.), Sepsis, Azidose, Hyperkapnie, Polyglobulie, Hypoglykämie, Stress (z. B. Schmerz, Kälte).
  – *Intrauterin erworbene Mediahypertrophie:* Prostaglandinsynthesehemmer (in utero), chronisch intrauterine Hypoxämie und Azidose, Lithiumtherapie, idiopathisch. Protrahierter Verlauf ist möglich.
  – *Hypoplasie des pulmonalen Gefäßbetts:* Fehlbildungen z. B. Zwerchfellhernie, Hydrops fetalis, Anhydramnion, Lungenhypoplasie.
  – *Neurologische Erkrankungen:* Werdnig-Hoffmann-Syndrom, Phrenikusaplasie.

➤ **Symptome:**
  – *Zentrale Zyanose (direkt postnatal oder im Verlauf):*
    • Hyperoxietest: Oxygenierung unter erhöhtem FiO_2 nicht deutlich besser.
    • Postduktale O_2-Sättigungsdifferenz: Deutlich möglich bei vorwiegendem Rechts-Links-Shunt über Ductus arteriosus (simultane prä- und postduktale Pulsoxymetrie). Ist als Verlaufsparameter verwertbar. Bei überwiegendem Rechts-Links-Shunt auf Vorhofebene liegt nur eine geringe Differenz vor.
  – *Dyspnoe*, Einziehungen, evtl. Hyperkapnie.
  – Blutdruck eher niedrig, Systolikum infolge Trikuspidalinsuffizienz möglich.

Untersuchungen

➤ **Röntgen-Thorax:** Verminderte Lungenperfusion, oft nicht sehr auffällig (Diskrepanz zwischen schlechtem Allgemeinzustand und Röntgenbild).
➤ **Echokardiographie:** Ausschluss zyanotischer Vitien, Beurteilung der Myokardfunktion. Großer rechter Vorhof und rechter Ventrikel mit gestrecktem oder linkskonvexem Ventrikelseptum, Trikuspidalinsuffizienz, Rechts-Links-Shunt auf Vorhof- und Duktusebene. Pathologische Zeitintervalle der Ventrikel, evtl. verminderte Kontraktilität.
➤ **EKG:** Keine typischen Veränderungen.
➤ **Evtl. Bestimmung der Rechts-Links-Shunts** mittels **Hyperoxietest**: FiO_2 auf 0,8 oder 1,0 erhöhen. Nach ca. 15–20 Minuten paO_2 bestimmen → Ablesen des Shunts (in %) im Normogramm (s. Abb. 49).

Therapie

➤ **Prinzip:** Diagnostische Maßnahmen bedeuten Stress und können rasch das PFC-Syndrom verschlechtern → „minimal handling"! Eine Stabilisierung nach Veränderungen benötigt Zeit → Therapieversuche nicht zu rasch ändern.
◧ *Beachte:* Ein ausreichend oxygeniertes kreislaufstabiles Kind mit hohem FiO_2 und akzeptablen Beatmungsdrücken ist besser als ein hypotones Kind unter Vasodilatatoren mit etwas niedrigerem FiO_2!

9.2 Persistierende fetale Zirkulation (PFC-Syndrom) ▬▬▬

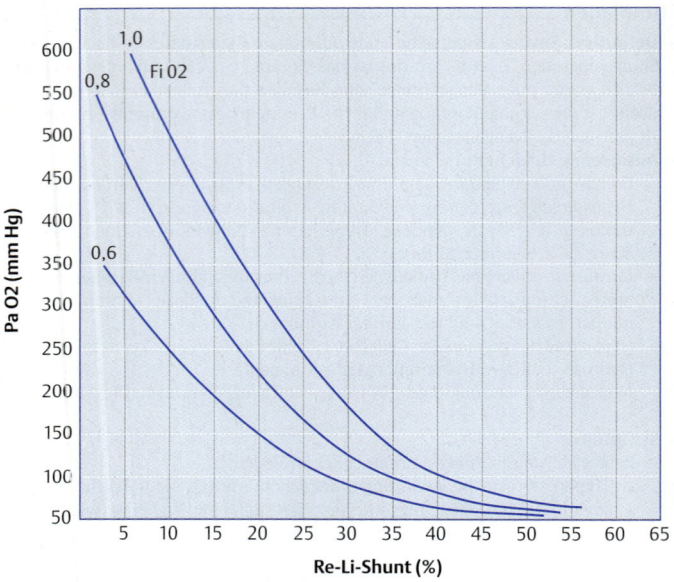

Abb. 49 Nomogramm zur Bestimmung des Rechts-Links-Shunts

➤ **Maßnahmen:**
  – Symptomatische Behandlung aller akuten Störungen.
  – *Analgosedierung*: Morphin 0,1 mg/kg KG als Bolus i.v., dann 0,005–0,01 mg/kg KG/Std. mit 0,1 mg/kg KG als Kurzinfusion über 30 Minuten).
    • Wirkmechanismus: Senkt den Pulmonaliswiderstand und die Stresshormonspiegel.
    • Nebenwirkungen: Atemdepression (*cave* bei nicht beatmeten Kind), negative Inotropie, Darmmotilität vermindert, Blasensphinkterspasmus. Bei Dauerinfusion in der Regel klinisch nicht relevant.
  – *Maschinelle Beatmung*:
    • Frühzeitiger Beginn (SIMV-Beatmung, s. S. 166) nach üblichen Kriterien (Dyspnoe ist relevanter Stress).
    • Kontinuierliche Überwachung von $tcpO_2$, $tcpCO_2$ und SaO_2 (evtl. prä- und postduktal).
    • FiO_2 nach Bedarf bis 1,0.
    • Ziel: paO_2 > 70 mmHg, möglichst niedriger PEEP.
    • Keine Hyperventilation < 30 mmHg oder Hyperkapnie > 45 mmHg.
  ◙ *Cave:* Ein pCO_2 um 20 mmHg > 2 Stunden Dauer führt zu einer zerebralen Minderperfusion mit Risiko für Dauerschäden sowie zu einem Barotrauma der Lunge. Bei Erfolg langsame Reduktion der Beatmungsparameter. Eine erneute Verschlechterung bei raschen pO_2- oder pCO_2-Schwankungen ist möglich.

- ◉ *Cave:* Pneumothoraxgefahr bei hohem PIP → erst Druck reduzieren; ein hoher MAD kann das Schlagvolumen beeinträchtigen.
- HFOV erwägen wenn die konventionelle Beatmung erfolglos ist (S. 168).
- *Relaxierung*: Norcuron 0,1 mg/kg i.v. bzw. 0,1 mg/kg/Std. kombiniert mit Morphin oder Fentanyl. Kein Phenobarbital bei Hypoxämie (schlecht steuerbar, erheblich negativ inotrop).
- *Azidoseausgleich* (unbedingt erforderlich), da:
  - Voraussetzung für eine gute kardiale Funktion sowie für eine gute Medikamentenwirkung (z. B. Katecholamine).
  - Per se (Alkalisierung) bereits zu einer pulmonalen Vasodilatation führen kann.
  - ◉ *Cave:* Bei einer Alkalose nimmt das ionisierte Kalzium ab → Abnahme der Myokardfunktion → ausreichende Substitution ist wichtig.
- *Blutdruck-Normalisierung*: Rechts-Links-Shunt ist begünstigt durch systemische Hypotension. Bei pulmonaler Hypertonie ist ein hoher Systemdruck für eine Shuntumkehr erforderlich. Maßnahmen:
  - Volumensubstitution (ZVD?).
  - Katecholamine: Dopamin 5–20 µg/kg KG/min, frühzeitig Arterenol 0,1–1 (–4)µg/kg KG/min da starker Vasokonstriktor. Dopamin und Arterenol wirken stark vasokonstriktiv, auch in den Pulmonalgefäßen; Gabe möglichst über V. cava inferior (Abfluss: rechter Vorhof–Foramen ovale–Systemkreislauf).
- *Medikamentöse pulmonale Vasodilatation:*
  - NO-Beatmung (teilweise sehr erfolgreich, s. S. 175).
  - Prostacyclin (Flolan): Kein Bolus, Dauerinfusion über obere Hohlvene, Dosierung: 5–10 (–20) ng/kg KG/min. Nebenwirkungen wie bei Tolazolin möglich, wirkt manchmal auch, wenn Tolazolin erfolglos war.
  - Tolazolin (Priscol): Wenn mit o. g. Maßnahmen kein Erfolg erzielt wird und ein zyanotisches Vitium ausgeschlossen ist.
    Dosis: Initial Bolus 1 mg/kg KG in 5–10 Minuten über obere Hohlvene. Bei Erfolg Dauerinfusion mit 1–5 mg/kg KG/Std. Meist ohne Benefit!
  - ◉ *Cave:* Akuter Blutdruckabfall möglich. Kontinuierliche, möglichst invasive Messung. Volumen (Plasma, Blut) muss aufgezogen und angeschlossen sofort verfügbar sein.

Ultima ratio

- ➤ Verlegung an ein ECMO-Zentrum (s. S. 175)
- ➤ Austauschtransfusion? Sehr spekulativ!
- ➤ Evtl. in Zukunft Liquid-ventilation?

Nachsorgeuntersuchungen

- ➤ Entwicklungsneurologie.
- ➤ Audiologie.

9.3 Verdacht auf konnatale Vitien ▰▰▰▰▰▰▰▰

Vorbemerkung

➤ Die meisten Neugeborenen mit einem Vitium cordis sind unmittelbar postnatal asymptomatisch.
➤ Kritisch ist die Zeit:
  – Des Verschlusses des Ductus Botalli (3.–5. Lebenstag. Bei ductusabhängiger Lungen- oder Systemkreislaufperfusion ergibt sich eine akute Notfallsituation!).
  – Die hämodynamischen Auswirkungen des sinkenden Lungengefäßwiderstands in den ersten Lebenswochen (u. U. erhebliche Zunahme des Shuntvolumens mit der Folge einer Entwicklung einer pulmonalen Hypertension, z. B. bei kompletten atrioventrikulären Septumdefekten, Tr. arteriosus communis, großem PDA, aortopulmonalem Fenster, komplexen Vitien mit univentrikulärem Herzen etc.).

Anamnestische Hinweise

➤ **In der Familie:**
  – Bekannter Herzfehler – Risiko:
    • Für alle Neugeborenen 0,8 %.
    • Bei einem Verwandten 1. Grades mit Herzfehler 3–4 %.
    • Bei zwei Verwandten 1. Grades mit Herzfehler ca. 10 %.
  – Kardiomyopathien.
  – *Syndrome:* Trisomie 21, Catch 22, Marfan, Noonan, Ellis van Crefeld, Holt-Oram, Long-QT, Glykogenspeicherkrankheit, Mucopolysaccharidose etc.
➤ **Mütterliche Risikofaktoren:**
  – Diabetes mellitus, Phenylketonurie.
  – Kollagenosen (insbesondere Lupus erythematodes als Ursache für kongenitalen AV-Block).
  – Alkoholabusus.
  – Teratogene Medikamente (Antikonvulsiva, Vitamin-A-Säure, Lithium etc.).
  – Infektionen: Röteln, CMV, HIV, Coxsackie.
  – Alter der Mutter.

Auffällige klinische Symptome des Neugeborenen

➤ SGA-Kind.
➤ **Herzgeräusch:** Besonders bei Obstruktionen hört man unmittelbar postnatal ein Herzgeräusch.
➤ **Zeichen einer Herzinsuffizienz:** Vermehrtes Schwitzen, Tachypnoe, Trinkschwäche, fehlende Belastbarkeit, Gedeihstörung.

Untersuchungen

➤ **Inspektion:**
  – Fahl-graues oder zyanotisches Kolorit.
  – Atmung beschleunigt, vertieft, stöhnend.
  – Ödeme, anfangs oft schwer zu verifizieren.
  – Hyperaktives Präkordium
  – Dysmorphiezeichen.

➤ **Palpation:**
  – Pulsus celer et altus = Windkesselleck, z. B. PDA oder Aorteninsuffizienz.
  – Pulsus parvus = low cardiac output bei Herzinsuffizienz oder Linksherzobstruktion.
  – Pulsdifferenz zwischen oberer und unterer Extremität bei Aortenisthmusstenose.
  – Schwirren über dem Thorax, präkordiale Pulsationen (Epigastrium = rechter Ventrikel, Herzspitze = linker Ventrikel).
  – Hepatosplenomegalie.
➤ **Auskultation:**
  – Systolisches und/oder diastolisches Herzgeräusch, oft erst am 3.–4. Lebenstag.
  – Singulärer, fixiert gespaltener oder paukender 2. HT.
  – Ejection click.
  – Galopprhythmus, Herzrhythmusstörungen.
  ◉ *Cave:* Ein Herzgeräusch kann völlig fehlen.
➤ **Konsequenz:** Bei Hinweisen auf ein Vitium: Echokardiographie, EKG, RöntgenThorax.

9.4 Übersicht: EKG-Befunde

Lagetypen

➤ **Physiologisch:** < 30. SSW Linkstyp, 30–36. SSW Steiltyp und > 36. SSW Rechtstyp.
➤ **Pathologisch:** Überdrehter Linkstyp (< -30° = in I ist R > S, in II + III ist R < S), überdrehter Rechtstyp (> 120° = in I + II ist R < S, in III ist R > S).

Zeiten

➤ Angaben in Sekunden: P = 0,05–0,07; PQ = 0,07–0,13; QRS = 0,05–0,07; QT = 0,2–0,4.

P-Welle

➤ Positiv in I, II, aVF, andernfalls V. a. ektopen Schrittmacher oder Dextrokardie.
➤ P > 0,3 mV: Vorhofbelastung rechts (P-dextrokardiale).
➤ P > 0,07 Sekunden: Vorhofbelastung links (P-sinistrokardiale).

Rhythmus

➤ **Ventrikuläre Extrasystolen** (VES): Fixe Kupplung, aberrante Leitung, mit kompensatorischer Pause.
➤ **Supraventrikuläre Extrasystolen** (SVES): „Buntes Bild", Extrasystolen (ES) ohne kompensatorische Pause, teils blockierte ES, teils gering aberrant geleitete ES. Meist liegen schlanke Kammerkomplexe vor.
➤ **Herzrhythmusstörungen** s. auch ab S. 234.

Hypertrophie

➤ **Linksventrikuläre Hypertrophie** (LVH) (pathologisch):
  – *Druckbelastung links:* Hohes R in V_5/V_6, ST-Senkung in V_6, tiefes S in V_1/V_2.
  – *Volumenbelastung links:* Hohes R in I + V_5/V_6, tiefes Q, hohes T, tiefes S in V_1.
➤ **Rechtsventrikuläre Hypertrophie** (RVH) (meist physiologisch):
  – *Druckbelastung rechts:*
    • Bei milder Stenose: Positives T rechts präkordial nach Ende der 1. Lebenswoche.
    • Bei hochgradiger Stenose: Beim Säugling hohes R mit diskordanter T-Welle.
  – *Volumenbelastung rechts:* Tiefes breites S in I + V_5/V_6, inkompletter Rechtsschenkelblock (RSB), negatives T in III + aVF + V_1.

Erregungsrückbildung – Normalbefund

➤ < 4. Lebenstag: T in aVR + V_5–V_6 negativ, in I, II + V_1–V_3 positiv.
➤ > 4. Lebenstag: T in aVR + V_1–V_3 negativ, in I, II + V_5-V_6 positiv.

Charakteristische Diagnosen

➤ **Aortenstenose:** P-sinistrokardiale, Druckbelastung links.
➤ **ASD** (Vorhofseptumdefekt): Meist Rechtstyp, inkompletter Rechtsschenkelblock (RSB), Volumenbelastung rechts.
➤ **AV-Septumdefekt:** Überdrehter Linkstyp, P-biatriale, AV-Block-I°, inkompletter RSB, rechts- (RVH) oder biventrikuläre Hypertrophie (BVH).
➤ **Bland-White-Garland-Syndrom:** Tiefes Q in I, aVL und links präkordial, links präkordial Erregungsrückbildungsstörung.
➤ **Koarktations-Syndrom** (Stenose postduktal, VSD, PDA): Rechtstyp, RVH.

➤ **Ebstein-Anomalie:** P-dextrokardiale, PQ verlängert, RSB, Rhythmusstörungen, evtl. WPW-Syndrom!
➤ **Fallot-Tetralogie:** Rechtstyp, inkompletter–kompletter RSB, RVH.
➤ **Myokarditis:** ST-Strecke gesenkt, T flach/negativ, in V_5 kein Q, Tachykardie.
➤ **Persistierender Ductus arteriosus** (PDA): In 25 % normales EKG, evtl. Volumenbelastung links.
➤ **Perikarditis:** Anfangs ST-Strecke angehoben, später T negativ.
➤ **Pulmonalstenose:** Rechtstyp, P-dextrokardiale ab einem Gradienten von 50 mmHg, Druckbelastung rechts.
➤ **Trikuspidalatresie:** Überdrehter Linkstyp, P-dextrokardiale.
➤ **VSD** (Ventrikelseptumdefekt):
  – Mittelgroß: P-sinistrokardiale, LVH oder BVH, hohes T in I + V_6
  – Groß: BVH oder RVH, inkompletter RSB, T in V_1–V_3 positiv.
➤ **Digitalis-Überdosierung:** AV-Block-I/-II/-III°, QT verkürzt, Extrasystolen, ST-Mulde.
➤ **Hyperkalzämie:** QT verkürzt.
➤ **Hypokalzämie:** QT verlängert.
➤ **Hyperkaliämie:** T hoch und spitz, QT verlängert, QRS plump, kein P, AV-Block.
➤ **Hypokaliämie:** ST-Senkung, U-Welle.

9.5 Herzrhythmusstörungen

Vorbemerkungen

➤ Die normale Herzfrequenz von Neugeborenen beträgt bei reifen Kindern 70–190/min, für Frühgeborene sind noch höhere Frequenzen (100–220/min) normal.
➤ **Extrakardiale Ursachen** für Tachykardie oder Bradykardie abklären:
   – *Gutartige Tachykardien:* Kommen vor bei Stress (postnatal, Hitze, Kälte, Schmerz), als Folge einer Medikamentengabe (z. B. Atropin, Theophyllin, Katecholamine, Priscol, Pancuronium).
   – *Pathologische Tachykardien:* Bei Fieber, Schock, Hypoxie, Anämie, Sepsis, PDA, Herzinsuffizienz, Hyperthyreose, Stoffwechselerkrankung, Hyperammonämie.
   – *Gutartige Bradykardien:* Bei Defäkation, Erbrechen, Miktion, Schnullern, als Folge von Medikamenten (β-Blocker, Digitalis, Calcium).
   – *Pathologische Bradykardien:* Bei Hypoxie, Apnoen, Krampfanfällen, Atemwegs-Obstruktionen, Pneumothorax, Herzinsuffizienz, intrakranieller Blutung, Azidose, Hypothermie, Hyperkaliämie, Lungenblutung, Zwerchfellhernie, Hypothyreose, Hydrozephalus.
➤ Treten Rhythmusstörungen auf, so ist zuerst zu klären, ob das Kind durch die Rhythmusstörung akut bedroht ist oder nicht.
➤ Jede Rhythmusstörung erfordert ein kardiologisches Konsil. Hier sind nur mögliche Interventionen im Notfall aufgeführt.

Allgemeine Sofortmaßnahmen

➤ **Hinweis:** Bei akuter Bedrohung z. B. bei Kammerflattern oder -flimmern bzw. bei schon länger bestehender Rhythmusstörung mit der Folge einer dekompensierten Herzinsuffizienz und eines beginnenden Schockzustands s. auch Kapitel Reanimation S. 369.
➤ **Ruhe:** Supraventrikuläre Tachykardien werden oft über Stunden gut toleriert. Gefährlicher sind Bradyarrhythmien.
➤ **EKG**-Überwachung (12-Kanal-Schreiber).
➤ **Labor:** Elektrolyte einschließlich Calcium und Magnesium, BGA, Medikamentenspiegel.
➤ Ggf. **Azidoseausgleich.**
➤ **Beatmung** mit 100 % O_2.
➤ Äußere **Herzmassage**.

Differenzialdiagnose von Herzrhythmusstörungen mit Therapie

➤ **Prinzip:** Die Klassifikation der Herzrhythmusstörung erfolgt nach:
   – Herzfrequenz (zu schnell, zu langsam, HF-Variabilität).
   – Rhythmus (regelmäßig, unregelmäßig, paroxysmal auftretend oder kontinuierlich).
   – Morphologie des QRS-Komplexes.

Tachykardien mit schlanken Kammerkomplexen

➤ **Supraventrikuläre Tachykardien**: Wichtig: SVTs sind im Oberflächen-EKG nicht immer sicher zu unterscheiden! Algorithmus zur Analyse der SVT s. Abb. 50.
   – Meist Reentry-Erregung über abnormes atrioventrikuläres Bündel (meist WPW-Syndrom):

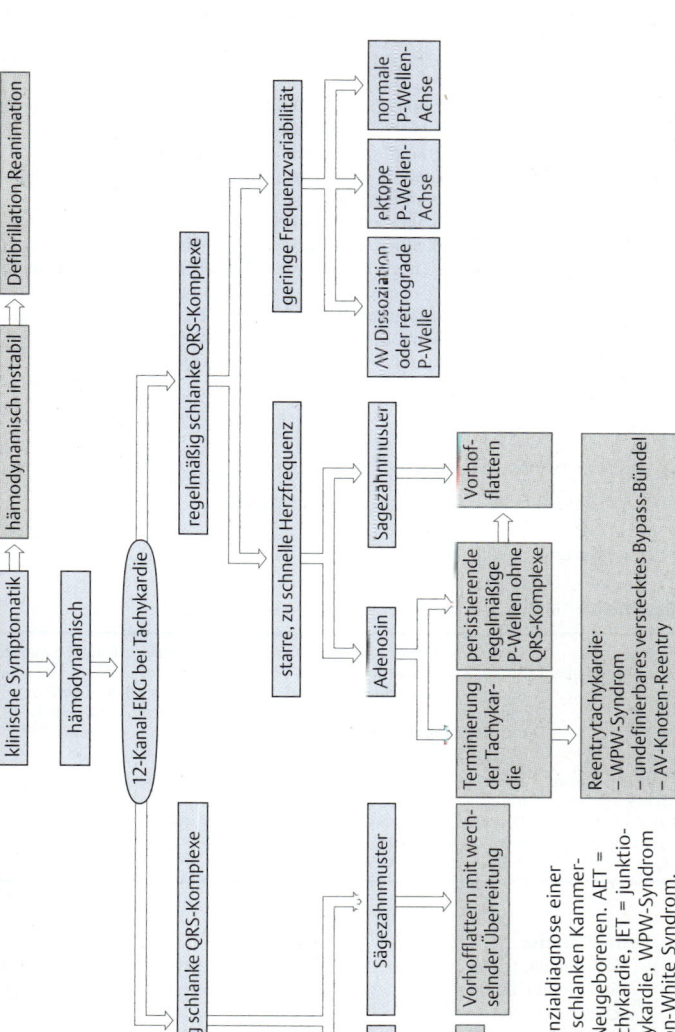

Abb. 50 Differenzialdiagnose einer Tachykardie mit schlanken Kammerkomplexen bei Neugeborenen. AET = atrial ektope Tachykardie, JET = junktional ektope Tachykardie, WPW-Syndrom = Wolff-Parkinson-White Syndrom.

- HF 180–300/min, keine Änderung der HF bei Belastung oder Schreien, abnorme P-Welle und verkürztes, fixes RR-Intervall.
- Oder AV-Knoten-Reentry (etwas niedrigere Frequenz als bei WPW-Tachykardie).
– Selten atrial (AET) oder junctional ektope (JET) Tachykardie:
  - AET zeigt eine abnorme elektrische Achse der P-Welle. Frequenz 90–220/min, zu Beginn „warm up" mit zunehmend kürzerem PP-Intervall.
  - JET zeigt AV-Dissoziation oder retrograde Vorhoferregung, Frequenz 130–270/min, tritt besonders postoperativ auf.
– *Symptome:* Das Kind ist zunächst wenig beeinträchtigt, später unruhig, Nahrungsverweigerung. Schließlich treten Zeichen einer Herzinsuffizienz auf mit Ödemen, u. U. Hydrops (nach Stunden oder Tagen, je höher die Frequenz, umso eher).

🔵 *Beachte:* Falls der Patient hämodynamisch instabil ist, sofort mit Reanimationsmaßnahmen beginnen. Differenzialdiagnostisch spricht ein erfolgreicher Einsatz von Adenosin für das Vorliegen einer Reentry-Erregung.

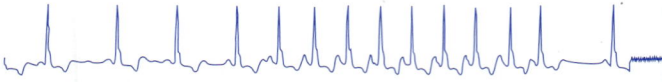

Abb. 51   Paroxysmale supraventrikuläre Tachykardie

– *Intervention* s. Tab. 44.

Tabelle 44   Intervention bei supraventrikulären Tachykardien

paroxysmale supraventrikuläre Tachykardie	**Vagusstimulation** wie Eisbeutel ins Gesicht, Spateldruck auf die Zunge, Absaugkatheter in den Rachen, Thoraxkompression **Adenosin (Adenocard, Adrekar)**: 0,1–0,3 mg/kg als Bolus über Kopfvene bzw. rechten Arm. 5 ml NaCl 0,9 % nachspritzen. (HWZ nur 10 s!) **anschließend Schnelldigitalisierung**: 2 × ½ Sättigungsdosis in 1 Std. (s. S. 393)
supraventrikuläre Tachykardie mit ausgeprägter Herzinsuffizienz	**zunächst wie** paroxysmale supraventrikuläre Tachykardie. Dann evtl. **Kardioversion** (EKG-synchron!) mit 0,5–1–2 J/kg **Overdrive pacing** (in der Regel durch kardiologisches Konsil) anschließend **Digitalisierung** In Diskussion: Sotalex, Propafenon, Konsil!

➤ **Vorhofflattern:**
– *Vorkommen:* Oft bei strukturell unauffälligem Herzen aber auch bei Vitien, die zu einer Überdehnung der Vorhöfe führen sowie nach kardiochirurgischen Eingriffen.
– *EKG* (Abb. 52): Vorhoffrequenz 220–400/min, „Sägezahnkonfiguration" in V1–V3, schlanker QRS-Komplex. Regelmäßige AV-Überleitung.
– *Symptome* wie bei supraventrikulären Tachykardien.
– *Therapie:*
  - *Kardioversion* (EKG-synchron!) mit 0,5–1–2 J/kg.
  - *Overdrive pacing* bei relativ niedriger Frequenz.

- Anschließend Digitalisierung zur Prophylaxe einer raschen AV-Überleitung, Erfolgsrate ca. 44%.
- Evtl. Propranolol (0,01–0,1 mg/kg langsam i.v.), Sotalex/Amiodaron u. a.

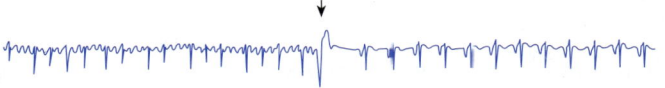

Vorhofflattern mit wechselnder Überleitung und spontaner Kardioversion nach VES

Abb. 52 Vorhofflattern

➤ **Vorhofflimmern** (selten!):
  – *EKG:* Vorhoffrequenz 350–600/min, unregelmäßige P-Wellen, normale Form des QRS-Komplexes bei unregelmäßiger AV-Überleitung.
  – *Intervention* s. o. Vorhofflattern (Overdrive pacing ist aber nur bei *Vorhofflattern* möglich).

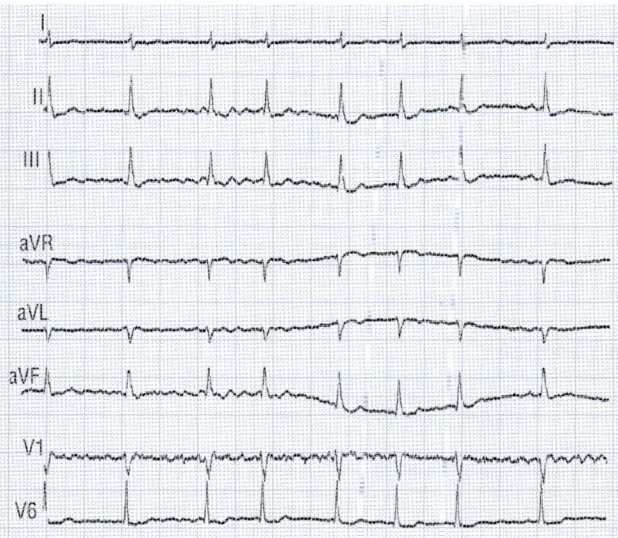

Abb. 53 Vorhofflimmern

Tachykardien mit breiten Kammerkomplexen

➤ **WPW-Syndrom mit antidromer Leitung** (ca. 10% aller WPWs): HF 180–300/min, P-Welle oft nicht zu identifizieren, regelmäßige Tachykardie mit breiten Kammerkomplexen bei erstaunlich stabilem Kind!

9

9.5 Herzrhythmusstörungen

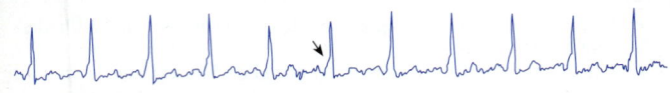

WPW-Syndrom mit Deltawelle

Abb. 54   WPW-Syndrom

➤ **Ventrikuläre Tachykardie/Kammerflattern:**
- *Vorkommen*: Meist Sekundärphänomen, selten aus kardialer Ursache bei Long-QT-Syndrom oder Myokard-Tumoren.
- *EKG* (Abb. 55)*:* HF 120–200/min. Regelmäßige, breite Kammerkomplexe, P-Wellen sind meist nicht zu identifizieren, sonst AV-Dissoziation.
- *Symptome:* Patient ist hämodynamisch instabil.
- *Intervention:*
  - Lidocain 1 mg/kg = 0,05 ml Xylocain 2 % /kg i.v.
  - Dann Kardioversion mit 1–2 J/kg.
  - Dann Lidocain: 1. Std. 50 µg/kg/min, 2. Std. 40 µg/kg/min, 3. Std. 30 µg/kg/min ab 24 Std. 20 µg/kg/min.

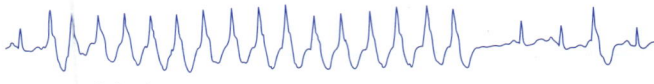

Kammertachykardie

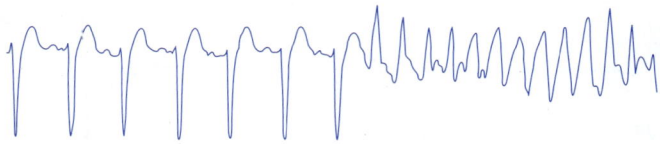

Kammerflattern

Abb. 55   Ventrikuläre Tachykardie/Kammerflattern

➤ **Kammerflimmern:**
- *Vorkommen:* Kommt bei Säuglingen praktisch nur präfinal vor, Pulslosigkeit, keine Herztöne mehr auskultierbar.
- Im EKG sind keine QRS-Komplexe zu identifizieren (Abb. 56).
- *Intervention:*
  - Defibrillation (asynchron) mit 1–2 J/kg.
  - Ggf. Suprarenin-Bolus (s.o.) zum Überführen in Kammerflattern, anschließend weiter wie bei Kammerflattern.
  - In Diskussion: Amiodaron.

Kammerflimmern

Abb. 56   Kammerflimmern

Bradykardien

- ➤ **Sinusbradykardie:**
  - *Vorkommen:* Meist symptomatisch bei extrakardialen Erkrankungen, selten postoperativ im Rahmen einer Sinusknotendysfunktion.
  - *Intervention:*
    - Atropin 0,01 mg/kg i.v.
    - Alupent 0,1 mg/kgKG/min.
    - Schrittmacher evtl. transösophageal.
- ➤ **AV-Block** (Abb. 57):
  - *Vorkommen:*
    - Häufig aufgrund von diaplazentar übertragenen Lupus erythematodes-assoziierten IgG-AK, dabei muss die Mutter nicht manifest erkrankt sein!
    - Komplexe Vitien (z. B. kompletter atrioventrikulärer Septumdefekt etc.).
  - *AV-Block 1. Grades:* In der Regel asymptomatisch, PR-Intervall > 0,12 s., regelrechter Sinusrhythmus, regelrechter QRS-Komplex.
  - *AV-Block 2. Grades:* In der Regel asymptomatisch.
    - Typ Mobitz: Konstantes, verlängertes PR-Intervall mit vereinzelt ausfallendem QRS-Komplex.
    - Typ Wenckebach: Immer länger werdendes PR-Intervall bis schließlich ein QRS-Komplex ausfällt.
  - *AV-Block 3. Grades:* Regelmäßige Vorhofaktionen, regelmäßige, langsamere Kammerkomplexe, komplette AV-Dissoziation (Vorhöfe und Kammern schlagen völlig unabhängig voneinander).
  - Die *Symptome* eines drittgradigen AV-Blocks reichen von asymptomatischen Patienten bis zur manifesten Herzinsuffizienz (je nach Kammerfrequenz und begleitendem Herzfehler), evtl. auch Schockzustand.
  - *Intervention:*
    - Alupent 0,01 mg/kg KG i.v. als ED, evtl. wiederholen, ggf. über Perfusor: 0,1 µg/kg/min.
    - Transvenöser Schrittmacher, später Schrittmacherimplantation.

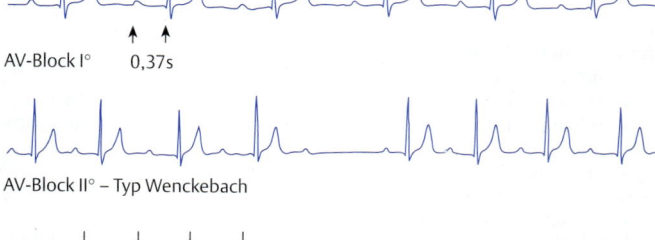

AV-Block I°   0,37s

AV-Block II° – Typ Wenckebach

AV-Block II° – Typ Mobitz 2 : 1-Überleitung

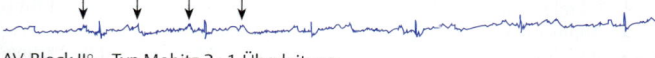

AV-Block III°

Abb. 57   AV-Block

Unregelmäßige Rhythmen

➤ **Supraventrikuläre Extrasystolen:**
  – *Vorkommen:* Sehr häufig, meistens harmlos. Die Ätiologie ist unklar.
  – *EKG* (Abb. 58):
    • Buntes Bild mit vorzeitigen Vorhofaktionen, die in der Regel von einem schlanken Kammerkomplex gefolgt werden.
    • Zusätzlich blockierte SVES (vorzeitige Vorhofaktion ohne folgenden Kammerkomplex) bei zum Zeitpunkt der vorzeitigen Vorhofaktion komplett refraktärem AV-Knoten.
    • Zusätzlich aberrant geleitete QRS-Komplexe (vorzeitige Vorhofaktion mit folgendem deformiertem Kammerkomplex) bei zum Zeitpunkt der vorzeitigen Vorhofaktion teilweise refraktärem AV-Knoten.
  – Keine Therapieindikation.

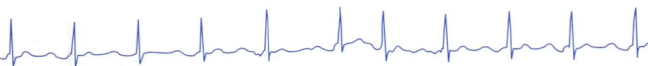

Abb. 58   Supraventrikuläre Extrasystolen

➤ **Ventrikuläre Extrasystolen:**
  – *Vorkommen:* Eher selten. Ursache höhergradiger VES können Elektrolytverschiebungen, Medikamententoxizität (Digitalis, Katecholamine), Hypoxie sowie organische Läsionen (Narben, Tumoren, Myokarditis, Kardiomyopathie etc.) sein.
  – *EKG:*
    • Vorzeitige Kammeraktionen mit deformierten Kammerkomplexen, kompensatorischer Pause, fixer Kopplung, evtl. Fusionssystolen.
    • Solange die ES monomorph sind und einzeln auftreten, oft sogar bei jedem 2. bzw. jedem 3. Schlag (Bigeminus oder Trigeminus) besteht keine wesentliche hämodynamische Beeinträchtigung des Patienten.
    • Bei Couplets (2 aufeinanderfolgende ES), Triplets (3 aufeinanderfolgende ES) sowie Serien von ES wird die Hämodynamik zunehmend beeinträchtigt, sodass dann evtl. auch eine Therapieindikation besteht.

➤ **Asystolie/Herzstillstand:**
  – *Ursachen:*
    • Meist Hypoxämie infolge eines Atemstillstands egal welcher Ursache.
    • Selten primäres Herzversagen z. B. bei konnatalen Vitien, Kardiomyopathie.
    • Elektrolytstörungen.
  – *Medakamentöse Intervention:*
    • Suprarenin = 1:1000 verdünnen auf 1:10 000:
      0,1 ml Suprarenin + 0,9 ml NaCl 0,9 % bzw. Aqua dest. (oder 0,2 ml + 1,8 ml).
    • Applikation: i.v., intraossär oder intratracheal.
    • Initialdosis i.v., intraossär: 0,01 mg/kg = 0,1 ml/kg der 1:10 000-Lösung.
    • Initialdosis intratracheal: 0,1 mg/kg = 1 ml/kg der 1:10 000-Lösung. ggf. Verdünnung mit 1–2 ml Aqua dest!)
    • Wiederholung ggf. alle 3–5 min: 0,1–0,2 mg/kg (!) i.v., intraossär oder endotracheal.
  – Weiteres Vorgehen siehe Reanimation S. 369.

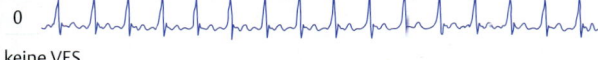

0

keine VES

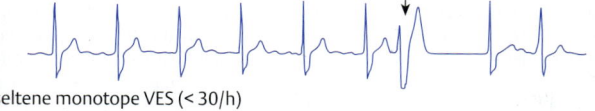

seltene monotope VES (< 30/h)

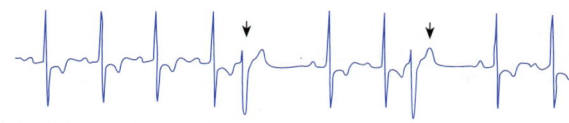

häufige monotope VES (> 30/h)

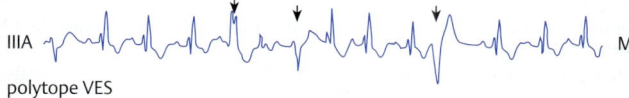

IIIA   M

polytope VES

IIIB

Bigemini

IVA

IVB

Couplet

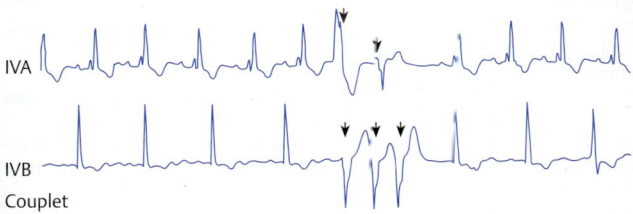

Salven. ventr. Tachykardie

V

R-auf-T-Phänomen

Abb. 59   Ventrikuläre Extrasystolen

9.6 Präoperatives Vorgehen bei angeborenen Herzfehlern ▮▮

Grundlagen

➤ Die Symptomatik eines kritisch kranken Neugeborenen mit V. a. Vitium cordis äußert sich oft durch eine ausgeprägte Zyanose, eine ausgeprägte Herzinsuffizienz und evtl. einen kardiogenen Schock. Durch die klinische Untersuchung, BGA, EKG, Röntgen-Thorax, Hyperoxietest und, wenn möglich, Echokardiogramm sollte der Patient zunächst einer der folgenden Gruppen zugeteilt werden:
  – Duktusabhängige Perfusion des großen Kreislaufes.
  – Duktusabhängige Lungenperfusion.
  – Parallelzirkulation von System- und Lungenkreislauf.
  – Komplette intrakardiale Blutmischung.
  – Links-Rechts-Shunts.
➤ Wichtig: Frühzeitiger Kontakt mit Kinderkardiologie erleichtert
  – die Festlegung der Therapiestrategie zur hämodynamischen Stabilisierung des Kindes und die Vorbereitung eines möglichst risiko- und komplikationsarmen Transportes.
  – die Planung der erforderlichen Maßmahmen im weiterbetreuenden Zentrum.
➤ Zusätzlich zu den üblichen Reanimationsmaßnahmen (Oxygenierung, Beatmung, Volumensubstitution, Katecholamine, Azidoseausgleich) sollten abhängig von der jeweiligen Hämodynamik die im Folgenden genannten Therapiestrategien berücksichtigt werden.

Duktusabhängige Systemperfusion (Linksherzobstruktion)

➤ **Symptome:** Fahles Hautkolorit, verlängerte Rekapillarisierungszeit, abgeschwächt tastbare Pulse (u. U. nur untere Extremität), Hepatosplenomegalie, Tachypnoe, Azidose, Schock.
➤ **Mögliche Ursachen:** Kritische valvuläre Aortenstenose (evtl. zusätzlich Endokard-Fibroelastose), Aortenisthmusstenose, unterbrochener Aortenbogen, hypoplastisches Linksherzsyndrom.
➤ **Therapie:**
  – Prostaglandin E1 (Minprog) mit 0,05–0,1 µg/kg/min zum Offenhalten des Ductus arteriosus Botalli (*cave:* Apnoen sind möglich, ggf. Beatmung).
  – Möglichst niedriges FiO_2, da bei zu hohem O_2-Angebot der pulmonale Gefäßwiderstand sinkt und der Links-Rechts-Shunt steigt → verminderte Perfusion des Systemkreislaufes.
  – CO_2-Anreicherung der Einatmungsluft (1–3 %), um den pulmonalen Gefäßwiderstand zu erhöhen, pH-Soll 7,35 (technisch schwierig und nicht überall verfügbar).
  – Mäßige metabolische Azidose anstreben (BE 0–2), pH-Soll 7,35.
  – Bei Lungenödem hoher PEEP (4–6–8 cm H_2O).
  – Falls Inotropika erforderlich sind: Digitalis (s. S. 393), Dobutamin (s. S. 393), Adrenalin (s. S. 391), evtl. auch Phosphodiesterasehemmer (Perfan/Wincoram s. S. 392). Keine vasokonstriktiven Substanzen (z. B. Dopamin).

◙ *Beachte:*
  – Bei einem restriktiven Foramen ovale wird bei hypoplastischem Linksherz und kritischer valvulärer Aortenstenose evtl. eine notfallmäßige Ballonatrioseptostomie erforderlich.

– Bei Koarktation oder unterbrochenem Aortenbogen sollte die Blutdruckmessung möglichst am rechten Arm erfolgen, da hier der gemessene Blutdruck die zerebrale Perfusion repräsentiert. Ausnahme: A. subclavia dextra
geht als A. lusoria distal der Stenose ab.

Ductusabhängige Lungenperfusion

➤ Symptome: Im Alter von 2–3 Tagen zunehmende zentrale Zyanose.
➤ **Mögliche Ursachen:** Kritische valvuläre Pulmonalstenose, Pulmonalatresie mit
intaktem Ventrikelseptum, Trikuspidalatresie, Fallot-Tetralogie und deren
Maximalvariante Pulmonalatresie mit VSD, Ebstein-Anomalie. Wegweisend
ist der Hyperoxietest (s. S. 227).
➤ **Therapie:**
– Prostaglandin E1 (Minprog) mit 0,05–0,1 μg/kg/min zum Offenhalten des
Ductus arteriosus Botalli (*cave:* Apnoen sind möglich, ggf. Beatmung).
– FiO_2-Angebot erhöhen, da hierdurch der pulmonale Gefäßwiderstand sinkt.
O_2-Sättigungssoll mindestens > 70 % für eine ausreichende Oxygenierung
der Organe.
– Milde Hyperventilation ($paCO_2$ 35 mmHg) zur Senkung des pulmonalen
Gefäßwiderstandes.
– „Überpufferung", BE-Soll +2 bis +4 zur Senkung des pulmonalen Gefäßwi-
derstandes.
– Steigerung des Systemwiderstandes mit vasokonstriktiven Substanzen
(Dopamin, ggf. Noradrenalin, ggf. Suprarenin s. S. 390).
– Falls Katecholamine erforderlich sind: Adrenalin oder Dopamin (s. S. 390).

Parallelzirkulation des Lungen- und Systemkreislaufes

➤ **Symptome:** Wegweisend ist eine häufig unmittelbar postnatal auftretende
zentrale Zyanose bei ansonsten erstaunlich vitalem Kind.
➤ **Ursachen:** Transposition der großen Gefäße. Bei zusätzlichem VSD ist die
Symptomatik je nach dessen Größe deutlich geringer.
➤ **Therapie:**
– Prostaglandin E1 (Minprog) mit 0,05–0,1 μg/kg/min zum Offenhalten des
Ductus arteriosus Botalli (cave: Apnoen sind möglich, ggf. Beatmung).
– Bei unzureichendem Erfolg (O_2-Sättigung weiter < 65–70 %) besteht der Ver-
dacht auf ein restriktives Foramen ovale. In diesem Fall wird eine Notfall-
Ballonatrioseptostomie erforderlich!
– Ein höheres FiO_2-Angebot ist wirkungslos, FiO_2 möglichst niedrig halten.

Vitien mit kompletter intrakardialer Blutmischung

➤ **Truncus arteriosus communis:**
– *Symptome:* Zeichen der Herzinsuffizienz nach Abfall des Lungengefäßwider-
standes, also erst einige Tage postnatal. Diskrete Zyanose ist möglich, später
fixierte pulmonale Hypertonie.
– *Therapie:* Konservative Therapie der Herzinsuffizienz mit Digitalis, Diuretika, ggf. Katecholamine. Operative Korrektur möglichst frühzeitig anstreben.

➤ **Totale Lungenvenenfehleinmündung:** Zu unterscheiden sind die kardiale, suprakardiale, infrakardiale sowie gemischte Ausprägungen.
  – *Symptome:*
    • Erhöhter pulmonaler Blutfluss (Röntgenbild!) mit der Folge der Herzinsuffizienz, einer pulmonalen Hypertonie, Lungenödem und häufig diskrete, selten ausgeprägte Zyanose.
    • Die gravierendsten Symptome zeigen Kinder mit infrakardialer Lungenvenenfehleinmündung, sie haben häufig eine Obstruktion im Bereich der Einmündung in die V. portae. Die Füllung des linken Ventrikels erfolgt über ein persistierendes Foramen ovale mit Rechts-Links-Shunt.
  – *Therapie:*
    • Hoher PEEP (6–8 cm H_2O) bei Lungenödem.
    • Hohes FiO_2, milde Hyperventilation ($paCO_2$ 35 mmHg), Alkalisierung.
    • Evtl. NO-Beatmung (s. S. 172) bzw. Flolan (s. S. 229).
    • Diuretika (s. S. 395), ggf. Inotropika (Digitalis s. S. 393, Dobutamin, Adrenalin s. S. 390).
    • ◎ *Cave:* Eine Therapie mit Prostaglandin E1 ermöglicht bei obstruktiver Lungenvenen-Fehleinmündung und hohem Lungengefäßwiderstand keine Erhöhung des pulmonalen Blutflusses und ist hier kontraindiziert. Hier hilft nur Notfall-OP.
➤ **Univentrikuläre Herzen:**
  – Symptome wie bei hypoplastischem Linksherz.
  – Therapie wie bei hypoplastischem Linksherz. Möglicherweise besteht aufgrund einer Stenose des subpulmonalen Ausflusstraktes eine ductusabhängige Lungenperfusion; ggf. also Prostaglandin E1 einsetzen (s. S. 414).

Vitien mit Links-Rechts-Shunt

➤ PDA s. S. 223.
➤ **VSD, AV-Kanal, große aortopulmonale Fenster:**
  – *Symptome:* Herzinsuffizienz mit später fixierter pulmonaler Hypertonie. Anfangs Zyanose beim Schreien, später persistierende Zyanose.
  – *Therapie:* Konservative Therapie der Herzinsuffizienz (Diuretika, Digitalis, ggf. Katecholamine, Betablocker in Diskussion). Frühzeitige Korrekturoperation.

Vor Ankunft des Patienten auf der Intensivstation sollte bekannt sein

1. **Zugrunde liegende Erkrankung:**
   - Präoperative Hämodynamik, medikamentöse Therapie.
   - Vermehrte/verminderte Lungenperfusion.
   - Gute, ausreichende, verminderte systemische Perfusion.
   - Myokardiale Dysfunktion bei Druck- oder Volumenbelastung bzw. primärer Herzmuskelerkrankung.
   - Duktusabhängige Perfusion der Lunge oder des Systemkreislaufs.
   - Zusätzliche Fehlbildungen, Begleiterkrankungen.
   - Sekundäre Organschäden infolge einer Minderperfusion, unzureichende Oxygenierung (ZNS, Niere, Leber [Gerinnung]).
   - O_2-Bedarf präoperativ.
   - Medikamentöse Therapie mit Katecholaminen, Vasodilatatoren, Prostaglandin, Diuretika, Digitalis, Antiarrhythmika, Antihypertensiva, Antikoagulantien.
2. **Alter, Größe, Gewicht, Körperoberfläche (KOF).**

Der Intensivplatz sollte vorbereitet sein mit

- ➤ Monitor in standby-Funktion mit vorgewählten Alarmen.
- ➤ Beatmungsgerät mit gewichtsbezogener Voreinstellung.
- ➤ Absauganlage überprüft und mit passendem Material ausgestattet (Katheter, Handschuhe).
- ➤ Drainageanschlüsse inkl. Schlauchsystem.
- ➤ Druckmessungen mit Spülung, vorgeeicht.
- ➤ Perfusoren mit den wichtigsten Medikamenten: Suprarenin (Adrenalin), Dopamin, Dobutrex (Dobutamin), Fentanyl, Dormicum (Midazolam) in gewichtsbezogener Dosierung.
- ➤ Aufgezogene Notfallmedikamente, überprüfter Notfallwagen.
- ➤ Defibrillator funktionstüchtig und betriebsbereit.
- ➤ Ambubeutel mit passender Maske.
- ➤ Herzschrittmachergerät überprüft und funktionstüchtig, Batterie?!

Bei Übergabe des Patienten sollten besprochen werden

1. **Durchgeführter Eingriff:** Palliativ, korrigierend uni- oder biventrikulär residuale Defekte (Obstruktionen, Klappeninsuffizienzen, Restshunt).
2. **Verlauf der OP:**
   - Komplikationen.
   - Volumenbedarf/Diurese.
   - Medikamente: Herz/Kreislauf, Analgosedierung, Relaxierung, Diuretika, gerinnungsaktive Substanzen, Blutprodukte.
   - Beatmung/pulmonale Komplikationen.
   - Labor: Letztes Kalium, Hb, Hk, Gerinnung.
   - Rhythmus, Herzschrittmacher erforderlich?
   - Mit oder ohne ECC (extrakorporale Zirkulation), Dauer derselben.
   - Mit oder ohne Hypothermie (wie lange, wie tief?).
   - Intravasale Zugänge, Funktion derselben, letzte Druckwerte (Arterie, LAP, PAP, ZVD).

9.7 Postoperative Versorgung Herzoperierter ▬▬▬

Umlagern des Patienten und Wechsel der Überwachung vom Transportsystem auf das stationäre System in sinnvoller Arbeitsteilung zwischen Pflegepersonal und Ärzteteam (üben!) ▬▬▬

1. Beatmungsgerät auf aktuellen Bedarf einstellen, ca. 20% mehr O_2.
2. Thoraxexkursion und seitengleiche Belüftung überprüfen.
3. EKG-Monitor und O_2-Sättigung anschließen.
4. Nicht-invasive RR-Messung anschließen und starten.
5. Arterielle RR-Messung installieren, dabei diagnostische Blutentnahme.
6. Drainagen anschließen, Magensonde und Urinkatheter umhängen.
7. Übrige Druckmesskatheter installieren.
8. Bei jetzt kompletter Überwachung und stabilen Verhältnissen Katecholamininfusionen umhängen (Perfusoren sollten schon vorgelaufen sein!). Supraronin 1:1000 in Verdünnung 1:100 bereithalten (0,1 ml =1 µg).
9. Temperatursonde zentral und peripher anschließen.
10. Falls Schrittmacher läuft, Funktion und korrekte Einstellung überprüfen: Empfindlichkeit, Impulsdauer, Amplitude, Sicherheitsfrequenz bei AAI- und VVI-Modus. Bei DDD-Modus zusätzlich Delay einstellen.
11. Alle Alarme überprüfen, Raum darf vorher nicht verlassen werden!

Obligate Diagnostik ▬▬▬▬▬▬▬▬▬▬▬▬▬

1. Klinische Untersuchung.
2. Labor:
   – BGA, BB, BZ, Elektrolyte, Harnstoff, Kreatinin, Gerinnung, CK; sofort, nach 4 und 12 Std., ggf. öfter.
   – Zu Beginn sowie dann alle 24 Std. sollten BGAs aus allen zur Verfügung stehenden Kathetern (Arterie, LAP, PAP, ZVK) abgenommen werden, um Shunts und Widerstandsverhältnisse zu berechnen.
3. Röntgen-Thorax: Beurteilung von Herz und Lunge, Ergüsse, Zwerchfellstand, Lage von Tubus, Drainagen, ZVK, LAP, PAP, Magensonde.
4. Herzecho (soweit nicht intraoperativ schon durchgeführt).
5. EKG mit langem Streifen (im Hinblick auf Rhythmusstörungen) am 1.Tag postoperativ.

Zu erwartende Probleme nach kardiochirurgischen Eingriffen mit ECC ▬▬▬▬▬▬▬▬▬▬▬▬▬▬▬▬▬▬▬▬▬▬

➤ Myokardläsion durch chirurgisches Trauma, Ischämie, unzureichende Myokardprotektion (Kühlung, Kardioplegie), Reperfusion, Koronararterienläsionen (z.B. Luftembolie, chirurgisches Trauma).
➤ Kompromittierung des respiratorischen Systems durch mechanische Kompression der Lunge.
➤ Atelektasen, Ventilations/Perfusions-Missverhältnis, Ergüsse, Blutung, Lungenödem, inflammatorische Reaktion nach ECC, ggf. bis zum ARDS.
➤ Beeinträchtigung der Nierenfunktion infolge Minderperfusion, ggf. ANV.
➤ Beeinträchtigung des ZNS durch Minderperfusion, Mikroembolien, Hypothermie mit der Folge von Krampfanfällen und evtl. Verlust neurologischer Funktionen.
➤ Gerinnungsstörungen (Verbrauch, Heparineffekte etc.).
➤ Kapillarleck.
➤ Fieber.

Basistherapie

1. **Endokarditisprophylaxe:** Z.B. 100 mg Spizef (Cefotiam) i.v. in 2 ED.
2. **Antipyrese (nach ECC):**
   - Paracetamol 10–20 mg/kg (ben-u-ron) rektal alle 8 Std.
   - bei Temperaturanstieg > 38,5 °C physikalische Kühlung (Kühlmatte, feuchte Tücher).
   - Ggf. Novalgin (Novaminsulfon) 10–20mg/kg (*cave* Blutdruckabfall und aplastische Anämie).
   - Ggf. „lytischer Cocktail": 100 mg Dolantin (Piritramid, = 2ml) + 0,2 mg Hydergin (Dihydroergotoxin, = 2 ml) + 50 mg Atosil (Promethazin, = 2 ml) aufziehen mit 4 ml NaCl 0,9%. Ergibt insgesamt 10 ml.
     • Davon 0,1 ml/kg KG langsam i.v., evtl. auch als Kurzinfusion über 15 min (cave Blutdruck!),
   - Acetylsalicylsäure 10–20 mg/kg i.v. (*cave* Allergie, Thrombozyten-Funktionsstörung, ist in den ersten Tagen postoperativ fast immer kontraindiziert!).
3. **Analgosedierung:**
   - Bei länger erforderlicher Beatmung mit Dormicum und Fentanyl-DTI.
   - Bei zügig geplanter Extubation Dipidolor-Bolusgaben, dazu Benzodiazepine, evtl. auch Barbiturate. Dabei immer evtl. mögliche kreislaufdeprimierende Nebenwirkungen der Medikamente beachten.
4. **Relaxierung** nur solange wie unbedingt nötig, z. B. offener nur mit Epigard gedeckter Thorax. Entweder Bolusgaben (Norcuron 0,1 mg/kg/ED) oder DTI mit Norcuron (0,1–0,2 mg/kg/Std.).
5. **Ulkusprophylaxe** so lange der Patient nüchtern ist, Zantic (Ranitidin) 2 mg/kg KG in 2 ED. Cave: aber Infektionsgefahr erhöht!
6. **Volumenersatz** je nach Hb zunächst mit Maschinenblut, Eigenblut oder Ery-Konzentrat.
   - Bei zyanotischen Vitien sobald Hb < 12–14 g% ist.
   - Bei azyanotischen Vitien Hb < 10–12 g%.
   - Hb < 9 g% bei Eingriffen ohne ECC.
   - In der Anfangsphase evtl. auch kolloidale Lösungen:
     • Biseko, Humanalbumin 5% oder 20%, FFP je nach Gesamteiweiß und Gerinnung, im Verlauf Glukose 5% oder NaCl 0,9%.
     • Dosis: 5–10 ml/kg und Einzelgabe bei Bedarf mehrfach wiederholen.
   - Insgesamt ist eine Negativ-Bilanz anzustreben, da interstitielle Flüssigkeitseinlagerungen infolge capillary leak möglichst gering gehalten werden sollen (Gefahr eines interstitiellen Lungenödems)
   - *Bilanzierung:* Es sollte eine getrennte „Wasserbilanz" (kristalloide Lösungen inkl. Medikamente und Katheterspülungen minus Urinausscheidung und Magensaftverluste) und eine „Blutbilanz" (kolloidale Lösungen, Blut und Blutprodukte minus Drainagenverluste) berechnet werden.
7. **Azidoseausgleich:**
   - Bei Serumnatrium < 150 mmol/l: Natriumbikarbonat 8,4% [ml] = BE × kg KG × 0,3 (bzw. 0,5 bei Säuglingen).
   - Bei Serumnatrium > 150 mmol/l: Trispuffer 3 molar [ml] = BE × kg KG ÷ 10, nur über zentralen Katheter.

9

8. **Gerinnungsaktive Substanzen:**
   - FFP bei Fibrinogen < 150 mg% (10–20 ml/kg/Std.).
   - Heparin 10–20 IE/kg/Std. PTT-Soll: 40–60 s; bei aortopulmonalen Shunts und Kunstklappen PTT-Soll 60 s.
   - Trasylol (Aprotinin) 20000 I.E./kg/d in 4 ED bei Hyperfibrinolyse (*cave* Anaphylaxie).
9. **Katheterspülungen:** 200 IE. Heparin in 24 ml NaCl 0,9 % ; Infusionsgeschwindigkeit 1-2 ml/Std.
10. **Infusionstherapie:**
    - Säuglinge am OP-Tag 40 ml/kg/d (nach ECC) bzw. 60 ml/kg/d (ohne ECC).
    - Ältere Kinder 40 ml/m^2 KOF/Std. (nach ECC) bzw 60 ml/m^2 KOF/Std. (ohne ECC).
    - Zusammensetzung der Lösungen s. Tab. 45. Alle Angaben sind orientierende Vorschläge, es gelten die üblichen Richtlinien der parenteralen Ernährung.

Tabelle 45 Infusionstherapie nach Herzoperationen Berechnung der m^2 KOF siehe S. 406

Zeitpunkt	Menge
Postoperativ	40 ml/m^2 KOF/Std. Glukose 5 %
1. Tag postoperativ	40 ml/m^2 KOF/Std. Glukose 10 % und Elektrolyte 1 g/kg/d Aminosäuren
2. Tag postoperativ	60 ml/m^2 KOF/Std. Gesamtmenge Glukose bis max. 12 g/kg/d und Elektrolyte 1,5 g/kg/d Aminosäuren 0,5 g/kg/Tag Fett
3. Tag postoperativ	60 ml/m^2 KOF/Std. Gesamtmenge Glukose bis max. 12 g/kg/d und Elektrolyte 2 g/kg/d Aminosäuren 1,0 g/kg/Tag Fett
4. Tag postoperativ	70 ml/m^2 KOF/d Gesamtmenge Glukose bis max.12 g/kg/d und Elektrolyte (Glukose je nach BZ allmählich steigern.) 2,5 g/kg/d Aminosäuren 1,5 g/kg/d Fett

11. **Ernährung:** Sobald wie möglich enteral, d. h. erster Versuch mit Tee oral oder über Ernährungssonde am Mittag des 1. postoperativen Tages. Bei Ductusligatur und Aortenisthmusstenosen-Korrektur frühestens nach 24–48 Std.
12. **Herz/Kreislaufwirksame Medikamente:**
    - *Digitalis:* Bei Herzinsuffizienz: Wenn der Patient präoperativ digitalisiert war ab dem 1. Tag postoperativ in Erhaltungsdosis. Wenn er präoperativ nicht digitalisiert war mit 30 % Sättigungsdosis.
    - *Diuretika:* Bei unzureichender Diurese (< 1 ml/kg/Std.) und ausreichendem Intravasalvolumen.
      • Lasix-Bolusgaben (Furosemid) (0,5 mg/kg/ED), bei unzureichendem Erfolg evtl. DTI mit 2–4–8 mg/kg/Tag.
      • Evtl. Hydromedin (Etacrynsäure) 0,5–1,0 mg/kg/ED.

- Evtl. Mannit 0,5 g/kg/ED als Kurzinfusion in 30 min
- Ist eine längerfristige diuretische Therapie erforderlich, so sollte mit Aldactone kombiniert werden (5 mg/kg/d in 2 ED für 2–3 Tage, dann 3 mg/kg/Tag in 2 ED).
- *Inotropika:* Suprarenin (Adrenalin), Dobutrex (Dobutamin), Wincoram (Amrinon) oder Perfan (Enoximone) (= Phosphodiesterasehemmer), Alupent (Orciprenalin), Dopamin (Indikation und Dosierung siehe s. S. 390).
- *Vasokonstriktiva:* Arterenol (Noradrenalin), Dopamin (Indikation und Dosierung s.S 390).
- *Vasodilatatoren* (bei Kreislaufzentralisation): Perlinganit (Glyceroltrinitrat) 0,2–2–3 µg/kg/min, Regitin (Phentolamin) 1,5–2 µg/kg/min.
- *Antihypertensiva* (nach Korrektur einer Isthmusstenose):
  - Adalat (Nifedipin) 0,2–0,5–1 µg/kg/min.
  - Ebrantil (Urapidil) bei Kindern < 6 Jahre zunächst 2 mg/kg/Std.
  - Catapresan (Clonidin) 0,2–1,4 µg/kg/Std. für 24–48 Std. i.v., dann 4–10 µg/kg/d oral.

10.1 Icterus neonatorum

Grundlagen

➤ **Bilirubineinheiten:** 1 mg/dl ≅ 17,1 µmol/l.
➤ Laborchemisch werden **verschiedene Fraktionen** gemessen:
  – *TB*: Gesamtbilirubin.
  – *Bu*: unkonjugiertes Bilirubin.
  – *Bc*: konjugiertes Bilirubin (an Glukuronsäure gebunden).
  – δ-Bilirubin: An Albumin kovalent gebundenes Bilirubin.
  – *Direktes Bilirubin*: Summe von di- und monokonjugiertem Bilirubin + δ-Bilirubin.
  – *Indirektes Bilirubin*: Gesamtbilirubin – direktes Bilirubin.
  – Schema der Bilirubinfraktionen s. Abb. 60.

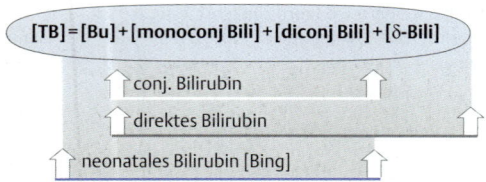

Abb. 60   Schema der Bilirubinfraktionen

➤ **Definitionen:**
  – *Physiologischer Ikterus:* Beginn am 3. Lebenstag, Dauer maximal 8 Tage. Maximum bis 17 mg/dl bei reifen Neugeborenen.
  – *Pathologischer Ikterus:*
    • Bilirubin im Nabelschnurblut > 6 mg/dl.
    • *Icterus praecox* in den ersten 36 Lebensstunden > 12 mg/dl.
    • *Icterus gravis* mit Gesamtbilirubin > 20 mg/dl.
    • Konjugiertes Bilirubin > 2 mg/dl oder > 15 % des Gesamtbilirubins während der ersten 2 Lebenswochen, danach > 0,5 mg/dl.
    • *Icterus prolongatus* nach der 2. Lebenswoche/> 14 Tage.
➤ **Komplikationen:**
  – *Kernikterus* bei hohem unkonjungiertem Bilirubin mit zerbralen Bewegungsstörungen, mentaler Retardierung, Hörverlust, Apnoen, Krampfanfällen.
  – *Cholestase und Leberzirrhose* bei hohem konjugiertem Bilirubin.

Methoden zur Bilirubinmessung

➤ **Klinisch (Kolorit):** Ab ca. 5 mg/dl (85 µmol/l) mit Schwankungsbreite von 3–12 mg/dl ist ein Ikterus sichtbar. Die visuelle Beurteilung ist sehr von Hautfarbe, Lichtverhältnissen und der Erfahrung abhängig und entsprechend sehr unsicher. Auch gesunde, reife und gestillte Neugeborene ohne erkennbare Risikofaktoren können einen Kernikterus und/oder Hörstörungen entwickeln.
☒ *Beachte:* Die Gefahr, dass eine therapiepflichtige Hyperbilirubinämie übersehen wird, besteht besonders bei einer ambulanten Geburt bzw. Entlassung vor dem 3. Lebenstag. Eine Vorstellung bei einem Kinderarzt innerhalb der nächsten 2 (max. 3) Tage und eine standardisierte Informationsvermittlung (s. Anhang) ist deshalb besonders wichtig.

➤ **Transkutane Bilirubinbestimmung** (tcB-Index; Bilimeter von Minolta oder Bilicheck):
  – Das Bilicheck-Gerät wird vor jeder Messung geeicht und liefert daher einen Absolutwert. Die einzelne Messung ist relativ teuer.
  – Methode nur bei Termingeborenen > 2500 g anwenden, die weder eine Phototherapie noch Austauschtransfusion erhalten haben.
  – Messung über der Stirn durchführen (nicht bei Stauungszyanose oder Farbigen).
  – Theapeutische Konsequenzen nur nach dem Serumbilirubin treffen. Eine laborchemische Kontrolle sollte erfolgen bei z. B.:
    • tcB-Index ≥ 16 mit Kernikterus-Risikofaktoren.
    • tcB-Index ≥ 20 ohne Kernikterus-Risikofaktoren.
    • Immer bei Icterus präcox (< 24 Lebensstunden).
    • Nach der 1. Lebenswoche zum Ausschluss einer Cholestase.
  ◉ *Beachte:* tcB-Werte sind nicht standardisiert, es gibt Unterschiede zwischen verschiedenen Geräten. Deshalb sollten für jedes einzelne Gerät die Grenzwerte von tcB individuell ermittelt werden.
  – *Unsere Erfahrung:* Das Serumbilirubin war bisher immer max. so hoch wie das tcB, nie höher.
➤ **Laborchemische Methode:** Die Bilirubinfraktionen (TB, Bu, Bc) werden in vielen Kliniken mit Hilfe der Reflektionsspektrometrie (Kodak Ektachem) bestimmt. Für Früh- und Neugeborene wird Bu und Bc, gelegentlich bei technischen Problemen das sog. „neonatale Bilirubin (Bing, unkonjugiertes + konjugiertes Bilirubin)" angegeben. Da bei Neugeborenen normalerweise der Hauptanteil aus unkonjugiertem Bilirubin besteht, ist dieser Wert für eine Therapieentscheidung verwendbar.
◉ *Beachte:* Eine Cholestase kann mit dem „neonatalem Bilirubin" nicht erfasst und beurteilt werden.

Untersuchungen

➤ **Minimaldiagnostik:**
  – Blutgruppen bei Kind und Mutter einschließlich Rhesus-Faktor.
  – Direkter Coombs-Test und Gesamteiweiß beim Kind.
  – Familienanamnese (z. B. Glukose-6-Phosphat-Dehydrogenase-Mangel).
  – Prüfen, ob TSH-Screening durchgeführt und bestätigt ist. Andernfalls TSH, FT_4, T_3 bestimmen.
  – Untersuchung: Hämatome, Kephalhämatom usw.?
  ◉ Beachte: Bei Infektionsverdacht Urinstatus nicht vergessen.
➤ **Erweiterte Diagnostik:**
  – Siehe Abb. 61.
  – Alternative: Leitlinien der GNPI (Internet: http://www.uni-duesseldorf.de/WWW/AWMF/II/pneon-07.htm).
  – Icterus prolongatus: V. a. Stoffwechseldefekt (s. S. 279.)
  – *Cholestase:* Konjugiertes Bilirubin beträgt mindestens 10 % des Gesamtbilirubins bei 2 Messungen oder ist > 2 mg/dl.

10.1 Icterus neonatorum

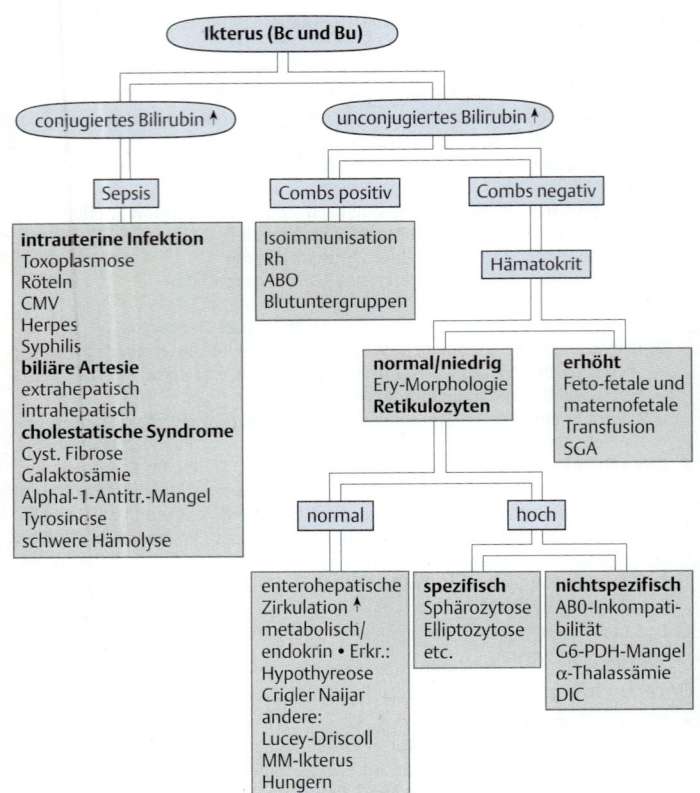

Abb. 61 Diagnostisches Vorgehen bei Hyperbilirubinämie. Eine Hyperbilirubinämie ist selten das erste oder alleinige Symptom einer Allgemein-
erkrankung, sodass in den meisten Fällen diese Laborparamter nicht
erforderlich sind (Klinik, Anamnese!)

Kritische Bewertung einer Hyperbilirubinämie

➤ Bei **gesunden Neugeborenen ohne pathologische Hämolyse** sind die Unterteilung in einen physiologischen oder pathologischen Ikterus und damit die
Phototherapie- und Austauschgrenzen seit langem in Diskussion. Die Situation
hat sich vereinfacht, da es Leitlinien der GNPI (Gesellschaft für Neonatologie
und Pädiatrische Intensivmedizin) gibt (http://www.uni-duesseldorf.de/
WWW/AWMF/II/pneon-07.htm), die sich engstens an die Empfehlungen (Konsens) der American Academy of Pediatrics anlehnen.

➤ Es spricht vieles dafür, dass diese Grenzen auch auf **Frühgeborene** ≥ **35. SSW,** ≥ **2000 g** übertragen werden können, auch wenn eine ABO-Inkompatibilität vorliegt.
➤ **Erhöhtes Risiko eines Kernikterus** besteht aber bei:
  – Hämolyse bei Rh-Inkompatibilität.
  – Hypoxie, Azidose, Hypalbuminämie, Hypoglykämie, Hypothermie.
  – Medikamenten, die Bilirubin aus der Eiweißbindung verdrängen (z. B. Ceftriaxon, Digoxin, Lasix, Valium).
➤ Die Situation bei **Frühgeborenen < 35. SSW** ist völlig unklar, für sie gibt es in der Literatur wenig Daten zur Toxizität von Bilirubin. Trotzdem müssen für diese Kinder – bei aller Unsicherheit der Datenlage – Hinweise zur Behandlungsstrategie gegeben werden. Nur so sind die folgenden Angaben und „Bilirubinkurven" verständlich. Folgende Überlegungen wurden hierbei berücksichtigt:
  – Es gibt keinen Hinweis dafür, dass in den *ersten Tagen niedrigere Werte* toxischer sind als später.
  – Die folgenden Phototherapie- bzw. Austauschgrenzen sind ein Kompromiss aus verschiedenen publizierten Empfehlungen.
  – Die niedrigeren Austauschgrenzen in den ersten Lebenstagen beziehen sich auf einen auf spätere Tage *projizierten Anstieg* des Bilirubins bei einer schweren Hämolyse.
  – Bei der Indikation zum Austausch sollte die Möglichkeiten und Zeitbeschränkungen des Labors und des Blutdepots in Betracht gezogen werden. Insbesondere bei Hämolyse sollte die Indikation zur Phototherapie großzügig gestellt werden.

Therapie

➤ **Gesunde, reife Neugeborene:**
  – *Negativer Coombs-Test, keine Blutgruppenkonstellation:*
    • Serumkontrolle bei schnell ansteigenden tcB-Werten.
    • Bei signifikanter Hyperbilirubinämie: Coombs-Test wiederholen.
    • Evtl. weitere Diagnostik (s. Abb. 61)
    • Phototherapie bzw. Austausch bei Serumbilirubinwerten entsprechend Tab. 46. Austausch ohne vorliegende Rh-Inkompatibilität nur nach Rücksprache mit dem Oberarzt.
  – *Positiver Coombs-Test und/oder Blutgruppenkonstellation, Rhesus-Inkompatibilität:*
    👁 *Cave:* „Falsch" positiver Coombs-Test durch Anti-D-Prophylaxe in der 28. SSW.
    • Bis zur 12. Lebensstunde sofortige Austauschtransfusion bei: Nabelschnurbilirubin > 6 mg/dl (100 µmol/l), Nabelschnurhämoglobin < 10 mg/dl (200 µmol/l) oder Hämatokrit < 30 %, postnataler Bilirubinanstieg > 0,5 mg/dl (8,5 µmol/l) pro Stunde in 4–6 Stunden.
    • 12.–24. Lebensstunde: Phototherapie entsprechend den Bilirubinkurven (S. 255). Austausch, falls Bilirubin trotz Phototherapie > 17–23 mg/dl (300–400 µmol/l). Immunglobulingabe: Immunglobulin 500 mg/kg KG bei Rh-Inkompatibilität (cave: Nebenwirkungen s. S. 187).
    • ≥ 24 Lebensstunden: Vorgehen entsprechend Leitlinien bzw. AAP (s. Tab. 46).

10

10.1 Icterus neonatorum

Tabelle 46 Therapeutisches Vorgehen bei Hyperbilirubinämie

Gesamtbilirubin mg/dl (µmol/l)

Alter (h)	Phototherapie erwägen	Phototherapie	Phototherapie 4–6 h, falls erfolglos: Blutaustauschtransfusion*	Blutaustauschtransfusion
25–48	≥ 12 (170)	≥ 15 (260)	≥ 20 (340)	≥ 25 (430)
49–72	≥ 15 (260)	≥ 18 (310)	≥ 25 (430)	≥ 30 (510)
> 72	≥ 17 (290)	≥ 20 (340)	≥ 25 (430)	≥ 30 (510)

* Blutaustauschtransfusion, wenn Bilirubin in 4–6 Stunden nicht um 1–2 mg/dl (20–30µmol/l) abfällt

➤ **Muttermilchikterus:**
  – *„Early onset":* Bei ungenügendem Anlegen und Glukose-Zufütterung!
  – *„Late onset":*
    • Bei hohen Bilirubinwerten: 24–48 Stunden Muttermilch abpumpen und das Kind mit Milchnahrung füttern.
    • Am 3. Tag sollte das Bilirubin deutlich abgefallen sein, d. h. weiter Stillen.
    • Unbedingt Mutter im Stillen bestärken.
    • Gallengangatresie ausschließen! (konjugiertes Bilirubin erhöht).
  ◪ *Cave:* „Muttermilchikterus" ist eine Ausschlussdiagnose.
➤ **Kranke Neu- und Frühgeborene:**
  – Erhöhtes Risiko bei gestörter Bluthirnschranke z.B. Azidose pH < 7,25, Hypothermie, Gesamteiweiß < 5,0 g/dl und neurologisch auffälligem Kind.
  – Genaue Grenzwerte sind nicht bekannt, alle Grenzwerte sind rein empirisch.
  – *Phototherapie-Indikation* nach Abb. 62.
  ◪ *Beachte:* Bei sehr unreifen Frühgeborenen wird derzeit eine protektive Wirkung von Bilirubin als Radikalenfänger (Schutz vor Retinopathia praematurorum, ROP) diskutiert.
  – *Austauschgrenzen* für Frühgeborene sind noch umstrittener als bei reifen Kindern. Falls trotz Phototherapie mit blauer Lampe und intensivierter Phototherapie (s. u.) das Bilirubin weiter schnell ansteigt, sollte bei Überschreiten der nächst höheren Phototherapiegrenze individuell nach Abwägen der Risiken eines Blutaustausches gegen die Risiken eines Kernikterus entschieden werden.
  ◪ *Tipp:* Faustregel für die Austauschgrenze: Bilirubin (mg/dl) = Gewicht (g)/100.

Praktisches Vorgehen

➤ **Phototherapie** (möglichst „blaue" Lampe mit Wellenlänge 460 nm):
  – Abstand Lampe – Kind möglichst gering (siehe Gebrauchsanweisung).
  – Möglichst große Oberfläche bestrahlen (kleine, besser keine Windel!).
  – Augen abdecken (RTM Eye Shields mit Klettverschluss führt zu einer sicheren Abdeckung der Augen).

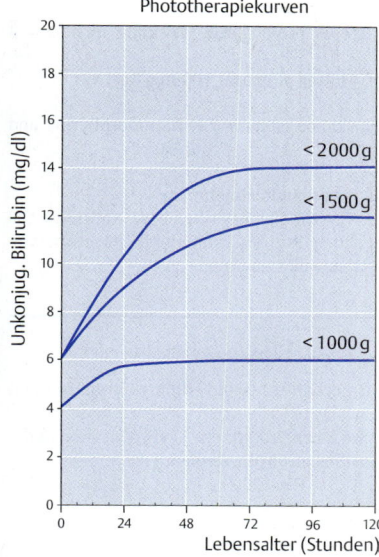

Abb. 62   Bilirubinkurven für Früh- und „kranke" Neugeborene

- Abwechselnd alle 3–4 Stunden Bauch und Rücken bestrahlen (maximal 12 Stunden). Das Bilirubin kann so in die nicht bestrahlte Körperoberfläche nachdiffundieren. Ist eine abwechselnde Lagerung nicht möglich (z. B. Frühgeborene) sollten nach 4 Stunden Bestrahlung jeweils 3–44 Stunden Pause folgen.
➤ **Intensivierte Phototherapie:**
  - Beidseits bestrahlen mit „Bilirubin-Matte" von unten, Lampe von oben.
  - Inkubator mit Alufolie umkleiden um Streulicht zu reflektieren.
  - Erhöhten Flüssigkeitsbedarf (+ 20 ml/kg KG) bei Früh- und Neugeborenen der Intensivstation berücksichtigen bzw. auf eine konstante Inkubatortemperatur achten.
➤ **Eiweißsubstitution:**
  - Nur bei Hypoproteinämie mit Serum (z. B. Biseko).
  - 🔵 *Cave:* Humanalbuminpräparate sind kontraindiziert. Die verwendeten Stabilisatoren bzw. die Alkoholfraktionierung beeinflussen die Bindungskapazität des Albumins und die Bindungskonstanten des Albumin-Bilirubin-Komplexes.
  - Biseko entspricht in seiner Zusammensetztung Serum ohne Gerinnungsfaktoren mit 5 % Albumin, enthält jedoch keinen Stabilisator.

10.1 Icterus neonatorum

➤ **Phenobarbital:**
  - Sehr fraglich (!) indiziert bei Icterus prolongatus (Wirkung nicht vor 3 Tagen).
  - Dosierung: 5 mg/kg KG/Tag (ggf. Mutter präpartal 100 mg/Tag).
➤ **Austausch:** s. S. 51.
➤ **In Diskussion:** Enzymhemmer der Hämoxygenase (SN-Mesoporphyrin) und der Glukuronidierung (Fluminicol).
➤ **Wenn Eltern kommen:**
  - Phototherapie unterbrechen, Augenverbände abnehmen.
  - Die Kinder dürfen gestillt werden (2-stündliches Stillen bzw. Nahrung). Die Verminderung der enterohepatischen Rezirkulation durch Absetzen von Stuhl ist besser als mit reiner oraler Glukosezufuhr!

Nebenwirkungen

➤ Erhöhter Flüssigkeitsverlust.
➤ Häufigere, durchfallartige Stühle.
➤ Fraglich: Gestörter DNA-Reparationsmechanismus und erhöhte Chromosomenbrüchigkeit.
➤ Oxidation der Fettsäuren mit evtl. toxischen Produkten: I.v. Fettinfusion abdecken bzw. vor Licht schützende Infusionsleitungen verwenden.

Grundlagen

➤ **Pathomechanismus:** Maternale Exposition durch Bluttransfusionen, feto-maternale Transfusion, Amniozentese, Abort aber auch Übertragung von Fremdantigenen durch intravenösen Drogenabusus führt zur Bildung spezifischer maternaler IgG-Blutgruppenantikörper, die transplazentar bei entsprechender Konstellation die fetalen Erythrozyten zerstören.

➤ **Art der Inkompatibilität:** Bei klinisch signifikanter Inkompatibilität sind pränatal am häufigsten Rh(D)-Antigen und postnatal A/B-Antigene involviert. Bei positivem Coombs-Test des Neugeborenen sollte der ursächliche Antikörper sofort identifiziert werden. Wenn es sich nicht um Anti-A oder Anti-B handelt, sollte das mütterliche Serum gegen andere Erythrozyten-Antigene oder die väterlichen Erythrozyten getestet werden, da dies für weitere Schwangerschaften Konsequenzen haben könnte.

➤ **Häufigkeit:** Seit der Einführung der Anti-D-Prophylaxe (und quasi Elimination der Rh-Inkompatibilität) nimmt die AB0-Inkompatibilität relativ zu, ebenso spielen seltene Antigene, wie Kell, Duffy, E, C und c, eine größere Rolle.

Rh-Inkompatibilität

➤ **Pränatales Vorgehen:**
  – Bei der Erstvorstellung der Schwangeren (Frühgravidität) werden *Blutgruppenbestimmung* und *Antikörpersuchtest* durchgeführt und bei negativem Befund in der 24.–27. SSW wiederholt, um rh-negative Mütter zu identifizieren und Antikörper gegen Rh und andere seltenere Antigene zu erkennen.
  – *Anti-D-Prophylaxe:* In der europäischen Bevölkerung haben ca. 15 % kein D-Antigen (••), 48 % sind heterozygot (•D) und 35 % homozygot (DD). Daraus ergibt sich in ca. 10 % der Schwangerschaften eine Konstellation mit rh-negativer Mutter und Rh-positivem Feten. rh-negative Schwangere erhalten in der 28. SSW und innerhalb von 72 Stunden nach Geburt bei Rh-positivem Kind sowie nach Abort, Amniozentese, Chorionzottenbiopsie und transplazentarer Blutung Anti-Rh(D)-Immunglobulin.
  – AB0-Inkompatibilität zwischen Mutter und Feten schützt gegen Rh-Sensibilisierung der rh-negativen Mutter, wahrscheinlich weil maternale Antikörper fetale Erythrozyten zerstören, bevor sie mit antikörperbildenden Lymphozyten in Kontakt kommen können.
  – Bei Schwangeren mit Antikörpern wird die *väterliche Blutgruppe* bestimmt. Wenn diese eine Rolle spielen könnte, wird in der 16. SSW eine Amniozentese durchgeführt, um die *fetale Blutgruppe* zu bestimmen (in Oldenburg oder Innsbruck möglich; D, C, E und evtl. Kell). Bei entsprechender Konstellation erfolgt nun alle 10 Tage eine *Titerbestimmung:*
    • Niedriger mütterlicher Titer und kein Anstieg über 2 Kontrollen: Zuwarten.
    • Hoher Titer und/oder Titeranstieg oder kindlicher Hydrops: Nabelschnurpunktion bei Beginn der Lebensfähigkeit mit Hämoglobinbestimmung und evtl. Transfusion in utero.
    • Kontrolle der mütterlichen Titer und des Ultraschall des Kindes in 10-tägigen Abständen und weitere in utero Transfusionen je nach kindlichem Hämoglobin bzw. Hydropszeichen. Transfusionen können wöchentlich nötig sein! Elektive Entbindung, wenn Punktionsrisiko über dem der Frühgeburtlichkeit liegt.

10.2 Blutgruppeninkompatibilitäten ▬▬▬▬▬▬▬

➤ **Postnatales Vorgehen:**
  - Etwa 50 % der Neugeborenen mit einem positiven Coombs-Test bei Rh-Inkompatibilität haben nur eine minimale Hämolyse und Hyperbilirubinämie (Nabelschnurblut: Bilirubinspiegel < 4 mg/dl, Hämoglobin > 14 mg/dl) und benötigen entweder überhaupt keine Therapie oder lediglich eine Phototherapie.
  - Ein Teil der Neugeborenen mit einem Hb < 14 mg/dl und einem Bilirubinspiegel > 4 mg/dl hat auch erhöhte Normozyten- und Retikulozytenzahlen, eine Thrombozytopenie und eine Leukozytose mit Leber- und Milzvergrößerung. Austausch- und Phototherapiegrenzen (s. S. 254). Ggf. Immunglobulingabe (s. S. 253).
  - Neugeborene mit einer hämolytischen Anämie können eine ausgeprägt schwere Anämie mit 12 Wochen entwickeln, die evtl. transfusionsbedürftig ist. Untersuchungen, ob dies durch Erythropoetingaben vermeidbar ist, sind noch nicht abgeschlossen.

AB0-Inkompatibilität ▬▬▬▬▬▬▬▬▬▬▬▬▬▬▬▬

➤ Diese Inkompatibilität entsteht durch maternale Anti-A- oder Anti-B-Antikörper gegen fetale Erythrozyten, zumeist nur bei Müttern mit der Blutgruppe 0, da nur diese Mütter plazentagängige IgG-Antikörper produzieren. Mütter mit der Blutgruppe A oder B produzieren nicht plazentagängige Anti-A- bzw. Anti-B-Antikörper der IgM-Klasse.

➤ Die Kombination Mutter Blutgruppe 0, Kind Blutgruppe A oder B erfolgt in ca. 15 % der Schwangerschaften, aber nur 20 % dieser Kinder (d. h. 3 % aller Geburten) entwickeln eine signifikante Hyperbilirubinämie.

➤ Die Mehrzahl der Kinder mit einer AB0-Inkompatibilität-Konstellation besitzen Anti-A- oder Anti-B-Antikörper an ihren Erythrozyten, aber nur eine Minderheit entwickelt eine Hämolyse. Zumeist sind es nur relativ wenige Antikörper, sodass auch der Coombs-Test negativ ausfällt. Fast alle betroffenen Kinder haben einen gewissen Grad von Hämolyse, eine signifikante Hämolyse ist aber zumeist mit einem positiven Coombs-Test assoziiert.

➤ **Signifikante AB0-Inkompatibilität:** Es finden sich Sphärozyten im Ausstrich und eine erhöhte Retikulozytenzahl. Etwa 10 % der Kinder mit AB0-Inkompatibilität und einem positiven Coombs-Test benötigen eine Phototherapie (Phototherapie und Austauschgrenzen s. S. 254). Bei früher Entlassung postnatal sollten die Eltern bezüglich einer sich evtl. entwickelnden Hyperbilirubinämie aufgeklärt werden.

Grundlagen

➤ **Definition:** Eine eindeutige Definition einer Anämie für Neu- oder Frühgeborene ist kaum möglich. Orientieren kann man sich an den derzeit *weitgehend* akzeptierten Transfusionskriterien für Frühgeborene:
  – *Anämie bei Frühgeborenen:*
    • Hämatokrit (Hkt) < 40 %, beatmet und/oder O_2-Bedarf > 30 %.
    • Hkt < 30 %, nicht beatmet aber O_2-Bedarf < 30 % und/oder Bradykardien.
    • Hkt < 25 % (21 %), aber mangelnde Gewichtszunahme (< 10 g/Tag).
    • Hkt-Wert < 25 % (21 %), schlechtes Trinkvermögen.
  – *Anämie beim Termingeborenen:* Hkt_{ven} < 40 %; Hb < 14 g/dl, kein O_2-Bedarf (keine Transfusionsindikation).
  – *Hypovolämie:* Klinische Kriterien:
    • Reduzierte periphere Perfusion, verlängerte Rekapillarisierungszeit > 3 Sekunden.
    • Kollabierte Venen, ggf. niedriger ZVD, erst sehr spät niedriger Blutdruck.
    • ◑ *Cave:* Bei Fehllage vom Nabelvenen-Katheter im Portalsinus wird ein falsch hoher ZVD bestimmt!
    • „Schocksymptome" bei Verlust von ca. 25 % des Blutvolumens (20 ml/kg KG).
◑ *Beachte:*
  – Die „Definition" gilt:
    • Immer unter Berücksichtigung der klinischen Symptomatik.
    • Bei Ausgetragenen nur während der ersten Lebenstage.
    • Bei Frühgeborenen, solange sie krank und anpassungsgestört sind.
  – Hkt ist aus der Zentrifuge genauer, als der errechnete Hkt aus dem Labor.
  – Bei Anämie (und Polyglobulie) bestehen erhebliche kapillär-venöse Hkt-Differenzen. Fazit: Der Hkt sollte stets venös bestimmt werden.
  – Rasch fallende sind kritischer als stabil niedrige Hkt-Werte.
  – Therapie meist nur aufgrund 2 × venös kontrollierter Hkt-Werte (inkl. Symptomatik) einleiten.

Ätiologie der neonatalen Anämie

➤ **Blutverlust:** Plazenta praevia, vorzeitige Plazentalösung, Nabelschnureinriss, fetomaternale und fetofetale Transfusion, Vasa praevia, neonatale Blutungen (intrakraniell, gastrointestinal usw.).
➤ **Reduzierte Hämatopoese:** Kongenitale Infektionen (u. a TORCH, Parvovirus-B-19 usw.), Blackfan-Diamond-Anämie, kongenitale Leukämie.
➤ **Hämolyse:** Rh-Inkompatibilität, Erythrozytenmembran- und Erythrozytenenzymdefekte, ABO-Erythroblastose, sonstige Inkompatibilitäten, Hämoglobinopathien (gehäuft bei Kindern aus südeuropäischen Ländern, Vorder- und Hinterasien, Afrika).

Hämatokritkontrollen

➤ **Bei Geburt:** Nabelschnur-Hkt bestimmen (normal: 44–53 %). Bei gesunden Neugeborenen Kontrolle nur bei Hkt < 40 % oder > 60 %.
➤ **Bei stationärer Aufnahme:** Venöse/arterielle Hämatokritbestimmung:
  – Hkt_{ven} > 65 %: (s. S. 260, Polyglobulie); Hkt_{ven} < 40 %: Transfusion bei O_2-Therapie, Apnoen oder Frühgeborenen; Hkt_{ven} 40–45 % und Kind krank: Kontrolle nach 4 Stunden.
➤ **24 h nach Geburt:** Venöse/arterielle Hkt-Kontrolle bei jedem kranken Kind.
  Nach Transfusion: Stets venöse oder arterielle Hkt-Kontrolle nach 4 Stunden.

10.4 Polyglobulie und Hämodilution

Grundlagen

➤ **Definition:** Unter einer Polyglobulie versteht man einen Anstieg des Hämato-krits (Hkt) > 65 % mit Gefahr der Entstehung eines Hyperviskositätssyndroms. Durch die Hyperviskosität kann es zu einer vaskulären Stase mit Mikrothrom-benbildung kommen, welche zerebrale, renale und gastrointestinale Komplika-tionen nach sich ziehen kann.

➤ **Problem:** Steile Zunahme der Blutviskosität bei Hkt_{ven} > 65 %.

➤ **Symptome:** Eine Polyglobulie kann beim Neugeborenen verursachen:
  – Neurologische Störungen (Apathie, Tremor, Krämpfe) durch Mikrothrom-benbildung.
  – Herzinsuffizienz.
  – Respiratorische Störungen (erhöhter pulmonaler Widerstand).
  – Hypoglykämie, Hypokalzämie.
  – Nierenvenenthrombose.
  – Nekrotisierende Enterokolitis (NEC).
  – Priapismus.

➤ **Ursachen:**
  – *Plazentainsuffizienz* (chronische Hypoxie): Small-for-gestational-age-baby (SGA), Übertragung, Placenta praevia.
  – *Plazentare Hypertransfusion:* Fetofetale Transfusion, maternofetale Transfu-sion, späte Abnabelung, „Abmelken" der Nabelschnur.
  – *Seltenere Ursachen:* Trisomie 21 (Morbus Down), Trisomie 13, Trisomie 18, neonatale Thyreotoxikose, Wiedemann-Beckwith-Syndrom, kongenitale NNR-Hyperplasie.

Untersuchungen

➤ Blutbild mit Diffenzialblutbild (Retikulozyten), Thrombozyten (HbF-Zellen).
➤ Bei Hkt 60–70 % venöse Kontrolle nach 4 Stunden.
➤ Blutgase, Blutzucker, Natrium, Kalium, Kalzium, Bilirubin, Harnstoff.
➤ Neurologische Befunde dokumentieren.

Therapie

➤ **Ziel:** Hämodilution bis Hkt_{ven} 55–60 %.

➤ **Therapeutische Optionen:**
  – *Reichliche Flüssigkeitsgabe* verhindert weiteren Anstieg des Hämatokrits: 5 ml/kg KG/Std., bei reifem Kind bis zu 20 ml/Std. Glukose 5 %.
  – *Hämodilution:*
    • Hkt > 70 %: Sofortiger, partieller Austausch.
    • Hkt 65–70 % und Symptome (Dyspnoe, schlechte Organperfusion usw.).

➤ **Praktisches Vorgehen:**
  – *Periphere Hämodilution:* Arterielle Blutentnahme, gleichvolumige Serumin-fusion über periphervenösen Zugang.
  – *Hämodilution über Nabelvenenkatheter, NVK* (Austauschset): Bei Unmöglich-keit der peripheren Dilution.

➤ **Berechnung des Austauschvolumens** (ATV):

$$ATV = \frac{Blutvolumen \times (aktueller\ Hkt - gewünschter\ Hkt)}{aktueller\ Hkt}$$

- *Blutvolumen bei Polyglobulie:*
  - Körpergewicht 4 kg: 75 ml/kg KG.
  - Körpergewicht 3 kg: 88 ml/kg KG.
  - Körpergewicht 2 kg: 100 ml/kg KG.
  - Körpergewicht 1 kg: 110 ml/kg KG.
➤ **Kontrollen:**
  - Ggf. ZVD vor und nach Austauschtransfusion messen.
  - Kontrollen des Hkt_{ven} nach Austauschtransfusion nach 1, 4 und 24 Std.
  - Engmaschige Überwachung des Kindes nach dem Austausch für 4 Stunden, Kontrollen von Elekrolyten und Blutzucker.
  - Ziehen des NVK (Katheterspitze in Bakteriologie).
➤ **Nachsorge:** Entwicklungsneurologische Verlaufskontrollen.

Methämoglobinämie

➤ **Definition:** Methämoglobin ≥ 0,8 % des Gesamt-Hb.
➤ **Ursachen:**
  - Übertritt von Lokalanästhetika (Prilocain) bei Pudendusanästhesie während der Geburt.
  - *Medikamentenverwechslung:* Azulfidine, Furadantin, Sulfonamide.
  - *Hereditär:* Hb-M-Anomalie, NADH-Diaphorase-Mangel.
➤ **Symptome:**
  - Zyanotisches Kind, schmutzig-graues Kolorit.
  - Keine pulmonale oder kardiale Erkrankung erkennbar.
  - paO_2 ist normal, Pulsoxymetrisch gemessene O_2-Sättigungs-Messung ist normal (Ausnahme: Seltenes HbM-Oldenburg).
➤ **Untersuchungen:**
  - Messung von Methämoglobin.
  - ☑ *Hinweis:* Ein Blutstropfen auf einem Tupfer oxydiert normalerweise und wird hellrot. Bei Methämoglobinämie bleibt das Blut braun.
➤ **Therapie:**
  - Methylenblau (1–2 mg/kg langsam i.v., ggf. nach 30 min wiederholen). *Cave:* Bei Überdosierung ist Hämolyse möglich.
  - Austauschtransfusion bei schwersten Intoxikationen.
  - Evtl. Dauertherapie mit Ascorbinsäure1 mg/kg/d.

10.5 Bluttransfusion und Blutprodukte

Rechtliche Grundlagen, Indikationsstellung, Risiko

➤ **Verantwortlichkeit:** Jeder Arzt ist für Indikationsstellung und Durchführung der Transfusion selbst verantwortlich.

➤ **Richtlinien:** Es gelten die „Richtlinien zur Blutgruppenbestimmung und Bluttransfusion", Fassung von 2000 des Wissenschaftlichen Beirats der Bundesärztekammer und des Paul-Ehrlich-Instituts.

➤ **Bestrahlung der Konserven:** Zur Prävention einer Graft-versus-host-Reaktion (GvH) werden die Konserven (Restleukozyten < 1 %) für 10 Minuten mit 30 Gy bestrahlt. Diese Indikation wird laut „Richtlinien zur Blutgruppenbestimmung und Bluttransfusion" (s. o.) zwar empfohlen („sollten behandelt werden"), fällt jedoch nach derselben Richtlinie nicht unter die Kategorie „gesicherte Indikation". Die Haltbarkeit der Konserven nach Bestrahlung beträgt 48 Stunden.

➤ **Restrisiko von transfusionsbedingten Infektionen:**
  – *CMV:* Die Untersuchung auf CMV wird heute (6/2000) nicht mehr durchgeführt, da bei der Abnahme eine Leukozytendepletion mit Filtern durchgeführt und damit praktisch CMV-freie Erythrozytenkonzentrate verwendet werden. *Ausnahme:* 0-rh-negative Notfall-Konserve im Kreißsaal, diese ist CMV-IgG- und -IgM-negativ.
  – *HIV:* Risiko 1 : 300 000–1 : 3 000 000.
  – *Hepatitis B:* Risiko ca. 1 : 10 000.
  – *Hepatitis C:* Risiko 3 : 10 000.
  – Die Indikation zur Transfusion ist deswegen sehr restriktiv zu stellen.

◨ *Beachte:*
  – Bei unklarer Indikationsstellung und klinischen Problemen Rücksprache mit diensthabendem Oberarzt und/oder Blutdepot.
  – Minimierung der Blutabnahmen trägt zur Prävention einer Anämie bei.
  – In Diskussion: Gabe von Erythropoetin (s. S. 400).
  – Die neueste Fassung der „Richtlinien zur Blutgruppenbestimmung und Bluttransfusion" erscheint erst nach Druck dieser Checkliste. Bitte die Regelungen der neuen Fassung berücksichtigen.

Blutprodukte

Tabelle 47 Vor- und Nachteile von Blutprodukten

Produkt	Vorteil	Nachteil
Erythrozyten-konzentrat (EK)	getestet: HIV, Hepatitis B + C	enthält keine Gerinnungsfaktoren
	Hämatokrit ca. 80 %	enthält keine Immunglobuline
	hohe O_2-Kapazität	enthält keine Thrombozyten
	geringe Volumenbelastung	
Thrombozyten-konzentrat (TK)	getestet: wie Erythrozytenkonzentrat	Thrombozytengehalt unkalkulierbar
Fresh Frozen Plasma (FFP)	getestet: wie Erythrozytenkonzentrat	keine O_2-Kapazität
	gut zu bevorraten	*Cave:* keine Virusinaktivierung
	enthält Gerinnungsfaktoren	enthält ggf. Anaphylatoxine
	längere intravasale Verweildauer als Albumin	kein Volumenersatz der ersten Wahl!
Biseko	ACD-Serum, virusinaktiviert	enthält keine Gerinnungsfaktoren
	längere intravasale Verweildauer als Albumin	
	enthält Immunglobuline	
Antithrombin III (Kybernin, Atenativ u. a.)		virusinaktiviert durch Hitze

Haltbarkeit

➤ Einmal angestochene Blutkonserven sind im rüttelfreien Kühlschrank nicht länger als 12 Stunden bzw. bestrahlte Blutkonserven nicht länger als 6 Stunden verwendbar!
➤ Bestrahlte, nicht angestochene Konserven sind 48 Stunden verwendbar.
➤ Eine Kreuzprobe gilt für 3 Tage.

Bestellung von Blutprodukten und Vorbereitung der Bluttransfusion

➤ **Bestellt wird:** Inline-filtriertes, untergruppengleiches, frisches (< 1 Woche) Erythrozytenkonzentrat mit einem Hämatokrit (Hkt) von 65–70 %.
➤ **Abnahme von Kreuzblut** in einem Serumröhrchen.
➤ **Überprüfung der Blutgruppe** des Kindes auf Kärtchen mit Kreuzblut (erspart 2. Stich, enspricht aber nicht exakt den Richtlinien!).
➤ Ist **kein kindliches Blut verfügbar**, (z B. präpartal), kann für die Kreuzprobe auch das Serum der Mutter verwendet werden (Fetus hat noch keine Blutgruppen-Ak, allenfalls übertragene Ak der Mutter).
➤ **Überprüfung der Nummer** des Erythrozytenkonzentrates und **Kontrolle der Blutgruppe** auf dem Kärtchen.
➤ **Bei schwer azidotischem Kind und Blutaustausch:** pH-Wert der Konserve mit TRIS-Puffern, nach Gas-Check oder blind 1 ml TRIS 3 M (molar) pro 100 ml Erythrozytenkonzentrat.

10.5 Bluttransfusion und Blutprodukte

Besonderheiten

➤ **Verwandtenspenden** werden aus folgenden Gründen **nicht durchgeführt:**
  – Verwandtenkonserven sind in Bezug auf die Infektionssicherheit deutlich unsicherer als Konserven aus einem bekannten und kontrollierten Spenderkollektiv.
  – Gefahr der Sensibilisierung bei häufigen Transfusionen vom gleichen Spender.

➤ **„Single-donor-System":** Dieses System (ein Spender für einen Patienten während des gesamten stationären Aufenthaltes) wird zur Zeit in einigen Zentren untersucht.
  – *Vorteil:* Infektionsrisiko kann bei polytransfundierten Frühgeborenen evtl. reduziert werden.
  – *Nachteile:* Höheres Alter der Konserven, mögliche Sensibilisierung des Akzeptors bei wiederholter Transfusion vom gleichen Donor.

Transfusionsindikationen

➤ **Anämie** bei FG: S.S. 259 , Anämie und Hypovolämie.
➤ **Hypovolämischer Schock** mit O Rh neg-Notfallkonserve (20 ml/kg KG in 30 Minuten).
  ◯ *Cave:* Rhesus-negatives Blut (ccddee) ist nicht in allen Fällen kompatibel, z. B. bei mütterlichem Anti-c/Anti-e!
➤ **Hyperbilirubinämie:** Blutaustausch mit $\frac{2}{3}$ Erythrozytenkonzentrat + $\frac{1}{3}$ Biseko/Serumar. In Diskussion gewaschenes Erythrozytenkonzentrat verwenden wegen Konzentration der Zusätze.
➤ **Disseminierte intravasale Gerinnung (DIC):** Ultima ratio: Blutaustausch $\frac{2}{3}$ Erythrozytenkonzentrat + $\frac{1}{3}$ FFP.

Hinweise zur Verabreichung von Blutprodukten

➤ **Anämie:**
  – *Ziel:* Hämatokrit-Anhebung auf 45–50 % in ca. 6 Stunden bei einem beatmetem Frühgeborenen mit O_2-Bedarf.
  – *Dosierung des Erythrozytenkonzentrates:*
    • 1 ml/kg KG Erythrozytenkonzentrat bzw. 2 ml/kg KG Blut heben den Hämatokrit (Hkt) um 1 %.
    • In der Regel nicht mehr als 10 ml/kg KG/4 h (Ausnahme: Hypovolämischer Schock).
    ◯ *Beachte:* Gefahr einer Hirnblutung durch Hypervolämie, Herzinsuffizienz, Lungenödem.
  – *Transfusionsgeschwindigkeit:* Maximal 10–15 ml/kg KG in 4–6 Stunden (ca. 3 ml/kg KG/Std., nicht schneller). Bei einem $Hkt_{ven} < 30$ %:
    • Entweder 2. Transfusion später oder partieller Austausch mit Erythrozytenkonzentrat.
    • Evtl. vorsichtige Diurese mit Esidrix oder Losix bei Kindern mit BPD bzw. kardialer Belastung.
  – *Applikation:*
    • Stets einen separaten Zugang verwenden (Glukose hämolysiert transfundierte Erythrozyten). Nie über einen Silastikkatheter transfundieren (verstopft leicht, erhöhtes Risiko einer Katheterinfektion)!
    • Transfusion über Blut(-gerinnsel-)filter in 4–6 Stunden, Kind gut überwachen!

➤ **Thrombozytopenie:**
  – *Definition:*
    • Thrombozytenzahl < 20/nl ohne Blutungszeichen.
    • Thrombozytenzahl < 30/nl mit Blutungszeichen
  – *Dosierung des Thrombozytenkonzentrates:* Die Thrombozyten werden nach Transfusion von 10 ml/kg KG Thrombozytenkonzentrat um ca. 50–100/nl angehoben. Nach Transfusion Kontrolle der Thrombozytenzahl.
  – *Haltbarkeit:* Thrombozytenkonzentrate sind geschlossen bei Raumtemperatur und ständiger Bewegung ca. 5 Tage haltbar.
  – *Applikation*: Stets separaten peripheren Zugang verwenden.
  ◉ *Beachte:*
    • Bei Alloimmunthrombozytopenie (mütterliche Sensibilisierung gegen fetale Plättchenantigene) Thrombozyten der Mutter transfundieren (Leukozyten-reduziert und bestrahlt).
    • Evtl. Prednisolon 2 mg/kg/d in 2 ED (oder Dexamethason) verabreichen. In Diskussion ist die Gabe von Immunglobulinen.
    • Thrombozyten tragen A- und B-Blutgruppen aber keine Rh-Antigene.
➤ **Hypovolämie:**
  – *Dosierung:* Transfusionsmenge nach geschätztem Blutverlust.
    ◉ *Merke:* „Schocksymptome" bei Verlust von ca. 25 % des Blutvolumens (20 ml/kg KG in 30 Minuten). „Schocksymptome" der Haut (verlängerte Rekapillarisierungszeit, nicht gefüllte Venen) auch bei Hirnblutung, Sepsis.
  – *Notfallzugang:* Nabelvene innerhalb der ersten 7 Lebenstage.
  ◉ *Cave:* Erythrozytenkonzentrate und ACD-FFP haben einen pH-Wert von ca. 6,6 und einen Glukosegehalt von 450 mg/dl!

10.6 Blutgerinnung bei Neu- und Frühgeborenen ▬▬▬

Grundlagen

➤ **Indikationen zur Durchführung einer Gerinnungsdiagnostik:**
  – Z. n. Reanimation.
  – Z. n. peri-/postnataler Asphyxie.
  – Sepsis.
  – V. a. Stoffwechseldefekt.
  – V. a. konnatale Virusinfektion.
  – Große Blutverluste (fetofetale Transfusion, Placenta praevia).
  – Prä-/postoperativ.
  – Auffällige Familienanamnese (z. B. Hämophilie).
  – V. a. Thrombose.
➤ **Ziele der Gerinnungsdiagnostik:**
  – Verhinderung von Blutungs- oder thromboembolischen Komplikationen.
  – Vermeidung einer unnötigen Gabe nicht virusinaktivierter Blutprodukte (EK, FFP, TK) mit potenziellem Infektionsrisiko.
  – Klärung der Ursache bei pathologischen Screeningtests (forensische und medizinische Aspekte).
  – Rechtzeitiges Festsetzen der optimalen, prophylaktischen Therapie.
➤ **Blutentnahmetechnik:** Die Aussagekraft der Gerinnungsanalyse ist von der Qualität der Blutentnahmetechnik abhängig.
  – Geeignet sind Sarstedt-Zitrat-Röhrchen 2 ml oder 1,7 ml Eppendorf-Hütchen mit *frischem* Zitrat 3,8 % (Zitratverdünnung 1:10).
  – Bei Hämatokrit > 60 % oft pathologische Gerinnungswerte durch zu starke Zitratverdünnung des Plasmas; in diesen Fällen Berechnung der erforderlichen Zitratmenge nach folgender Formel:
  Volumen Zitrat (ml) = Volumen (Blut + Zitrat) $\times$ (100 – Hkt%) : (640 – Hkt%)
  – Ist nur Katheterblutentnahme möglich, unbedingt mehrfach spülen, um Kontamination mit Heparin zu vermeiden, zur Information für Gerinnungslabor Katheterabnahme vermerken, Heparindosis angeben.
  – Eine schnelle Probenverarbeitung ist erforderlich.

Normwerte

➤ Bei den Gerinnungsparametern ist eine **Altersabhängigkeit** zu beobachten. Daher gelten bei Neu- und Frühgeborenen andere Normwerte der Gerinnung als bei Erwachsenen (Tab. 48, Tab. 50).
➤ Bei Früh- und Neugeborenen liegt ein Gleichgewicht zwischen Gerinnungsaktivatoren und -inhibitoren vor; dieses System ist jedoch extrem störanfällig!
➤ Die „Normalisierung" der Gerinnungswerte erfolgt ca. über 6 Wochen–1 Jahr.

Tabelle 48 Gerinnungsparameter

Parameter	Frühgeborene (30.–36. SSW)	Neugeborene (reif)	Erwachsenen-Norm-wert erreicht nach
Quick (%)	46 (35–115)	72 (50–95)	1–4 Wochen
PTT (s)	53 (27–79)	43 (31–54)	6 Monaten
Fibrinogen (mg/dl)	240 (150–273)	280 (167–399)	
Faktor II (%)	45 (20–77)	48 (26–70)	6 Monaten
Faktor V (%)	88 (41–144)	72 (34–108)	
Faktor VII (%)	67 (21–113)	66 (28–104)	6 Monaten
Faktor VIII (%)	111 (50–213)	100 (50–178)	
Willebrand-Faktor (%)	136 (78–210)	153 (50–278)	6–12 Monaten
Faktor IX (%)	35 (19–65)	55 (15–91)	6 Monaten
Faktor X (%)	41 (11–71)	40 (12–68)	6 Monaten
Faktor XI (%)	30 (8–52)	33 (10–66)	6 Monaten
Faktor XII (%)	38 (10–66)	53 (13–93)	6 Monaten
Faktor XIII (%)	70 (32–108)	76 (30–122)	1 Woche
α_2-Antiplasmin	78 (40–116)	85 (55–115)	6 Monaten

10.7 Blutungen bei Neu- und Frühgeborenen

Grundlagen

➤ Bei Neu- und Frühgeborenen treten Blutungsprobleme häufiger auf als Thromboembolien.
➤ **Diagnostische Hinweise** ergeben sich anhand der klinischen Symptome und der Sonographie.
➤ **Angeborene Blutungsprobleme** (selten):
  – Mangel an Gerinnungsfaktoren (z. B. Hämophilie A/B).
  – Thrombozytopenie.
  – Thrombozytopathien (z. B. Morbus Glanzmann, Bernard-Soulier-Syndrom).
  – Gefäßfehlbildungen und -verletzungen.
➤ **Erworbene Blutungsprobleme** (häufig):
  – Verbrauchskoagulopathien (siehe Indikationen zur Gerinnungsdiagnostik).
  – „Begleitblutung" bei zerebralen Thromboembolien (z. B. hämorrhagischer Hirninfarkt, Sinusvenenthrombose).
  – Mütterliche Erkrankungen (HELLP-Syndrom, EPH-Gestose, Placenta praevia).
  – Mütterliche Medikamente (Antirheumatika, alle Antikonvulsiva, Antikoagulanzien).
  – Vitamin-K-Mangel.
  – Überdosierung von Heparin oder anderen Antikoagulanzien.
➤ **Symptome:**
  – *Magen-Darmblutungen:* Blutiger Magensaft, blutige Stuhle.
  – Hämatome, Blutungen aus Nabelstumpf, subgaleatische Blutung.
  – Hirnblutungen mit entsprechender Symptomatik (s. S. 321).

Untersuchungen

➤ **Minimaldiagnostik bei V. a. Gerinnungsstörungen:**
  – *Blutbild:* Hämoglobin (Hb), Hämatokrit (Hkt), Thrombozytenzahl.
  – *Gerinnungsstatus:* Quick, PTT, Fibrinogen (nach Clauss), Anti-Thrombin (AT), D-Dimere.
➤ **Bei gastrointestinaler Blutung:** Unterscheidung von kindlichem oder maternalem Blut. *Vorgehen:* Blut mit 1 % HCl mischen:
  – *Maternales Blut* (HbA) färbt sich gelb-braun.
  – *Kindliches Blut* (HbF) bleibt rosa.
➤ **Bewertung der Gerinnungsparameter** s. Tab. 49.

Tabelle 49 Blutungen bei Neu- und Frühgeborenen:
Bewertung der Gerinnungsparameter

Thrombo-zytenzahl	PTT	Quick	Fibri-nogen	D-Dimere	Diagnose
↓	n	n	n	n	Immunthrombozytopenie, Knochenmark-hypoplasie, beginnende Sepsis, Infektion
n	↑	n	n	n	Faktor-VIII-, -IX-, -XI-, -XII-Mangel, Kontamination mit Heparin? Katheterabnahme?
n	n	↓	n	n	Faktor-VII-Mangel
n	↑	↓	n	n	Vitamin K (Faktoren II, VII, IX, X); wenn 1–4 Std. nach 1 mg Konakion i.v. weiter pathologisch, *dann:* Faktor-II-, -V-, -X-Mangel (oder Heparineffekt)
n	↑	↓	↓	n	Lebererkrankung, Fibrinogenmangel
↓	↑	↓	↓	↑	DIC
n	n	n	n	n	Gefäßschaden (Unreife, Hypoxie, Azidose), Faktor-XIII-Mangel, Thrombozytendefekt

Therapie

➤ **Grundlagen:**
  - Es muss genauestens erwogen werden, wann eine potenzielle Blutungsneigung prophylaktisch therapiert werden sollte. Eine Gesamtbeurteilung der klinischen Situation und Laborwerte, möglicher Blutungskomplikationen und möglicher Nebenwirkungen der Therapie ist notwendig.
  - Sofern Faktorenkonzentrate zur Verfügung stehen, sind diese fast immer dem FFP vorzuziehen. *Ausnahme:* Prothrombinkomplex-Präparat (PPSB) und Fibrinogenkonzentrate besitzen hohe Thrombogenität.
  - 🔵 *Faustregel:* 1 IE/kg KG Faktorenkonzentrat erhöht die Aktivität des substituierten Gerinnungsfaktors um 1–2 %.

➤ **Therapie angeborener Blutungsprobleme:**
  - *Gerinnungsfaktorenmangel:* Gerinnungskonzentrate (Vorteil: Doppelt virusinaktiviert, teilweise rekombinant, wenig Volumen).
  - *Thrombozytenstörungen:* Gabe von Thrombozytenkonzentraten nur in Ausnahmefällen (*cave* Antikörperbildung!).

➤ **Therapie erworbener Blutungsprobleme – Verbrauchskoagulopathie:**
  - *Synonyme:* Disseminierte intravasale Gerinnung, DIC.
  - *Ursachen:* Jeder Schock, z.B. durch Sepsis, Blutung, Hypoxämie, Azidose, Unterkühlung.
  - *Symptome:* Blutungen z.T. petechial (Thrombozytopenie), z.T. größere Hämatome bzw. innere Blutungen (Mangel an Gerinnungsfaktoren).
  - *Untersuchungen:* Blutbild mit Thrombozyten, PTT, Quick, Fibrinogen, D-Dimere (s. Tab. 49).

10.7 Blutungen bei Neu- und Frühgeborenen

– *Therapie:*
1. Therapie der Grundkrankheit.
2. Versuch mit AT-Konzentrat (Ziel: Erwachsenennormwerte, es gibt keine Studien im Kindesalter, die die Wirksamkeit belegen!); häufig „blinde" Substitution notwendig: 30–50 IE/kg KG.
3. Evtl. FFP (10–20 ml/kg KG über 1–2 Stunden (längere Infusionszeit ist aufgrund der kurzen Halbwertszeit einiger Gerinnungsfaktoren nicht sinnvoll).
4. Evtl. Thrombozytenkonzentrat (10 ml/kg KG).
   ◑ *Cave:* Heparin verstärkt bei Thrombopenie und/oder schlechter Nierenfunktion die Blutungsneigung!
5. Bei ausbleibendem Erfolg Blutaustausch mit Erythrozytenkonzentraten (⅔ des Volumens) und FFP (⅓ des Volumens). Da prospektiv nie abzuschätzen ist, ob die Maßnahmen Erfolg haben, Misserfolg einkalkulieren und Austausch früh vorbereiten.
   ◑ *Cave:* Zitratzusatz bei Gabe von Erythrozytenkonzentraten beachten (Azidose kann verstärkt werden).
6. Laborkontrollen 1–2 × täglich: Quick, PTT, Fibrinogen, AT, Thrombozyten.

➤ **Therapie weiterer erworbener Blutungsprobleme:**
– *„Begleitblutungen" bei Thromboembolien:* Bei frischer bzw. nicht resorbierter Blutung keine Antikoagulation, später evtl. niedermolekulares Heparin oder Acetylsalicylsäure (ASS).
– *Vitamin-K-Mangel:*
  • 0,5–1,0 mg Konakion s.c., i.m.
  • Evtl. zusätzlich PPSB (enthält Vitamin-K-abhängige Faktoren II, VII, IX, X) 30–50 IE/kg KG.
– *Heparin-Überdosierung:* Heparin absetzen, abwarten. Antidot (Protamin) ist meist nicht erforderlich (Cave: Protamin ist sehr thrombogen!).
– Schwangere, die unter antiepileptischer Therapie stehen, sollten präpartal mit Vitamin K behandelt werden (Dosis: 10 mg Vitamin K oral/d in den letzten zwei Monaten der Schwangerschaft *oder* 20 mg Vitamin K oral/d in den letzten zwei Wochen der Schwangerschaft). Ansonsten müssen die Kinder sofort postnatal Vitamin K 2 mg s.c. oder i.m. erhalten.

Grundlagen

➤ **Epidemiologie:**
- *Altersgipfel:* Die Thromboserate ist bei Kindern im Neu- und Frügeborenen-alter am höchsten (2. Altersgipfel ab der Pubertät).
- Die *Inzidenz* beträgt 5/100 000 Lebendgeborene.
- Mindestens 5 % der kranken Neugeborenen erleiden eine Thrombose.

➤ **Diagnostische Hinweise** ergeben sich anhand der klinischen Symptome sowie der Sonographie, Doppler-/Duplex-Sonographie, evtl. Phlebo-/Angiographie, MRT-Angiographie.

➤ **Angeborene Ursachen** (die nachfolgend genannten Erkrankungen sind selten alleinige Ursache einer Thrombose):
- Inhibitorenmangel: Anti-Thrombin (AT)-, Protein-C-, Protein-S-Mangel (s. Tab. 50).
- Faktor-V-Leiden (= APC-Resistenz).
- Prothrombin-G20210A-Mutation.
- Methyltetrahydrofolatreduktase-(MTHFR-)Mutation.
- Lipoprotein-(a)-Erhöhung.

➤ **Erworbene Ursachen:** Zentraler Venenkatheter (V.-cava-Thrombose), Herzka-theter, peripartale Asphyxie, Schock, Sepsis, Polyglobulie, Herzvitien, Exsik-kose, Fetopathia diabetica.

➤ **Symptome:**
- *Venöse Thrombose:* Schwellung und livide Verfärbung, evtl. Kollateralkreis-lauf sichtbar.
- *Arterielle Thrombose:* Blässe, Pulslosigkeit, Blutdruck und O_2-Sättigung nicht ableitbar.
- *Zerebraler Verschluss:* Z.B. zerebraler Krampfanfall.

Untersuchungen

➤ **Minimaldiagnostik:**
- *Blutbild:* Hämoglobin (Hb), Hämatokrit (Hkt), Thrombozytenzahl.
- *Gerinnungsstatus:* Quick, PTT, Fibrinogen, D-Dimere (AT).

➤ **Erweiterte Diagnostik:**
- S.u. (angeborene Ursachen).
- Kann auch zu einem späteren Zeitpunkt durchgeführt werden.
- Beeinflusst Entscheidung über Dauer der Reokklusionsprophylaxe.
- Altersabhängigkeit der Werte → Kontrolle der Werte im Verlauf notwendig.

10.8 Thrombosen bei Neu- und Frühgeborenen

Hämatologie

Tabelle 50 Altersnormwerte bei Untersuchung von Thromboseneigung

Parameter	Frühgeborene (30.–36. SSW)	Neugeborene (reif)	Erwachsenen-Normwert erreicht nach
Plasminogen (%)	45 (32–72)	57 (36–78)	6 Monaten
Antithrombin (%)	38 (14–62)	63 (39–87)	6 Monaten
Protein C (%)	28 (12–44)	35 (17–53)	6–12 Monaten
Protein S (%)	26 (14–38)	36 (12–60)	6–12 Monaten
α_1-Antitrypsin (%)	90 (36–144)	93 (49–137)	6 Monaten
C_1-Inhibitor (%)	65 (31–99)	72 (36–108)	6 Monaten
α_2-Makroglobulin (%)	110 (56–182)	139 (95–183)	6–12 Monaten
Heparin-Cofaktor II (%)	32 (0–60)	43 (10–93)	6 Monaten
APC-Ratio	> 2,5	> 2,0	
D-Dimere	schwach positiv	schwach positiv	negativ ab 2. LT
Prothrombin Fragment I + II (nmol/l)	1–5	1–5	1 Woche–6 Monaten
Homocystein (µmol/l)	?	?	12 Monaten (2–10 µmol/l)
Lipoprotein (a) (mg/dl)	?	0–30[1]	12 Monaten
Cardiolipin-AK	unauffällig	unauffällig	

[1] in dieser Altersstufe Werte nicht endgültig beurteilbar (relativ zu niedrig)

Therapieprinzipien

➤ Studien, die den Effekt der verschiedenen Therapieformen statistisch ausreichend belegen, liegen bisher nicht vor.
➤ Vor Therapiebeginn ist grundsätzlich *immer* eine Sonographie des Schädels durchzuführen.
➤ Therapie der Wahl bei Neu- und Frühgeborenen ist die (Voll-)Heparinisierung.
➤ Bei arteriellen Thrombosen muss ein gefäßchirurgischer Eingriff diskutiert werden (bei peripheren Verschlüssen ist dieser jedoch wegen des geringen Gefäßlumens und hohen Risikos eines Vasospasmus meist nicht möglich).
➤ Ein Hämostaseologe sollte stets hinzugezogen werden.

Thrombolyse mit rtPA (rekombinanter tissue plasminogen activator) oder Urokinase

◙ *Beachte:* Eine Nutzen-Risiko-Abwägung ist stets erforderlich!
➤ **Indikationen:**
  – Lebensbedrohliche Zustände (evtl. auch bei oberer Einflussstauung).
  – Drohender Organverlust.
  – Beidseitige Nierenvenenthrombose (aber: Erfolgsrate bei Nierenvenenthrombose gering, häufig „Schrumpfniere" trotz erfolgreicher Lyse).
  – Drohender Extremitätenverlust.
  ◙ *Beachte:* Eine Sinusvenenthrombose ist *keine* Indikation zur Lyse!
➤ **Kontraindikationen:**
  – Hirnblutung (< 1 Monat zurückliegend).
  – Periventrikuläre Leukomalazie.

- Operation und Z.n. ZVK-Anlage ohne Kompressionsmöglichkeit < 7 Tage zurückliegend.
- Z.n. Reanimation.
- Z.n. schwerer Asphyxie.
- Arterieller Hypertonus.
- Hämorrhagische Diathese (Thrombopenie).
- Leber-/Niereninsuffizienz.

➤ **Nebenwirkungen:** Blutungen/Hirnblutungen.

➤ **Substanzen:**
- *rtPA (rekombinanter tissue plasminogen activator):*
  - Keine Zulassung aber zunehmende Erfahrung bei Neugeborenen und Kindern.
  - Direkte Wirkung am Thrombus, dadurch kaum systemische Wirkung auf die Gerinnung → theoretisch geringeres Blutungsrisiko.
  - Geringer D-Dimer-Anstieg während der Lyse.
  - Kurze Halbwertszeit (3–5 Minuten) → gute Steuerbarkeit.
- *Urokinase (UK):* Systemische Wirkung auf die Gerinnung: Fibrinogen kann/ soll abfallen, D-Dimere sollen ansteigen.

➤ **Praktisches Vorgehen mit rtPA:**
- *Dosierung bei systemischer Gabe:*
  - 0,1–0,2 mg/kg KG über 10 Minuten, dann 1,2–2,5 mg/kg KG/Tag bis Erfolg erkennbar.
  - Dosis steigern, wenn kein Erfolg/Anstieg vor Fibrinogen/kein D-Dimer-Anstieg.
  - Evtl. Plasminogen (FFP) substituieren.
  - Zusätzlich Heparin 100–200 E/kg KG/Tag i.v.
- *Dosierung bei lokaler Gabe (z.B. über ZVK):*
  - 0,3–0,5 mg/kg KG über 1–2 Stunden, evtl. nach 6–8 Stunden wiederholen.
  - Während Lyse zusätzlich Heparin 100–200 E/kg KG/Tag i.v., in den Lysepausen Vollheparinisierung.

➤ **Praktisches Vorgehen mit Urokinase (UK):**
- *Dosierung bei systemischer Gabe:*
  - 4400 E/kg KG über 10–20 Minuten, dann 4400 E/kg KG/Std. bis zum Erfolg.
  - Nicht bei Fibrinogen < 100 mg/dl.
  - Zusätzlich Heparin (100–)200–400 E/kg KG/Tag, i.v.; Ziel: 1,5–2fache PTT-Verlängerung.
- *Dosierung bei lokaler Gabe (z.B. über ZVK):*
  - 1500 E/kg KG über 10 Minuten, dann 1500 E/kg KG/Std.
  - Zusätzlich Heparin (100–)200–400 E/kg KG/Tag, i.v., Ziel: 1,5–2fache PTT-Verlängerung.

◉ *Beachte:* Während der Lyse keine i.m.-Injektionen, keine arteriellen Punktionen, keine Lumbalpunktionen, kein ASS!

➤ **Dauer der Lyse:** Bis Erfolg eingetreten ist, in der Regel nicht länger als 3(–7) Tage.

➤ **Laborkontrollen während Lyse:** Quick, PTT (bei Lyse mit Urokinase 1,5–2facher Anstieg erwünscht), Fibrinogen, Plasminogen, Antithrombin, D-Dimere.

10.8 Thrombosen bei Neu- und Frühgeborenen

Reokklusionsprophylaxe

➤ **Dauer:** Abhängig von Ursache, Art und Ausmaß der Thrombose: 3–6(–12) Monate.
➤ **Unfraktioniertes Heparin** (UFH):
  – Gabe nur unter ausreichender AT-Wirkung bis über weitere Antikoagulation entschieden wurde.
  – *Dosierung:* Initial 50–100 E/kg KG im Bolus, dann Dauerinfusion 400–500 (–1000) E/kg KG/Tag (Vollheparinisierung).
  – *Ziel:* PTT 1,5–2fach verlängert. Kontrollen anfangs alle 12 Stunden.
  – ◨ *Beachte*:
  – Vorsicht bei PTT-Bestimmung: Plasma sofort abzentrifugieren, sonst falsch normale Werte!
  – Ungleiche Applikation (Heparin ist schwerer als die meisten Lösungen, Sedimentation vom Heparin in der Spritze bzw. in der Leitung bei langsamer Infusionsgeschwindigkeit) → Spritze öfters kippen. Heparin kann im Y-Stück in die tiefer liegende Leitung abweichen!
  – Heparin-induzierte-Thrombozytopenie (HIT Typ 2), tritt bei Neugeborenen extrem selten auf, vor allem bei Antiphospholipid-Antikörpern möglich.
➤ **Niedermolekulare Heparine** (NMH, z. B. Fragmin P: 1 Fertigspritze enthält 2500 anti-Xa-E.):
  – Zunehmend Erfahrung bei Neugeborenen, jedoch *keine Zulassung* für Neu- und Frühgeborene.
  – *Dosierung:* 80–100–200 anti-Xa-E/kg KG/d s.c in 1–2 ED.
  – *Vorteile:*
    • Ambulante Therapie möglich.
    • Konstante Wirkspiegel durch lange HWZ und geringe Interaktion mit Plasmaproteinen und Endothel.
    • Weniger Laborkontrollen erforderlich.
  – *Nachteile:*
    • Höhere Therapiekosten.
    • Fertigspritzen müssen aufgrund der meist sehr niedrigen Dosen bei Neu- und Frühgeborenen mit NaCl 0,9 % weiterverdünnt werden.
➤ **Kumarine:**
  – Anwendung zur längerfristig erforderlichen Reokklusionsprophylaxe.
  – Es besteht Abhängigkeit von Infekten, Ernährung (Vitamin-K-Zufuhr).
  – Eher ungeeignet für Neu- und Frühgeborene.
  – *Dosierung* (Phenprocoumon):
    • Tag 1: 0,2–0,3 mg/kg KG p.o. (Initialdosis).
    • Tag 2: ½ Initialdosis.
    • Tag 3: Dosis entsprechend der INR.
  – *Ziel:* INR 2,0–3,0.
➤ **Acetylsalicylsäure (ASS):** Dosierung: 2–5 mg/kg KG/d; eher für ältere Säuglinge geeignet.

Standard-Regelung

➤ Für alle Neugeborenen empfohlen und in allen Bundesländern durchgeführt wird die Früherkennung von:
  - *Phenylketonurie (PKU).*
  - *Klassische Galaktosämie.*
  - *Hypothyreose.*
➤ Für alle Neugeborenen empfohlen, aber nur in einigen Bundesländern durchgeführt wird die Früherkennung von:
  - Biotinidasemangel.
  - Adrenogenitales Syndrom (AGS).
➤ **Zeitpunkt des Screenings:**
  - Im *Regelfall* Blutentnahme am 4. spätestens am 7. Lebenstag.
  - *Früher* erfolgt Blutentnahme bei:
    • Entlassung/Verlegung vor dem 4. Lebenstag. Die Verantwortung liegt bei der aufnehmenden Institution.
    • Austausch oder Fremdbluttransfusion.
  - Auch bei *Frühgeborenen oder kranken Neugeborenen* erfolgt das Screening am 4. bis maximal 7. Lebenstag. Bei Frühgeborenen < 32. SSW muss ein Zweitscreening nach 2 Wochen stattfinden.
  - Bei einer Probenentnahme innerhalb der ersten 48 Stunden muss, bei Probeentnahme zwischen 48 und 72 Stunden soll ein Zweitscreening erfolgen.
  - *Konsequenzen* aus den Screening-Ergebnissen s. u.
➤ **Blutgewinnung:**
  - Nativblut auf spezielle Testkärtchen auftragen; der Ring muss komplett durchtränkt sein. Kein Heparinblut (z. B. BGA-Kapillaren).
  - Der Probenversand erfolgt am Tag der Blutgewinnung.
  - ◉ *Beachte:*
  - Stammdaten wie Geburtsdatum mit Uhrzeit, Adresse und Telefonnummer der Mutter, Datum und Uhrzeit der Probengewinnung sowie Angaben von Ernährungsstörungen sind wichtig.
  - Dokumentation von Blutabnahme, Versand und Befundrücklauf der Ergebnisse! Verantwortlich ist die einsendende Klinik, der Kinderarzt und/oder die Hebamme.

Neuerungen — erweitertes Neugeborenenscreening

➤ In Bayern und einigen anderen Bundesländern wird das Stoffwechselscreening seit Januar 1999 als Modellprojekt neu geregelt.
➤ Im Screening wird neben den traditionellen Verfahren (TSH, AGS, Galaktosämie, Biotinidase) die Technik der Tandem-Massenspektrometrie durchgeführt. Vorteile:
  - Höhere Spezifität und Sensitivität für einzelne Stoffwechseldefekte.
  - Das Screening ist nicht von der Nahrungsaufnahme abhängig → der Zeitpunkt des Screenings kann vorverlegt werden. *Ideal ist der 3. Lebenstag.*
➤ Nach Abschluss des Modellprojektes wird über die Aufnahme dieses Screenings in die vertragsärztliche Versorgung entschieden.
➤ Die Ergebnisse werden an das **Vorsorgezentrum** des öffentlichen Gesundheitsdienstes übermittelt. Aufgaben:
  - Absicherung der Vollständigkeit der Erfassung aller Neugeborenen.
  - Servicetelefon für Kinderärzte, die bei Unklarheiten (Screening durchgeführt, Ergebnis?) dort zentral Auskunft erhalten (in Bayern Tel. 089/31560204).

11.1 Stoffwechsel-Neugeborenenscreening

➤ Erfasst werden die in Tab. 51 dargestellten Erkrankungen.

Tabelle 51 Durch das erweiterte Neugeborenen-Screening auf Stoffwechsel-defekte erfasste Erkrankungen

Erkrankung	Häufigkeit ca.	Konsequenz/Behandlung
AGS (Adrenogenitales Syndrom)	1 : 10000	Hormonersatz lebenslang
Ahornsirupkrankheit	1 : 100000	Eiweißarme Diät
Biotinidasemangel	1 : 60000	Biotin (Vit. H)
Galaktosämie	1 : 40000	Laktosefreie Diät
Glutarazidämie Typ 1	1 : 30000	Eiweißarme Diät, Carnitin
Homozystinurie	1 : 150000	Eiweißarme Diät
Hypothyreose	1 : 4000	Substitution von L-Thyroxin
Isovalerianazidämie	1 : 50000	Diät und Medikamente
MCAD-Defekt (MCAD = Mittelket-tiger Acyl-CoA-Dehydrogenase)	1 : 10000	Meidung von Fastenperioden, fettarme Ernährung
Neonatal manifeste Methylmalonsäure-Azidämie	1 : 30000	Eiweißarme Diät und/oder Gabe von Vit. B 12
Phenylketonurie (PKU)	1 : 10000	Phenylalanin-arme Diät
Propionsäureazidämie	1 : 50000	Eiweißarme Diät

➤ **Nicht erfasst werden** (wie bisher): Zentral bedingte Hypothyreose, atypische PKU, atypische Verläufe der intermittierenden Ahornsirupkrankheit und andere seltene Krankheitsvarianten.

🔹 *Beachte:* Da das Screening vor den bislang üblichen 96 Stunden nach der Geburt abgenommen wird, müssen die TSH-Werte auf die Normwerte des 3. Lebenstages bezogen werden.

Interpretation von Testergebnissen (Stand 7/2000)

➤ Das Neugeborenen-Screening wird kontinuierlich wissenschaftlich begleitet und fortentwickelt, Grenzwerte werden also evtl. im weiteren Verlauf noch verändert → Gültigkeit haben allein Auskünfte des Vorsorgezentrums.

➤ **Biotinidase-Aktivität:**
  – > 30%: Normalbefund → keine Konsequenz.
  – 10–30%: Grenzwertig vermindert → Kontrolle erforderlich.
  – < 10%: Deutlich vermindert → rasche Bestätigung erforderlich, kein Notfall.

➤ **17-OH-Progesteron bei Frühgeborenen** (Geburtsgewicht < 2000 g und älter als 48 Stunden):
  – < 90 nmol/l: Normalbefund → keine Konsequenz.
  – 90–125 nmol/l: Grenzwertig erhöht → Kontrolle erforderlich, noch keine Therapie.
  – ≥ 125 nmol/l: Erhöht (V. a. AGS) → Kontrolle in 2, spätestens 4 Wochen, Therapie bei AGS-spezifischen Symptomen.

➤ **17-OH Progesteron bei Reifgeborenen** (Geburtsgewicht > 2000 g und älter als 48 Stunden):
  - < 30 nmol/l: Normalbefund   → keine Konsequenz.
  - 30–90 nmol/l: Grenzwertig erhöht   → Kontrolle unverzüglich erforderlich, Therapie bei AGS-spezifischen Symptomen.
  - ≥ 90 nmol/l: Erhöht (V. a. AGS)   → Kontrolle unverzüglich, Therapie bei AGS-spezifischen Symptomen.

➤ **TSH:**
  - < 20 mU/l: Normalbefund   → keine Konsequenz.
  - 20–40 mU/l: Grenzwertig erhöht:
    • Probe nach 48. Lebensstunde entnommen: Kontrolle unverzüglich.
    • Probe vor 48. Lebensstunde entnommen: Zweitscreening veranlassen!
  - ≥ 40 mU/l: Abnormer Befund   → Bestätigung mit TSH und T_4 im Serum, Hypothyreose-Verdacht
    → Therapie sofort (vor Eingang des Resultates).

Praktisches Vorgehen

➤ Diese Vorgehensweise gilt für alle Kinder.
➤ Sachgerechte Information der Eltern über Sinn des Screenings und der Informationsvermittlung an das Vorsorgezentrum → schriftliche Einverständniserklärung der Eltern einholen.
➤ Bei Standard-Screening: Einverständnis der Eltern nur für Screening erforderlich.
➤ **Bei erweitertem Screening: Am 3. Lebenstag** Entnahme von Kapillar- oder Venenblut (*kein* EDTA-Blut):
  - 5 Blutstropfen (Minimum 3) auf der neu gestalteten Testkarte.
  - Die Testkarte 2–4 Stunden bei Zimmertemperatur trocknen lassen und am gleichen Tag versenden.
  ◉ *Beachte:* Das Zeitfenster zur Intervention bei organischen Azidämien (s. Tab. 54, S. 282) und der Galaktosämie ist kurz!
➤ Dokumentation der Abnahme mit Etiketten im Geburtenbuch, Gelben Heft und auf der Karte.
➤ Die Angabe des Geburtsgewichtes und der Adresse der Eltern sind wichtig!
➤ Versand an: Labor für Diagnose und Prävention angeborener Stoffwechselerkrankungen, Lindwurmstr. 35, Postfach 150 940, 80046 München, Tel.: 089/544 654–0.
➤ Die Ergebnismitteilung erfolgt allein an den Einsender. Über ihn werden die Ergebnisse an die Eltern weitergegeben.

Entlassung vor dem 3. Lebenstag (Frühscreening)

➤ Unbedingt Erstscreening, auch am 1. oder 2. Lebenstag durchführen.
➤ Eltern erhalten eine „Zweittestkarte". Das Zweitscreening erfolgt bei der U2.
◉ *Beachte:* 17-OH-Progesteronwerte (AGS) können häufig und TSH-Werte selten noch grenzwertig erhöht sein.

11.1 Stoffwechsel-Neugeborenenscreening ▬▬▬

Frühgeborene und intensivpflichtige Neugeborene ▬▬▬▬▬

➤ Das TSH- und AGS-Screening bei Frühgeborenen im Alter von 2 Wochen, bei Frühgeborenen < 28. SSW nach 4 Wochen wiederholen. Gewicht angeben!

◉ *Beachte:*
  – Das TSH- kann falsch niedrig und das AGS-Screening falsch hoch sein.
  – TSH-Screening nach Dopamin-Gabe nach 2 Wochen wiederholen (kann falsch niedrig sein).
  – Nach Jod-Kontamination (Kontrastmittel-Untersuchungen, jodhaltige Desinfektionsmittel bei Mutter und Kind) kann das TSH falsch positiv (erhöht) sein.
  – AGS-Screening nach Steroidgaben kann falsch negativ sein. Wiederholen!

Grundlagen

◨ *Beachte:* Von zentraler Bedeutung ist es, an einen möglichen Stoffwechseldefekt zu denken!

➤ Stoffwechselstörungen erscheinen häufig kompliziert und exotisch. Zur raschen und effizienten Abklärung der insgesamt keineswegs seltenen Störungen (ca. 1 : 500 Neugeborenen ist betroffen) bedarf es jedoch keiner detaillierten Kenntnisse der zahlreichen biochemischen Flussschemata.

➤ Mit wenigen einfachen Untersuchungen (Primärdiagnostik) lassen sich die wichtigen lebensbedrohlichen Krankheitsgruppen in der Neugeborenenperiode differenzieren, welche gezielte Folgeuntersuchungen zur exakten Diagnosefindung erlauben (Spezialdiagnostik).

➤ Da Neugeborene mit einer akuten Stoffwechselentgleisung unspezifische Symptome (s. u.) zeigen, die beispielsweise einer Sepsis, einer zentralnervösen Infektion/Blutung oder einer kardialen Dekompensation ähneln, ist eine prompte Primärdiagnostik bei allen Neugeborenen obligatorisch, welche sich nach komplikationsloser Schwangerschaft und Geburt, typischerweise mit einer Latenz von Stunden bis Tagen, klinisch verschlechtern.

➤ Eine rasche Diagnosestellung ist entscheidend, um rechtzeitig eine adäquate Therapie einleiten zu können, eine genetische Beratung der Eltern zu ermöglichen und evtl. eine künftige pränatale Diagnostik anzubieten. Das in verschiedenen Ländern bereits eingeführte erweiterte Neugeborenenscreening (s. S. 275) erfasst eine große Palette angeborener Stoffwechselerkrankungen und wird die Zahl der Diagnosestellungen signifikant erhöhen.

Verdachtsmomente

➤ **Anamnestische Verdachtsmomente:**
  – Blutsverwandschaft der Eltern oder Großeltern.
  – Auffällige Schwangerschaften (Abort, Totgeburt).
  – Ungeklärte Erkrankungen bzw. Todesfälle von Geschwistern (SIDS, „Infektion") oder männlichen Individuen auf der mütterlichen Seite der Familie (X-chromosomale Defekte).
  – Ungewöhnliche Ernährungsgewohnheiten (Vegane Diät der Mutter).

➤ **„Morphologische" Verdachtsmomente:**
  – Small/large for gestational age.
  – Makro- oder Mikrozephalie.
  – Malformationen.
  – Katarakt, Nystagmus, okulogyre Krisen.
  – Ikterus.
  – Muskuläre Hypo- oder Hypertonie.
  – Auffälliger Urin- und Körpergeruch.
  – Fettverteilungsstörung.

➤ **Klinische Verdachtsmomente :**
  – Trinkschwäche, rezidivierendes Erbrechen, Diarrhö, Gedeihstörung.
  – Zeichen einer Myopathie/Kardiomyopathie.
  – Apnoen, Hyperventilation.
  – Temperaturregulationsstörung.
  – Später Hepatomegalie, Splenomegalie.
  – Tremor, Irritabilität, vermehrte Transpiration, zerebrale Krampfanfälle, Lethargie, Koma.

11.2 Erstuntersuchungen bei V. a. Stoffwechseldefekt ▬

Primärdiagnostik

➤ **Blut** siehe Tab. 53.

Tabelle 52 Primäre Blutuntersuchungen bei V. a. Stoffwechseldefekt

Parameter	Hinweisend u. a. auf
Elektrolyte	Salzverlust bei Adrenogenitalem Syndrom
Blutgase	Metabolische Azidose, Hyperventilation u. a. bei Hyperammonämie
Anionenlücke: (Na + K) – (Cl + HCO$_3$)	> 20 mmol/l bei Additionsazidose, Norm um 10
(Differenzial)-Blutbild	Panzytopenie, Neutropenie, Thrombopenie
Aminotransferasen, Cholestasezeichen, Gerinnung	Leberbeteiligung
Glukose prä-, postprandial	Hypoglykämie (s. S. 296)
Kreatinkinase	Muskuläre Beteiligung wie Rhabdomyolyse
Kreatinin	Erniedrigung: Kreatinsynthesestörung
Harnsäure	Erhöhung: Laktatazidose, organische Azidurie, Glykogenose I Erniedrigung: Sulfitoxidasemangel, Molybdän-kofaktordefizienz
Ammoniak	Differenzialdiagnosen s. S. 281
Laktat	Differenzialdiagnosen s. S. 283

➤ **Urin** siehe Tab. 52.

Tabelle 53 Primäre Urinuntersuchungen bei V. a. Stoffwechseldefekt

Parameter	Hinweisend u. a. auf
Farbe, Geruch	Maggigeruch bei Ahornsiruperkrankung, Schweißgeruch bei Isovalerianazidurie u. a.
Glukose	Diabetes mellitus
Ketonkörper	Ketotische, nonketotische Hypoglykämie, Ahornsirup-erkrankung
reduzierende Substanzen	Bei neg. Glukosurie: Galaktosämie, Tyrosinämie I/II, Hyperurikosurie

Hyperammonämie (NH₃ > 200 µmol/l, > 345 µg/dl)

> **Norm:** 1. Lebenswoche: < 150 µmol/l (260 µg/dl), dann 25–50 µmol/l (43–86 µg/dl).

> **Spezialdiagnostik:**
> - Artefakt ausschließen → zentralvenöse arterielle Kontrolle, Probe auf Eis lagern, prompte Analyse.
> - 🔵 *Beachte:* Bei Bestätigung besteht ein Notfall! Stoffwechsellabor und Routinelabor informieren!
> - Aminosäuren im Plasma.
> - Aminosäuren, organische Säuren einschließlich Orotsäure im Urin.
> - Freies Carnitin und Acylcarnitin im Serum, unbedingt 1 ml Serum vor Carnitingabe asservieren!

> **Differenzialdiagnosen:** Zur anfänglichen Orientierung ergeben sich – nach Ausschluss einer Leberfunktionsstörung – 2 wichtige Differenzialdiagnosen:
> - *1. Dringender V. a. Organische Azidurie:* Metabolische Azidose + Ketose + Anionenlücke ↑↑ + Acylcarnitin/Carnitin-Ratio erhöht, spezifisch erhöhte Acylcarnitine.
> - *2. Dringender V. a. Harnstoffzyklusdefekt:* Hyperventilation + keine Ketose ± Anionenlücke + Acylcarnitin/Carnitin-Ratio normal.
> - *Detaillierte Differenzierung* von Harnstoffzyklusdefekten (biochemische Übersicht s. Abb. 63) und die Abgrenzung zu organischen Azidurien s. Tab. 54.

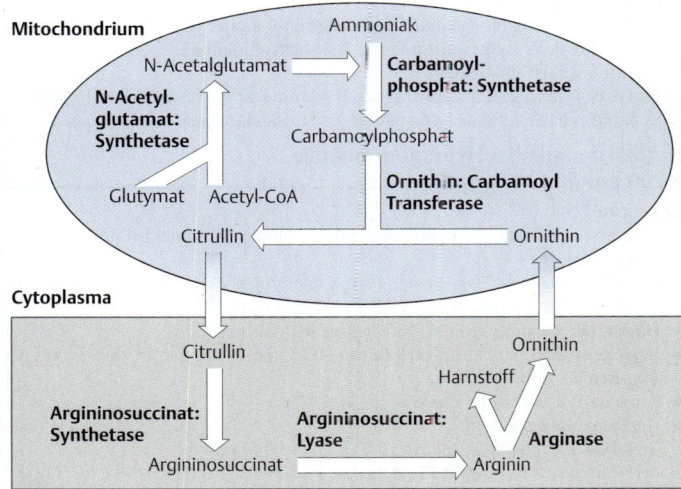

Abb. 63 Transport und Abbau von Fettsäuren

11

11.3 Spezialdiagnostik und Notfalltherapie ▮▮▮▮

Tabelle 54 Abgrenzung von Harnstoffzyklusdefekten zu organischen Azidurien

	Organische Azidurie	CPS-, NAGS-Mangel	OCT-Mangel	AS-, AL-Mangel
Ammoniak	↑↑↑	↑↑↑	↑↑↑	↑↑↑
Anionenlücke	↑↑ (↔)	↔ (↑)	↔ (↑)	↔ (↑)
Harnstoff	↔	↓	↓	↓
Leberenzyme	(↑)	↑↑	↑↑	↑ (↔)
Orotsäure	↔	↔	↑↑	↑↑
Abnorme OS	↑↑	↔	↔	↔
Citrullin	↔	↓	↓	↔–↑↑
Gly/Ala-Ratio	↑↑	↔ (↓)	↔ (↓)	↔ (↓)

CPS: Carbamylphosphat-Synthetase; NAGS: N-Acetyglutamat-Synthetase; OCT: Ornithin-Carbamoyl-Transferase; AS: Argininosuccinat-Synthetase; AL: Argininosuccinat-Lyase; OS: organische Säuren; Gly/Ala-Ratio: Glycin/Alanin-Ratio

– *Weitere Differenzialdiagnosen:*
  • Störung der Fettsäurenoxidation (s. S. 285).
  • Transiente Hyperammonämie des Neugeborenen.
  • Pyruvatcarboxylase- und Pyruvatdehydrogenase-Defekt.
  • Reye-Syndrom.
– Transportdefekte: Lysinurische Proteinintoleranz, HHH-Syndrom (Hyperammonämie, Hyperornithinämie, Homocitrullinämie).
– Atmungskettendefekte.
◪ *Cave:* Leberfunktionsstörung mit Hepatomegalie, Ikterus sowie Hypoglykämie weisen auf eine Tyrosinämie I oder Galaktosämie hin.

Notfalltherapie bei Hyperammonämie > 200 µmol/l (345 µg/dl) ─────────

◪ *Beachte:*
  – *Zuerst die Diagnostik*, dann die prompte „blinde" Therapie bei noch unklarer Diagnose!
  – *Alle Berechnungen von einer 2. Person überprüfen lassen*, da ein Rechen- oder Übertragungsfehler größte Risiken in sich birgt!
➤ **Hauptziel:** Anabolisierung! (130 kcal/kg KG/d anstreben)
➤ Begleitend evtl. Ondansetron (Zofran) 0,15 mg/kg KG i.v. in den ersten 15 Minuten als Antiemetikum.
➤ Exogene Proteinzufuhr stoppen.
➤ Glukosezufuhr steigern:
  – Initial 30 ml/kg KG Glukose 10 % i.v. über 90 Minuten
    → entspricht 33 mg/kg KG/min; 190 kcal/kg KG/Tag; 480 ml/kg KG/Tag.
  – Nach 90 Minuten ohne Unterbrechung: Glukose 20 mg/kg KG/min i.v. über 24 Stunden.
  – Bei einem Blutzucker > 300 mg/dl Insulin i.v. (0,1–1,5 I.E./kg/Std.).
➤ Lipidzufuhr initial 0,5 g/kg KG, dann langsam bis auf 2 g/kg KG/Tag steigern.

➤ Im Bypass „kleine" Infusion mit:
- Carnitin 50 mg/kg KG i.v. in 1 Stunde, dann 250–300 mg/kg KG/Tag.
- Glukose 10 % 30 ml/kg KG i.v. über 24 Stunden
  (entspricht zusätzlich 2 mg/kg KG/min Glukose).
➤ Forcierte Diurese: Mindestens 200 ml/kg KG/Tag Infusionsmenge
sowie Furosemid 1 mg/kg KG/Tag.
➤ Langsamer Azidoseausgleich mit Natrium-Bikarbonat bei einem pH < 7,3.
➤ Evtl. Suppression der Darmflora mit Colistin, Neomycin oder Metronidazol p.o.
◙ *Beachte:* Eine Notfalltherapie in dieser Form sollte nicht länger als 48 Stunden
durchgeführt werden. Dann in Abhängigkeit von der Diagnose definitive Therapie einleiten (hierfür Spezialisten hinzuholen, z. B. Stoffwechsel-Konsil)!
➤ Wenn NH_3 nicht innerhalb von 8 Stunden signifikant absinkt → *cave* Hirnödem! → Hämofiltration oder Hämodialyse mit größtmöglichen Kathetern
durchführen.

Notfalltherapie bei gesichertem Harnstoffzyklusdefekt

➤ **Ersatz der „kleinen" Infusion (s. o.) mit Carnitin durch:**
- *10 % L-Arginin HCl i.v.:* 2–4 mmol/kg KG in 1 Stunde, dann 2 mmol/kg KG/d.
  Feinregulierung in Stufen von 0,5 mmol/kg KG/d
  (1 Amp = 20 ml, 1 ml = 1 mmol, 1 mmol = 175 mg; 1 Btl. = 10 mmol = 1,74 g;
  Ausnahme: Arginase-Mangel).
- *Natriumbenzoat:* Initial 250 mg/kg KG als Bolus, dann 250–500 mg/kg KG/d
  i.v. (1 g = 160 mg Natrium, entspricht 7 mmol Natrium).
- *Evtl. Phenylbutyrat* 250–600 mg/kg KG/d (Bezug: Orphan Europe, Max-
  Planck-Str. 6, 63128 Dietzenbach, Tel. 06074/81 21 60).
- *Evtl. Citrullin* entsprechend der Plasma-Aminosäuren,
  Beginn mit 100–200 mg/kg KG/d.
➤ Monitoring s. Tab. 55.

Tabelle 55   Monitoring bei Harnstoffzyklusdefekten und organischen
Azidämien

Harnstoffzyklusdefekte	organische Azidämien
Blutgase	Blutgase
Elektrolyte, Blutzucker usw.	Elektrolyte, Blutzucker usw.
Ammoniak im Plasma	Ammoniak im Plasma
Aminosäuren quantitativ im Plasma	Aminosäuren quantitativ im Plasma. Cave Isoleucin, evtl. Substitution
Orot- und Hippursäure im Urin	Organische Säuren im Urin
Benzoat im Plasma	(Acyl)-Carnitin im Plasma

Laktatazidose (Laktat > 3 mmol/l, > 27,3 mg/dl)

➤ **Norm:** 0,8–1,8 mmol/l.
➤ **Spezialdiagnostik:**
- Artefakt ausschließen → ungestaute Blutentnahme, 1. Röhrchen bei der
  Abnahme verwenden!

11.3 Spezialdiagnostik und Notfalltherapie ▬▬▬▬▬

– Die Laktat/Kreatinin-Ratio im Urin ist sensitiv und komplementär aussage-kräftig mit größerem „Fenster".
– Bei Laktatkonzentrationen > 3 mmol/l die Laktat/Pyruvat-Ratio in Plasma und Liquor bestimmen.
– Weitere Diagnostik in Fibroblasten, Muskel und Leber.

➤ **Differenzialdiagnosen:**
– Erhöhte Laktatkonzentrationen finden sich häufig *sekundär* auf dem Boden einer bekannten Störung mit vermehrt anaerobem Stoffwechsel und Erhö-hung der NADH/NAD$^+$-Ratio.
– *Sekundäre Laktatazidose:*
  • Ischämie, Hypoxie, Anämie, Schock, Z. n. Reanimation, angeborenes Herzvitium, Leberversagen, Sepsis, zerebraler Krampfanfall, adrenogeni-tales Syndrom
  ◧ *Cave:* Iatrogen durch eine überhöhte Glukosezufuhr ohne klare Indika-tion bei Neugeborenen.
– *Primäre Laktatazidose:* Zur anfänglichen Orientierung ergeben sich nach Ausschluss einer sekundären Laktatazidose oder einer organischen Azid-ämie drei wichtige Differenzialdiagnosen:
  1. V. a. Pyruvatdehydrogenase-(PDH-)Mangel: Muskuläre Hypotonie, Apnoe + keine Ketose + Normoglykämie + Laktat/Pyruvat-Ratio < 25.
  2. V. a. Atmungskettendefekte: ≥ 3 Organsysteme beteiligt + Ketose + Normoglykämie + Laktat/Pyruvat-Ratio > 35.
  3. V. a. Störungen der Glukoneogenese (oder Fettsäurenoxidation): Hepato-megalie ± Ketose + Hypoglykämie + Laktat/Pyruvat-Ratio < 25.

Notfalltherapie bei Laktatazidose ────────────────

➤ **Initial vorsichtige Glukosezufuhr** von 6 mg/kg KG/min:
– *Laktatanstieg:* Differenzialdiagnosen PDH- oder Atmungskettendefekte → Glukosezufuhr halbieren.
– *Laktatabfall:* Differenzialdiagnosen organische Azidurie, Störung der Gluko-neogenese oder Fettsäurenoxidation → Steigerung der Glukosezufuhr bis 14 mg/kg KG/min, bei Bedarf höher. Evtl. Insulin i.v. bei Hyperglykämie.
➤ **Anabolisierung anstreben** (100 kcal/kg KG/d).
➤ **Pufferung mit Natrium-Bikarbonat.**
➤ **Therapieversuch ex iuvantibus:** Thiamin (0,1–1 g/d), Biotin (20 mg/d), Ribo-flavin (100 mg/d), Carnitin (100 mg/kg KG/d).
➤ Bei V. a. PDH-/Atmungskettendefekt: Proteinreiche, lipidreiche und kohlenhy-dratarme Diät.
➤ Bei nachgewiesenem PDH-Defekt Versuch einer ketogenen Diät.
➤ Vermeidung einer kurzfristigen Zufuhr großer Kalorienmengen.
➤ **Je nach Störung:**
– Dichloracetat (50 mg/kg KG/d in 3 ED).
– Ubiquinon, Coenzym Q_{10} (5 mg/kg KG/d).
– Menadion, Vit. K_3 (1–1,5 mg/kg KG/d).
– Succinat (6 g/d).
– Ascorbinsäure (0,5–3 g/d).
➤ **Folgende Medikamente meiden:** Valproat, Barbiturate, (Tetrazykline, Chlor-amphenicol).

Störung der Fettsäurenoxidation

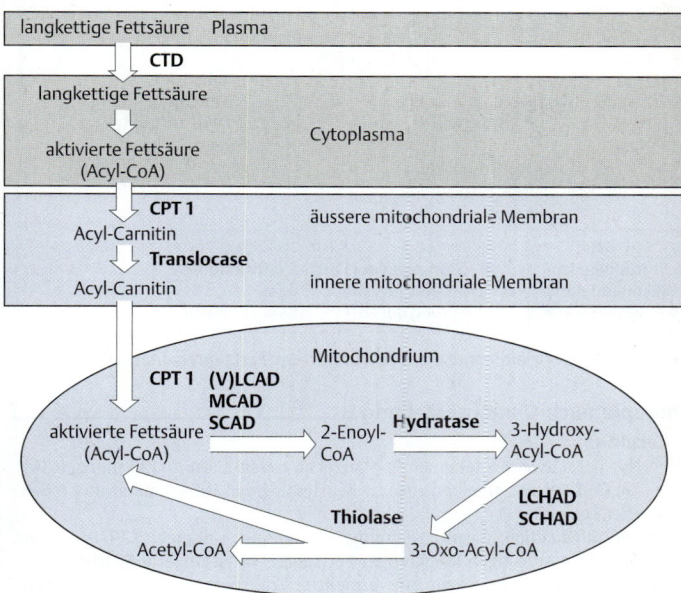

Abb. 64 Harnstoffzyklus

➤ **Spezialdiagnostik:**
  – Freie Fettsäuren, 3-Hydroxybutyrat und Glukose im Plasma („Hypoglyk-
    ämie-Profil") sind Aussage bei einer Hypoglykämie.
  – Organische Säuren im Urin (spezifische Dicarbonsäuren, Acylglycine).
  – Freies Carnitin und Acylcarnitine im Serum, unbedingt 1 ml Serum *vor* Car-
    nitingabe asservieren! Typischerweise Gesamtcarnitin ↓, freies Carnitin ↓,
    Acylcarnitine ↑.
  – Differenzierung der Acylcarnitine (Filterpapier).
➤ Differenzialdiagostische Abklärung (biochemische Übersicht) siehe Abb. 65.

Notfalltherapie bei Störung der Fettsäurenoxidation

➤ **Glukose 20 %** als Bolus i.v. 1–2 ml/kg KG, gefolgt von Glukose 10 %-Dauerinfu-
  sion 7–10 mg/kg KG/min.
◉ *Beachte:* Nach Überwindung der akuten Krise (Hypoglykämie, ATP-, NADH-
  Mangel, toxische Acylcarnitine) ist eine wirksame *Prophylaxe* entscheidend.
◉ *Cave:* Fastenperioden inital > 6 Stunden, bei älteren Kindern > 10–12 Stunden,
  Infektionen, Fieber, Resorptionsstörung bei Gastroenteritis.
➤ Umsetzung auf enterale Zufuhr mit häufigen, initial ca. 8 Mahlzeiten, keine
  nächtlichen Pausen.
➤ Kohlenhydratzufuhr und Proteinzufuhr steigern, Fettzufuhr senken.

11.3 Spezialdiagnostik und Notfalltherapie

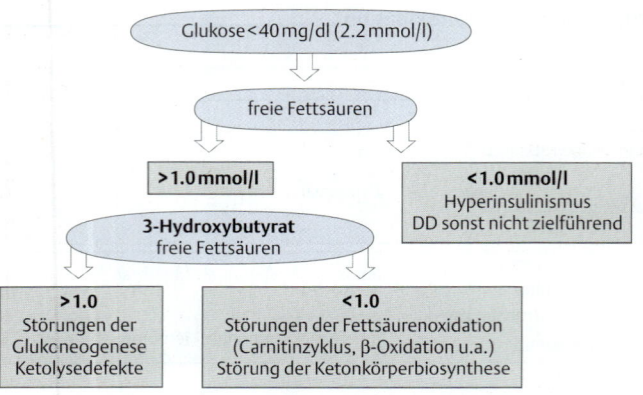

Abb. 65   Differenzialdiagnose bei Störungen der Fettsäureoxidation

Therapie nach Diagnosestellung

➤ **Carnitin:**
- Nur bei schwerem sekundären Mangel an freiem Carnitin (30 mg/kg KG/d).
- Zur Zeit besteht eine kontroverse Beurteilung von Wirksamkeit und möglicher Toxizität.
- *Kontraindikation:* Carnitin-Palmitoyl-Transferase-I-Mangel (CPT-I-Mangel), Oxidationsstörungen langkettiger Fettsäuren → gesteigerte Synthese toxischer Acylcarnitine sowie ein vermehrter Transport von langkettigen Fettsäuren ins Mitochondrium, welche nicht weiter abgebaut werden können.

➤ **Mittelkettige Fettsäuren:**
- Bei Oxidationsstörungen langkettiger Fettsäuren.
- *Kontraindikation:* Oxidationsstörungen mittel- und kurzkettiger Fettsäuren → vermehrtes Angebot von mittelkettigen Fettsäuren, welche nicht weiter abgebaut werden.

Zerebrale Krampfanfälle bei Stoffwechseldefekten

➤ Das Auftreten von neonatalen zerebralen Krampfanfällen verlangt eine rasche Diagnostik vor Einleitung der Therapie. Nach Ausschluss von Harnstoffzyklusdefekten, organischen Azidurien und Atmungskettendefekten (s. o.) sind weitere Untersuchungen indiziert, welche in Abstimmung mit dem jeweiligen Stoffwechsellabor erfolgen sollten.

➤ **Spezialdiagnostik:**
- *Nüchternabnahme eines Plasma/Liquor-Paares:* Aminosäuren (Glycin, Glutamin, Serin, GABA u. a.), Glucose und Lactat im Liquor und Plasma.
- Aminosäuren in Plasma und Liquor (Glycin, Glutamin, γ-Aminobuttersäure (GABA) u. a.).
- Pyridoxalphosphat (Vit. B_6) in Liquor und Blut.
- Organische Säuren im Liquor.
- Biogene Amine und Derivate im Liquor (Dopamin, Adrenalin, Serotonin u. a.).

- Prolaktin im Serum (direkte und indirekte Sekretionshemmung durch Dopamin).
- Sulfittest.
- Überlangkettige Fettsäuren (VLCFA) im Serum.

➤ **Differenzialdiagnosen:**
- *Neurotransmitterstörungen:*
  - Vit. B_6-Mangel-abhängige Krämpfe.
  - Folsäure-/Folinsäure-abhängige Krämpfe.
  - Nonketotische Hyperglyzinämie.
- *Serinbiosynthesestörung* (Mangel der 3-Phosphoglycerat-Dehydrogenase): Serin im Liquor und Plasma ↓.
- *Defekt im zerebralen Glukosetransport:* Glukose im Liquor ↓, Quotient: Glukose im Liquor/Glucose im Plasma ↓.
- Sulfitoxidasemangel, Molybdän-Kofaktor-Defizienz.
- Peroxisomale Biogenesestörung.

Notfalltherapie bei Krampfanfällen

➤ Generelles Vorgehen bei zerebralen Krampfanfälle s. 317.
➤ Entsprechend den oben angegebenen Differenzialdiagnosen ergeben sich bei zerebralen Krampfanfällen, die auf einem Stoffwechseldefekt beruhen, nur begrenzte Handlungsmöglichkeiten.
➤ **Vitamin-B_6-Mangel-abhängige Krämpfe:** Bei Beobachtung eines 1. unerklärbaren zerebralen Krampfanfalls im Neugeborenen oder Kleinkind ist *vor* Beginn einer antikonvulsiven Therapie die Gabe von Vitamin B_6 indiziert:
- *Pyridoxalphosphat (Vit. B_6)* 1 × 100(–200) mg/kg KG i.v., dann 20–30 mg/kg KG/d p.o.
- Typischerweise sistieren die Krampfanfälle prompt. Eine perorale Substitution zeitlebens ist erforderlich, s. S. 319.
➤ **Folsäure-/Folinsäure-abhängige Krämpfe:** Folsäure 2–40 mg/d p.o., Folinsäure 5 mg/kg KG/d i.v. Zeitlebens perorale Substitution.
➤ **Nonketotische Hyperglycinämie:** Keine eindeutig wirksame Therapie bekannt. Versuche u. a. mit Dextromethorphan und Benzoat.
➤ **Serinbiosynthesestörung:** Serin 100–200 mg/kg/d p.o.
➤ **Defekt im zerebralen Glukosetransport:** Ketogene Diät.
➤ **Sulfitoxidasemangel/Molybdän-Kofaktor-Defizienz:** Keine wirksame Therapie bekannt.
➤ **Peroxisomale Biogenesestörung:** Keine wirksame Therapie bekannt.

11.4 Probenentnahme/Asservierung bei Stoffwechselstörungen

➤ Eine alphabetische Übersicht zur Probengewinnung und -asservierung aus Blut, Urin und Liquor sowie zur postmortalen Diagnostik gibt Tab. 56.

Tabelle 56 Probenentnahme und -asservierung und postmortale Diagnostik bei Stoffwechselstörungen

alphabetisch	Proben-Asservierung	Besonderheiten
Blut		
Aminosäuren	0,5 ml, EDTA-Röhrchen	**Prä**prandiale Abnahme, 3-4 Stunden Nüchternheit
Ammoniak	0,3 ml, Lith.-Heparinat-Röhrchen	Zentralven./arter. Kontr., auf Eis, prompte Analyse
Beutler-Test	0,3 ml, Heparinblut, **nicht** EDTA!	Ausschluss klassische Galaktosämie
Carnitin, frei und acyliert	1 ml Serum oder Plasma	1 ml Serum **vor** Carnitingabe asservieren!
Carnitin, Diff. d. Acylcarnitine	Filter-Karte betropfen	1 ml Serum **vor** Carnitingabe asservieren!
Freie Fettsäuren, 3-OH-Butyrat	0,3 ml, NaF/EDTA-Röhrchen	Hypoglykämie-Profil
Laktat	0,3 ml, NaF/EDTA-Röhrchen	ungestaute Entnahme, **1.** Röhrchen für die Analyse
Laktat/Pyruvat Ratio	1 ml Vollblut auf 2 ml Perchlorsre	Sofort schwenken, vor und nach Abnahme wiegen
Pyridoxalphosphat (Vit. B_6)	0,5 ml Heparinblut	Raumtemperatur
Überlangkettige Fettsäuren	1 ml Vollblut ohne Zusätze	**Prä**prandiale Abnahme, wenn möglich
Urin		
Aminosäuren	5–10 ml Spontanurin ohne Zusätze	**Prä**prandiale Abnahme, wenn möglich
DNPH-Test	2 ml Spontanurin ohne Zusätze	Nachweis von Oxobindungen
Glukose	1 ml Spontanurin ohne Zusätze	Glukostix
Ketonkörper	1 ml Spontanurin ohne Zusätze	Ketostix
Laktat/Kreatinin Ratio	5 ml Spontanurin ohne Zusätze	Komplementäranalyse zu Laktat im Plasma
Organische Säuren	5–10 ml Spontanurin ohne Zusätze	Morgenurinprobe, wenn möglich
Pterine	5–10 ml Spontanurin ohne Zusätze	Lichtschutz, Tieffrieren (–70 °C) / Mangandioxidfix.
Reduzierende Substanzen	1 ml Spontanurin ohne Zusätze	Clinitest: Glukose, Galaktose, Harnsre, Medik. u. a.
Sulfit-Test	2 ml Spontanurin (**noch warm!**)	Mehrfachanalyse mit Test-stäbchen auf Station!
Zuckerauftrennung	5–10 ml Spontanurin ohne Zusätze	Screening bei V. a. Oligo-saccharidosen

Tabelle 56 (Fortsetzung)

alphabetisch	Proben-Asservierung	Besonderheiten
Liquor		**Unblutige Punktion!**
Aminosäuren	0,5 ml	Abseren mit Sulfosalicylsäure oder prompte Analyse. Gleichzeitige Abnahme von Aminosäuren im Plasma! 3–4 Stunden Nüchternheit!
Biogene Amine, Pterine, Folsäure	Einzelproben à 0,5 ml	Abnahme 8–10 Uhr, sofortiges Tieffrieren auf –70 °C. Vorgehen in Absprache mit Spezaillabor
Laktat/Pyruvat Ratio	1 ml Liquor auf 2 ml Perchlorsäure	Sofort schwenken, vor und nach Abnahme wiegen
Pyridoxalphosphat (Vit. B_6)	0,3 ml	Raumtemperatur
Postmortale Diagnostik		**Rechtzeitig vorbereiten!**
Plasma	5 x 2 ml	Sofortiges Tieffrieren auf –70 °C
EDTA-Blut	3 ml	Raumtemperatur, DNA-Präparation
Liquor	5 x 1 ml	Sofortiges Tieffrieren auf –70 °C
Urin	5 x 5 ml Proben	Sofortiges Tieffrieren auf –70 °C
Fibroblasten	1 Probe (5 x 5 mm)	Sterile Abnahme! MEM-Kulturmedium, kurzfristig auch NaCl 0,9 %. Bei Raumtemp. für Tage haltbar
Leberbiopsie	5 Proben (10 x 5 mm)	Sterile Abnahme!
	5 Kryogeeignete Spezialröhrchen	Beschriftung, Schockfrieren direkt nach Entnahme
	Formalydehyd	Lichtmikroskopie, Histologie
	Glutaraldehyd	Elektronenmikroskopie
Muskelbiopsie	3–5 Proben (10 x 5 mm)	Sterile Abnahme!
	5 Kryogeeignete Spezialröhrchen	Beschriftung, Schockfrieren direkt nach Entnahme
	Formalydehyd	Lichtmikroskopie, Histologie
	Glutaraldehyd	Elektronenmikroskopie
	Auf Kompresse mit NaCl 0,9 %	Immunhistochemie

11.5 Erkrankungen der Schilddrüse

Vorbemerkung

➤ Die gründliche Anamnese ist entscheidend, d. h. die Schilddrüsenerkrankung der Mutter muss vor der Geburt bekannt sein, um ein Risiko für das Neugeborene erkennen zu können:
  - Gezielt nach Erkrankung bzw. Medikamenteneinnahme (Jod, Thyroxin, Thyreostatika) fragen.
  - Ggf. Hausarzt bzw. niedergelassenen Gynäkologen kontaktieren.

Hyperthyreose der Mutter

➤ Meist **Morbus Basedow** mit Autoantikörpern: TSH-Rezeptor-Autoantikörper (TRAK) zu 80%, thyreoidale Peroxidase-Antikörper (TPO-AK) zu 70% positiv; sehr selten auch bei Autoimmunthyreoiditis (Hashimoto) und Jodkontamination.

➤ **Folgen für das Kind:**
  - Da die Schilddrüsenhormone kaum, aber Antikörper und Thyreostatika gut plazentagängig sind, kann postnatal eine Hypo-, Eu- oder Hyperthyreose beim Kind auftreten, u. U. gefolgt von der entgegengesetzten Stoffwechselsituation (z. B. erst hypo- dann hyperthyreot oder umgekehrt).
  - TRAK liegen z. T. gleichzeitig als stimulierende und blockierende Antikörper (AK) mit unterschiedlicher Halbwertszeit vor. Der AK-Assay misst nur die Summe aller AK!

➤ **Untersuchungen:**
  - Nabelschnurblut: Autoantikörper (möglichst den/die bei der Mutter bekannt ist/sind), TSH, T_3 und fT_4.
  - Nach 10 Tagen und zur U3: TSH, T_3, fT_4.
  - Wiederholte AK-Bestimmungen sind nicht sinnvoll, sondern nur teuer!

➤ **Therapie:**
  - *Hypothyreose:* Immer Therapie beginnen, d. h. anhand der Laborwerte oder klinischem Verdacht.
  - *Hyperthyreose:* Je nach Symptomen, nicht nur nach Laborwerten alleine entscheiden.

Hypothyreose der Mutter

➤ Meist nach Strumektomie, Bestrahlung, seltener durch eine Autoimmunthyreoiditis oder extremen Jodmangel.

➤ **Folgen für das Kind:**
  - Hypothyreose und/oder Struma, falls keine oder keine adäquate Therapie der Mutter durchgeführt wurde.
  - Auch eine latente, klinisch nicht manifeste Hypothyreose gefährdet die Intelligenzentwicklung des Ungeborenen.

➤ **Untersuchungen:**
  - Autoimmune Genese: s. o. Hyperthyreose der Mutter.
  - Sonst am 5. Lebenstag nur: TSH, T_3 und fT_4.

➤ **Therapie:** s. o. Hyperthyreose der Mutter.

Hyperthyreose des Neugeborenen

➤ **Ursachen:**
  - Überwiegend bei mütterlicher Hyperthyreose vom Typ Basedow, jedoch nur 2–3% der Kinder dieser Mütter entwickeln eine Thyreotoxikose (Anamnese, Labor, Medikamente der Mutter erfragen).

– Andere Autoimunerkrankungen der mütterlichen Schilddrüse (z. B. Hashi-moto Thyreoiditis).

➤ **Symptome:**
– Induktion einer Frühgeburt, SGA, Totgeburt bei fetaler Thyrotoxikose.
– Irritabilität, Zittrigkeit und Tachykardie.
– Lungenödem, Dyspnoe, Akrozyanose, Extrasystolen, Vorhofflimmern und Herzinsuffizienz.
– Hypermetabolismus, Gewichtsverlust, Fieber, Erythrodermie, Schwitzen und Exsikkose.
– Durchfall und Ikterus.
– Hepatosplenomegalie und Lymphadenopathie.
– Thrombozytopenie, Petechien und Blutungen.
– Beschleunigte Skelettreifung, Kraniosynostosen und Mikrozephalie.
– Struma, teils bis Stridor und Exophthalmus.
– ◻ *Cave:* Eine Progredienz und verzögertes Auftreten der Symptome in den ersten Lebenswochen, aber auch selbst limitierte Verläufe sind möglich; Mutter Thyreostatika?; Mortalität 15–20 %.

➤ **Untersuchungen:**
– fT_4, fT_3, TSH, Jodurie, TSH-Rezeptor-AK (TRAK) thyreoidale Peroxidase Autoantikörper (TPO-AK), Thyreoglobulin-Antikörper (Tg-Ak/TAK).
– Röntgen des distalen Femur, Rö-Thorax und Kopfumfangskurve.
– Hämatokrit, Thrombozyten, Blutgase und Elektrolyte.

◻ *Beachte:* Therapie in Abhängigkeit vom Schweregrad; stets strenge Überwachung (Gefahr des kardialen Versagens).

➤ **Therapie:**
– Sympathikolyse: Propranolol 1–2 mg/kg KG/Tag p.o. in 3 ED.
  ◻ *Cave:* Bei lebensbedrohlichem Zustand Propranolol 0,1 mg/kg KG i.v. über 10 Minuten, ggf. wiederholen und Fortsetzung p.o.
– *Thyreostase:*
  • K-Jodid (KJ), z. B. Lugol-Lösung (KJ 10 % in Wasser): 1 Tropfen 3 × tgl. Jodid blockt wesentlich schneller als andere Thyreostatika, jedoch tritt ein Escape-Mechanismus nach Wochen auf. Deshalb 2 Stunden zuvor ein Thioharnstoffpräparat geben. Falls kein Erfolg nach 1–2 Tagen Dosiserhöhung auf 2 Tropfen 3 × tgl.
  • Ein (!) Thioharnstoffpräparat (möglichst das der Mutter):
    Propylthiouracil: 10 mg/kg KG/Tag p.o. in 3 ED; falls erfolglos nach 3 Tagen auf 20 mg/kg KG/Tag p.o. in 3 ED steigern.
    Alternativen: Methimazol initial 1 mg/kg KG/Tag p.o. in 3 ED, nach 10 Tagen ED halbieren; Carbimazol 1 mg/kg KG/Tag p.o. in 3 ED.
– *Thyroxin-Substitution:*
  • Wenn die Hyperthyreose unter Kontolle ist (Klinik und Hormonstatus).
  • Dosierung s. S. 293, Hypothyreose des Neugeborenen.
  • Thyreostatika nach mehreren Wochen ausschleichen.
  ◻ *Cave:* Akute Thyreotoxische-Krise (Klinik und Hormonstatus kontrollieren).
– *Unterstützende Maßnahmen:*
  • Digitalis, Diuretika (Lungenödem), C_2-Therapie, Beatmung und Antibiotika (Infektion?).
  • Hydrokortison bei Stress: 25 mg/m² Tag i.m. oder i.v.

11.5 Erkrankungen der Schilddrüse

- Physikalische Temperatursenkung (notfalls gekühlte Infusion sowie Magenspülungen).

➤ **Nachkontrollen:**
 – TSH, fT_4 und fT_3 wöchentlich bis ca. zur 10. Lebenswoche.

◉ *Cave:* TSH-Rezeptor-AK (TRAK; maternal, transplazentar) können sowohl stimulierend (Hyper-) als auch inhibierend (Hypothyreose) wirken → Übergänge zwischen Hyper- und Hypothyreose sind möglich.

Hypothyreose des Neugeborenen/Euthyreote Struma

➤ **Ursachen:**
 – *Primär:* Agenesie, Dysgenesie und Hypoplasie der Schilddrüse (1 : 4000 bzw. 80 % der Fälle); Dyshormonogenese (familiäre Formen), mütterliche Schilddrüsenerkrankung (Hyper-/Hypothyreose, Autoimmunthyreoiditis), endemisch, idiopathisch, Trisomie 21.
 – *Sekundär/tertiär:* Hypophyse/Hypothalamus; immer an begleitende Insuffizienzen der anderen Hypophysen-/Hypothalamusachsen denken, da isolierte Störungen sehr selten sind (ca. 1:100.000 Geburten!).
 – *Jodexzess:* Mutter und/oder Kind (*cave* jodhaltige Desinfektionsmittel vor allem bei Frühgeborenen).

➤ **Symptome:**
 – Verzögertes Knochenalter, weite posteriore „kleine" Fontanelle (Sutura sagittalis weit offen).
 – Bradykardie, niedriger Blutdruck, Obstipation und Hypothermie.
 – Kühle und trockene Haut, Myxödeme, Makroglossie, Nabelhernie, eingesunkene Nasenwurzel.
 – Hyperbilirubinämie.
 – Sehr ruhiges („braves") Kind, muskuläre Hypotonie, Trinkschwäche, schreit schwach, Heiserkeit.
 – Struma fehlt meist („nackte Trachea").
 – Manchmal ist das Geburtsgewicht > 3500 g.
 – Mädchen : Buben = 4 : 1.

◉ *Cave:* Klinische Symptome entwickeln sich meist erst in den ersten Lebensmonaten. Beim geringsten Verdacht: Diagnosik und sofort behandeln, nicht auf Laborergebnisse warten (irreversibler neurologischer Schaden!).

➤ **Untersuchungen:**
 – Bei Verdacht Screening nicht abwarten! Beginn der Substitution bis zum Ausschluss einer Hypothyreose.

◉ *Beachte:* Vorsicht beim Screeningergebnis: TSH-Werte hängen vom Abnahmetag ab (am 1. Lebenstag Anstieg bis auf 80 µU/ml, danach langsamer Abfall innerhalb der 1. Lebenswoche auf Erwachsenenwerte).
 – *TSH < 20 µU/ml am 3. Lebenstag:* Keine Substitution, keine Kontrolle.
 – *TSH > 20 µU/ml am 3. Lebenstag:*
   - fT_4, T_3, TSH, Thyreoglobulin (TG), evtl. Schilddrüsen-AK (Anamnese der Mutter) bestimmen.
   - Bei V. a. Jodkontamination den ersten Spontanurin auf Jodausscheidung untersuchen.
   - Knochenalter: Sonographie des Kniegelenkes: Keine Hypothyreose, wenn distale Femur- und proximale Tibiaepiphyse darstellbar sind. Alternativ: Röntgen des linken Knies a.p.
   - Sonographie der Schilddrüse.

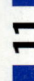

- Sekundäre und tertiäre Hypothyreose werden durch das Screening in Deutschland nicht erfasst (nur bei fT_4-Messung erfassbar). Die Folgen für das Kind bezüglich der Intelligenz sind ähnlich. Diagnosesicherung über den TRH-Test.
- Sicherung der Diagnose im Alter von 2 Jahren mittels Szintigraphie nur dann nötig, falls:
  - Sonographischer Nachweis einer Schilddrüse in loco typico.
  - Deutlich messbares fT_4 und Thyreoglobulin (TG) bei Diagnosestellung.

► **Differenzialdiagnosen:**
- Transiente Hypothyroxinämie des Frühgeborenen (fT_4 vermindert, TSH < 20 µU/ml). Derzeit gibt es keine gesicherten Daten, die für eine „Substitution" von T_4 bei Frühgeborenen sprechen.
- Schwer kranke Früh- und Neugeborene; „non thyroid illness" ≙ scheinbare Hypothyreose bei schweren Erkrankungen (fT_4 und fT_3 vermindert, TSH < 20 µU/ml), rT_3 erhöht, keine Therapieindikation.
- Kongenitaler Thyreoglobulin-Mangel (1 : 5000–1 : 10000): fT_4 normal oder vermindert, TSH < 20 µU/ml.
- „Late onset"-Hypothyreose: fT_4 normal oder vermindert, TSH erhöht oder normal und erst nach Wochen ansteigend.
- Transiente Hypothyreose des Neugeborenen (z. B. bei mütterlicher Schilddrüsenerkrankung): fT_4 vermindert, TSH erhöht.

► **Therapie** (verschieden bei Hypothyreose und euthyreoter Struma):
- *Hypothyreose:*
  - L-Thyroxin: 12–15 µg/kg KG/Tag (reife Neugeborene 50 µg) bzw. 10 µg/kg KG/Tag bei Frühgeborenen in jeweils 1 ED.
  - Bei Verdacht bis zur Klärung immer sofort behandeln.
  - Schon bei einem TSH 20–30 µU/ml mit der Substitution beginnen.
  - Vorsicht bei untergewichtigen Neu- oder Frühgeborenen (10 µg/kg KG/Tag).
  - Kontrollen im 1. Monat jede Woche, dann bis zum 2. Geburtstag alle 3 Monate.
  - Dosisanpassung so gestalten, dass: TSH spätestens nach 21 Tage < 10 µU/ml; T_4 und/oder fT_4 im oberen Normbereich für das jeweilige Alter und das TSH später im unteren Normbereich (0,5–2,0 µU/ml) liegt.
  - Symptome der Überdosierung: Siehe Hyperthyreose (S. 291).
- *Euthyreote Struma:* K-Jodid 50–100 µg/Tag über mindestens 4 Wochen → TSH fällt in den Normbereich ab.

◼ *Beachte:* Eltern von der Bedeutung und Unschädlichkeit der Therapie überzeugen, da oft nur diskrete klinische Symptome vorliegen und diese für einen Laien nur wenig beeindruckend sind. Gleichzeitig den Eltern mitteilen, dass ihr Kind sonst ganz gesund ist und es mit der Therapie auch bleibt (positive Verstärkung).

11.6 Kind einer diabetischen Mutter

Grundlagen

➤ **Häufigkeit:** Bei 0,3 % der Schwangerschaften besteht ein Diabetes mellitus vor der Konzeption (meist Typ I). Ein Gestationsdiabetes (GDM) entsteht bei 1–5 %. Ein GDM wird oft übersehen, daher bei zu schweren Neugeborenen daran denken.

➤ **Mütter mit Gestationsdiabetes informieren:**
  – Für die nächste Schwangerschaft besteht ein hohes Risiko (66 %) für einen erneuten GDM (Glukosurie-Screening und oGTT in der 24.–28. SSW).
  – Erhöhtes Risiko für Typ II Diabetes (50 % in 5–15 Jahren). Deshalb diabetologische/internistische Betreuung.

➤ Die diabetische Embryopathie führt zu Organfehlbildungen. Das Fehlbildungsrisiko steigt um das 2–4fache bei einem Diabetes in der Schwangerschaft. Die Stoffwechsellage einer Diabetikerin muss bereits prä- und perikonzeptionell optimiert werden.

➤ Der **fetale Hyperinsulinismus**, Hauptursache der diabetischen Fetopathie, führt zur Makrosomie mit Organomegalien (insbesondere von Leber und Herz).

➤ Durch eine vom Diabetes mellitus bedingte Plazenta-Insuffizienz kann es auch zu einem untergewichtigen Neugeborenen (SGA) kommen. Diese Kinder sind besonders gefährdet.

➤ Jedes Kind einer Mutter mit insulinpflichtigem Diabetes benötigt eine intensive Überwachung.

Probleme, Untersuchungen und Therapie

➤ **Makrosomie:** Komplikationen bei vaginaler Entbindung sind Frakturen, Schulterdystokie, Plexusparalyse, Asphyxie.

➤ **Hypoglykämie** (durch Hyperinsulinämie und Hypoglukagonämie):
  – *Blutzucker (BZ)-Kontrollen*: Postnatal, nach 30 Minuten, 1 und 3 Stunden, präprandial in den ersten 3 Lebenstagen. Ziel: BZ-Werte von 50–65 mg/dl.
  – *Frühfütterung* mit Maltodextrin 15 % (15g/dl):
    • *Initial*: 8 ml/kg = 1,2 g Kohlenhydrate (KH)/kg KG.
    • *< 12 Stunden*: 4×5 (–10 ml/kg) = 3–6 g KH/kg KG $\cong$ 4,1–8,2 mg/kg KG/min.
    • *Folgende 24 Stunden*: 8×4 ml/kg KG = 4,8 g KH/kg KG $\cong$ 3,3 mg/kg KG/min.
    • Zusätzlich zu jeder Mahlzeit 10 ml Milch und ggf. 2 ml Kalzium-Glukonat 10 %.
    • In den folgenden Tagen Maltodextrin bei entsprechend mehr Nahrung ausschleichen.

➤ **Hypoglykämie trotz Maltodextrin** (BZ < 40 mg/dl):
  – *Glukose-Infusion*: Glukose 10 % 4 ml/kg KG/Std. = 6,6 mg/kg KG/min. Bei rezidivierender Hypoglykämie Zufuhr um 2 mg/kg KG/min steigern. BZ-Kontrolle nach 30 Minuten.
  – *Glukose-Bolus*: (2,5 ml/kg KG 10 % Glukose) wenn Blutzucker < 25 mg/dl oder < 40 mg/dl mit Symptomen.

  ◙ *Beachte:* Glukose-Bolus möglichst vermeiden. Er führt zu maximaler Insulinausschüttung → Hypoglykämie.

➤ **Hypokalzämie und -magnesiämie:**
  – Kalzium-Kontrollen in den ersten 2 Lebenstagen (Therapie s. S. 305).
  – Hypomagnesiämie (wenn sich Kalzium nicht normalisiert, verhindert PTH-Sekretion sowie dessen Wirkung): 0,2 mmol/kg KG Magnesium als Kurzinfusion i.v.

➤ **Polyglobulie** (Hyperinsulinämie erhöht Erythropoetin): Hämatokrit-Kontrollen nach 1 und 24 Stunden, gehäuft Nierenvenenthrombosen (Hämaturie?).

➤ **Hyperbilirubinämie:** Ist verstärkt und prolongiert (unreife Leberenzyme, vermehrter Hämoglobinabbau).

➤ **Atemnotsyndrom:** Insulin hemmt die Surfactantproduktion.

➤ **Kardiologische Probleme:**
  – Bei Verdacht Echokardiographie, EKG, Röntgen-Thorax.
  – Hypertrophe Kardiomyopathie (insbesondere Ventrikelseptum, Rückbildung im 1. Lebensjahr), hypertrophische subaortale Stenose? Therapie falls erforderlich mit Propranolol.
  ◉ *Cave:* Kein Digitalis, da die Ausflussbahnobstruktion zunimmt, auch Katecholamine können problematisch sein.
  – Hypoxämische Kardiomyopathie mit kongestivem Herzversagen.
  – Aortenisthmusstenose, ASD, VSD, TGA.

➤ **Weitere mögliche Fehlbildungen:**
  – Fetaler Ultraschall?, α-Fetoprotein? (Mutterpass, Akte).
  – Kaudale Regression: Fehlbildung im lumbosakralen Übergang sowie der Femora.
  – Neuralrohrdefekte: Meningomyelozele, An- und Holoprosenzephalie, Septo-Optische-Dysplasie.
  – Gastrointestinatrakt: Atresien, Small-left-colon-Syndrom (intestinale Obstruktion bei normaler Innervation, Röntgen ähnlich Morbus Hirschsprung, Funktion normalisiert sich), Gallengangsatresie.
  – Harntrakt-Anomalien: Ureterduplikatur, Nierenagenesie.
  – Polysplenie-Syndrom mit Mesokardie und Nierenagenesie.

11.7 Hypoglykämie

Grundlagen

➤ Bislang gibt es keine auf systematischen Untersuchungen begründbare Definition für eine Hypoglykämie. Bei einer Umfrage unter verschiedenen Neonatologen in England wurden Ende der 80er Jahre Werte zwischen 18 und 42 mg/dl als Grenze zur Hypoglykämie genannt!

➤ Die früher akzeptierten „Normalwerte" des Blutzuckers (BZ) bei NG und Frühgeborenen sind nicht Ausdruck einer Toleranz gegenüber Glukosemangel, sondern Folge eines späteren Fütterungsbeginns bei NG in den 60er Jahren. Im Gegenteil: FG und SGA haben aufgrund geringerer Glykogenreserven vermutlich einen höheren Glukosebedarf als NG. Bei Frühfütterung liegen die BZ-Werte bei FG in der 1. Lebenswoche um 70 mg/dl.

➤ Diese rein statistischen Definitionen der Hypoglykämie anhand von seriellen Blutzuckermessungen bei gesunden, reifen NG wurde in letzter Zeit zu Gunsten einer mehr funktionellen Definition verlassen. Die Frage lautet also nicht mehr: Was ist eine Hypoglykämie?, sondern: Welcher Blutzuckerspiegel ist für die ungestörte Funktion der kindlichen Organe, und dabei speziell des Gehirns, notwendig?

➤ Zwei voneinander unhabhängige Studien, die sich mit den Auswirkungen niedriger BZ-Spiegel auf die Funktion des Gehirns befassten, kamen zu sehr ähnlichen Ergebnissen:
  – Lucas (1988) führte eine entwicklungsneurologische Nachuntersuchung bei sehr unreifen Frühgeborenen durch und konnte zeigen, dass die Kinder, die mit ihren BZ-Werten an wenigstens 3 Tagen hintereinander unter 2,6 mmol/l lagen und dabei asymptomatisch waren, ein signifikant schlechteres neurologisches Outcome hatten.
  – Koh (1988) belegte mittels neurophysiologischer Methoden, dass bei keinem seiner NG, die einen BZ > 2,6 mmol/l hatten, abnorme sensorisch evozierte Potentiale ableitbar waren, unter diesem Wert aber schon.

➤ Zwei Folgerungen lassen sich aus diesen Studien ziehen:
  – Zum einen scheint ein Blutzucker > 2,6 mmol/l vor akuten und langfristigen neurologischen Störungen zu schützen.
  – Zum anderen sind wiederholte und lang dauernde Hypoglykämien wohl ernster zu bewerten als kurze und einmalig auftretende, wobei das Fehlen typischer klinischer Symptome gerade im NG-Alter nicht gegen eine Hypoglykämie spricht, sondern eher den Regelfall darstellt. Symptomatische Hypoglykämien sind deshalb eigentlich als komplizierte Hypoglykämien anzusehen und bedürfen noch mehr einer konsequenten Therapie und weiterer Kontrollen.

Definition

➤ **Neu- und Frühgeborene** (auch untergewichtige):
  Blutzucker (BZ) < 47 mg/dl (2,6 mmol/l).
➤ **Säuglinge/Kinder:** BZ < 50 mg/dl (2,8 mmol/l).
➤ **Erwachsene:** BZ < 55 mg/dl (3,0 mmol/l).

Ursachen

➤ Im Prinzip liegt entweder erhöhter Bedarf oder erniedrigte Zufuhr oder beides vor.

➤ **Hypoglykämie als Symptom einer schweren Erkrankung:**
  - Sepsis, Hypothermie, Polyglobulie, fulminante Hepatitis, zyanotische Herzvitien.
  - Frühgeburtlichkeit (Glykogenreserve bei Neugeborenen reicht ca. 12 Stunden, zum Vergleich: Erwachsene 72 Stunden. Aber Frühgeborene ?)
  - Untergewicht entsprechend dem Gestationsalter (SGA) < 2800 g.
  - Übergewicht entsprechend dem Gestationsalter (LGA) > 4300 g.
  - Asphyxie, perinataler Stress.

➤ **Hyperinsulinismus:**
  - Medikamentöse Therapie der Mutter (Thiazide, Sulfonamide, β-Mimetika, Tokolytika, Diazoxid, Antidiabetika).
  - Kind diabetischer Mutter.
  - Polyglobulie.
  - Wiedemann-Beckwith-Syndrom.
  - Nesidioblastose, Inselzelladenom (extrem selten).
  - Leuzin-sensitiver Hyperinsulinismus.

➤ **Reduziertes Glukoseangebot:**
  - Enzymdefekte: Glukose 6-Phosphatasemangel, Debranchingenzymmangel, Phosphorylasemangel, Glykogensynthetasemangel, Fructose-1,6-Diphosphatasemangel, Phosphoenolpyruvatkarboxykinasemangel, Pyruvatkarboxylasemangel.
  - Aminosäuren-Stoffwechseldefekte.
  - Galaktosämie, Fruktoseintoleranz, Ahornsirupkrankheit.
  - β-Oxidationsdefekte (MCAD etc.).

➤ **Hormonelle Störungen:** Wachstumhormon-Mangel, ACTH-Mangel, Glukagonmangel, Hypothyreose.

➤ **Sonstige Ursachen:** *Fehler im Infusionsplan*, Unterbrechung der Infusion bei hoher Zufuhr, schwere Darminfektion, Austauschtransfusion, Peritonealdialyse.

Symptome

🔹 *Beachte:* Klinische Symptome können selbst bei schwerer Hypoglykämie fehlen, d. h. im Zweifel immer BZ-Messung!

➤ Apathie, Trinkfaulheit (also gerade nicht die typischen Symptome der Hypoglykämie älterer Kinder).

➤ Unruhe, Schwitzen.

➤ Zerebrale Krampfanfälle.

➤ Tachykardie, Blutdruck-Schwankungen.

➤ Tachypnoe, Apnoen und Zyanoseanfälle.

➤ Auffälliger Schrei (schrill).

11.7 Hypoglykämie

Untersuchungen

◨ *Beachte:* Hypoglykämie = die Chance zur Diagnose ausnutzen!

➤ **Blutzucker messen** (wie?): Die weit verbreiteten BZ-Teststreifengeräte haben alle im unteren Messbereich erhebliche Abweichungen zu den im Labor mit der Hexokinase-Methode bestimmten Werten, d. h. alle pathologisch niedrigen Teststreifenwerte müssen sofort im Labor nachkontrolliert werden. Die adäquate Therapie muss aber trotzdem sofort eingeleitet werden, nicht erst das Laborergebnis abwarten! Auch normale Teststreifenwerte schließen eine Hypoglykämie nicht 100 %ig aus.

➤ **Weitere Primärdiagnostik:** Infektion ausschließen, Schädelsonographie.

➤ **Rezidivierende/therapieresistente Hypoglykämien:**
  - β-Hydroxy-Buttersäure, freie Fettsäuren, und Laktat in der Hypoglykämie.
  - Weiteres differentialdiagnostisches Vorgehen s. Abb. 66.
  - Insulin, C-Peptid in der Hypoglykämie.
  - TSH, T_3, fT_4; Wachstumshormon, ACTH.
  - Glukagon.
  - ggf. weitere Stoffwechseldiagnostik, s. Laktatazidose.

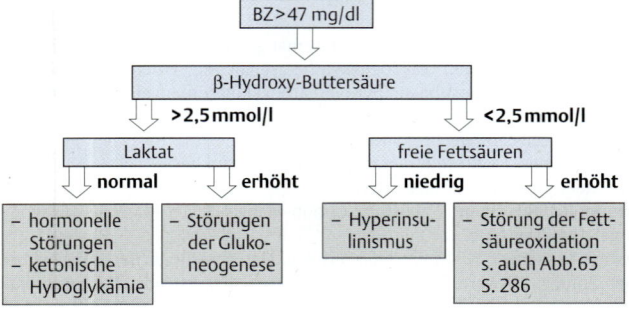

Abb. 66   Stufendiagnostik bei rezidivierenden Hypoglykämien

Therapie

◨ *Beachte:* Jede Hypoglykämie ist therapiebedürftig, auch und gerade symptomlose Blutzuckerentgleisungen. Sofort Therapie einleiten und nach 1 Stunde kontrollieren, ob der BZ wieder angestiegen ist.

➤ Vor allem Frühgeborene < 32. SSW benötigen zur Prävention einer Hypoglykämie sofort eine Glukoseinfusion (s. S. 136).

➤ **Geringgradige Hypoglykämie** (40–47 mg/dl):
  - Primär orale Zufuhr z. B. von Maltodextrin 15 %/Muttermilch (Ziel > 120 ml/kg KG/Tag in 6–8 Mahlzeiten).
  - Falls dies nicht möglich ist: Infusion von Glukose 10 % 4–5 ml/kg KG/Std. (6,7–8,3 mg/kg KG/min).

➤ **Schwere Hypoglykämie** (< 40 mg/dl):
  - *Sofort Glukose-Bolus* von 3 ml/kg KG Glukose 10 % (300 mg/kg KG), bei Bedarf wiederholen.

- Anschließend Erhaltungsinfusion von 5 ml/kg KG/Std. Glukose 10 % (8,3 mg/kg KG/min),
- Zusätzlich orale Zufuhr nicht außer acht lassen: Nahrung mit Maltodextrin anreichern (stimuliert Insulinsekretion weniger als Glukose i.v.).
- Falls kein Erfolg: Zufuhr i.v. wiederholt um 2 mg/kg KG/min (ca. 1,2 ml/kg KG/Std. 10 % Glukose) erhöhen bis maximal 12 mg/kg KG/min.
- Falls durch bisher genannte Maßnahmen kein Erfolg erzielt wird:
  - Glukagon-Gabe: Bei reifen Neugeborenen (eutroph) 0,1 mg/kg KG i.v. oder i.m.
  - ◉ *Cave:* Engmaschige Kontrollen, da der Erfolg nur passager ist.
- Falls immer noch kein Erfolg eintritt:
  - Octreotid s.c. (Somatostatin-Analogon) in 3–4 Tagesdosen versuchen, auch i.v. präoperativ bei Nesidioblastose möglich.
  - Diazoxid 10–25 mg/kg KG als ultima ratio.
  - ◉ *Cave:* Erhebliche Blutdruck-Schwankungen.
  - Alternative: Nifedipin (bis 1 mg/kg KG).
- ➤ **Fazit:** Orale Zufuhr so hoch wie möglich, i.v. Zufuhr so hoch wie nötig (BZ soll > 47 mg/dl sein und bleiben).

11.8 Hyperglykämie

Grundlagen

- ➤ **Definition:** Blutzucker > 7 mmol/l (ca. > 130 mg/dl).
- ➤ **Häufigkeit** bei sehr unreifen Frühgeborenen 29–86 %.
- ➤ **Ursachen:**
  - *Zu hohes Glukoseangebot* (normale Syntheserate der Leber ca. 4–6 mg/kg KG/min), Fehler im Infusionsplan!
  - Infektion.
  - *Medikamente:* Dexamethason, Theophyllin, Koffein, Phenytoin.
  - Neonataler Diabetes mellitus (selten, 1 : 500 000).
  - Mangelnde Insulinproduktion bei Frühgeborenen.
  - Vorübergehende Endorganresistenz gegen Insulin bei sehr unreifen Frühgeborenen.
  - Überwiegen der gegenregulatorischen Hormone (Katecholamine, Glukagon, Kortisol).
  - Stress, auch verursacht durch falsche Beatmung, ungenügende Analgosedierung bei einer OP, Krampfanfall usw.
- ➤ **Folgen/Symptome:**
  - *Osmotische Diurese:* Glukosurie bei Frühgeborenen schon bei nur leicht erhöhten Werten, da die Nierenschwelle für Glukose niedriger ist.
  - BZ > 360 mg/dl: Plasmaosmolarität steigt, Dehydratation von Gehirnzellen, intrakranielle Blutungen (ICH).

Untersuchungen

- ➤ **Suche nach zugrunde liegenden Ursachen:** Überprüfung der Glukosezufuhr, Überprüfung der Medikation.

Therapie

- ➤ **Glukoseangebot reduzieren** auf 4–6 mg/kg KG/min (entspricht 2,4–3,6 ml/kg KG min Glukose 10 %).
- ◖ *Cave:* i.v.-Fettzufuhr: Triglyzeride gehen beim Abbau in den Glukosestoffwechsel ein → Fettzufuhr reduzieren.
- ➤ Falls bisherige Maßnahmen erfolglos oder wichtige Medikamente (z. B. Dexamethason/Theophyllin) nicht abgesetzt werden sollen:
  - *Insulin* 0,01(–1,0) IE/kg KG/Std. als Dauerinfusion:
    - 24 IE Altinsulin/kg KG in 10 ml Glukose 5 % oder NaCl 0,9 %; davon 1 ml mit 23 ml Glukose 5 % oder NaCl 0,9 % verdünnen. Von dieser Mischung entspricht 1 ml/Std. dann 0,1 IE/kg KG/Std.).
- ◖ *Cave:*
  - Hohe Dosen von Insulin (um 1–2 IE/kg KG/Std.) können zwar den Blutzucker rasch senken, führen aber zu Überangebot von intrazellulärer Glukose → anaerobe Glykolyse → Laktatazidose.
  - Bei Blutzucker-Abfall rechtzeitig Insulindosis reduzieren, schon vor Erreichen des Normbereichs, da bei Kindern, die eine Hyperglykämie gewohnt sind, eine Hypoglykämie viel gefährlicher ist.
  - Insulin haftet an Leitungen → sehr schwankende Zufuhr (Leitungen spülen, Polyethylenleitungen verwenden).
- ➤ Frühzeitige enterale Ernährung, da hierdurch eine Ausschüttung der Darmhormone und in deren Folge die körpereigene Insulinsekretion gefördert wird.
- ➤ Blutzucker-Kontrollen alle 1–2 Stunden, Kalium-Kontrollen.

Hyponatriämie

➤ **Definition:** Serumnatrium < 135 mmol/l.
➤ **Ursachen:**
  – *Natriumverlust:*
    • Diuretika (initial).
    • Gastrointestinaler Verlust: Enteritis, NEC, Erbrechen, Drainagen, Stoma.
    • Renaler Verlust durch Unreife/tubulärer Verlust.
    • AGS.
    • Renal tubuläre Azidose.
  – *„Verdünnung":*
    • Diuretika (spät; ohne Natrium keine Diurese).
    • Zu hohe Flüssigkeitszufuhr.
    • Herzversagen.
    • Relaxation (Pankuronium).
    • SIADH durch Stress, Schmerz, Asphyxie Hirnblutung, Opiate.
    • Hypertone Hyponatriämie durch Hyperglykämie.
➤ **Symptome:**
  – Gewichtsverlust, Oligurie, reduzierter Turgor, Tachykardie, metabolische Azidose, Harnstoff und Kalium erhöht.
  – Gewichtszunahme mit Ödemen (SIADH ohne sichtbare Ödeme), Oligurie (außer bei zu hoher Zufuhr), Harnstoff und Kalium erniedrigt.
➤ **Therapie:**
  – *Gewichtsverlust:* Natrium-(und Flüssigkeits)gabe, Vermeidung des Verlusts.
  – *Gewichtszunahme:* Wasserzufuhr einschränken, Natrium muss > 125 mmol/l liegen.
  – *Berechnung der Natriumsubstitution:* Zugeführt werden muss: Bisher zugeführte Menge + absolutes Defizit gegenüber dem Normalwert + fortlaufender Verlust.
  – Berechung für Natriumzufuhr hochgerechnet auf 24 Stunden. Summe von:
    1. Grundbedarf: In letzten 24 Stunden zugeführte Menge Natrium in mmol.
    2. Natriumdefizit:
       (Natrium soll – Natrium ist) × Verteilungsvolumen (0,3–0,5) × Körpergewicht.
       Beispiel: (135 – aktuelles Natrium) × 0,3 (–0,5) × kg KG. Davon ½ in 8 Stunden (dann Kontrolle), ½ in den folgenden 16 Stunden.
    3. Natriumverlust: Absinken des Natriums zwischen 2 Kontrollen in 24 Stunden: (Natrium Zeit B – Natrium Zeit A) × Verteilungsvolumen (0,3 (–0,5)) × Körpergewicht, hochgerechnet auf 24 Stunden. Davon ½ in 8 Stunden (dann Kontrolle), ½ in den folgenden 16 Stunden.

Hypernatriämie

➤ **Definition:** Natrium > 145 mmol/l.
➤ **Ursachen:**
  – *Wasserverlust:*
    • Unsichtbarer Wasserverlust (sehr unreife Frühgeborene < 28. SSW).
    • Renaler Wasserverlust durch Glukosurie, auch ohne Hyperglykämie.
    • ADH-Mangel. Die Gesamtnatriummenge im Körper ist normal.
  – *Erhöhte Zufuhr* von Natrium.
➤ **Symptome:**
  – Metabolische Azidose, Hypotension, Tachykardie, Oligurie, Gewichtsabnahme.

– Hypertonie, Tachykardie, Gewichtszunahme, Ödeme, Urinmenge und -konzentration normal.
➤ **Therapie:**
– Erhöhung des intravasalen Volumens.
– Reduktion der Zufuhr.
◙ *Cave:* Gefahr des Hirnödems bei zu raschem Ausgleich.

Hypokaliämie

➤ **Definition:** Serumkalium < 3,0 mmol/l.
➤ **Ursachen:**
– *Verminderte Kaliumzufuhr:* Parenterale Ernährung, hohe Flüssigkeitsmengen, Berechnungsfehler.
– *Erhöhte Verluste:*
  • Diuretika, anderweitig gesteigerte Diurese.
  • Nekrotisierende Enterokolitis, Diarrhö, Erbrechen.
  • Renal tubuläre Azidose, Bartter-Syndrom.
  • Endokrin: Thyreotoxikose, Hyperaldosteronismus.
– *Verschiebung aus dem Extrazellulärraum in den Intrazellulärraum:* Nach Ausgleich einer metabolischen Azidose.
➤ **Symptome** (treten relativ spät auf) und **Diagnose:**
– Apathie bis hin zum Koma, Areflexie, Ileus.
– Erniedrigte T-Welle im EKG, evtl. zusätzliche U-Welle, VES!, Bigeminus.
– Abschätzung des intra- und extrazellulären Kaliumgehaltes des Körpers (in Abhängigkeit vom Serumkalium und dem pH) s. Abb. 67.

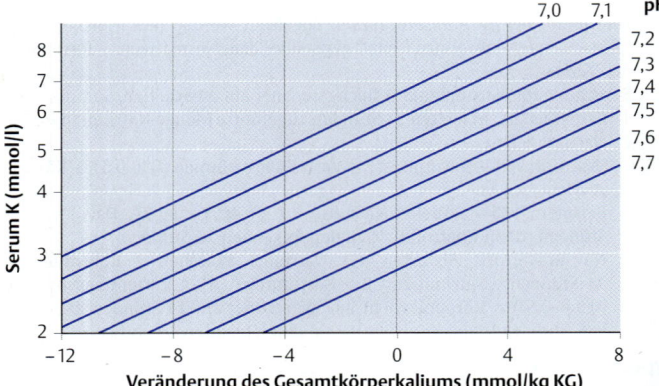

Abb. 57 Abschätzung des Gesamtkörperkaliums in Abhängigkeit von pH und Serumkalium

➤ **Therapie:**
– Langsame Substitution! Maximale Zufuhr: 0,5 mmol/kg KG/Std.
– Konzentration nicht > 40 mmol/l (Gefahr von Herzrhythmusstörungen!).
– Bei Hypokaliämie durch Diuretika kaliumsparende Diuretika einsetzen: Aldactone.

Hyperkaliämie

➤ **Definition:** Serumkalium > 7,0 mmol/l (Doppelbestimmung!) oder passende EKG-Symptome bei niedrigeren Werten.

➤ **Ursachen:**
  – *Gesteigerte Zufuhr: Infusionsfehler.*
  – *Reduzierte Ausscheidung:*
    • Niereninsuffizienz, renal tubuläre Azidose Typ IV.
    • Hypoaldosteronismus (AGS), Pseudohypoaldosteronismus.
    • Obstruktive Uropathie.
    • Medikamentös (Aldactone).
    • Schwere diabetische Stoffwechsellage
  – *Verschiebung in den Extrazellulärraum:*
    • Azidose.
    • Katabole Stoffwechsellage.
    • Bei sehr unreifen Frühgeborenen möglich.
  – *Hämolyse:*
    • Zellzerstörung, „gequetschte" Blutabnahme.
    • Sepsis, Nekrotisierende Enterokolitis (NEC), Erythrozytenkonzentrat.

◉ *Cave:* Kombination Hyperkaliämie + Hypokalzämie + Hyponatriämie (+ Katecholamie): Gefahr von schweren Rhythmusstörungen.

➤ **Symptome:**
  – EKG: Hohes T, wannenförmige ST-Strecke, QRS-Verbreiterung, AV-Block.
  – Herzrhythmusstörungen bis hin zum Kammerflimmern.
  – Muskuläre Schwäche, Ileus.

➤ **Untersuchungen:** Elektrolytbestimmung (Na, K, Ca); bei Rhythmusstörungen EKG (soll Therapie aber nicht verzögern!).

➤ **Therapie** (nur unter EKG-Kontrolle):
  – 1. Je nach Konstellation: Elektrolytstörung (-imbalance) ausgleichen, Notfallbehandlung bei oder zur Vermeidung von Rhythmusstörungen:
    • 1a: *Kalzium-Glukonat 10%:* 0,5–1 ml/kg KG über 2–4 Minuten i.v. Bei Kalziumwerten < 2 mmol/l zusätzlich Defizit ausgleichen. Der erwünschte Kalziumwert liegt bei 3 mmol/l. Wirkung fast sofort, aber nur für wenige Minuten.
    • 1b: *Salbutamol:* 5 µg/kg KG als Kurzinfusion, ggf. inhalativ. Faustregel: 5 µg/kg KG Salbutamol senken den Kaliumspiegel um ca. 1 mmol/l. Eine Wirkung ist nach 30 Minuten zu erwarten.
    • 1c: *Natriumbikarbonat 8,4%:* 1–2 mmol/kg KG 1:1 mit aqua dest. über 10–15 Minuten i.v. Faustregel: 1 mmol/kg KG senkt den Kaliumspiegel um 1 mmol/l. Bei Niereninsuffizienz nicht wirksam. Wirkung nach 30 Minuten zu erwarten.
    • 1d: *NaCl 0,9%:* 10 ml/kg KG in 10–15 Minuten i.v. oder 2 ml/kg KG NaCl 5,85% (= 2 mval/kg KG). Vor allem bei Hyponatriämie rasche aber nur vorübergehende Therapie einer Rhythmusstörung. Bei Niereninsuffizienz nicht wirksam.
  – 2. *Ursache suchen:* Kalium aus der Infusionslösung entfernen, Katecholaminzufuhr minimieren.
  – 3. *Glukose-Insulin-Infusion:*
    • 0,2–0,5 g/kg KG (= 2–5 ml der 10% Lösung) Glukose plus 0,1–0,3 IE Insulin/kg KG über 15–30 Minuten i.v.
    • Ggf. Wiederholung oder als Dauerinfusion mit 2–4 ml/kg KG/Std.

- Die Infusionsleitung muss mit ca. 50 ml des verwendeten Insulin-Glukose-Gemisches durchgespült werden (Infusionsleitungen binden Insulin).
- Wirkung nach 1 Stunde zu erwarten
  - 4. Versuch der Kalium-Elimination:
    - 4a: *Resonium-Einlauf*: 0,5–1 g/kg KG mit einer Konzentration von 0,5 g/ml in 0,9 % NaCl rektal verabreichen. Verweildauer von 30 Minuten erforderlich. Ileus- und NEC-Gefahr, daher nicht bei Frühgeborenen einsetzen. Faustregel: 1 g/kg KG Resonium senkt den Kaliumspiegel um 1 mmol/l. Verzögerte Wirkung, Effekt oft enttäuschend.
    - 4b: *Peritoneal-Dialyse*, notfalls *Blutaustauschtransfusion* (s. S. 51).
    - 4c: *Diuretika*: Furosemid 1 mg/kg KG i.v.
    - ◉ *Cave:* Hyponatriämie! Ist bei Niereninsuffizienz nicht wirksam.
- ◉ *Merke:* Bis auf Resonium-Einlauf, Dialyse und Furosemid-Behandlung haben alle Maßnahmen lediglich einen transienten Effekt. Das Gesamtkörperkalium wird nicht gesenkt, sondern nur umverteilt. Sie dienen der Notfallbehandlung.

Hypokalzämie

➤ **Definition:** Serumkalzium < 1,8 mmol/l (7,2 mg/dl).
➤ **Grundlagen:**
  - Der Normbereich für das Gesamtkalzium (Ca) liegt bei Neugeborenen zwischen 1,8–2,65 mmol/l. Dieses setzt sich aus 3 Fraktionen zusammen:
    - Ionisiertes Kalzium (Ca^{2+}): Einzige biologisch aktive Form: ca. 50 %.
    - An Proteine (v. a. Albumin) gebundenes Ca: ca. 40 %.
    - Kalziumkomplexe mit Anionen (v. a. Phosphat, Zitrat, Sulfat): ca. 10 %.
  - Der Kalzium-Stoffwechsel zeigt prä- und postnatal einige Besonderheiten, die noch in allen Einzelheiten verstanden werden:
    - Intrauterin führt der aktive Kalzium-Transport von der Mutter zum Feten zu einer leichten Hyperkalzämie und damit zu einer Suppression des Parathormons (PTH) und zu einer Erhöhung des Kalzitonins, was den Kalziumeinbau in den Knochen bahnt.
    - Postnatal fällt das Kalzium nach der Durchtrennung der Nabelschnur innerhalb von 1–2 Tagen auf ein Minimum ab. Dies führt zu einer Stimulierung der Nebenschilddrüsen mit vermehrter Sekretion von PTH und damit zu einer Normalisierung des Kalziums innerhalb einer Woche.
    - Das Serumphosphat von Neugeborenen ist als Folge der noch geringen glomerulären Filtrationsrate höher als im späteren Kindesalter und begünstigt somit durch Bindung von Kalzium eine Hypokalzämie.
  - Die Häufigkeit der neonatalen Hypokalzämie beträgt 3–5 % aller Neugeborenen.
➤ **Ursachen:**
  - *Frühe Hypokalzämie* (innerhalb der ersten 48 Stunden; die häufigere und meist symptomlose Form):
    - Schock-Syndrom, Atemnotsyndrom, schwere Sepsis: vermehrter extrazellulärer Anfall von Phosphat.
    - Frühgeburtlichkeit, zeitgemäß untergewichtige Neugeborenen (SGA), transitorischer Pseudohypoparathyreoidismus (d. h. vorübergehende relative Endorganresistenz auf PTH).
    - Diabetische Mutter: Verminderte PTH-Sekretion bei Hypomagnesiämie, erhöhtes Kalzitonin und höherer Kalziumbedarf aufgrund des größeren Skeletts der makrosomen Kinder.

- *Späte Hypokalzämie* (zwischen 4.–21. Lebenstag; die viel seltenere und meist symptomatische Form):
  - Mütterliche Ursachen: Mütterlicher Hyperparathyreoidismus, Vit. D-Mangel, antikonvulsive Therapie mit Phenytoin oder Phenobarbital, Drogenkonsum.
  - Kindliche Ursachen: Hohes Phosphatangebot (phosphatreiche Kuhmilchnahrung), angeborene Malabsorption von Magnesium, Kalzium oder Vit. D, primärer Hypoparathyreoidismus (z.B. bei Di-George-Syndrom oder Shprintzen-Syndrom [velo-kardio-faziales-Syndrom]), Hypothyreose.
  - Sonstige Ursachen: Alkalose (metabolisch oder respiratorisch [Überbeatmung]), Bikarbonatinfusion, Komplexbildner wie Zitrat (z.B. bei Austauschtransfusion) vermindern nur das ionisierte Kalzium bei normalem Gesamtkalzium, Diuretika, Theophyllin, Coffein (Hyperkalziurie), Fettinfusion, freie Fettsäuren, Phototherapie, Leberinsuffizienz (verminderte 25-OH-Vit.-D-Bildung), Niereninsuffizienz (verminderte $1,25-(OH)_2$-Vit. D-Bildung.

➤ **Symptome:**
- Hyperexzitabilität, Irritabilität, Tremor, Krämpfe, Magen-Darmblutungen, Apnoen, rezidivierendes Erbrechen, Tachykardie, Tachypnoe, Laryngospasmus, Tetanie (selten).
- ◙ *Beachte:* Die klinischen Zeichen korrelieren nicht mit den Kalziumwerten, vor allem bei Frühgeborenen, d.h. eine schwere Hypokalzämie kann völlig asymptomatisch sein!

➤ **Untersuchungen:**
- *Basisdiagnostik:* Kalzium, Phosphat, Magnesium, ionisiertes Kalzium (Ca^{2+}), z.B. mittels ionensensitiver Elektrode eines Blutgasgeräts. Blutgasanalyse, Blutzucker.
- *Erweiterte Diagnostik* nach anamnestischem oder klinischem Verdacht: Vit. D-Metabolite, PTH, Kalzitonin.

➤ **Therapie:**
- *Leichte Form:* Kalzium-Glukonat 10% 2ml/kg KG p.o. alle 8 Stunden (1,5 mmol/Tag) oder 1–2 ml/kg KG über 15–30 Minuten i.v.
- *Schwere Form:*
  - Kalzium-Glukonat 10%: 1–2 ml/kg KG langsam i.v.(max. 1ml/min) unter EKG-Kontrolle.
  - Bei fehlendem Ansprechen an Magnesiummangel denken (s.u.)!
- ◙ *Cave:* Kalzium-Glukonat:
  - Nekrosen bei paravasaler Gabe, bei Gabe über Nabelvene Lebernekrose, Vasospasmen.
  - Schwerste Arrhythmien und AV-Überleitungsstörungen bis zum totalen AV-Block bei allen Kindern, besonders gefährdet sind Kinder unter Digitalismedikation.
- *Hypomagnesiämie* (< 1,2 mg/dl = 0,48 mmol/l):
  - 0,5 ml/kg Kg Magnesiumascorbat 20% (= 0,27 mmol/kg KG Magnorbin) langsam i.v.
  - Nebenwirkung: Neuromuskuläre Blockade mit Hypotonie, zentrale Atemdepression.

➤ **Prävention:** Bei Frühgeborenen Zusatz von 5 ml/kg KG/Tag Kalzium-Glukonat 10% in die Infusion (1,25 mmol/kg KG/Tag), s. Ernährung, S. 137.

11.9 Elektrolytstörungen

Hyperkalzämie

➤ **Definition:** Serumkalzium > 2,65 mmol/l (10,6 mg/dl).

➤ **Grundlagen:** Die neonatale Hyperkalzämie ist ein viel seltener Befund als die Hypokalzämie, sie wird meist nur zufällig entdeckt („Routine-Blutentnahme"). Pathophysiologisch handelt sich meist um eine vermehrte Mobilisation aus dem Knochen. Die Nieren und der Gastrointestinaltrakt tragen nur sehr selten zu einer Hyperkalzämie bei.

➤ **Ursachen:**
- *Mütterliche Ursachen:* Mütterliche Hypokalzämie, mütterlicher Hypoparathyreoidismus: Führt bei Neugeborenen zu einem transienten Hyperparathyreoidismus.
- *Kindliche Ursachen:*
  - Phosphatmangel, v. a. bei Frühgeborenen (s. auch Kap. Frühgeborenen-Osteopenie, S. 307).
  - Vit. D-Intoxikation: pränatal über die Nabelschnur oder postnatal über den Darm.
  - Hyperthyreose.
  - Mutationen des Kalziumrezeptors: Familiäre hypokalzurische Hyperkalzämie, neonataler schwerer Hyperparathyreoidismus.
  - Idiopathische infantile Hyperkalzämie: Leichte Form (Typ Lightwood), schwere Form (Typ Fanconi-Schlesinger, oft bei Williams-Beuren-Syndrom).
  - Subkutane Fettnekrose/Sklerödem nach Geburtskomplikationen.
  - Niereninsuffizienz.
  - Nebenniereninsuffizienz.
  - Kongenitale Hypophosphatasie: Aktivitätsminderung der alkalischen Phosphatase.
  - Blue diaper-Syndrom: Störung des intestinalen Tryptophantransports.
  - Tumor-Hyperkalzämie.

➤ **Symptome** (meist unspezifisch oder nur gering ausgeprägt, abhängig vom Ausmaß der Hyperkalzämie): Trinkschwäche, Erbrechen, Muskelhypotonie, Gewichtabnahme, Polyurie, Obstipation.

➤ **Untersuchungen:**
- Kalzium, Phosphat, alkalische Phospatase und Parathormon im Serum.
- Kalzium/Kreatinin im Spontan-(Morgen-)Urin; normal < 0,8 g/g Kreatinin (2,2 mmol/mmol).
- Sonographie der Nieren: Nephrokalzinose ausschließen!

➤ **Therapie:**
- Vermehrte Flüssigkeitszufuhr mit NaCl 0,9 % 10–20 ml/kg KG in 15–30 min
- Stopp der Vitamin-D-Prophylaxe.
- Ernährung mit einer Kalzium-armen Milch, z. B. Milupa Basic-CaD (nur 4 mg/100 ml). Bei rein parenteraler Ernährung: Kalzium-freie Infusion.
- Bei *Phosphatmangel* (<1,25 mmol/l): Je nach Schweregrad Substitution mit 0,25–0,5 mmol/kg KG Natrium-2-Glycero-Phosphat i.v. über 4–8 Stunden, danach Erhaltungsbedarf 1–2 mmol/kg KG/Tag i.v./oral.
- In seltenen Fällen Glukokortikoide: Eine kurzfristige Gabe hemmt den Knochenabbau und die intestinale Kalziumresorption.
- Bei subkutaner Fettnekrose u. U. Prednison 1–2 mg/kg KG/Tag.
- Tumorentfernung bei Tumorhyperkalzämie. Nebenschilddrüsenresektion bei schwerem neonatalem Hyperparathyreoidismus.

Grundlagen und Symptome

➤ Die Knochenmineralisierung erfolgt zum größten Teil im letzten Trimenon der Schwangerschaft. Die großen Mengen an Kalzium (Ca) und anorganisches Phosphat (Ph), die während dieser Zeit transplazentar von Mutter zu Kind übergehen, sind postnatal bei Frühgeborenen fast kaum parenteral oder enteral – auch bei angereicherter Muttermilch oder Frühgeborenen-Nahrung wegen der unterschiedlichen Resorptionsrate (zwischen 30–80%, je nach Mineral und Nahrung) – zu supplementieren.

➤ Insbesondere in der Wachstumsphase 2–4 Monate nach der Frühgeburt kommt es zu ausgeprägten radiologischen Veränderungen der Knochen mit Deminalisierung und u. U. auch Rippen- oder Extremitätenfrakturen.

➤ Die Entmineralisierung der Knochen führt zu längerer Beatmungszeit wegen weicher Rippen und fördert die Entstehung eines Dolichozephalus u. U. mit Entwicklung einer Myopie.

➤ Bei Mangelversorgung von Ca/Ph wird das Skelett zusätzlich zur Nahrung als Mineralquelle für den Organismus herangezogen, wodurch eine noch stärkere Entmineralisierung erfolgt. Lang dauernde Diuretikagabe und Steroidhormontherapie, z. B. bei bronchopulmonaler Dysplasie, führt ebenfalls zur Ca-Verarmung und Osteopenie.

➤ Ca und Ph werden im Knochen im Verhältnis 5 : 3 als Apatit [Ca5(PO4)3-R] deponiert. Unter Berücksichtigung der unterschiedlichen Resorption und dem zusätzlichen Phosphatbedarf des Organismus kann das erforderliche Verhältnis in der Nahrung in etwa berechnet werden.

➤ Wenn das eine Mineral in zu geringer Menge vorliegt, wird das andere vermehrt im Urin ausgeschieden, d. h. bei relativem Kalziummangel erscheint vermehrt Phosphat im Urin bzw. bei Phosphatmangel Kalzium.

Untersuchungen

➤ Wöchentlich Ca und Ph im Serum zum Ausschluss angeborener Störungen, Normalwerte schließen eine Osteopenie nicht aus!

➤ Alkalische Phosphatase (AP) und Röntgen sind (zu) späte Zeichen, bzw. auch bei normalen AP-Werten kann eine Osteopenie vorliegen.

➤ Deshalb **Ca und Ph im Spontanurin** untersuchen: Alle Frühgeborene ab der 3. Lebenswoche (älter als 14 Tage) bis zu 2500 g bzw. bis zur Entlassung 1–2 × /Woche (1–2 ml Spontanurin in Spezialröhrchen mit HCl-Beschichtung).
  – *Normalwerte:* Ca und Ph > 1 mmol/l (Überlaufmechanismus).
  – *Typische Konstellation:*
    • Muttermilch (MM; ohne MM-Verstärker) ernährte Kinder haben eine Kalziurie (relativer Ph-Mangel!).
    • Kinder mit Frühgeborenen-Nahrung (früher) haben eine Phosphaturie (relativer Ca-Mangel!).

➤ Sehr unreife Frühgeborene haben eine unreife, d. h. hohe Nierenphosphatschwelle und scheiden deswegen trotz ausreichender Phosphatzufuhr kein Phosphat aus (unbedingt auch Serumspiegelkontrolle).

Therapie

➤ **Prinzipien:**
  – Muttermilch bei Gestationsalter < 35. Wochen immer supplementieren.
  – Beginn der Therapie falls Kalzium und/oder Phosphat im Urin < 1 mmol/l (nach 2. Kontrolle).

- Falls nach 1 Woche Urinkonzentration weiter < 1 mmol/l die Dosis verdoppeln.
- Urinkonzentration > 3 mmol/l: Dosis reduzieren, nicht absetzen!
- Falls Ca oder P zwischen 1 und 3 mmol/l: Fortführung der Substitution

◉ *Beachte:*
- Ca im Spontanurin stimmt gut mit Ca im Sammelurin überein. Bei Phosphat im Spontanurin finden sich u. U. deutlich höhere Werte als im Sammelurin → bei erhöhtem Ca immer Dosisreduktion, bei erhöhtem P erst Kontrolle.
- Bei allen Diuretikatherapien und bei Theophyllin-/Coffeingabe kommt es zu einer Kalziurie auch bei ungenügender Zufuhr!

◉ *Wichtig:* Anfangs erhöhte Werte im Urin für Ca oder P können unter Substitution mit dem anderen Mineral deutlich absinken bis unter die Nachweisgrenze (Einbau in den Knochen), deshalb sind regelmäßige wöchentliche Kontrollen und meistens eine Substitution beider Mineralien nötig.

➤ **Probleme:** Es ist immer mit einem Verlust an der Flasche bzw. Spritze und Leitung zu rechnen, ein ungelöster Bodensatz bleibt häufig zurück, und die Absorption ist individuell nicht bekannt. In seltenen Fällen kann es auch im Darm zu Seifenbildung mit schweren gastrointestinalen Komplikationen kommen.

➤ **Substitution** (s. auch Ernährung, S. 129):
- *1. Wahl: FM 85 oder Eoprotin* wegen ausgewogenem Ca/P-Verhältnis, einfacher Handhabung, guter Verträglichkeit und zusätzlichem Kalorienangebot:
  - Steigerung in 2,5 %-Schritten bis 10 %.
  - 2,5 %iger Zusatz entspricht 1,1 mmol Ca und 0,55 mmol P zusätzlich pro 100 ml Milch.
  - Nachteil: Keine Einzelsubstitution, evtl. auch zu hohe Kalorien und Proteinzufuhr.
- *2. Wahl:* Gezielte Substitution mit Pulver:
  - Ca-Glyzerophosphat:
    Kleiner Messlöffel 1,2 mmol = Ca 50 mg, P 38 mg.
    Großer Messlöffel 2,1 mmol = Ca 90 mg, P 63 mg.
  - Ca-Glukonat:
    Kleiner Messlöffel 0,84 mmol = 35 mg.
    Großer Messlöffel 1,4 mmol = 58 mg.
  - Nachteil: Das Pulver löst sich schlecht in der Flasche, der Sauger verstopft und das Pulver bleibt in höherer Menge in der Flasche zurück. Das Verfahren ist zwar als effektiv evaluiert, bereitet aber praktische Probleme bei der Durchführung.
- 3. Wahl: Gezielte Substitution mit Lösungen (Alternativen):
  - Ca-Glukonat 10 % bzw. 20 % (Kalzium 10/20 % Braun) i.v./oral, (ca. ¼ bzw. ½ molar): Startdosis: 2 mmol/kg KG/Tag, d. h. 8 bzw. 4 ml/kg KG/Tag.
  - Na2-Glycerophosphat (Glycerophosphat-Natrium-Konzentrat Pharmacia®) i.v./oral (1 molar, enthält zusätzlich 2 mmol Na/ml!): Startdosis: 1 mmol/kg KG/Tag, d. h. 1 ml/kg KG/Tag.
  - Nachteil: Ca-Glukonat 10 % und/oder Glycero-1-Phosphat Lösung ist die ungünstigste Variante, da eine erhöhte Flüssigkeitszufuhr besteht und nur Ca-Lösung aus Plastikflaschen (Aluminiumbelastung der Glasflaschen) verwendet werden sollten.

Vorbemerkung

➤ Jedes Neugeborene mit einem nicht eindeutigen äußeren Geschlecht stellt einen endokrinologischen Notfall dar.
➤ Eine rasche und sichere Diagnostik und Einschätzung der Befunde sind unverzichtbare Voraussetzung für die Beratung der Eltern, über das Geschlecht ihres Kind und wie es damit aufwachsen soll.

Geschlechtsdifferenzierung

➤ Während der Embryonalentwicklung werden verschiedene Phasen der Geschlechtsdifferenzierung durchlaufen; aus der anfänglich bipotenten Anlage entwickelt sich die geschlechtspezifische Keimdrüse und das jeweilige äußere Genitale. Dabei unterscheidet man:
  – Genetisches Geschlecht (46, XX oder 46, XY; bzw. pathologische Chromosonensätze).

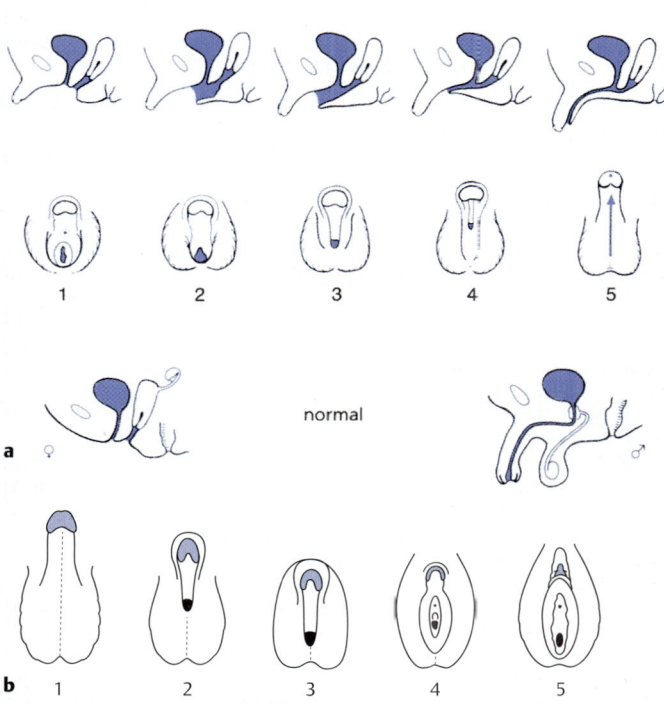

Abb. 68 a und b. a) Stufen 1–5 der Virilisierung des weiblichen Genitales durch intrauterine Androgenwirkung (nach Prader); b) Klassifikation der Phänotypen des männlichen Pseudohermaphroditismus (nach Sinnecker)

- Gonadales Geschlecht, d. h. die Entwicklung der bipotenten Gonade zu Hoden oder Ovarien.
- Somatisches Geschlecht (Entwicklung des äußeren Genitale).
➤ **Steuerung der Geschlechtsdifferenzierung:** Eine entscheidende Rolle spielt das Anti-Müller-Hormon (AMH), das in den Sertoli-Zellen des Hodens gebildet wird. Es führt zur Rückbildung der Müller-Strukturen (Uterus, Tuben, Ovarien und oberes Drittel der Vagina) bei genetisch männlichen Individuen. Bleibt die Bildung des AMH aus, so entwickelt sich phänotypisch ein weibliches Genitale, unabhängig vom genetischen Geschlecht.
➤ Ein **intersexuelles Genitale** entsteht in folgenden Fällen:
- Virilisierung eines genetisch weiblichen Individuums (sog. Pseudhermaphroditismus femininus, Abb. 68 a).
- Unzureichende Maskulinisierung eines genetisch männlichen Individuums (sog. Pseudohermaphroditismus masculinus, s. Abb. 68).
- Dabei können bei der Virilisierung eines Mädchens bzw. nicht ausreichender Maskulinisierung eines Jungen entweder völlig unauffällig erscheinende „männliche" oder „weibliche" Genitalien vorliegen oder alle Übergangsstufen dazwischen ohne klare Geschlechtszuordnung (Abb. 68 b).

Untersuchungen

➤ **Anamnese:** Familienanamnese (Indexpatienten, d. h. Patienten in der Familie, die anscheinend dieselbe Erkrankung haben?), Schwangerschaftsanamnese (Hormoneinnahme, Virilisierung der Mutter?).
➤ **Körperliche Untersuchung:**
- Zusätzliche Fehlbildungen (Syndrom)?
- Sind Gonaden in der Leiste/Skrotum tastbar, so handelt es sich um Hoden, d. h. u. U. ein genetisch männliches Individuum (Gonadendysgenesie = echter Hermaphroditismus).
- Kann aus der Vagina Sekret ausgedrückt werden, so muss ein Uterus vorhanden sein (Müller-Strukturen).
➤ **Apparative Untersuchungen:**
- *Sonographie* des inneren Genitales und der Nebenniere:
  • Ist ein Uterus darstellbar?
  • Sind die Nebennieren vergrößert?
  ◉ *Tipp:* Da die absolute Größenbestimmung der Nebennieren schwierig ist, kann besser die relative Länge zur Niere bestimmt werden. Das normale Größenverhältnis Nebenniere : Niere beträgt bei Geburt 1 : 3,5.
- *Genitographie/-skopie:* Sind Müller-Strukturen darstellbar?
➤ **Laboruntersuchungen:**
- Blutzucker, Elektrolyte.
- Chromosomenanalyse, Schnelltest auf X-/Y-Chromosomen ist innerhalb von Tagen möglich.
- 17-Hydroxy-Progesteron, (Kortisol), LH, FSH., Östradiol, Testosteron.
➤ Weitere Diagnostik nur nach Bewertung der bisherigen Befunde, da sehr zeit- und kostenaufwendig; Rücksprache mit pädiatrischen Endokrinologen!
◉ *Beachte:* Die Eltern sollten mit der Namensgebung bis zur Festlegung des engültigen Geschlechts zurückhaltend sein. Das Kind sollte bis zur Festlegung des Geschlechts stationär bzw. engster ambulanter Betreuung bleiben.

Differenzialdiagnostisches Vorgehen

➤ Abb. 69 zeigt das differenzialdiagnostische Vorgehen bei Intersexualität.

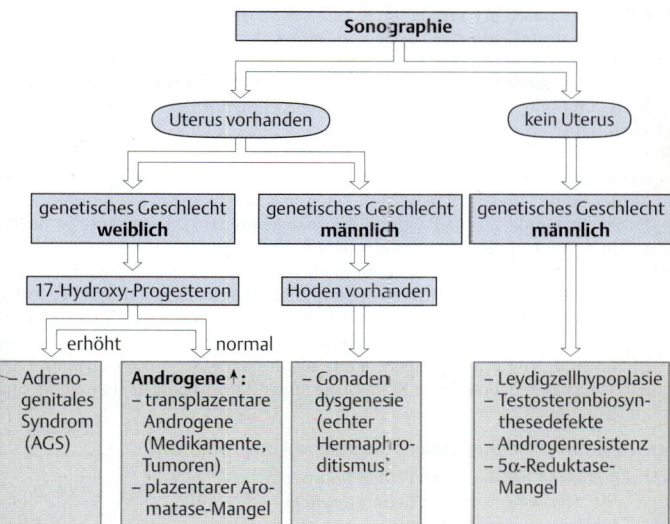

Abb. 69 Differenzialdiagnostisches Vorgehen bei Intersexualität

Vorbemerkungen

➤ Die moderne Perinatalmedizin hat zu einer wesentlichen Verbesserung der Überlebenschance auch sehr unreifer Frühgeborener geführt. Die u. U. wochenlange Therapie- und Pflegebedürftigkeit dieser Frühgeborenen auf der Intensivstation bedeutet jedoch auf der einen Seite eine ständige Gefährdung der neurologischen Entwicklung dieser Kinder und auf der anderen Seite einen erheblichen Einschnitt in die Kompetenz der Eltern, die Verantwortung für die Betreuung ihres Kindes ab Geburt zu übernehmen. Diese Belastungen gilt es zu minimieren.

➤ Es ist erwiesen, dass die frühzeitige Integration der Eltern in die Pflege die Interaktion mit ihrem Kind und die Sensibilisierung für die Bedürfnisse ihres Kindes stärkt. Dies begünstigt erheblich und nachweisbar die neurologische Entwicklung und soziale Prognose des Frühgeborenen. Die Prognose ist beeinträchtigt für Frühgeborene aus einem sozial schwachen Umfeld.

➤ Dies bedeutet, dass die entwicklungsneurologische und psychologische Nachsorge bereits während der Intensivtherpie bedacht, vorbereitet und begonnen werden muss. Es ist deswegen sinnvoll, Entwicklungsneurologen und Psychologen schon während der intensivtherapeutischen Phase in die Betreuung des Kindes und der Familie zu integrieren, die die Nachsorge des Kindes und der Familie später übernehmen sollen. Die organisatorischen Bedingungen sind vielerorts noch zu verbessern.

Spezielle entwicklungsneurologische Untersuchung

➤ **Indikationen bei Neu- und Frühgeborenen:**
   – < 32. SSW oder < 1500 g Geburtsgewicht.
   – Untergewichtige Kinder mit einem Geburtsgewicht < 3. Perzentile.
   – Protrahierte Hypoxämie, Hypotension und Azidose (z. B. BE $\leq$ 10).
   – Hypoglykämie (< 30 mg/dl) mit klinischer Symptomatik und/oder nach dem 1. Lebenstag.
   – Hyperbilirubinämie > 25 mg/dl (hier auch das Hörscreening wiederholen).
   – Hämatokrit postnatal > 70 %.
   – Patient ist länger als 2 Wochen postnatal neurologisch deutlich auffällig.
   – Zerebrale Krampfanfälle nach dem 1. Lebenstag.
   – Leukomalazie, intrakranielle Blutung Grad III–IV bzw. DEGUM III, Hydrozephalus oder zerebrale Fehlbildungen.
   – Gesicherte pränatale TORCH-Infektion oder Meningitis.
   – Rezidivierende und gehäuft stimulationsbedürftige Apnoen/Bradykardien.
   – Vaginale Beckenendlagen-Entbindung und schwere Vakuumentbindung.
   – Kinder drogenabhängiger Mütter.

➤ **Erweiterte Indikation zur Nachuntersuchung:**
   – Bei ungünstigen sozialen (z. B. Mutter ohne Hauptschulabschluss, Vater ungelernter Arbeiter) oder psychosozialen (Individuell zu prüfen: z. B. kein soziales Unterstützungssystem) Verhältnissen.
   – Bei psychischer, mentaler und sozialer Hilfsbedürftigkeit in der Beobachtung und Versorgung des Kindes.

■■■ 12.1 Entwicklungsneurol./sozialpädiatrische Nachsorge

Aufgaben der Entwicklungsneurologie und der Nachsorge

➤ Fortführung der Beratung/Therapie bei bekannten Problemen.
➤ Früherkennung von Entwicklungsstörungen.
➤ Einleitung/Begleitung von therapeutischen Maßnahmen.
➤ Psychologische Beratung der Eltern.
➤ Sozialrechtliche Beratung,
  Ernährungsberatung, Gewicht und Länge kontrollieren.
➤ Koordination mit anderen Terminen wie: Pulmonologie, Monitorsprechstunde, Kardiologie, Audiologie, Ophthalmologie und Orthopädie.

Termine

➤ Im korrigierten Alter (Alter wenn Kind am errechneten ET zur Welt gekommen wäre) von:
  – (6 Wochen), 3 Monaten, 6 Monaten.
  – 12 Monaten, 20 Monaten.
  – 4–5 Jahren (einschließlich Entwicklungspsychologie).
  – Schulalter: Mentale Entwicklung (IQ).
➤ Bei normaler Entwicklung werden die weiteren Kontrollen reduziert bzw. abgebrochen.

12.2 Hörscreening/Otoakustische Emissionen ▮▮▮▮

Grundlagen ━━━━━━━━━━━━━━━━━━━━━━━━━━━━━━

➤ **Definition:** Otoakustische Emissionen (OAE) sind Schallsignale, die durch Bewegungen der äußeren Haarzellen des Innenohrs erzeugt werden.

➤ **Messung:** Mit Hilfe eines Sondenmikrofons, platziert im äußeren Gehörgang, können diese Emissionen gemessen werden. Aus der sicheren Nachweisbarkeit lässt sich mit hoher Wahrscheinlichkeit schließen, dass im Bereich zwischen 500–4000 Hz intakte Haarzellen zu finden sind, d. h. eine mindestens mittelgradige pankochleäre Hörstörung praktisch nicht vorliegt.

➤ Die **Sensitivität** der Methode für spracherwerbsrelevante Innenohrstörungen liegt nahe bei 100 %. Da das im Innenohr erzeugte Schallsignal retrograd über die Strukturen des Mittelohrs und das Trommelfell in den äußeren Gehörgang geleitet wird, beeinflusst eine Tubenfunktions- bzw. eine Schallleitungsstörung die Nachweisbarkeit und sollte dann z. B. durch eine Tympanometrie ausgeschlossen werden.

➤ **Zum Verständnis:**
  – Die *Tympanometrie* erfasst objektiv Beweglichkeit von Trommelfell und Mittelohrstrukturen (Schallleitung).
  – *Otoakustische Emissionen* dienen zur Objektivierung der Innenohrfunktion (Schalltransformation).
  – *BERA* ist eine objektive Nachweismethode für Störungen im Bereich von Hörnerv, Hirnstamm und Hörrinde (Schallempfindung).

➤ **Häufigkeit:** 0,1–0,3 % aller Neugeborenen haben eine spracherwerbsrelevante Hörstörung. Die Wahrscheinlichkeit einer Hörminderung ist bei „Risikokindern" (s. u.) 10fach höher.

Indikationen zum Hörscreening ━━━━━━━━━━━━━━━━━━━

➤ Eine **Hörminderung** soll innerhalb der ersten 3 Lebensmonate diagnostiziert werden, um rechtzeitig eine Therapie beginnen zu können.

➤ **Generelles Screening** aller Neugeborenen anstreben!

➤ Die **Messung otoakustischer Emissionen** ist ein geeignetes Diagnostikverfahren für eine frühzeitige und objektive Untersuchung des Hörvermögens.

➤ Ein **erhöhtes Risiko für eine relevante Hörstörung** besteht laut Joint Committee of Infant Hearing bei:
  – Familienanamnese mit erheblicher sensorischer Hörstörung.
  – Konnataler Infektion: TORCH, Lues.
  – Perinataler Hypoxämie.
  – Kraniofazialen Anomalien und Fehlbildungen der Ohrmuschel.
  – Dysmorphie-Syndromen.
  – Austauschpflichtiger Hyperbilirubinämie.
  – Ototoxischen Medikamenten: Aminoglykoside, Schleifendiuretika, Chemotherapeutika.
  – Bakterieller Meningitis.
  – Rezidivierender Otitis media.
  – Schädeltrauma mit Fraktur.
  – Neurodegenerativer Erkrankung.
  – Von den Eltern geäußertem Verdacht.

Praktisches Vorgehen

➤ **Untersuchungszeitpunkt:** Zur Untersuchung wird Ruhe benötigt; bester Zeitpunkt ist daher eine Untersuchung während des postprandialen Schlafs.

➤ **Voraussetzungen:** Ausschluss von Tubenventilations- und Schallleitungsstörungen (liegende Magensonde, Paukenerguss, floride Otitis) sollten vorher ausgeschlossen werden!

➤ **Vorgehen:**
   – OAE-Messung vor Entlassung *unauffällig* → keine weitere Diagnostik.
   – OAE-Messung vor Entlassung *auffällig* → Ausschluss einer Tubenfunktionsstörung (Otoskopie, Tympanometrie). Ist eine erneute OAE-Messung (möglichst vor Entlassung) auffällig → weitergehende audiologische Diagnostik (z. B. BERA).

➤ **Dokumentation:** Ergebnis im Vorsorgeheft und Arztbrief dokumentieren.

◉ *Beachte:* Bei genetisch bedingten Hörstörungen in der Familie oder konnataler Zytomegalie, Toxoplasmose muss wegen der häufigen Progredienz bei postnatal primär unauffälligem Ergebnis die Untersuchung später in regelmäßigen Abständen wiederholt werden!

12.3 Zerebrale Krampfanfälle

Grundlagen

➤ **Häufigkeit:**
  – Ca. 0,5 % der Früh- und Termingeborenen (hiervon sind 20 % Frühgeborene; stark schwankende Angaben), häufig infolge einer hypoxisch-ischämischen Enzephalopathie.
  – 90 % dieser Anfälle treten innerhalb der ersten 2 Lebenstage auf.
➤ **Ursachen und Risikofaktoren:**
  – Ischämie, Hypoxie, intrakranielle Blutung.
  – Infektion.
  – Infarkt.
  – Kongenitale Hirnfehlbildung.
  – Stoffwechselstörungen:
    • Hypoglykämie, Hypokalzämie, Hypomagnesiämie, Hyper- und Hyponatriämie.
    • der Aminosäuren, der organischen Säuren, peroxisomal.
  – Familiäre neonatale Krampfanfälle.
  – Drogenentzug.
  – Lokalanästhetika-Intoxikation.
  ◙ *Beachte:* 25 % und mehr zerebrale Krampfanfälle bleiben ätiologisch ungeklärt. ⅓ aller Neugeborenenkrampfanfälle und ca. 50 % aller Krampfanfälle bei Frühgeborenen sind durch perinatale Komplikationen verursacht.

Klassifikation und Symptome

➤ **Subtile Krampfanfälle:** Häufigste Form der Krampfanfälle beim Frühgeborenen! Anhaltendes Offenhalten der Augen mit Bulbusfixation (Frühgeborenes) oder tonisch-horizontale Bulbusdeviation (Neugeborenes), Nystagmus, Lidblinzeln oder -flattern, Saugen, Schmatzen, Speicheln, Grimmassieren. Singultus, „Schwimmen", „Radfahren", „Rudern", Hautkoloritwechsel, Veränderung von Blutdruck, Herzfrequenz oder Atemrhythmus, plötzliche respiratorische Verschlechterung, ggf. auch unter Beatmung.
➤ **Klonische Krampfanfälle:** Langsame (1–3/Sekunden) rhythmische Zuckungen einzelner (fokal) oder mehrerer Muskelgruppen (multifokal), durch äußere Reize weder auslösbar noch unterdrückbar.
➤ **Tonische Krampfanfälle:** Länger dauernde Kontraktionen von Muskelgruppen des Halses, Stammes oder der Extremitäten, fokal oder generalisiert auftretend.
➤ **Myoklonische Krampfanfälle:** Schnelle, kurzdauernde Zuckungen der Flexoren, fokal, multifokal oder generalisiert auftretend.
◙ *Beachte:* Jede plötzliche Veränderung im klinischen Zustand kann ein Krampfanfall sein, besonders wenn sie sich wiederholt!

Differenzialdiagnose

➤ Der benigne neonatale Schlafmyoklonus ist kein Krampfanfall! (Charakteristika: kurze unterbrechbare Myokloni vor allem in der Einschlafphase).
➤ Die Differenzialdiagnose Zittrigkeit – Krampfanfall ist in Tab. 57 dargestellt.

Tabelle 57 Differenzialdiagnose Zittrigkeit – Krampfanfall

charakteristische Zeichen	Zittrigkeit	Krampfanfall
Auffälligkeiten der Augenmotorik	nein	ja
Reaktion auf Stimulation	ja	nein
Bewegungstyp	Tremor*	klonische Zuckung**
Bewegung wird durch leichte passive Flexion unterbrochen	ja	nein

* beide Bewegungskomponenten haben gleiche Frequenz und Amplitude
** Bewegung hat eine schnelle und eine langsame Komponente

Untersuchungen

➤ Mütterliche Anamnese (z. B. Drogen, Ernährung).
➤ Geburtsanamnese (Asphyxie, Trauma, Intoxikation durch mütterliche Lokalanästhetika).
➤ Sorgfältige klinische Untersuchung.
➤ Blutzucker, Natrium, Kalium, Chlorid, Kalzium, Magnesium, Phosphat, Hämatokrit, CRP, Bilirubin im Serum.
➤ Blutgasanalyse, Blutbild, Differenzialblutbild, Thrombozyten.
➤ Urinstatus.
➤ Blutkulturen.
➤ Lumbalpunktion (Zellzahl, Eiweiß, Glukose, Bakteriologie, Virologie).
➤ TORCH-Screening (Toxoplasmose, Röteln, Cytomegalie, Herpes), möglichst durch PCR.
➤ Gerinnung, Ammoniak, Leberfunktionstests.
➤ EKG (QT-Verlängerung: V. a. Hypokalzämie, selten auch bei Hypokaliämie).
➤ Aminosäuren (Urin, Serum), Pyruvat, Laktat. Pyridoxal-5-Phosphat u. a.
➤ Schädelsonographie.
➤ Augenärztliche Untersuchung.
➤ EEG (wenn möglich Ausgangsbefund, Therapiekontrolle, EEG nach Auslassversuch).
➤ Beim älteren Säugling: Vitamin B_{12} bei rein veganer Ernährung der stillenden Mutter.
➤ Bei allen unklaren Krampfanfällen siehe auch „Erstuntersuchung bei V. a. Stoffwechseldefekt" (S. 279).

Allgemeine Therapiemaßnahmen

➤ Sicherstellung der Ventilation.
➤ EKG-Monitoring, Blutdrucküberwachung.
➤ Venöser Zugang.
➤ **Bei V. a. SIADH:** Flüssigkeitsrestriktion (70 % der Norm) erwägen, *cave* Verdünnungs-Hyponatriämie, *cave* reduzierter Perfusionsdruck durch Hypovolämie.
➤ **Bei Hypoglykämie:** 0,5 g Glukose/kg KG (= 5 ml/kg KG Glukose 10 %), dann: Glukose-Dauerinfusion: 8(–16) mg/kg KG/min ca. 5(–10) ml/kg KG/Std. Glukose 10 %.
➤ **Bei Hypokalzämie:** 0,5 mmol/kg KG = 2 2 ml Kalziumglukonat 10 % über 10 Minuten i.v.

12.3 Zerebrale Krampfanfälle

> **Bei Hypomagnesiämie:** 0,3 mmol/kg KG = 1 ml/kg KG Magnesiumaspartatlösung 10 % (z. B. Magnesiocard® 10 %) langsam i.v.
> Erwäge besonders beim Reifgeborenen: Pyridoxin 100 mg i.v. (s. u.).

Antikonvulsiva

> Die Kardinalfrage „führen Krampfanfälle zu zusätzlichen Hirnläsionen?" ist bis heute nicht entgültig beantwortet:
>   – *Lombroso/Freeman:* Keine zusätzliche Hirnläsion, keine Beeinträchtigung vitaler Parameter.
>   – *Volpe/Gluckman:* Wiederholte neonatale Krampfanfälle führen zu zerebraler Schädigung. Deshalb sofortige Therapie, sofern Glukose und Kalzium normal sind!

◘ *Beachte:*
  – Die Dosisempfehlungen sind selten systematisch erarbeitet.
  – Extrem variable interindividuelle Pharmakokinetik.
  – Mehrere Einzeldosen wegen Toxizität hoher Spitzenspiegel präferieren.
  – Ziel der antikonvulsiven Therapie ist das Durchbrechen der klinisch manifesten Krampfanfälle, nicht jeglicher elektrischer Anfallsaktivität!

1. **Phenobarbital** (z. B. Luminal):
   – *Initialdosis:* 10 mg/kg KG (0,05 ml/kg KG) über 5 Minuten i.v..
   – Bei weiterbestehenden Krampfanfällen *Folgedosis* 10 mg/kg KG in Abständen von 5 Minuten bis zu einer Gesamtdosis von maximal 40 mg/kg KG.
   – *Erhaltungsdosis:* 3–5 mg/kg KG/Tag in 2 Einzeldosen (ED).
   – *Halbwertszeit:* Abhängig von der Therapiedauer (2. Woche: 103 Stunden, 3. Woche: 65 Stunden, 4. Woche: 45 Stunden).
   – *Blutspiegel:* Erwünscht sind Serumspiegel von 20–40(–60) µg/ml nach 2–3 Tagen.
   – *Nebenwirkungen:* Hypotonie, Apnoen.
   – 50–80 % der Krampfanfälle sprechen auf Phenobarbital an.

2. **Phenytoin** (z. B. Phenhydan):
   – *Initialdosis:* 5–10 mg/kg KG über 10–15 Minuten langsam i.v. oder als Kurzinfusion.
     ◘ *Beachte:* Vor und nach Injektion bzw. Kurzinfusion Zugang stets mit NaCl 0,9 % durchspülen! Bei Dauerinfusion separaten Zugang benutzen. Maximale Infusionsgeschwindigkeit: 1 mg/kg KG/min.
   – Wiederholung nach 5–10 Minuten (loading dose 15–20 mg/kg KG).
   – *Erhaltungsdosis:* 3–5 mg/kg KG/Tag i.v. oder später oral in 2 ED.
   – *Halbwertszeit:* Variabel (Frühgeborene: 75 ± 65 Stunden; Termingeborene: 21 ± 11 Stunden), deshalb Blutspiegel-Kontrolle (s. u.).
   – *Blutspiegel:* Erwünscht sind Serumspiegel von 5–20 µg/ml.
   – *Nebenwirkungen:*
     • AV-Block, Bradykardie, Hypotension: EKG-Monitor-Kontrolle! Therapie: Atropin 20 µg/kg KG i.v.
     • Blutungsneigung (Vitamin K), Vitamin D-Mangel, Erbrechen.
     ◘ *Cave:* Paravasate: Schwerste Gewebsnekrosen!

➤ **Bei anhaltenden Krampfanfällen:** Ist die Dosis wirklich ausgeschöpft (Blutspiegel)? Während Phenobarbital und Phenytoin als Mittel der 1. und/oder 2. Wahl anerkannt sind, gibt es keine Einigkeit darüber, welche Antikonvulsiva in welcher Reihenfolge bei weiter bestehenden Krampfanfällen eingesetzt werden sollen. Zu erwägen sind die u.g. Wirkstoffe.

➤ **Clonazepam** (z. B. Rivotril):
  – *Initialdosis:* 0,1–0,2(–0,5) mg/ED über 5 Minuten i.v.
  – *Erhaltungsdosis:* 0,1–0,2 mg/kg KG/Tag.
  – *Halbwertszeit:* 20–43 Stunden.
  – *Blutspiegel:* Erwünscht sind Serumspiegel von 20–40(–60) µg/ml, es besteht aber keine eindeutig gesicherte Dosis-Wirkungsbeziehung.
  – *Nebenwirkungen:* Vermehrte Salivation, Injektionslösung enthält Alkohol.

➤ **Diazepam** (z. B. Diazemuls):
  🔾 *Beachte:* Valium sollte *nicht* verwendet werden, da dieses Präparat Natriumbenzoat enthält, welches Bilirubin aus der Eiweißbindung verdrängen kann!
  – *Initialdosis:* 0,2–0,5 mg/kg KG i.v., Wiederholung möglich.
  – Dieses Präparat wird vielfach abgelehnt, da es keinen Vorteil gegenüber Phenobarbital bietet und eine kurze antivonvulsive Wirkung aber sehr lange Halbwertszeit (*cave* Atemdepression) aufweist.

➤ **Midazolam** (z. B. Dormicum):
  – *Initialdosis:* 0,1–0,15 mg/kg KG ED über 10 Minuten i.v., Wiederholung möglich.
  – *Erhaltungsdosis:* 0,1(–0,4) mg/kg KG/Tag.
  – *Nebenwirkungen – cave* kann vor allem bei Frühgeborenen bei schneller Applikation Krampfanfälle auslösen, deswegen Anwendung langsam und unter guter klinischer Beobachtung!

➤ **Lorazepam** (z. B. Tavor):
  – *Initialdosis:* 0,05 mg/kg KG über 2–5 Minuten i.v., Wiederholung möglich.
  – Längere Wirkdauer als Diazepam, etwas geringere Atemdepression, keine Kumulation.
  – *Nebenwirkungen:* Myoklonus und stereotype Bewegungsmuster bei Frühgeborenen wurden in Einzelfällen beschrieben.

➤ **Lidocain:**
  – 4 mg/kg KG/Std. i.v. am 1. Tag, dann 1 mg/kg KG/Std. i.v. an den folgenden Tagen.
  – Anwendung nur bei therapierefraktären Krampfanfällen.

➤ **Pyridoxin bei Vitamin-B_6-Mangel-abhängigen Krampfanfällen:**
  – *Initialdosis:* 100(–200) mg i.v. als Bolus.
  🔾 *Cave:* Apnoe nach Pyridoxin-Gabe möglich!
  – Lumbalpunktion möglichst vor Verabreichung von Pyridoxin!
  – Bei Ansprechen auf Vitamin B_6: Bestimmung von Glutamat, GABA und Pyridoxal-5-Phosphat im Liquor (Abnahmebedingungen einhalten!); zusätzlich Pyridoxal-5-Phosphat in Erythrozyten bestimmen!
  – *Erhaltungsdosis:* Vitamin-B_6-Substitution 5–10–15 mg/kg KG/Tag p.o. oder i.v. bis Ergebnisse vorliegen bzw. für einige Wochen bis sichergestellt ist, dass kein therapeutischer Nutzen resultiert.
  – Bei Ansprechen andere Antikonvulsiva absetzen.

12.3 Zerebrale Krampfanfälle

Therapiedauer

➤ Die Therapiedauer kann **individualisiert** werden, da keine gesicherten Daten zur erforderlichen Therapiedauer verfügbar sind.
➤ **Prinzipien:**
   – Therapiedauer möglichst kurz halten.
   – Dauer je nach Ätiologie, neurologischem Untersuchungsbefund und EEG (Volpe).
   – Bei Krampfanfällen des Frühgeborenen in den ersten Lebenstagen ohne erkennbare Ätiologie die verwendete Substanz bald absetzen, evtl. bereits 1–2 Wochen nach dem letzten Krampfanfall.

Prognose

➤ Die Prognose ist eindeutig abhängig von der Ätiologie der Krampfanfälle und weniger vom Grad der Unreife des Kindes.
➤ Sie ist im Einzelfall auch vom Erfahrenen nicht zu stellen.
◪ *Beachte:* Auf Elterngespräch gut vorbereiten! Erfahrenen Kollegen zuziehen! Es ist wichtig, den Eltern gegenüber die Wahrheit zu sagen, man sollte sich jedoch auf gesicherte Fakten beschränken.

Grundlagen

➤ **Risiko:** Bei Frühgeborenen nimmt mit der Unreife das Risiko für eine Hirnblutung sowie der Schweregrad zu; Risiko: 25. SSW 50 %, 26. SSW 38 %, 28. SSW 20 %; die statistischen Angaben variieren zwischen den Zentren.

➤ **Manifestation:** Bei Frühgeborenen manifestieren sich 50 % der Blutungen am 1. Lebenstag, 25 % am 2. und 15 % am 3. Lebenstag.

➤ **Blutungsquellen:** Frühgeborene besitzen eine Germinalmatrix (Rückbildung bis zur 32.(–36.) SSW) mit vulnerablen Gefäßen (Gefahren sind Blutdruck-Schwankungen, Ischämie, Hypoxie, Azidose, Gerinnungsstörung). Zwischen der 28. und 32. SSW befindet sich der größte Anteil der Germinalmatrix am kaudo-thalamischen Übergang knapp hinter dem Foramen monroi; auch um den IV. Ventrikel befindet sich eine vulnerable Germinalmatrix. Mit zunehmenden Reifegrad der Frühgeborenen nimmt die Bedeutung der Germinalmatrix als Blutungsquelle für eine intraventrikuläre Blutung ab und die der Plexus choroidei zu.

Sonographische Untersuchung

➤ Frühgeborene sollten am 1., 3. und 7. Lebenstag eine zerebrale Sonographie erhalten (s. S. 60); ein Ultraschall nach Aufnahme auf die Station ist auch für forensische Fragestellungen (Zeitpunkt der Erstmanifestation einer Läsion) von Bedeutung.

➤ Bei Nachweis einer Läsion ist eine sorgfältige zerebrale Sonographie unter Nutzung zusätzlicher Schallfenster (vordere und hintere Seitenfontanelle) zur Darstellung von Mittelhirn und infratentoriellen Strukturen erforderlich (Abb. 73). Ca. 10 % der Frühgeborenen mit posthämorrhagischer Ventrikelerweiterung weisen Kleinhirnblutungen auf, die von der vorderen Fontanelle nicht ausreichend zu beurteilen sind und ein klinisch unterschätztes Problem darstellen.

➤ Bei Nachweis einer Hirnblutung, insbesondere bei reifen Neugeborenen, neben den Arterien auch die venösen Blutleiter (Sinus sagittalis superior, innere Hirnvenen) dopplersonographisch untersuchen.

➤ Bei reifen Neugeborenen sind ergänzend zur Sonographie eine Magnetresonanz-Tomographie (MRT) und Computer-Tomographie (CT), evtl. auch eine Angiographie zu erwägen (nur bei therapeutischer Relevanz).

➤ Intraparenchymatöse echodense Zonen (IPE) sind zwar meistens infarzierte Areale. Manchmal bilden sie sich jedoch auch ohne zystische Nekrosen zurück, sodass es sich retrospektiv nur um eine (venöse) Kongestion handelte. IPE sollten daher erst dann mit Blutung oder Infarkt benannt werden, wenn sich im Verlauf (Wochen) die zystische Regression darstellt (wichtig für das Elterngespräch).

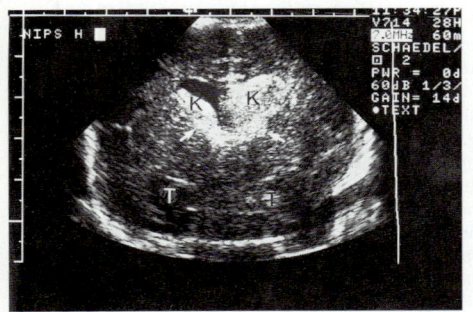

Abb. 70 Mittlerer Koronarschnitt, vordere Fontanelle; Frühgeborenes 27. SSW, 2. Lebenstag; Ventrikeleinbruchsblutung beidseits (Grad II rechts und Grad III links); < = Germinalmatrixblutung; K = Koagel im Seitenventrikel (noch homogen!); T = Temporalhorn des rechten Seitenventrikels (SV) erweitert, während das des linken SV mit Blut ausgefüllt ist; beachte: das Ependym ist noch echoarm

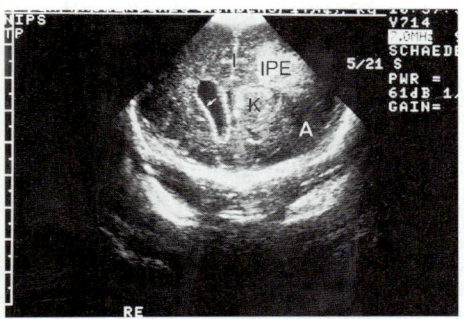

Abb. 71 Vorderer Koronarschnitt, vordere Fontanelle; Frühgeborenes 32. SSW, 8. Lebenstag; Ventrikeleinbruchsblutung links (Grad III); K = das Blutkoagel beginnt inhomogen (Lyse) zu werden und sich von der Ventrikelwand zu retrahieren; IPE = intraparenchymatöse echodense Zone (V. a. Parenchymblutung); < = das Ependym beginnt echoreich zu werden; I = Interhemisphärenspalt komprimiert, Verlagerung der Mittellinie nach rechts; A = artifizielle Schallauslöschung durch IPE und Koagel im Seitenventrikel

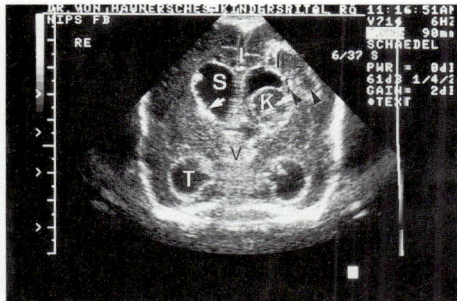

Abb. 72 Mittlerer Koronarschnitt, vordere Fontanelle; Frühgeborenes 32. SSW (gleicher Patient wie Abb. 71), 22. Lebenstag; K = das Blutkoagel ist inhomogen (Lyse) und hat sich von der Ventrikelwand retrahiert; IPE = die Echogenität der intraparenchymalen echodensen Zone bildet sich zurück, vereinzelt beginnen sich Zysten (<) zu bilden, damit handelt es ich bei der IPE um eine Parenchymblutung, < = echoreiches Ependym, V = III. Ventrikel mit Blut gefüllt; S = die Seitenventrikel sind erweitert, T = Temporalhorn; I = der Interhemisphärenspalt ist nicht mehr komprimiert, keine Mittellinienverlagerung mehr

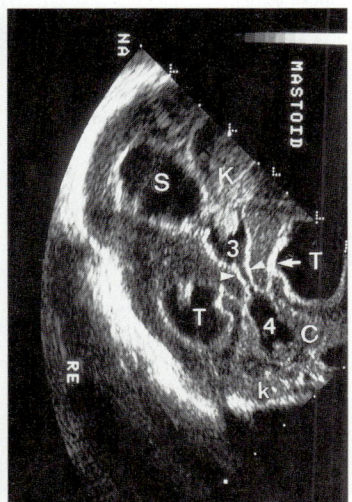

Abb. 73 Horizontalschnitt, linke hintere Seitenfontanelle; Frühgeborenes 26. SSW, 24. Lebenstag; posthämorrhagische Ventrikelerweiterung; S = Seitenventrikel, Vorderhorn; T = Temporalhorn; 3 = III. Ventrikel; 4 = IV. Ventrikel erweitert; ► ◄ = Aquädukt erweitert; K = Blutkoagel im linken Seitenventrikel, das Foramen monroi obstruierend; K = Blutkoagel in der Cisterna magna mit Obstruktion des IV. Ventrikels; < = echoreiches Ependym; C = linke Kleinhirnhemisphäre

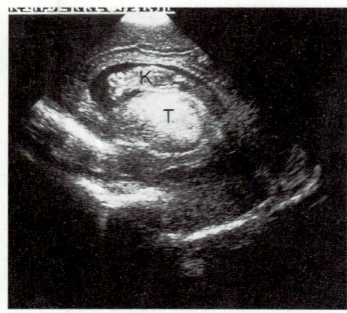

Abb. 74 Paramedianer Sagittal-
schnitt, vordere Fontanelle; reifes
Neugeborenes mit Vitamin-K-
Mangelblutung, 2. Lebenstag;
T = Thalamus; K = Blutkoagel im
Seitenventrikel

Klassifikationen

- ◙ *Hinweis:* Besser als die Verwendung von Klassifikationen (es gibt noch wei-
  tere) ist eine knappe, prägnante **Beschreibung** unter der Verwendung der
  Begriffe „Germinalmatrix", „intraventrikulär" und „Parenchym" (mit Lokalisa-
  tion).
- ➤ **Papile-Klassifikation:** Die gebräuchlichste Klassifikation der Hirnblutung
  Frühgeborener begründet sich auf computertomographische Untersuchungen:
  - *Hirnblutung Grad I:* Subependymale Blutung.
  - *Hirnblutung Grad II:* Ventrikeleinbruchsblutung ohne Ventrikelerweiterung.
  - *Hirnblutung Grad III:* Ventrikeleinbruchsblutung mit Ventrikelerweiterung.
  - *Hirnblutung Grad IV:* Grad I–III mit Blutungen ins Hirnparenchym.
- ➤ **DEGUM-Klassifikation:** Unter Berücksichtigung der sonographischen Untersu-
  chungstechnik sowie pathophysiologischer Erkenntnisse wurde 1998 durch die
  pädiatrische Sektion der DEGUM folgende Klassifikation vorgeschlagen (Doku-
  mentationsbogen s. u.):
  - *Hirnblutung Grad I:* Subependymale Blutung.
  - *Hirnblutung Grad II:* Ventrikelblutung die < 50 % des Lumens ausfüllt.
  - *Hirnblutung Grad III:* Ventrikelblutung die > 50 % des Lumens ausfüllt.
  - Parenchymblutungen (Großhirn, Kleinhirn, Basalganglien und Hirnstamm)
    werden getrennt beschrieben (Lokalisation und Größe).

Tabelle 58 Dokumentation der Hirnblutungen bei Frühgeborenen (Konsens der pädiatrischen Sektion der DEGUM 1998 Magdeburg)

Grad der Hirnblutung		li		re	
	Grad I-Blutung	☐		☐	
	Grad II-Blutung	☐		☐	
	Grad III-Blutung	☐		☐	
		ja	nein	li	re
hämorrhagische Infarzierung des Hirnparenchyms					
Lokalisation	frontal	☐	☐	☐	☐
	parietal	☐	☐	☐	☐
	okzipital	☐	☐	☐	☐
Größe	klein (≤ 1 cm)	☐	☐	☐	☐
	mittel (> 1 cm und ≤ 2 cm)	☐	☐	☐	☐
	groß (> 2 cm)	☐	☐	☐	☐
Blutung oder hämorrhagische Infarzierung von					
	Basalganglien	☐	☐	☐	☐
	Kleinhirn	☐	☐	☐	☐
	Stammhirn	☐	☐	☐	☐
posthämorrhagische Ventrikelerweiterung		☐	☐	☐	☐
Therapiebedürftiger posthämorrhagischer Hydrozephalus		☐	☐	☐	☐

Differenzialdiagnose

➤ Erklärt sich die Gehirnblutung der Frühgeborenen durch die Unreife, so erfordern **Hirnblutungen bei reifen Neugeborenen** eine sorgfältige Abklärung: Reanimation, Geburtstrauma, hämorrhagische Diathese (Gerinnung und Thrombozyten), Thrombophilie, venöse/arterielle Thrombosen, Embolien, Polyglobulie, Hypernatriämie, Aneurysmen, AV-Malformationen, Koarktation der Aorta (RR), Tumor, ECMO-Therapie usw.

Therapie

➤ **Ausschöpfung konservativer Maßnahmen:**
  – Blutdruck stabilisieren: Blutdruckspitzen vermeiden; Vorsicht beim Umhängen von Katecholaminen, Sedierung; Minimal Handling!
  – Normale Oxygenierung. Beachte: Besser elektiv intubieren als notfallmäßig bei Apnoe!
  – Hyper- und Hypokapnien vermeiden (reduziert Perfusion des Gehirns).
  – Gerinnung überprüfen, notfalls normalisieren.
  – Hypoglykämien vermeiden.
  – Großzügiger Einsatz einer antikonvulsiven Therapie.
  – Steroide sind umstritten (sinnvoll möglicherweise bei fokalem Ödem).
  – Bei reifen Neugeborenen frühzeitig neurochirurgisches Konsil.

12.4 Hirnblutungen

➤ **Therapie bei Frühgeborenen mit intraventrikulärer Blutung:** s. progrediente posthämorrhagische Ventrikelerweiterung der Frühgeborenen, S. 329.

   ◙ *Beachte:* Eine intraventrikuläre Fibrinolyse sollte nur innerhalb von Studien erfolgen.

Prognose

➤ Bei **Frühgeborenen** scheinen Gehirnblutungen Grad I–II das Risiko für neurologische Komplikationen nicht wesentlich zu erhöhen.

➤ Schwere neurologische Komplikationen sind bei **Frühgeborenen** mit Gehirnblutungen Grad III in ca. 30% und bei Parenchymblutungen in ca. 70% zu erwarten.

➤ Bei **reifen Neugeborenen** entscheiden Lokalisation und Ätiologie über die Prognose; Blutungen in die Basalganglien, das Kleinhirn sowie den Hirnstamm sind prognostisch ungünstig; der individuelle Verlauf ist jedoch nicht vorhersagbar.

Grundlagen

- ➤ Die periventrikuläre weiße Substanz ist bei Frühgeborenen besonders vulnerabel für **hypoxisch ischämische Läsionen**. Auch pränatale Infektionen des Fetus sind ein Risikofaktor.
- ➤ In den periventrikulären Marklagern befindet sich die „Wasserscheide" zwischen den vom Kortex ausgehenden ventrikulopedalen Parenchymarterien und den ventrikulofugalen Arterien.
- ➤ Als Folge der Infarzierung kommt es zur **Nekrose**; die Zysten können nur wenige Millimeter groß sein, zu größeren Nekrosen konfluieren und Anschluss an das Ventrikelsystem gewinnen.
- ➤ Es kommt zur **Hirnatrophie** (Mikrozephalie) mit erweiterten inneren und äußeren Liquorräumen.
- ➤ **Hämorrhagische Form der PVL:** Eine PVL kann zusammen mit einer periventrikulären und/oder intraventrikulären Blutung auftreten; die Abgrenzung zur Blutung kann dann sonographisch schwierig sein.
- ➤ **Symptome:**
  - Eine PVL ist im akuten Stadium oft symptomarm.
  - Hypotonie und Lethargie sind möglich.
  - Später sind Neugeborene irritabel, schwer zu beruhigen.
  - Muskuläre Hypertonie, gebeugte Arme, gestreckte Beine, Tremor.

Sonographische Untersuchung

- ➤ **Lokalisation:**
  - Die periventrikuläre Infarzierung betrifft vor allem die Region über dem Trigonum, die Region um das Foramen monroi und die parieto-okzipitale Region.
  - In der Regel ist die PVL bilateral symmetrisch und linear um die Seitenventrikel angeordnet
- ➤ **Stadieneinteilung:** Es werden 2 Stadien unterschieden:
  - *Stadium I:* Phase der periventrikuläre Echogenitätsvermehrung; akute Phase = initialer Infarkt; Dauer 1–2 Wochen; echogen oder echoreicher als Plexus choroidei.
  - *Stadium II* (Abb. 75): Phase der periventrikulären Zystenbildung; chronische Phase; die Zysten treten zwischen dem 10.–20. Tag der Echogenitätserhöhung auf.

12.5 Periventrikuläre Leukomalazie (PVL) ▬▬▬▬▬▬

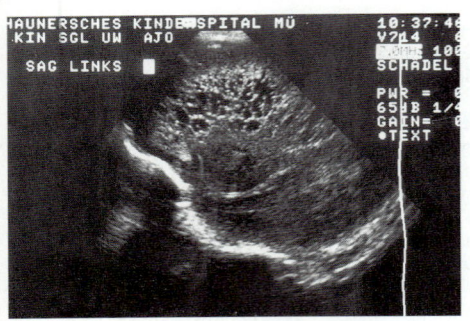

Abb. 75 Paramedianer Sagittalschnitt, vordere Fontanelle; Frügeborenes 33. SSW im Alter von 6 Wochen; die Echogenitätsvermehrung reicht von frontal bis okzipital und ist bereits wieder abnehmend; im Bereich der Echogenitätsvermehrung haben sich multiple teils konfluierende Zysten (PVL Stadium II) gebildet.

Differenzialdiagnose ▬▬▬▬▬▬▬▬▬▬▬▬▬▬▬▬▬▬▬▬

➤ **Physiologische periventrikuläre Echogenitätserhöhung** (echogener periventrikulärer Halo, s. zerebrale Sonographie) im Bereich der Hinterhörner der Seitenventrikel; weniger echogen als Plexus; ist durch die vordere nicht jedoch durch die hintere Fontanelle darstellbar (Faserverlauf); keine Zystenbildung in den folgenden Wochen.

➤ **Parenchymblutungen** sind meist asymmetrisch; die Germinalmatrix ist mitbetroffen; grenzen meist unmittelbar an die Ventrikel, während die PVL vom Ventrikel meist durch Hirngewebe abgegrenzt ist.

Prognose ▬▬▬▬▬▬▬▬▬▬▬▬▬▬▬▬▬▬▬▬▬▬▬▬▬

➤ Entsprechend der Lokalisation der Schädigung sind vor allem die kortikospinalen Bahnen insbesondere zu den Beinen betroffen; des Weiteren jedoch auch die Bahnen zur Sehrinde und zum Sprachzentrum.

Definitionen

➤ **Hydrozephalus** im strengen Sinne bezeichnet eine Zunahme der intrakraniellen Liquorräume durch eine gestörte Liquordynamik (Bildung, Zirkulation, Resorption).
➤ Durch Fehlbildung oder Atrophie (Hydrocephalus e vacuo) erweiterte Liquorräume sollten als **Ventrikulomegalie** bezeichnet werden (Ventrikulomegalie mit zerebraler Atrophie).
➤ **Posthämorrhagische Ventrikelerweiterung (PHVD)** bezeichnet eine Zunahme der inneren Liquorräume über die altersabhängige Norm hinaus infolge einer intraventrikulären Blutung. PHVD umfasst Atrophie sowie eine Erweiterung durch eine gestörte Liquordynamik. Der Zusatz *progredient, persistierend* oder *transient* ist von großer klinischer Relevanz.

Pathophysiologie der progredienten PHVD

➤ **Ungleichgewicht** zwischen **Liquorproduktion** und **Absorption**.
➤ Eine Verlegung der Engstellen (Aquädukt, Foramina Monroi/Luschkae/Magendii) durch Blutkoagel ist von untergeordneter Bedeutung. 80 % der Frühgeborenen mit PHVD besitzen eine ventrikulospinale Kommunikation.
➤ **Beeinträchtigte Liquorresorption:** Angenommen wird eine Obstruktion der resorptiven Oberflächen (Villi arachnoideae in der hinteren Schädelgrube und der Gehirnoberfläche) durch eine Arachnoiditis infolge einer Blutung.

Inzidenz und Prävalenz des posthämorrhagischen Hydrozephalus

➤ Sehr variable Angaben, ca. 0,3/1000 Lebendgeburten (Schweden).
➤ Frühgeborene mit einem Gestationsalter < 32. SSW oder einem Geburtsgewicht < 1500 g (VLBW) entwickeln in ca. 1 % einen shuntpflichtigen Hydrozephalus.
➤ Nach einer intraventrikulärer Blutung ist der Verlauf nicht vorhersagbar. Nur 35 % entwickeln eine Ventrikelerweiterung, die persistierend, progredient oder transient sein kann.
➤ Letztlich werden nur 15 % der Frühgeborenen mit PHVD shuntpflichtig. Ein prognostischer Marker für eine Shuntpflichtigkeit ist bisher nicht verfügbar.

Klinische Symptomatik bei erhöhtem intrakraniellen Druck

➤ Abnorme Zunahme des Kopfumfanges.
➤ Weite, vorgewölbte bzw. gespannte vordere Fontanelle.
➤ Klaffende Schädelnähte.
➤ Missverhältnis von Gesichts- zu Gehirnschädel.
➤ Sonnenuntergangs-Phänomen: Iris halb vom Unterlid bedeckt, oberer Rand der Iris ist sichtbar.
➤ *Neurologische Befunde:* Hyperexzitabilität, verminderte Vigilanz, vermehrtes Schreien, Krampfanfälle, Strecktendenzen
➤ Apnoen, Bradykardien s. S. 145.
➤ Erbrechen.
◙ *Beachte:* Ausschluss anderer Ursachen!

12.6 Hydrozephalus und PHVD

Untersuchungen und Verlaufsbeurteilung

➤ **Kopfumfangsmessungen** frontookzipital (Kurve) 1 × täglich, es zählt der größte von 3 Werten pro Messung; der koronare Abstand zwischen den Tragi kann hilfreich sein, die Messung ist jedoch ungenauer (Messpunkte markieren).
➤ **Tastbefund der Fontanelle** (sehr subjektiv).
➤ **Sonographische Untersuchung:**
  – Die *vergleichende Beurteilung der inneren Liquorräume* (Weite, Mittellinie) in definierten koronaren und parasagittalen Schnittebenen ist am zuverlässigsten.
  – Indizes für die Weite der inneren Liqorräume sind zur Verlaufsbeurteilung nicht ausreichend, sie erfassen nur bestimmte Abschnitte, die Ventrikelerweiterung ist jedoch asymmetrisch (Hinterhörner > Temporalhörner > Vorderhörner).
  – Am bekanntesten ist der *Ventrikularindex* (Weite zwischen der Falx und der lateralen Wand des rechten bzw. des linken Seitenventrikels; 97. Perzenile: 28. SSW 10 mm, 32. SSW 11,5 mm, 40. SSW 14 mm).
  – Von untergeordneter Bedeutung sind Fontanometrie und Dopplersonographie. Möglicherweise besitzt der *Fontanellenkompressions-Test* (Änderung des Resistive Index bei Fontanellenkompression s. S. 66) durch die Erfassung einer verminderten zerebralen Compliance bei erhöhtem intrakraniellem Druck eine klinische Bedeutung.

Anmerkungen zur Therapie/Therapievorschläge bei progredienter PHVD

➤ Bisher sind **keine einheitlichen Therapierichtlinien** bzw. Entscheidungskriterien für therapeutische Maßnahmen verfügbar. Kleinere Studien sind wegen der großen Variabilität hinsichtlich der Prognose (Neurologie und Shuntpflichtigkeit) stets zurückhaltend zu bewerten.
➤ Frühzeitig **kinderchirurgisches oder neurochirurgisches Konsil**.
➤ **Heute weitgehend verlassen:** Medikamentöse Hemmung der Liquorproduktion (im Plexus) mit Acetazolamid und Furosemid.

Liquordrainagetechniken: Indikationen und praktisches Vorgehen

➤ **Lumbale oder ventrikuläre Punktion** (auch seriell):
  – *Indikationen zur lumbalen oder ventrikulären Punktion:*
    • Exzessives Kopfwachstum definiert als eine Kopfumfangszunahme mit der doppelten Geschwindigkeit der Norm (1,5 cm/Woche) über 2 Wochen.
    • Klinische Symptome und Zeichen eines erhöhten intrakraniellen Druckes (s. o.).
  – *Indikationen zur Ventrikelpunktion:*
    • Fehlende ventrikulo-spinale Kommunikation (Ultraschallbefund).
    • Lumbal < 2 ml Liquor zu drainieren.
  – *Technik (lumbale und ventrikuläre Punktion):*
    • Sorgfältiges Monitoring (Respiration, Herzfrequenz und Blutdruck) während der Punktion und in den nächsten Stunden.

- Bei Entlastung durch Punktion der Liquorräume können und sollten ca. 10–15 ml/kg KG drainiert werden (maximal 2 % des Körpergewichts).
- Die Entlastung sollte langsam (über ca. 15 Minuten) erfolgen.
- Initial sowie bei Abbruch sollte der intrakranielle Druck (ICP) gemessen werden (Normbereich 30–70 mmHg).
- Vor und nach der Entlastung kann eine Sonographie des Gehirns mit Fontanellenkompressions-Test (s. S. 66) durchgeführt werden.

– *Technik der Ventrikelpunktion:*
- Vor Punktion: Sonographisch (Linearschallkopf) Stichrichtung und Einstichtiefe festlegen; Gerinnung und Thrombozytenzahl kontrollieren.
- Die Einstichstelle zu den Seitenventrikeln befindet sich im Bereich der lateralen Ecken der vorderen Fontanelle (cave: median befindet sich der Sinus sagittalis).
- ◨ *Beachte:* Die Ventrikelpunktion ist kardiorespiratorisch weniger belastend als die Lumbalpunktion. Nach Ventrikelpunktion kann jedoch eine Parenchymzyste (Aufklärung) auftreten. Ihre prognostische Bedeutung ist nicht geklärt, sehr wahrscheinlich ist eine Zyste nach Punktion (Spaltraum) nicht zu vergleichen mit einer Zyste nach einer Hirnblutung oder bei der PVL (Nekrose).

➤ **Shunt-Implantation:**
- ◨ *Beachte:* Vor Anlage einer externen Ableitung, eines subkutanen Liquorreservoirs oder eines Shunts ist unbedingt eine *Ventrikelpunktion* zu erwägen. Es gibt Frühgeborene, die nur eine Entlastung (bei gestörter ventrikulospinaler Kommunikation) benötigen. Erhöhtes Eiweiß im ventrikulären Liquor ist ein Risiko für ein Shuntversagen.
- – *Indikation:* Wenn 2 der folgenden Kriterien zutreffen:
  - Kopfumfang 1,5 cm oberhalb der 97. Perzentile.
  - Kopfwachstum von 1,5 cm/Woche über 2 Wochen.
  - Klinische Symptome und Zeichen eines erhöhten intrakraniellen Druckes (s. o.).

➤ **Subkutanes Liquorreservoir oder externe Ableitung – Indikationen:**
- – Erhöhtes Liquor-Eiweiß.
- – Größenmissverhältnis zwischen Ventil und Schädel.
  - ◨ *Beachte:* Die externe Ableitung oder das subkutane Liquorreservoir ist evtl. die Methode der Wahl bei sehr kleinem und krankem Kind, bei größeren Koageln, bei erhöhtem Eiweißgehalt des Liquors und bei Meningitis. Vorbereitung wie bei einer Ductus-OP (s. S 241). Der Shunt kann auf der Station gelegt werden.

➤ **Perioperative Infektionsprophylaxe bei Eingriffen am ZNS:**
- – Die Gabe eines *Antibiotikums* (z. B. Vancomycin s. S. 385) ist bei Frühgeborenen zu empfehlen, insbesondere wenn die Infektionsrate eines Zentrums > 5 % pro ZNS-Eingriff liegt. Das Antibiotikum sollte insbesondere Staphylokokken erfassen. Bei der Gabe des Antibiotikums sollte der Abstand zum Eingriff so gewählt werden, dass wirksame Gewebsspiegel bei OP-Beginn erreicht sind (nicht erst bei OP). Die antibiotische Prophylaxe sollte für 48 Stunden erfolgen.
- – Die Gabe von *Immunglobulinen* (1 g/kg KG am Vortag) scheint das Infektionsrisiko zusätzlich zu verringern.

12.6 Hydrozephalus und PHVD

Liquordrainagetechniken: Risiken

➤ **Serielle Punktionen der Liquorräume** (lumbal oder ventrikulär) haben ein Infektionsrisiko (Meningitis, Ventrikulitis) von 5–9 % pro Patient, das Risiko beträgt ca. 1 % pro Punktion. Frühzeitige serielle Liquorpunktionen, zur Verhinderung einer weiteren Expansion der Ventrikel (nach sonographischen Kriterien) führen zu keiner Reduktion der Shuntpflichtigkeit und zeigen auch keinen Vorteil für die neurologische Prognose. Mit erhöhter Anzahl der Punktionen steigt jedoch das Risiko einer Infektion der Liquorräume.

➤ **Ventrikulostomien** (externe Ableitung, subkutanes Liquorreservoir und interner Shunt) haben ein Infektionsrisiko der Liquorräume von ca. 10–20 %. Die Angaben variieren erheblich zwischen den Studien und Zentren. Die externe Ableitung scheint das größte Infektionsrisiko zu besitzen.

Prognose

➤ **Vorbemerkung:** Die nachfolgenden Angaben beziehen sich auf Frühgeborene mit progredienter PHVD bzw. posthämorrhagischem Hydrozephalus. Prozentuale Angaben variieren zwischen den Zentren und Studien.

➤ Die Mortalitätsrate beträgt in den ersten Lebensjahren ca. 10–20 %.

➤ Nur 10 % der Kinder bleiben ohne eine Beeinträchtigung; 70 % entwickeln eine deutliche Behinderung (Entwicklungsverzögerung, motorische Störungen, Krampfanfälle, Sehfelddefekte usw.).

➤ Die Prognose hinsichtlich Neurologie und Mortalität ist ungünstiger, wenn zusätzlich eine Parenchymläsion besteht oder häufige Ventilrevisionen aufgrund von Shuntkomplikationen wie Infektion und Verschluss erforderlich sind.

Klinisch relevante Besonderheiten der Nierenphysiologie bei Neu- und Frühgeborenen

➤ Die **anatomische Entwicklung der Niere** mit Bildung von ca. 1 Mio. Nephronen ist in der 35. SSW mit etwa 2100–2500 g Körpergewicht und 46–49 cm Länge beendet. Die Reifungsvorgänge erfolgen zentrifugal. Nephrone Frühgeborener und untergewichtiger Kinder sind in ihrer Struktur und Funktion heterogen. Die Nephrone der inneren Nierenrinde und das Nierenmark können geschädigt werden, noch ehe sich Nephrone der äußeren Nierenrinde ausgebildet haben.

➤ Bei **Urethral- oder Ureterobstruktionen** korreliert das Ausmaß der renalen Dysplasie sehr gut mit dem zeitlichen Beginn der Obstruktion. Obstruktionen in der 2. Schwangerschaftshälfte können dagegen Hydronephrosen oder vesikoureterale Refluxe (VUR) ohne gleichzeitige Nierendysplasie hervorrufen.

➤ Zu den **physiologischen Besonderheiten der Niere** zählt der hohe renale Gefäßwiderstand bei niedrigem systemischen Blutdruck. Die fetale Niere erhält nur 2–4 % des Herzzeitminutenvolumens, postnatal ca. 5–18 %. Ein Blutdruckabfall wirkt sich somit sehr schnell auf die Nierenfunktion aus. Der effektive Filtrationsdruck beträgt nur wenige mmHg. Die Autoregulation ist auf einem niedrigeren Blutdruckniveau vorhanden. Bei kranken Frühgeborenen ist sie aber nur begrenzt wirksam. Die Regulation des renalen Blutflusses ist abhängig vom Zusammenspiel verschiedenster Hormonsysteme (Renin-Angiotensin, Arginin-Vasopressin, Artrialnatriuretisches Peptid, Prostaglandine, Endothelin, Katecholamine).

➤ **Nierenfunktion:**
   – *Normalwerte Kreatininclearance* (Tab. 59): Zum Vergleich: Die Kreatininclearance bei gesunden Erwachsenen beträgt ca. 100 ml/min/1,73 m^2).

Tabelle 59   Normalwerte Kreatininclearance [ml/min/1,73 m^2]

	28.–32. SSW	32.–24. SSW	> 35.–40. SSW
1–2 Tage	ca. 10	ca. 15	ca. 20
4–6 Tage	10–15	25	50
3–5 Wochen	keine Daten	37	60

   – *Normalwerte Kreatinin* s. Abb. 76.
   – *Normalwerte Urinausscheidung:*
      • Gesunde Neugeborene: 0,5 ml/kg KG am 1. Lebenstag, dann 2–3 ml/kg KG/Std. (0,5–5 ml/kg KG/Std.).
      • Frühgeborene (28.–35. SSW) in der 1.–6. Woche 4–6 ml/kg KG/Std.
      • 20–25 % der Früh- und reifen Neugeborenen scheiden bis zu 20 ml Urin direkt postnatal aus, 92 % in den ersten 24 Stunden, weitere 7 % in bis zu 48 Stunden. Neugeborene, die Infusionen erhalten, sollten spätestens 6 Stunden nach Beginn der Infusion Urin ausscheiden.

Definitionen

➤ **Oligurie:** Urinausscheidung < 1 ml/kg KG/Std.
➤ **Anurie:** Keine Urinausscheidung.

13

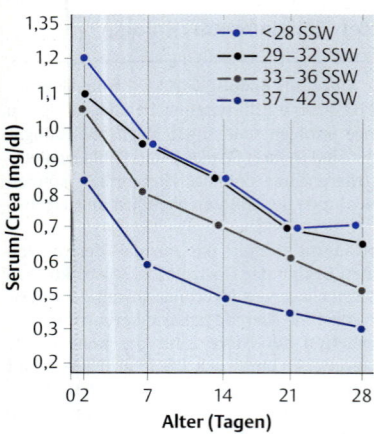

Abb. 76   Normalwerte Kreatinin (modifiziert nach Rudd PT)

➤ **Nierenversagen:** Serum-Kreatinin > 1,5 mg/dl, Anstieg > 0,3 mg/dl/Tag.
➤ **Isosthenurisches Nierenversagen:** Anstieg von Kreatinin (> 1,5 mg/dl) trotz normaler Urinmenge.

Pathophysiologie des akuten renalen Nierenversagens (ARF; Abb. 77)

Pathophysiologie des akuten renalen Nierenversagens (ARF)

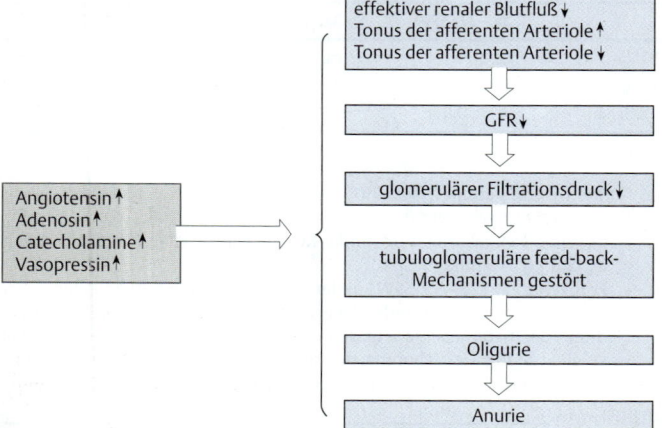

Abb. 77   Pathophysiologie des akuten renalen Nierenversagens (ARF)

Ursachen für Nierenversagen beim Neugeborenen

➤ **Akutes prärenales Nierenversagen** (= mangelhafte renale Durchblutung; ca. 70 % der Fälle):
  – Hypotension, Hypovolämie, Dehydratation, Sepsis.
  – Herzinsuffizienz, Aortenisthmusstenose, persistierender Ductus arteriosus (PDA), persistierende pulmonale Hypertension (PFH).
  – Asphyxie, RDS, Hyperkapnie, Azidose.
  – Polyzythämie (Hkt > 65 %).
  – Medikamente (z. B. ACE-Hemmer, Indomethacin).
➤ **Akutes renales Nierenversagen:**
  – Asphyxie (O_2-Mangel) → akute tubuläre Nekrose (4–70 % primär prärenal → renal).
  – Verbrauchskoagulopathie.
  – Nierengefäßthrombosen (venös, arteriell).
  – Urosepsis.
➤ **Angeborenes renales Nierenversagen** (10–30 %):
  – Renale Aplasie/Dysplasie (z. B. isoliert, z. B. Prune-belly-Syndrom, komplexe Fehlbildungen, z. B. Fraser-Syndrom, VACTERL, Potter-Sequenz).
  – Polyzystische Nierendegeneration (z. B. autosomal-rezessiv).
➤ **Angeborenes postrenales Nierenversagen** (7 %): Obstruktive und/oder refluxive Nierenerkrankungen mit Nierendysplasie (z. B. Urethralklappen).

Stufendiagnostik bei Oligurie/Anurie

1. **Familienanamnese** (Eltern, Verwandte): Fehlbildungen, chronische Nierenerkrankungen?
2. **Schwangerschaftsanamnese:** Medikamente, Oligohydramnion, Ultraschallbefunde, nur eine A. umbilicalis?
3. **Perinatale Anamnese:** APGAR, Trinkverhalten, Infektion?
4. **Inspektion:** Fehlbildungen, Dysmorphiezeichen?
5. **Palpation des Abdomens:** Nieren (Größe, Position, Oberfläche), Harnblase, Urachuszyste?
6. **Hydrierungszustand:** Dehydratation (Haut, Fontanelle, Gewicht), Überwässerung (Ödeme, Lebergröße)?
7. **Blutdruck** (Messung an allen 4 Extremitäten), O_2-**Sättigung** (prä-, postduktal): Hypoplastisches Linksherz, Aortenisthmusstenose (CoA)?
8. **Blutuntersuchung:**
   – Natrium, Kalium, Chlorid, Kalzium, Phosphat, Gesamteiweiß, Albumin (evtl. Elektrophorese), Kreatinin, Harnstoff, Harnsäure, Blutgase.
   – Blutbild mit Differenzialblutbild und Thrombozyten, Gerinnung, Blutgruppe.
   – Blutkultur.
9. **Urinuntersuchung:**
   – Messung der Urinausscheidung: Urinbeutel, Ultraschall (gefüllte Blase?), evtl. Blasenkatheter zur exakten Bilanzierung der Ausscheidung.
   – Spezifisches Gewicht (bei Neugeborenen Konzentrationsmöglichkeit 400–600 mosmol/kg KG entspricht einem spezifischen Gewicht von 1015–1020).
   – Bestimmung von pH, Blut, Glukose.
   – Untersuchung auf Zellen, Bakterien, Bakterienkultur. Evtl. CMV, HSV.
   – Ggf. Untersuchung auf Ausscheidung von Aminosäuren, organischen Säuren.
   – Fraktionierte Ausscheidung von Natrium, Kalzium und Phosphat.

10. **Sonographie** der Nieren, der ableitenden Harnwege, der Blase und des Abdomens.
11. Für weitere Diagnostik **MCU** (Miktionszysturogramm) bei V. a. Reflux bzw. Obstruktion.
12. **Intravenöses Pyelogramm** (IVP) bzw. **Isotopen-Nephrogramm** (ING) nur nach Rücksprache mit Nephrologen bzw. Radiologen.

Therapieprinzipien bei akutem Nierenversagen (Oligurie/Anurie)

➤ **Beseitigung der Ursache** (Hyperkapnie, metabolische Azidose, Hypovolämie, Hypotension führen zu renaler Vasokonstriktion → Oligurie → ARF.
➤ **Medikamentöse Behandlungsprinzipien** (Dosierungen und Kombinationen s. u.):
  – *Diuretika:*
    • Furosemid fördert die Ausscheidung von Natrium, Chlorid, Kalzium, Magnesium und Kalium, stimuliert die Synthese und Ausscheidung von PgE_2, führt zu Wasserausscheidung bei ausreichendem Natrium-Angebot und erhöht nicht die glomeruläre Filtrationsrate (GFR). Bei Niereninsuffizienz ist eine Kumulation möglich, daher keine zu hohen Dosen verwenden.
    • Hydrochlorothiazid vermindert die Ausscheidung von Kalzium und wirkt einer Nephrokalzinose entgegen.
  – *Theophyllin:* Tierexperimentell werden Diurese, GFR, renaler Plasmafluss und die Filtrationsfraktion erhöht/gesteigert. Theoretischer Ansatz: Theophyllin antagonisiert Adenosin am Tubulusrezeptor, außerdem besteht eine Auswirkung auf die afferente Arteriole.
  – *Katecholamine:* Dopamin wirkt auf dopaminerge A_1- und A_2-Rezeptoren und stimuliert α- und β-Adrenorezeptoren (Stimulation der dopaminergen Rezeptoren führt zu renaler Vasodilatation, erhöht den systemischen Blutdruck und das HZV). Dopaminerge Rezeptoren sind in den Nierenarterien der Glomeruli vorhanden. Intrarenal führt Dopamin zur Vasodilatation des arteriellen Systems, der Blutdruck sinkt in der afferenten Arteriole und steigt in der efferenten Arteriole → GFR steigt.
  ◗ *Beachte:*
    • Hydrochlorothiazid ist schwächer wirksam als Furosemid, aber kalziumsparend. Vorsicht bei Hyperkalzämie!
    • Furosemid erhöht nicht die Nierendurchblutung und das Glomerulumfiltrat, führt allerdings bei ausreichendem Natrium zur Diurese. Auf eine Hyperkalziurie achten.
    • Zerebrale Krampfanfälle entstehen meist nicht durch Urämie, sondern durch Hyponatriämie, Hypokalzämie und Hypomagnesiämie. Die Empfindlichkeit gegenüber Phenobarbital ist bei Urämie erhöht!
    • Antibiotika, die überwiegend renal eliminiert werden: Penicillin G, Ampicillin, Azlocillin, Cephalosporine, Aminoglykoside und Vancomycin (Dosisreduktion nach Spiegel).

Therapeutisches Vorgehen

➤ Vorgehen in folgender Reihenfolge, wenn die Maßnahme in der folgenden Stunde nicht zu eine Urinausscheidung von mindestens 0,5 ml/kg KG führt.

➤ **Niedriger Blutdruck, V. a. Hypovolämie:**
1. NaCl 0,9 % 10–20 ml/kg KG in 30–120 Minuten.
2. Dopamin 2–4 μg/kg KG/min (über zentralen Venenkatheter), evtl. steigern bis max. 10 μg/kg KG/min. Evtl. zusätzlich Dobutamin 5–10 μg/kg KG/min über periphere Vene.
3. Bei weiterhin niedrigem Blutdruck nochmals NaCl 0,9 % 10–20 ml/kg KG, evtl. Biseko 10 ml/kg KG oder FFP (10–20 ml/kg KG) bei entsprechender Indikation.
4. Hydrokortison (60 mg/m²/d in 2 ED: morgens ⅔ der Dosis, abends ⅓ der Dosis) bei anhaltend niedrigem Blutdruck.
5. Bei Hochfrequenz-Beatmung (HFOV) versuchen, den MAD zu reduzieren (vgl. S. 168).
6. Nach ausreichender Behandlung einer Hypovolämie:
   - Volumen reduzieren auf Perspiratio insensibilis (ca. 40 ml/kg KG/Tag).
   - Kein Kalium geben!
   - Hyponatriämie, Hypokalzämie und Azidose ausgleichen.
   - Antibiotika-Dosierung reduzieren, Blutspiegel bestimmen.
   - Eiweißzufuhr auf 1 g/kg KG/Tag reduzieren.
➤ **Normaler Blutdruck, V. a. Herzinsuffizienz, V. a. Hypervolämie:**
1. Hydrochlorothiazid 2–3 mg/kg KG/Tag in 2 ED.
2. Furosemid 0,5–1 mg/kg KG i.v.
3. Dopamin 2–4 μg/kg KG/min, zusätzlich evtl. Dobutamin 6 μg/kg KG/min.
4. Furosemid 2 mg/kg KG i.v., falls nach 2–3 Stunden kein Erfolg.
5. Furosemid 4 mg/kg KG langsam i.v. oder als Dauerinfusion über 24 Stunden; dann keine weitere Gabe von Furosemid!
6. Theophyllin 0,5–1 mg/kg KG i.v.

Dialyseverfahren

➤ **Peritonealdialyse (PD)** (s. S. 338): Akute Indikationen:
   - Anurie/Oligurie und Überwässerung (unkontrollierbare Gewichtszunahme > 10 %).
   - Anurie/Oligurie und nicht beherrschbare Azidose (pH < 7,15).
   - Anurie/Oligurie und nicht beherrschbare Hyperkaliämie; Kreatinin kontinuierlich ansteigend bzw. Harnstoff > 200 mg/dl.
   - Bei Hyperammonämie > 250 μg/dl PD erwägen.
➤ **Kontinuierliche arterio-venöse Hämofiltration (CAVH):** Evtl. erwägen bei im Vordergrund stehendem Flüssigkeitsproblem oder bestehenden Stoffwechselstörungen.

Prognose

➤ Abhängig von der Ursache des akuten Nierenversagens. Geburtsgewicht, APGAR-Werte, Höhe der harnpflichtigen Substanzen und weitere Laborparameter geben keinen Hinweis auf das Outcome.
➤ 20–75 % Mortalität bei intrarenaler Ursache, kardial ausgelöstem Nierenversagen sowie bei Multiorganversagen.
➤ Bei den überlebenden Kindern treten in bis zu 35 % Nierenschäden (vermindertes Nierenwachstum, chronische Organschädigung, kompensierte Niereninsuffizienz) auf.
➤ Bei bis zu 65 % der überlebenden Kinder folgt eine komplette Erholung der Nierenfunktion.

13.2 Peritonealdialyse

Indikationen

➤ Akute Niereninsuffizienz (s. S. 333).
➤ Therapierefraktäre Entgleisung des Elektrolyt- und Säure-Basen-Haushaltes.
➤ Stoffwechselstörungen des Harnstoffzyklus mit NH_4-Erhöhung, Aminoazidurien (z. B. Ahornsiruperkrankung), Organazidurien (z. B. Propionazidurie, Methylmalonazidurie). Bei diesen Erkrankungen auch andere Dialyseverfahren (Hämodialyse) erwägen.
➤ Serum-Kreatinin > 1,5 mg/dl bei weiter ansteigenden Kreatinin- und Harnstoffwerten und gleichzeitiger Oligurie bzw. Anurie und Versagen der konservativen Maßnahmen zur Diuresesteigerung.

Praktisches Vorgehen

➤ **Katheteranlage:** Tenckhoff-Katheter durch Chirurgen legen lassen (bei Neugeborenen ist eine Nachbeatmung empfehlenswert). Bei Kindern ≤ 2 kg ist evtl. eine Peritonealdialyse mit Spitz-Holter-Ventil als Katheter möglich.
➤ **Dialysemenge:** Beginn mit 10–40 ml/kg KG; wenn möglich, langsame Steigerung des Füllvolumens im Laufe von mehreren Tagen. Bei sehr kleinen Kindern sollte das Totraumvolumen beim Ein- und Auslauf reduziert werden.
➤ **Einlaufzeit** 5 Minuten, **Auslaufzeit** 5 Minuten (max. 10 Minuten).
➤ **Zyklusdauer:** Anfangs stündlich! Maximal 3-stündlich (nur bei chronischen Dialysen 4-stündlich und länger).
➤ *Beachte:*
  – Flüssigkeitsentzug am besten bei 1–2-stündlichen Wechseln der Dialysatmenge (Zeit ist für Äquilibrierung erforderlich); auch abhängig vom Glukosezusatz zur Peritonealdialyse-Lösung (s. u.).
  – Lösung C (s. Tab. 60 und 61) möglichst nicht am ersten Dialysetag verwenden.
  – Clearance (vor allem Harnstoff, Elektrolyte) am besten mit 2–3-stündlichen Wechseln zu erreichen (wird schlecht toleriert, Hyperglykämie möglich).
  – Eine strenge Flüssigkeitsbilanz ist erforderlich. Die Anuriedosis (Verluste über Perspiratio insensibilis) und sonstige Verluste müssen in Relation zum Flüssigkeitsentzug der Dialyse stehen und zur gewünschten Gewichtsabnahme. Hiervon ist auch die Infusionstherapie abhängig.
  – Auf Intravasalvolumen (Blutdruck, Venenfüllung, Herzfrequenz, Rekapillarisierungszeit), Serumnatrium- und -kalziumwerte ist zu achten.

Peritonealdialyselösungen

➤ **Lösung A (Standardlösung):** zur Dialyse keimpflichtige Substanzen wie Harnstoff, Kreatinin etc.
➤ **Lösung B + C:** Dienen dem Entzug von Wasser (Ödeme). Cave aber Hypoglykämie.

Tabelle 60 Zubereitung von 520 ml Peritonealdialyselösung

Lösung A (365 mosm/l)	**Lösung B** (476 mosm/l)	**Lösung C** (515 mosm/l)
350 ml NaCl 0,9 %	500 ml Lösung A + 20 ml Glukose 50 %	500 ml Lösung A + 30 ml Glukose 50 %
150 ml Glukose 5 %		
20 mmol NaHCO$_3$		
1,5 (2) mmol KCl		
0,5 ml Magnorbin 20 %		

Tabelle 61 Elektrolytgehalt und Osmolarität der zubereiteten Peritoneal-dialyselösungen

Elektrolytgehalt		
Na	141	mmol/l
K	3 (4)	mmol/l
Cl	105	mmol/l
Mg	1,4	mmol/l
HCO$_3$	40	mmol/l

dazu jeweils	**Lösung**	**Osmolarität**
Glukose 15 g/l	Lösung A	365 mosm/l
Glukose 35 g/l	Lösung B	476 mosm/l
Glukose 45 g/l	Lösung C	515 mosm/l

➤ Die Glukosekonzentration dieser Lösungen entspricht den handelsüblichen Lösungen der Firmen Fresenius oder Baxter, die aber erst nach der Neugeborenenzeit verwendet werden, da sie Laktat als Puffer enthalten! (Dann sind Laktatkontrollen erforderlich.)
➤ Am 1. Tag **Heparinzusatz** von 100 E/l.
➤ Evtl. **Antibiotikazusatz zur Prävention einer Peritonitis:**
  – *Cefotaxim* (500 mg/l Startdosis, dann 250 mg/l).
  – Alternativ *Ceftazidim* (250 mg/l Startdosis, dann 125 mg/l).
  – Je nach Indikation sind auch Vancomycin oder Aminoglykoside möglich.

Kontrollen

➤ Anfangs täglich 1–2 × Gewichtskontrolle.
➤ Mindestens 2 × täglich Kontrolle von Natrium, Kalium, Kalzium, Chlorid, Astrup und Blutzucker. 1 × täglich Serum-Kreatinin, Harnstoff, Harnsäure, Phosphat, Gesamteiweiß und Albumin.
➤ Zunächst stündlich Kontrolle von Blutdruck, Atmung, Puls, wenn möglich ZVD.
➤ Täglich Dialysat auf Zellzahl kontrollieren, Bakterienkultur anlegen.
➤ Flüssigkeitsprotokoll bei jedem Dialysezyklus führen.

Gefahren der Dialyse

- ➤ Auf **Eiweißverlust** achten:
  - – Evtl. Albumin ersetzen.
  - – Auf γ-Globuline achten (Soll-IgG im Serum > 700 mg/dl).
- ➤ **Überwässerung** (Rückresorption der Dialysatflüssigkeit ist möglich).
- ➤ **Hyperglykämie** (deshalb Infusionslösung Glukose 5 % + entsprechenden Elektrolyt- und Aminosäurenzusatz).
- ➤ **Hypovolämie** (bei hyperosmolarer Lösung), Gefahr der **Hypernatriämie**.
- ➤ **Infektion** am Kathetereintritt.
- ➤ **Peritonitis**.

Definition

➤ Die Retinopathia praematurorum (ROP) ist eine multifaktoriell bedingte vaso-proliferative Erkrankung der Retina, deren Inzidenz mit abnehmendem Gestationsalter zunimmt.

Häufigkeit

➤ Die Häufigkeit der ROP jeglicher Art, also der **Stadien 1–5**, liegt bei Frühgeborenen der 24.–25. SSW bei 76 %, bei FG der 26.–27. SSW bei 54 %.
➤ Die ROP-**Stadien 3–5**, die ein erhebliches Risiko einer Behandlungsindikation mit Kryotherapie oder Lasertherapie bedingen, treten bei Kindern < 32. SSW in knapp 5 %, bei FG der 24.–25. SSW aber in 30 % auf.

Pathogenese

➤ Die Kenntnis der pathophysiologischen Vorgänge bei der Entstehung einer ROP ist wichtig, um zu verstehen, warum in der Anfangsphase der Intensivtherapie „zuviel" Sauerstoff toxisch sein kann und später hypoxämische Phasen die Entwicklung einer ROP begünstigen und – spekulativ – eine hochnormale Sauerstoffsättigung protektiv wirken könnte.
➤ Chorioidalgefäße sind in der 21. Gestationswoche entwickelt, während sich Retinalgefäße aus Spindelzellen entwickeln, die ab der 16. Woche um die Papille erscheinen und die Ora serrata erst in der 29. Woche erreichen. Die Reifung der Photorezeptoren beginnt zentral in der 20. Woche und erreicht die Ora serrata in der 27. Woche – etwas früher als die Spindelzellen. Die Reifung der Retina und die Entwicklung ihrer Gefäße erfolgen also beide zentrifugal, aber zu unterschiedlichen Zeiten, sodass anfangs Spindelzellen unreifen Photorezeptoren gegenüber stehen.
➤ Pränatal ist der Fetus an niedrige pO_2-Werte adaptiert, wobei der steigende metabolische Bedarf der reifenden Photorezeptoren zu einer physiologischen Hypoxie der noch avaskulären Zonen der Retina führt. Dadurch werden angiogene Faktoren gebildet, die das Wachstum der Gefäße anregen.
➤ Dieses Gleichgewicht wird postnatal bei Frühgeborenen durch vielfältige Einflüsse, wie z. B. Hyperoxämie, Veränderung der zerebralen Durchblutung oder Hyperkapnie gestört. Diese unphysiologische Hyperoxie der Retina führt durch Down-Regulation angiogener Faktoren zu einem Stopp der Gefäßreifung, wogegen die Photorezeptoren diskordant zu den Gefäßen weiterreifen. Ihr vermehrter metabolischer Bedarf führt nach Beendigung der Sauerstofftherapie zu einer Minderversorgung der avaskulären Regionen. Dadurch kommt es zu vermehrter Produktion von angiogenen Faktoren mit Triggerung einer abnormalen Neovaskularisation mit Ausdehnung in Retina und Glaskörper und nachfolgenden Blutungen.

Einteilung

➤ **Internationale Klassifikation** der Retinopathie – 4 Komponenten:
  1. *Lokalisation:* Zone I–III (s. Fundusschema, Abb. 78).
  2. *Schweregrad:* Stadium 1–5 (s. Fundusschema, Abb. 78; Stadium 5: komplette Ablatio).
  3. *Plus-Erkrankung:* Bezeichnet Gefäßdilatation und -schlängelung und bedeutet ein zusätzliches Risiko. Pluserkrankung mit Zone-I-ROP kann sehr schnell progredient werden (rush disease).
  4. *Ausmaß:* Bezieht sich auf die zirkumferente Lokalisation und wird als Uhrzeit angegeben.

Internationale Klassifikation der Frühgeborenenretinopathie: akute Stadien

Name ....
Geburtsdatum ....
Geburtsgewicht ....
Mehrlingsgeburt (Einling = 1, Zwilling = 2, Drilling = 3) ....

Krankenhaus ....
Geschlecht (m = 1, w = 2) ....
Gestationsalter (Wochen) ....

Untersuchungsbefund

Datum ....   Untersucher ....

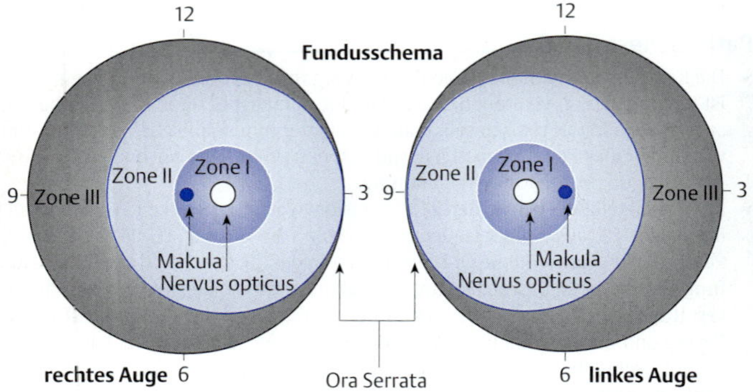

Fundusschema

12   12

9 — Zone III   Zone II   Zone I   — 3   9 — Zone II   Zone I   Zone III — 3

Makula
Nervus opticus

Makula
Nervus opticus

rechtes Auge 6   Ora Serrata   6 **linkes Auge**

(Zone bitte jeweils ankreuzen)

Z I   Z II   Z III   Z I   Z II   Z III

Stadien nach Uhrzeit
O = ohne pathol. Befund
1 = Demarkationslinie
2 = Leiste
3 = 2 + extraretinale
     Proliferation
4 = 3 + Ablatio
9 = nicht zu erheben

falls Stadium 3: 1 = mild
                2 = mäßig
                3 = schwer

falls Stadium 4: 1 = exsudativ
                2 = Traktionsablat
                3 = 1 + 2r

rechtes Auge   **Zusatzbefunde**   **linkes Auge**

A. Erweiterung und/oder Tortuositasis der Gefäße am hinteren Pol
B. Irisgefäßerweiterung
C. rigide Pupille
D. Glaskörpertrübung
E. Blutungen

Sonstige Veränderungen: ....
Maßnahmern: ....

Abb. 78 Internationale Klassifikation der Frühgeborenenretinopathie: Akute Stadien

Indikationen zur augenärztlichen Untersuchung

➤ Alle Frühgeborenen < 1500 g unabhängig von einer evtl. O_2-Zufuhr.
➤ Frühgeborene mit Geburtsgewicht > 1500 g sofern sie je Sauerstoff erhalten haben, unabhängig von der Zeitdauer der O_2-Therapie und deren Konzentration.
➤ Termingeborene, die mindestens 48 Stunden $\geq 30\,\%$ Sauerstoff erhalten haben.
➤ Früh- und Termingeborene mit paO_2-Werten > 100 mmHg.
➤ Frühgeborene mit einer oder mehreren stimulationsbedürftigen Apnoe-Anfällen.
➤ Alle Früh- und Termingeborenen, die vor Erreichen eines postkonzeptionellen Alters von 44 Wochen operiert wurden.

Zeitpunkt und Frequenz von Fundus-Untersuchungen

➤ Die **1. Untersuchung** erfolgt im Alter von frühestens 5 Lebenswochen bzw. der 33. SSW p.m.
➤ Ist dabei der Fundus normal (voll vaskularisiert und bis in die Peripherie einsehbar): 2. (und vorläufig letzte) Kontrolle mit 7–9 Wochen Abstand.
➤ Bei pathologischem Fundus: Weitere Kontrollen durch den Augenarzt festlegen.

Praktisches Vorgehen

➤ **Erweiterung der Pupillen** 1 Stunde vor Untersuchungstermin:
  – Alle 15 Minuten (ca. 3 ×) je 1 Tropfen Mydriatikum sicher auf die Konjunktiven applizieren.
  – Beim letzten Mal zusätzlich je 1 Tropfen Neosynephrine 2,5 % (Wirkstoff Phenylephrin) geben.
  – Unmittelbar vor Untersuchung zusätzlich Conjucain (Wirkstoff Oxybuprocain) verabreichen.
➤ **Retinopathie-Dokumentationsbogen** ausfüllen (s. Abb. 78 S. 342).

Abschluss der Kontrollen

➤ Ist die Retina bis in die Peripherie (Nähe Ora serrata) voll vaskularisiert und liegt keine progrediente fibrovaskuläre Proliferation vor, können die Kontrollen beendet werden.
➤ Falls eine ROP vorgelegen hat, Eltern auf Notwendigkeit ½-jährlicher Kontrollen hinweisen.
➤ Immer Kontrolle mit 6 Monaten mit Fragestellung Strabismus (Sehschule).
➤ Kontrolle mit 12 Monaten wegen Amblyopie und Strabismus.

Therapie

➤ **Kryotherapie** konnte in einer multizentrischen kontrollierten Studie das Risiko einer Erblindung um die Hälfte reduzieren.
➤ **Lasertherapie** ist ebenso effektiv und weniger schmerzhaft.
➤ Beide Therapien erfolgen in Vollnarkose.

14.1 Retinopathia praematurorum (ROP)

Tabelle 62 Wahrscheinlichkeit der Erfüllung von Kryotherapiekriterien (Schaffer et al; Ophthalmology 1993)

Zone	Stadium	≤ 32. SSW	33.– 34. SSW	35.– 36. SSW	37.– 38. SSW	39.– 40. SSW	41.– 42. SSW
I	inkomplett	33 %	37 %	7 %	36 %	•	•
I	Stadium 1–	18 %	33 %	•	•	•	•
I	andere Stadien	•	•	•	•	•	•
II	inkomplett	9 %	6 %	3 %	1 %	2 %	0 %
II	Stadium 1–	8 %	6 %	4 %	2 %	1 %	1 %
II	Stadium 2–	4 %	6 %	4 %	2 %	1 %	1 %
II	Stadium 3–	•	16 %	13 %	8 %	2 %	0 %
II	Stadium 1+	•	83 %	42 %	•	•	•
II	Stadium 2+	•	44 %	34 %	25 %	17 %	0 %
II	Stadium 3+	•	77 %	61 %	34 %	31 %	14 %

– = ohne Dilatation und Tortuosis der Gefäße
+ = mit Dilatation und Tortuosis der Gefäße
• = zu kleine Zahlen für Risikoberechnung

Prophylaxe

☑ *Beachte:* Eine echte Prophylaxe ist bisher nicht möglich!

➤ **Vitamin E** in physiologischer Dosierung hat wahrscheinlich nur bei Frühgeborenen mit einem Gestationsalter von 28–32 Wochen protektive Wirkung.

➤ Die **Ergebnisse der multizentrischen STOP-ROP-Studie** sind widersprüchlich:
  – *Untersucht* wurde, ob bei Frühgeborenen mit einer mittleren Sauerstoffsättigung < 94 % die Progredienz eines ROP Stadiums 3– oder 2+ durch Sauerstoffgabe mit einer angestrebten Sauerstoffsättigung von 96–99 % im Vergleich zu 89–94 % um 30 % reduziert werden kann. Ziel: Vermeidung einer operativen Intervention (Kryokoagulation oder Lasertherapie).
  – Es ergaben sich – knapp gefasst – folgende *Ergebnisse*:
    • Kumulativ ergab sich knapp keine signifikante Prävention der ROP-Progression durch Sauerstoffgabe.
    • In der Untergruppe der Kinder ohne Plus-Symptomatik kam es zu einer signifikanten Reduktion der ROP-Progression (*cave:* sekundär Analyse!).
    • Die zusätzliche Sauerstoffgabe führte zu einer Zunahme der BPD-Rate, vor allem bei Kindern, die schon zuvor eher eine schlechte Lungenfunktion hatten und mit Diuretika behandelt wurden.
    • Durchschnittlich 13,2 Kinder mit ROP 3– oder 2+ müssen mit Sauerstoffgaben behandelt werden, um 1 Kind die operative ROP-Behandlung zu ersparen.
    • Andererseits kommt es bei 1 von 13,7 mit zusätzlichem Sauerstoff behandelten Kindern zu einer Verschlechterung der Lungenfunktion.

➤ **Unser vorsichtiges und derzeit praktiziertes Fazit:**

- Kontrollierte Sauerstofftherapie mit möglichst guter Überwachung aller Parameter (Sauerstoffsättigung, transkutane pO_2- und pCO_2-Messung, arterielle Blutgasanalyse bei FiO_2 > 40 % oder Dokumentation, warum dies nicht möglich ist).
- Ob hohe pCO_2-Werte ebenfalls zur ROP beitragen, ist ungeklärt.
- Nach wie vor sollte eine unkontrollierte Hyperoxämie bei Frühgeboren < 32. SSW vermieden werden.
- Nach der Stabilisierungsphase der ersten 4–6 Wochen führt eine Sauerstoffsättigung von 96–99 %:
  - Sicher nicht zur Progredienz der ROP, ob mit oder ohne Plus-Symptomatik;
  - Evtl. bei Kindern ohne Plus-Symptomatik zur Prävention einer Progredienz.
  - Evtl zu einer Progredienz der BPD.
- Die Prävention der Progredienz der ROP kann wichtiger sein als das Risiko der BPD.

  Fazit: Eine Sauerstoffsättigung zwischen 96 und 99 % ist bei Frühgeborenen mit ROP-Gefährdung ab der 32. SSW zu diskutieren.

14.2 Nekrotisierende Enterokolitis (NEC)

Grundlagen

➤ Die NEC ist eine akute intestinale Nekrose unbekannter Ätiologie mit einer komplexen und multifaktoriellen Pathogenese, bei der inflammatorische Mediatoren wahrscheinlich eine entscheidende Rolle spielen.

➤ **Epidemiologie:** NEC ist die häufigste Ursache für ein akutes Abdomen bei Frühgeborenen < 1500 g. Die Inzidenz variiert von Intensivstation zu Intensivstation und von Jahr zu Jahr in der gleichen Intensivstation. Sie tritt sowohl in Endemien als auch in Epidemien auf mit etwa 0,3–2,4 Fällen pro 1000 Lebendgeborenen. Sie betrifft etwa 2–5 % aller Intensivaufnahmen und 5–10 % aller VLBW-Kinder. Nach Ausschluss der in den ersten Lebenstagen Verstorbenen liegt die Inzidenz der Kinder, die auf eine Intensivstation aufgenommen worden sind und enterale Nahrung erhalten haben, bei 15 %. 10 % der NEC-Patienten sind Reifgeborene.

➤ **Ursachen:** Meist multifaktoriell: primäre oder sekundäre Infektion (viral, bakteriell), Vorschädigung der Darmwände (Minderperfusion, hypoxämisch, toxisch).

➤ **Risikofaktoren:** Postulierte Risikofaktoren, wie Schock, PDA, Hypotension, Vitien (z. B. Aortenisthmusstenose), Polyglobulie, Austauschtransfusionen, perinataler Stress, Hypothermie, Hypoglykämie und Hypoxämie, beschreiben wahrscheinlich eher eine Hoch-Risikopopulation für Komplikationen. Ausgenommen mütterliche Cocaineinnahme erhöhen keine maternalen oder fetalen Faktoren (außer Unreife) das NEC-Risiko. Dies lässt vermuten, dass eine Unreife des Intestinaltraktes das Hauptrisiko darstellt.

➤ **Pathogenese:** NEC ist vermutlich eine heterogene Erkrankung, die aus komplexen Interaktionen zwischen Mukosaverletzungen und Infektion resultiert. Die Beeinträchtigung der Mukosa hat selbst viele Ursachen, die von Minderperfusion des Darmes bis zur Ischämie reichen. Die Rolle der enteralen Ernährung bei der Entstehung der NEC ist umstritten. Ein später Beginn der enteralen Nahrung verringert nicht die Inzidenz der NEC sondern verschiebt nur den Zeitpunkt des Auftretens. Unpasteurisierte Muttermilch scheint eine protektive Rolle zu spielen. Die mikrobiologische Flora bei der NEC ist nicht spezifisch, sondern repräsentiert nur die Besiedlung des Darms. Verschiedene Bakterien und Viren (Parvovirus, Rotavirus) sind mit der NEC, insbesondere mit der epidemischen NEC, in Verbindung gebracht worden. Endotoxine, Zytokine und bakterielle Fermentation spielen evtl. eine Rolle. Im Tiermodell kann durch PAF (platelet activating factor) und weiteren inflammatorischen Mediatoren eine ischämische Darmnekrose ausgelöst werden, deren pathologische Befunde der NEC sehr ähnlich sind.

➤ **Symptome**: In der Regel sind nur einige Symptome vorhanden, u. U. sehr rasch progredient:
- Allgemein septisches Krankheitsbild.
- Geblähtes Abdomen, sichtbare Darmschlingen, fehlende Peristaltik.
- Magenrest, Erbrechen gallig, blutig.
- Blutiger Stuhl, Diarrhö oder fehlender Stuhl.
- Druckschmerz, abdominelle Abwehrspannung.
- Flankenrötung ist immer Spätsymptom einer Peritonitis.

➤ **Lokalisation:** Die NEC betrifft meist terminales Ileum und Colon ascendens, Befall des gesamten Darms ist möglich.

Untersuchungen

➤ Häufige Statuskontrollen.
➤ Kinderchirurgisches Konsil frühzeitig und wiederholt.
➤ **Körperlicher Untersuchungsbefund:**
  – Auskultation des Abdomens: Darmgeräusche.
  – Palpation des Abdomens: Resistenzen?, Schmerzen? Verlauf wichtig!
  – Flankenrötung bedeutet Peritonitis und damit Operationsindikation.
  – Apparative Untersuchungen.
➤ **Röntgen-Abdomen** a.p. in Rücken- und in Linksseitenlage mit horizontalem Strahlengang, u. U. mehrfach täglich:
  – Verdickte Darmwände, Pneumatosis (DD: Schaum ger Stuhl), Luft in Portalvenen, Persistierende dilatierte Darmschlingen, Steigleiterphänomen.
  – Freie Luft im Abdomen (Fußballzeichen im a.p.-Bild?, Abb. 79).
  – Freie Luft kann auch bei Pneumothorax und intaktem Darm vorkommen, kann aber selbst bei Perforation fehlen!
  – Cave bei Beatmung mit FiO_2 1.0: Abdomen kann völlig luftleer sein, trotz NEC!
  – Radiologische Diagnostik nicht überschätzen!

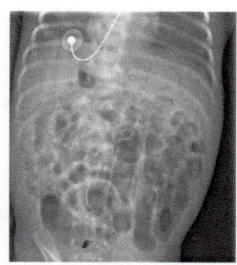
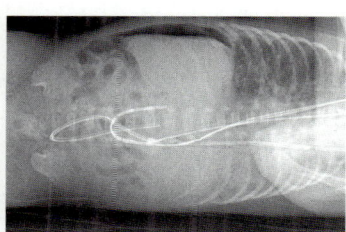
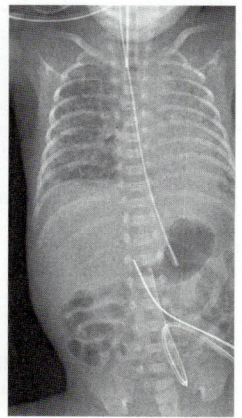

Abb. 79 a–c Nekrotisierende Enterokolitis.
a) intramurale Luft in Darmschlingen rechts, zahlreiche Luftbläschen in der Pfortader;
b) prähepatische Luftansammlung, geteilt durch das Lig. teres (angedeutet sichtbar), sog. Fußballzeichen. Aufnahme a.p. in Rückenlage;
c) dasselbe Kind, Aufnahme a.p. in Linksseitenlage: die Leberspitze ist von freier intraperitonealer Luft umgeben

14.2 Nekrotisierende Enterokolitis (NEC)

➤ **Sono-Abdomen:** Verdickte Darmwände, Luft in den Darmwänden und in den Portalvenen.
➤ **Labordiagnostik:**
  – Blutkultur (aerob, anaerob).
  – Blutbild mit Differenzialblutbild und Thrombozyten (6-stdl. Kontrolle).
  – Plasmatische Gerinnung, D-Dimere, Elektrolyte: Thrombopenie, metabolische Azidose und schwere refraktäre Hyponatriämie sind „klassisch".
  – Stuhl bakteriologisch und virologisch (Rota-, Adeno-, Parvo- und Echoviren) und Hämokult.
➤ **Punktion der Bauchhöhle:**
  – Bei Perforation manchmal grünliches Sekret.
  – Bei Peritonitis: Leukozyten.
  Ist aber nicht ungefährlich und häufig fehlleitend, deswegen nur in Ausnahmefällen anzuwenden!
➤ **Einteilung** nach Bell (modifiziert von Welsh und Kliegmann) erlaubt eine einheitliche Diagnose und Behandlung, die auf der Schwere der Erkrankung beruht.
  – *Stadium I* (Verdacht): Klinische Zeichen und Symptome, radiologisch unauffällig.
  – *Stadium II* (gesichert): Klinische Zeichen und Symptome und radiologisch Pneumatosis intestinalis.
    a) Wenig krank.
    b) Mäßig krank mit systemischer Toxizität.
  – *Stadium III:* Klinische Zeichen und Symptome, radiologische Pneumatosis intestinalis und kritisch krank.
    a) Drohende Perforation.
    b) Nachgewiesene Perforation.

Differenzialdiagnose

➤ Mekoniumpfropf, gastrointestinale Fehlbildungen, iatrogene Perforation.

Therapie

➤ **Sofort enterale Ernährung und orale Medikamente** absetzen, Magenablaufsonde.
➤ **Parenterale Ernährung** bei sicherer Diagnose NEC für bis zu 10 Tage.
➤ **Antibiotische Therapie** wie bei Sepsis, ein Benefit von zusätzlich Metronidazol (Anaerobier) ist nicht bewiesen. Andererseits besiedeln Anaerobier sehr früh den Darm bei Frühgeborenen und werden als Infektionserreger eher unterschätzt.
➤ **Behandlung vorhandener Risikofaktoren** (z. B. Ductusligatur) und Sepsisfolgen (Verbrauchskoagulopathie?).
➤ **Ziel** ist, bessere Perfusion des Darmes zu erreichen.
➤ Bei **Apnoen** keine Rachen-CPAP-Beatmung → vermehrte Darmdistension → Verschlechterung der Darmperfusion.
➤ **Vorsichtiger Nahrungsaufbau** 8(–16) ml/kg/d möglichst mit Muttermilch, wenn das Abdomen klinisch wieder unauffällig ist.
➤ **Unterstützung des Kreislaufs** mit Volumengaben (bevorzugt FFP wegen der Gerinnungsfaktoren); Dopamin in niedriger Dosierung (3–5 µg/kg/min) verbessert die Nieren- und Darmdurchblutung.

➤ **Metabolische Azidose** verbessert sich häufig nach Volumensubstitution, aber Puffern mit Natriumbikarbonat kann nötig werden. Elektrolytverschiebungen korrigieren.

➤ **Thrombopenie** großzügig mit Thrombozytenkonzentrat ausgleichen.

➤ **Hämatokrit** sollte > 35 % sein.

➤ **OP erforderlich** bei Perforation oder (meist) Peritonitis, frühzeitig kinderchirurgisches Konsil!

➤ **Prinzip der operativen Intervention:** Lieber früh im Verlauf einer NEC Anus praeter anlegen. aber nichts bzw. möglichst wenig vom Darm resezieren! Eventuelle Sekundärlaparotomie muss in Kauf genommen werden. Eine Peritoneallavage ist obsolet.

➤ **Abdominelle Drainage** vor der Laparatomie (einige Tage später) verbessert die Überlebenschancen bei extrem unreifen Frühgeborenen.

➤ **Analgesie** mit Morphin kann die Symptome verschleiern! Wenn jedoch Entscheidung zur OP getroffen ist, Dauerinfusion mit Morphin 0,005–0,01 mg/kg/Std.

➤ 8–10 Tage postoperativ beginnen, den aboralen Schenkel des Ileostomas mit Glukose 5 % und NaCl 0,9 % 1 : 1 zu spülen:
  • Beginn 1 ml/Std., steigern bis zu 10 ml/Std.
  • Nach einigen Tagen evtl. auch mit Muttermilch bzw. Alfaré, oder noch besser mit Stuhl aus Stoma.

Prognose und Prophylaxe

➤ **Prognose:** NEC-Rezidive sind möglich! Immer besteht die Gefahr eines Brideileus bzw. von Strikturen mit der Folge eines mechanischen Ileus (auch bei konservativer Therapie!).

➤ **Prophylaxe :**
  – Die Prophylaxe durch Immunglobuline i.v. oder oral ist nicht ausreichend gesichert.
  – Art der Beatmung (konventionell/Hochfrequenzoszillation) und der Ductustherapie (Ligatur/Indometacin) hat keinen Einfluss auf die NEC-Häufigkeit.
  – Orale Antibiotikaprophylaxe verringert das NEC-Risiko, bringt aber andere Probleme (Resistenzinduktion).
  – Muttermilch enthält Wachstumsfaktoren, Antikörper, zelluläre Immunfaktoren und platelet-activating factor acetylhydrolase (PAF-acetylhydrolase). Alle diese Faktoren könnten zu einer niedrigeren Inzidenz der NEC bei muttermilchernährten FG beitragen. Wahrscheinlich werden diese Faktoren beim Pasteurisieren zum größten Teil zerstört (s. Stillen und CMV S. 118).

Isolierte Darmperforation

➤ Eine lokalisierte isolierte Darmperforation als eigenes Krankheitsbild, abgegrenzt gegenüber der NEC, wird immer häufiger beobachtet, insbesondere bei sehr unreifen Frühgeborenen. Intraoperativ findet sich eine isolierte Perforation ohne ausgedehnte Nekroseherde. Meistens sind die betroffenen Frühgeborenen nicht so schwer krank und haben seltener eine ausgeprägte Azidose sowie Leuko- und Thrombopenie.

➤ Die Ätiologie ist unbekannt, aber eine Einschränkung oder Unterbrechung der lokalen Blutversorgung wird vermutet. Indometacin, Dexamethason und Nabelarterienkatheter scheinen das Risiko zu erhöhen.

➤ **Therapie** s. o. NEC.

14.3 SIDS/ALTE

Definitionen

➤ **ALTE** (apparent life threatening event), **ALE** (anscheinend lebensbedrohliche Ereignisse): Episoden, während der ein Säugling plötzlich blau oder extrem blass wird, den Tonus wechselt (steif oder schlaff), aufhört zu atmen und so lebensbedroht wirkt, dass die Betreuungspersonen eine Stimulation oder Wiederbelebungsmaßnahmen einleiten.

➤ **SIDS** (sudden infant death syndrome): Plötzlicher Kindstod, der völlig unerwartet eintritt.

Häufigkeit und Zeitpunkt des Auftretens

➤ SIDS ist derzeit die häufigste Todesursache von Säuglingen. Die Inzidenz liegt bei 2/1000.

➤ SIDS oder ALTE betrifft Säuglinge im 1. Lebensjahr (Maximum 3.–6. Lebensmonat).

Ursache und Risiko

➤ Die **Ursache** ist trotz vieler Untersuchungen letztlich nicht geklärt. Auch alle Versuche, beim individuellen Kind eine überdurchschnittliche Gefährdung für SIDS zu definieren, waren bislang erfolglos.

➤ Statistisch besteht ein **erhöhtes Risiko** bei:
 – Ehemaligen Frühgeborenen und bronchopulmonaler Dysplasie mit Apnoen > 4 Wochen über den errechneten Geburtstermin (ET) hinaus.
 – Kinder, die schon ein ALTE hinter sich haben.
 – Geschwister von Kindern mit SIDS.
 – Pflege in überwiegender Bauchlage.
 – Rauchen (auch passives Mitrauchen) und Drogeneinnahme während der Schwangerschaft.
 – Psychosoziale Belastungen, wie z. B. Umzug in ungewohnte Umgebung.
 – Überhitzung.
 – QT-Zeit-Verlängerung.

◘ *Beachte:* Aus einem statistisch erhöhten Risiko kann (wie immer) nicht auf eine kausale Beziehung geschlossen werden!

Heimmonitoring

◘ *Beachte:* Bislang gibt es keinen statistischen Beweis, dass die Mortalität an SIDS durch Heimmonitoring gesenkt werden kann, wohl aber anekdotische Fälle, die dies wahrscheinlich machen.

➤ **Monitore:** Geeignet sind nur Monitore, die Herz- und Atemtätigkeit aufzeichnen. Grund: Agonale Zwerchfellzuckungen können als Atemtätigkeit gewertet werden. Der Monitor sollte eine Alarmsituation speichern können.

➤ **Indikationen:** Für ein Heimmonitoring infrage kommen ehemalige Frühgeborene mit Apnoen nach 4 Wochen nach dem errechneten Entbindungstermin, ehemalige Frühgeborenen mit bronchopulmonaler Dysplasie und Sauerstoffbedarf, Geschwister von SIDS-Kindern und Kinder mit schweren Apnoen (ALTE). Wir verschreiben einen Heimmonitor nur auf besonderen Wunsch der Eltern (Gespräch dokumentieren!).

➤ **Praktisches Vorgehen:**
 – Unbedingt Reanimation an der Puppe mit den Eltern üben.
 – Eltern ein Merkblatt „Maßnahmen bei Alarm" mitgeben!
 – Termin für Nachsorge mit Auswertung von Alarmsituationen vereinbaren.

- Die Verhandlungen mit der Krankenkasse führen die Leihfirmen von Monitoren. Rezept oder Bescheinigung über die Notwendigkeit des Heimmonitorings ausstellen.
- Das Anleiten der Eltern in der Bedienung des Monitors erfolgt durch Leihfirmen bzw. Vertreter der Krankenkassen.

◼ *Tipp:* Darauf hinweisen, dass ein Monitor auch häufig Fehlalarme auslösen kann und damit die Nachtruhe stört! GT-Med-Monitor scheint günstig zu sein.

Untersuchungen bei Verdacht auf ALTE

➤ **Anamnese:**
- Exakte Umstände vom Auffinden des Kindes und der vorangegangenen Stunden exakt dokumentieren.
- Hat das Kind am ganzen Körper geschwitzt?
- Husten, Infekt der oberen Luftwege?
- Abnorme Extremitäten-, Zungen oder Augenbewegungen (Krampfäquivalente)?
- Fieber?
- Diarrhö, Erbrechen?
- Stridor, Zyanose beim Schreien oder Füttern? (Stenose der oberen Atemwege, Infekt, unerkannter Herzfehler?
- Familienanamnese: Plötzliche Todesfälle in der Familie?

➤ **Körperliche Untersuchung:**
- Atemstörungen (z. B. Stridor, Rhinitis, Giemen, Einziehungen, Mikrognathie)?
- Herzgeräusch, Pulse und Blutdruck an allen 4 Extremitäten messen.
- Hinweise auf Gewalteinwirkung (unerklärte Hämatome, Pflegezustand, Verletzungen)?

➤ **Untersuchungen:**
- *Basisuntersuchungen* (Minimalprogramm):
  - Blut: Blutbild, Differenzialblutbild, Blutgase, Elektrolyte mit Kalzium und Magnesium, Harnstoff, Kreatinin, Harnsäure, GOT, GPT, Blutzucker, CRP, Ammoniak, Laktat.
  - Urin: pH, Ketonkörper.
  - Schädel-Ultraschall, EEG (Krampfäquivalente?).
  - EKG, Ausschluss eines Long-QT-Syndroms.
- *Weiterführende Untersuchungen* (je nach Befund):
  - Röntgen-Thorax.
  - Virologische Untersuchungen (RSV?).
  - Immunglobuline mit IgE.
  - Lumbalpunktion, Blutkultur.
  - Organische Säuren, Aminosäuren, Stoffwechseluntersuchungen.
  - Phenyl-Propionat-Belastung (bei V. a. MCAD s. S. 276).
  - Laktat/Kreatinin im Urin, Laktat im Liquor (s. Laktatazidose, S. 283).
  - Karnitin-Biotinidasemangel?
  - Polygraphie zum Ausschluss von obstruktiven Apnoen.
  - pH-Metrie zum Ausschluss eines gastroösophagealen Refluxes.
  - Ausschluss „Battered child" durch Szintigraphie und Augenhintergrund, ggf. Skelett-Röntgen (bei einigen sog. Fällen von plötzlichem Kindstod liegt Gewaltanwendung vor).

14.3 SIDS/ALTE

Vorgehen im Todesfall

➤ **Organisatorisches:**
- Kinder nach SIDS müssen immer „gerichtlich" obduziert werden.
- Auf der Todesbescheinigung wird „ungeklärte Todesursache" angekreuzt.

➤ **Untersuchungen:**
- Wünschenswert: Hautbiopsie, Leberbiopsie, Muskelbiopsie (großes Biopsat tieffrieren, fixieren in Formalin und Glutaraldehyd; s. S. 288).
- Asservieren von Plasma, Urin und Liquor.
- Blutkulturen, Lumbalpunktion.

➤ **Hilfe für die Eltern:**
- Nachträgliches Gespräch anbieten. Viele Eltern haben diesen Wunsch!
- Eltern darauf vorbereiten, dass die Kriminalpolizei verpflichtet ist, der Todesursache nachzugehen. Dient der Entlastung der Eltern!
- *Professionelle Hilfe:* Eltern informieren, dringend notwendig!
  - GEPS: Gesellschaft zur Erforschung des plötzlichen Kindstodes.
  - Verwaiste Eltern e.V.
  - Initiative Regenbogen, Ansprechpartner mit Kontaktvermittlung: Frau Severitt, Tel. 05565-1364. In der Schweiz 9, 72636 Frickenhausen. e-mail: MS@initiative-regenbogen.de.

Transiente Hautveränderungen der Neugeborenenperiode

➤ **Milien:** Hauptsächlich bei reifen Neugeborenen: Multiple weiße oder blass-gelbe Papeln oder Zysten im Gesicht, besonders Nase, Kinn und Stirn. Histologisch epidermale Zysten in Verbindung mit Haarbalgfollikeln. Selbst limitierend, keine Therapie.

➤ **Talgdrüsenhyperplasie:** Ähnlich wie Milien, verursacht durch maternale Androgenstimulation.

➤ **Erythema toxicum:** Makulae, Papeln und auch Bläschen meist am 1.–2. Lebenstag am Stamm bei 50–70 % reifer Neugeborener; mit absteigender Reife seltener. Ursache unbekannt. Selbst limitierend, keine Therapie.

➤ **Transiente neonatale pustuläre Melanosis:** Auftreten bei 2–5 % der reifen afrikanischen und bei 1 % der reifen europäischen Neugeborenen. Kleine Papeln, Bläschen, Pusteln und hyperpigmentierte Flecken meistens an Stirn, Hals, Rücken und Schienbein. Die Bläschen platzen leicht, nachfolgend Schuppung und Hyperpgimentation. Selbst limitierter Verlauf, keine Therapie erforderlich; DD: Staph. aureus-, Candida- und Herpesinfektionen.

Pigmentstörungen

➤ **Mongolenfleck:** Grau- bis schwarz-blaue Pigmentierung zumeist lumbosakral, kann aber auch an der Schulterregion, den Armen, Beinen und im Gesicht auftreten oder den ganzen Rücken betreffen; gehäuft bei dunkelpigmentierter Bevölkerung. Entstehung durch Infiltration der Melanozyten tief in die Dermis.

➤ **Café-au-lait-Flecken:** Nicht erhabene, braune, runde oder ovale Pigmentierung mit glattem Rand. Wenige kleine Café-au-lait-Flecken kommen bei 10 % der Bevölkerung vor; bei auffällig vielen oder großen Flecken sollte stets an eine Neurofibromatose (> 5 Café-au-lait-Flecken > 5 mm, besonders falls > 3 cm oder axilläre Lokalisation) oder eine tuberöse (Hirn-)Sklerose gedacht werden!

➤ **Nävi:**
  – *Junktionalnävi:* Braun oder schwarz, flach oder nur minimal erhaben, benigne.
  – *Riesenpigmentnävi:* Behaart, ledern und oft sehr großflächig. Gelegentlich sind tiefere Strukturen (ZNS) ebenfalls betroffen < 10 % können entarten, daher Exzision im Kindesalter.
  – *Verbundnävi:* Ähneln den Junktionalnävi, sind jedoch meist größer, oft haarig, betreffen Dermis und Epidermis und können ebenfalls entarten.

➤ **Peutz-Jeghers-Syndrom:** Neugeborene können bereits bei Geburt multiple hyperpigmentierte Läsionen besonders im und um den Mund und Nase, aber auch an Händen und Fingern haben. Später Darmpolypen und gehäuftes Risiko der Invagination.

➤ **Hypopigmentierte Läsionen:** Meist am Stamm oder Gesäß lokalisiert; an tuberöse Hirnsklerose denken!

Sonstige Anomalien der Haut

➤ **Hautanhängsel** und **Grübchen:** Können Hinweis auf einen Dermalsinus geben. Sondieren!

➤ **Überzählige Brustwarzen:** Ohne klinische Relevanz

14.4 Veränderungen der Haut und der Gefäße ▪▪▪▪▪▪

➤ **Ichthyosen:** Verhornungsstörung und/oder trockene schuppende Haut. Die verschiedenen Formen unterscheiden sich in Erbgang, Schweregrad, Alter bei Manifestation, Verteilungsmuster, histologischem und elektronenmikroskopischem Befund:
  – *Ichthyosis vulgaris:* Am häufigsten auftretende Form (1 : 300–1 : 1000); autosomal-dominanter Erbgang; in der Ausprägung sehr variabel. Störung des Verhältnisses von Verhornung und Abschilferung. Ausprägung vorwiegend Rücken, Streckseiten der Extremitäten, Wangen. Beugen sind ausgespart.
  – *Ichthyosis congenita:* Sehr seltene Form (1 : 100000); meist autosomal-rezessiver Erbgang. Unterschiedliche Ausprägung, Schwerstform (Harlekin) Haut lederartig verdickt, Ektropium der Augenlider mit hohem Letalitätsrisiko. Konsequente Behandlung mit Fettsalben oft hilfreich (dermatologisches Konsil!).

➤ **Epidermolysen:** Es gibt verschiedene Formen mit unterschiedlicher Ausprägung, unterschiedlichem Erbgang, Prädilektionstellen, Ausheilung und histologisch oder ultrastrukturell fassbare Etage der Kontinuitätstrennung.
  – *Typ Weber-Cockayne:* Dominanter Erbgang; Blasen an den Füßen bei Belastung.
  – *Typ Herlitz:* Rezessiver Erbgang; Mundschleimhaut und Ösophagus betroffen, letaler Verlauf.
  – *Typ Hallopeau-Siemens:* Rezessiver Erbgang; schwere Verstümmelung durch Narbenbildung.

Störungen der Gefäße ─────────────────────────────

➤ **„Storchenbiss" (Naevus simplex oder makulöses Hämangiom):** Auftreten im Bereich des Nackens, der Stirn, der Augenlider oder nasolabial bei 30–40 % der Neugeborenen. „Storchenbisse" bestehen aus erweiterten dermalen Kapillaren und verschwinden im 1. Lebensjahr (nicht im Nacken).

➤ **„Feuermal" (Naevus flammeus):** Flache bis minimal erhabene scharf umschriebene vaskuläre Fehlbildung, zumeist im Gesicht und unilateral. Oft mit einem Hämangiom der tiefer liegenden Strukturen verbunden (MRT?):
  – *Sturge-Weber-Syndrom:* Naevus flammeus im Bereich des 1. und 2. Astes des Trigeminusnerves mit Angiomatose des ipsilateralen Auges und Glaukom, intrakraniellen Angiomen, Verkalkungen und neurologischen Symptomen.
  – *Klippel-Trénaunay-Syndrom:* Naevus flammeus einer ganzen Extremität mit Venektasien, arteriovenösen Shunts sowie Weichteil- und Knochenhyperplasien. Behandlung: Lasertherapie der Haut.

➤ **Hämangiome:** Hämangiome wachsen postnatal und sollten (können) bei schneller Wachstumstendenz kryokoaguliert oder durch Laserkoagulation verkleinert werden, besonders wenn funktionell oder kosmetisch störende Läsionen entstehen. Große kavernöse Hämangiome bilden sich nicht komplett zurück und können zu schwerwiegenden Komplikationen führen (Kasabach-Merrit-Syndrom, Hypertrophie des betroffenen Organs, Herzversagen wegen arteriovenöser Shunts). Behandlung mit Laser, OP, Steroiden und evtl. α-Interferon.

Vorbemerkung

➤ Bei jedem Verdacht auf eine konnatale Anomalie oder chirurgisch zu lösenden Problemen sollte **pränatal** ein **Konsil** zwischen Eltern, Geburtshelfer, Kinderchirurgen und Neonatologen stattfinden. Das weitere Vorgehen richtet sich ganz nach dem vordringlichen Problem. Dieses wird allein von der Erkrankung, dem Leiden und der Prognose des Kindes bestimmt!

➤ **Checkliste für kinderchirugische Patienten:**
  – Wie ist der exakte Ultraschallbefund?
  – Wie beurteilen die Kinderchirurgen das Procedere und die Prognose?
  – Welcher Geburtsmodus ist geplant?
  – Neonatologischen Oberarzt/-ärztin und Kinderchirurgen/-in hinzuziehen?

Neuralrohrdefekte (Enzephalozele, Meningomyelozele)

➤ **Grundlagen:**
  – Eine gestörte Entwicklung des Neuralrohres und der vorderen Neuropore resultiert in einem weiten Spektrum von Abnormitäten, die von einer Spina bifida occulta bis zur Anenzephalie reichen können.
  – *Hinweise:* Haarbüschel, Verfärbungen, Schwellungen und Grübchen entlang der gesamten Neuralachse sollten evaluiert werden, da es sich dabei gelegentlich um operativ zu versorgende Fehlbildungen handeln kann.
  – Alle offenen Defekte entsprechen einem Notfall, der sofort versorgt werden muss.
  – Bei 95 % der Neuralrohrdefekte handelt es sich um primäre Defekte, die zwischen dem 18.–28. Tag der Gestation entstehen. Eine perikonzeptionelle Folsäureprophylaxe (Folsäure 0,4 mg/Tag bei allen Frauen im gebährfähigen Alter; Folsäure 4 mg/Tag bei Risikofaktoren wie vorhergegangene Schwangerschaft mit Neuralrohrdefekt) verringert das Risiko.
  – Die aus primären Neuralrohrdefekten resultierenden Abnormitäten bestehen meistens aus 2 anatomischen Läsionen: Einer offenen Läsion und einer Arnold-Chiari-II-Malformation (Malformation der Pons und Medulla, kaudale Verdrängung des Zerebellums und des 4. Ventrikels) mit Aquäduktstenose und Hydrozephalus. Kraniorachischis und Anenzephalie sind die schwersten Ausprägungen und mit dem Leben nicht zu vereinbaren.

➤ **Besonderheiten bei der Erstversorgung:**
  – Bei bekanntem Defekt immer primäre Sectio caesarea.
  – Obligat: 2 Pädiater im Kreißsaal, Kinderchirurgen informieren, ggf. hinzuziehen!
  – Nur latexfreies Material (Handschuhe) verwenden.
  – Steriles Arbeiten wie im OP bis der offene Defekt in einem sterilen Plastikbeutel verpackt ist (versorgende Pädiater in OP-Kleidung mit Haube und Mundschutz; steril abgedeckter Tisch).
  – Bei Meningozele Urinbeutel kleben (Urin ist ätzend), anschließend das Kind bis zu den Achseln in einen sterilen Plastiksack packen, dann Sack unten öffnen und unterhalb des Defektes mit Pflaster befestigen.
  – Antibiotische Therapie (Cefotaxim oder Ampicillin) vor Transport, um Meningitisrisiko zu verringern.
  – Transport: In Seiten- oder Bauchlage und nur in stabilem Zustand.

15.1 Kinderchirurgische Krankheitsbilder

– OP-Indikation: Hängt vom Zustand der bedeckenden Haut ab (sofort bei Perforation). Bei der Enzephalozele ist zusätzlich der evtl. vorliegende Hirndruck entscheidend.
– OP-Einwilligung (am besten schriftlich): Wenn die Eltern erreichbar sind; besser: Eltern begleiten den Transport.
– Präoperativ exakten Status erheben: Neurologisch, orthopädisch sowie Sonographie des Gehirns.

Hydrozephalus

➤ S. auch S. 329.
◑ *Beachte:* Beim konnatalen Hydrozephalus hat der Hirndruck schon Wochen bestanden!
➤ **OP-Indikation** dringlich, aber in der Regel kein Notfall.
➤ **Untersuchung der Ursachen** (Infektion, Fehlbildung, Tumor, abgelaufene Blutung).

Prämature Nahtsynostose

➤ In der Regel kein Notfall. Wichtig sind Hirndrucksymptome!
➤ Konsil mit Kinderchirurgie.

Lippen-Kiefer-Gaumenspalte

➤ **Erstversorgung:**
  – Sofort Gaumenplatte anfertigen lassen, mit Habermann-Saugern füttern.
  – Stillen ist extrem schwierig, Mütter können aber abpumpen und Muttermilch per Flasche füttern (evtl. geringere Inzidenz an Otitis media).
➤ **Operativer Verschluss** der Lippe mit ca. 3 Monaten; der Kontakt der Eltern zum Operateur ist wichtig (möglichst pränatal). Zeigen von Fotos anderer Kinder vor und nach operative Korrektur.

Choanalatresie

➤ **Definition:** Kongenitale Blockage der posterioren Nares durch eine Persistenz eines Knochenseptums (90%) oder einer Membran (10%).
➤ **Symptomatik:** Eine bilaterale Choanalatresie führt unmittelbar nach Geburt zu respiratorischen Schwierigkeiten, da Neugeborene als obligate Nasenatmer häufig nicht an das Atmen durch den Mund „denken".
➤ **Untersuchungen:** Die Diagnose wird durch die Unmöglichkeit, eine Sonde durch die Nares zu schieben, gestellt.
➤ **Erstversorgung:** Bis zur operativen Therapie kann das Atmen mit einem Oropharyngealtubus (Guedeltubus) erleichtert werden. Dieser darf aber nicht zu tief platziert werden, da ansonsten Würgereiz und Erbrechen auftreten.
◑ *Beachte:* Schreiende Neugeborene atmen immer durch den Mund!

Obstruktionen des Gastrointestinaltraktes

➤ **Atresien: Grundlagen:**
  – Je nach Höhe der Obstruktion steht entweder das Erbrechen (duodenale Obstruktion, z.B. Pancreas annulare), dann auch zumeist gallig, oder die abdominelle Distension (Mekoniumpfropf bei Kolonhypoplasie-Syndrom oder Morbus Hirschsprung) im Vordergrund. Die Ultraschall- und Röntgenuntersuchung (zumeist mit Kontrastmittel, s. S. 77) helfen, die Diagnose zu sichern.

◨ *Beachte:* Wichtig ist der Ausschluss einer Malrotation (s. u.), da der Volvulus als häufige Komplikation rasch (notfallmäßig) der chirurgischen Therapie zugeführt werden muss.

➤ **Ösophagusatresie:**
  – In 21 % Frühgeburtlichkeit, in 19 % untergewichtige Kinder (SGA).
  – *Assoziierte Fehlbildungen:* Vertebral- und Gefäßdefekte, Analatresie, Nieren-dysplasien (VATER-Syndrom), Chromosomenanomalien.
  – *Definition:* 10–12 cm kaudal der Nasenöffnung blind endender Ösophagus, in ca. 85 % mit distaler tracheoösophagealer Fistel kombiniert; Defekt ab 8.–10. SSW.
  – *Symptomatik:* Pränatal Polyhydramnion, postnatal Speichelfluss, Erbrechen und evtl. respiratorische Symptomatik.
  – *Entbindungszeitpunkt und -modus:* Kind möglichst austragen, primär keine Sectio anstreben.
  – *Erstversorgung:*
    • Schlürfsonde (Absaugkatheter in Ösophagusstumpf) legen, Sog: 5 cm H₂O, Oberkörperhochlagerung (ca. 45°).
    • Endotracheale Intubation nur bei respiratorischer Insuffizienz. Die Fistel ist meistens in der Nähe der Karina lokalisiert → cave: Intubation der Fistel! Grundsätzlich sollte die Intubation wegen der Überblähung des Gatrointestinaltraktes (Beatmung mit hoher Frequenz aber niedrigem Druck) möglichst vermieden werden.
    • Evtl. primäre antibiotische Therapie wegen der Gefahr einer Pneumoni-tis/Pneumonie, s. S. 180.
  – *Untersuchungen:* Röntgenaufnahme (Unterkiefer bis etwa Nabelhöhe auf-blenden): Evtl. umgeschlagene Magensonde (50 ml Luft in die Magensonde geben zur Darstellung des Blindsackes). Darmgasluft → tracheoösophageale Fistel. Kontrastmittelgabe zur Diagnose einer proximalen Fistel nur in Rück-sprache mit Kinderchirurgen und Radiologen.
  – *Prognose:* Die Ösophagusatresie hat bei reifen Kindern ohne weitere Fehlbil-dungen eine gute Prognose.

➤ **Duodenalatresie:**
  – *Assoziierte Fehlbildungen:* In 70 % mit weiteren Fehlbildungen assoziiert, z. B. Trisomie 21, Herzfehler, Pancreas annulare, Ösophagusatresie, Malrotation, weitere Darmatresien, Analatresie.
  – *Symptome:* Polyhydramnion, postnatal galliges Erbrechen, abdominelle Blä-hung nur proximal. Mekonium wird häufig in den ersten 24 Stunden abge-setzt, danach nicht mehr. Häufig früher Ikterus.
  – *Untersuchungen:* A.p.-Aufnahme des Abdomen mit klassischer „Double-bub-ble", distal keine Luft im Darm. Kontrastdarstellung meist nicht notwendig.
  – *Erstversorgung:* Magenschlürfsonde bis zur OP.

➤ **Analatresie:**
  – *Assoziierte Fehlbildungen:* z. B. Ösophagusatresie, VATER-Syndrom.
  – *Einteilung:*
    • Tiefe Analatresie: Deszensus des Rektums durch den puborektalen Ring mit Fistel zum Perineum (80 % der Analatresien bei Mädchen, 50 % bei Jungen).

15.1 Kinderchirurgische Krankheitsbilder ▬▬▬▬▬

- Hohe Analatresie: Das Rektumende liegt über dem puborektalen Ring, eine perineale Fistel liegt nicht vor, jedoch können Fisteln zu Vagina, Uretra oder Blase vorhanden sein. Diagnostischer Nachweis von Mekonium im Urin.
  - *Untersuchungen:*
    - 👁 *Beachte:* Evtl. erschwerte Diagnose bei Mekoniumabgang durch rektovaginale oder rektourethraler oder rektovesikaler Fistel.
    - Tiefe Analatresie: Mekonium kann in der Vagina bzw. in der Skrotalfalte gesehen werden.
    - Hohe Analatresie: Diagnostischer Nachweis von Mekonium im Urin. Evtl. ist das Rektumende per Ultraschall darstellbar.
  - *Erstversorgung:*
    - Tiefe Analatresie: Die Fistel kann erweitert werden, um vorübergehend die intestinale Obstruktion zu lösen.
    - Hohe Analatresie: Eine temporäre Kolostomie ist zwingend.

➤ **Volvulus mit oder ohne Malrotation:**
  - *Assoziierte Fehlbildungen:* Diaphragmatische Hernie, Pancreas annulare, Darmatresien.
  - *Pränataldiagnostik:* Bei pränataler Entstehung kann im Röntgenbild als Zufallsbefund eine große abdominelle Verkalkung gesehen werden (kalzifiziertes Mekonium im nekrotischen Darmsegment).
  - *Symptome:* Postnatal galliges Erbrechen, bei hoher Obstruktion ist das Abdomen nicht gebläht. Mekoniumabgang ist kein Ausschlusskriterium. Häufig klinische Zeichen von Schock und Infektion.
  - *Untersuchungen:* Im Röntgenbild des Abdomens dilatierte Dünndarmschlingen. Kontrastmittelgabe meist diagnostisch mit Zökum in abnormaler Position oder fehlendes bzw. nicht an normaler Stelle liegendes Treitz-Ligament.
  - 👁 *Beachte:* Eine Malrotation mit intestinaler Obstruktion ist wegen der Gefahr der Darmnekrose ein chirurgischer Notfall!

➤ **Mekoniumileus:** Häufig mit zystischer Fibrose assoziiert.
  - 👁 *Beachte:* Gefahr der Mekoniumperitonitis! Ein Mekoniumileus kann mit einer distalen Atresie assoziiert sein! Deswegen frühestmöglich chirurgisches Konsil!
  - *Untersuchungen:*
    - Körperliche Untersuchung: Auch nach digitaler Stimulation wird kein Mekonium abgesetzt.
    - Röntgenbild: Im Gegensatz zu den meisten anderen Obstruktionen sind radiologisch keine Flüssigkeitsspiegel sichtbar (Ausnahme: Perforation)! Stattdessen sind die erweiterten Darmschlingen granulär oder mit winzigen Bläschen gefüllt.
    - DNA-Bestimmung und Schweißtest: Nachweis einer zystischen Fibrose (Stuhluntersuchung auf Trypsinogen sowohl bei zystischer Fibrose als auch bei allen andern intestinalen Obstruktionen negativ!).
  - *Erstversorgung:*
    - Einläufe (5–10 ml angewärmte Glukose 5 % oder NaCl 0,9 % evtl. 1 : 1 mit Öl verdünnt) nur mit der Spritze am Anus ohne Darmsonde
    - oder mit isoosmolarem Kontrastmittel (Solutrast 300 oder Isovist 1 : 1 mit Aqua dest. verdünnt) 7 ml/kg KG in den Magen sondieren.
    - 👁 *Beachte:* Bei Einläufen besteht immer Perforationsgefahr!
    - Magenablaufsonde zur Vermeidung einer weiteren Distension.

➤ **Mekoniumpfropf (s. S. 142):**
- *Vorkommen:* Häufig bei Unreife, Kindern diabetischer Mütter und kranken Neugborenen. Bei Kindern diabetischer Mütter kann es zu einer funktionellen Unreife des Darmes mit hypoplastischem linken Kolon kommen. Wenn innerhalb der ersten 24–48 Stunden kein Mekonium spontan abgesetzt wird, muss an einen Morbus Hirschsprung gedacht werden.
- *Untersuchung/Erstversorgung:* Kontrasteinläufe bzw. Kontrastmittelgaben per Magensonde werden häufig nicht nur diagnostisch, sondern aufgrund der abführenden Wirkung auch therapeutisch eingesetzt. Letztere könnte auf dem Lösungsmittel, z. B. Tween 20 beruhen, und sollte nicht durch Verwendung hyperosmolarer Lösungen erreicht werden, d. h. hyperosmolare Lösungen verdünnen (Gastrographin enthält Natrium, daher Isovist, Solutrast oder Ultravist bevorzugen).

Bauchwanddefekte

➤ **Grundlagen:**
- *Embryologie:* Pathogenese unklar, Defekt ca. 5.–8. SSW.
- *Pränataldiagnostik:* Ca. ab 10.–12. SSW.
- *Geburtsmodus:* Umstritten, bei größeren Defekten und Leberbeteiligung (Leber außerhalb des Abdomens) immer Sectio caesarea.

➤ **Formen:**
- *Omphalozele:* Häufigkeit ca. 1 : 3000; häufig mit weiteren Fehlbildungen und chromosomalen Störungen assoziiert (Pränataldiagnostik!). Bei pränatal rupturiertem Sack ist die Omphalozele manchmal klinisch nicht von einer Gastroschisis zu unterscheiden. Bei rupturiertem Sack bestehen entzündete und verdickte Darmwände wie bei der Gastroschisis.
- *Gastroschisis:* Seltener mit Fehlbildungen assoziiert, aber in 10 % Darmatresien!

➤ **Besonderheiten bei der Erstversorgung:**
- *Primäre Sectio caesarea* je nach Größe und Leberbeteiligung.
- *Obligat:* 2 Pädiater im Kreißsaal, Kinderchirurgen informieren, ggf. hinzuziehen!
- *Steriles Arbeiten* wie im OP bis der offene Defekt in einem sterilen Plastikbeutel verpackt ist (versorgende Pädiater in OP-Kleidung mit Haube und Mundschutz; steril abgedeckter Tisch).
- *Großlumige Magensonde* und *rasche Intubation* zur Vermeidung geblähter Darmschlingen.
- *Urinbeutel* kleben (Urin ist ätzend), anschließend das Kind bis zu den Achseln in einen sterilen Plastiksack packen, dann Sack unten öffnen und unterhalb des Defektes mit Pflaster befestigen (warme, sterile, mit physiologischer Kochsalzlösung angefeuchtete Tupfer sollten zur Vermeidung einer Auskühlung nur dann verwendet werden, wenn kein steriler Plastikbeutel vorhanden ist).
- Antibiotische Therapie vor Transport wie bei Sepsis.
- *Transport:* In Seiten- oder Bauchlage und nur in stabilem Zustand.
  ◉ *Cave:* Bei exponierter Leber kann die Pfortader abknicken!
- *OP-Einwilligung* (am besten schriftlich): Wenn die Eltern erreichbar sind; besser: Eltern begleiten den Transport.
- *OP-Zeitpunkt:* Sofort bei freiliegendem Darm, evtl. erst nach 24–48 Stunden bei geschlossener Omphalozele.

15.1 Kinderchirurgische Krankheitsbilder ▰▰▰▰▰▰▰▰

Harnwegsfehlbildungen ⎯⎯⎯⎯⎯⎯⎯⎯⎯⎯⎯⎯⎯⎯

➤ **Häufigkeit:** Ca. 1 % Inzidenz in der Gesamtpopulation, ca. 0,2 % werden pränatal erfasst.

  ◪ *Beachte:* In bis zu 30 % falsch positive Befunde, daher immer postnatale Kontrolle!

➤ **Formen:**
  – Hydronephrose: Blasenentleerungsstörung (z. B. Urethralklappen).
  – Polyzystische/multizystische Nierenerkrankung.
  – Kongenitaler Megaureter, Duplikaturen.
  – Vesikourethraler Reflux (VUR).
  – Nierenagenesie/-aplasie.
  – Prune-belly-Syndrom.
  – Blasenextrophie.

➤ **Komplikationen/Probleme:** Die schwere intrauterine obstruktive Uropathie führt, wenn sie lange genug besteht, zur hypo-/dysplastischen Schrumpfniere (evtl. bereits intrauterin).

➤ **Erstmaßnahmen bei V. a. Harnwegsfehlbildung:**

  ◪ *Beachte:* Es besteht seitens der Nieren praktisch nie notfallmäßiger Handlungsbedarf im Kreißsaal, jedoch muss mit einer pulmonalen Hypoplasie (Oligo-/Ahydramnie) gerechnet werden! Umgekehrt kann ein Spontanpneumothorax bei nicht beatmeten Neugeborenen mit einer Nierenfehlbildung assoziiert sein.

  – *Postnatale Diagnostik* forcieren, *Urinausscheidung* dokumentieren und Urin asservieren (die Urinausscheidung erfolgt in 92 % der reifen und 90 % der unreifen Neugeborenen innerhalb der ersten 24 Stunden, in 99 % innerhalb der ersten 48 Stunden.

  – Bei Klappen ggf. mit einem *Urinkatheter* Blase (und damit Nieren) entlasten.

➤ **Erstversorgung bei Blasenextrophie:**
  – Neugeborenes sofort auf *sterile Unterlage* legen.
  – *Befeuchtung* der eventrierten Anteile.
  – *Zustandsbeurteilung der Blasenwand:* Farbe, Durchblutung, Ödem.
  – Verbringen der eventrierten Blasenanteile in einen *sterilen Plastikbeutel* oder Abdecken der Blase mit steriler Vaseline.
  – *Gewichtsbestimmung* des Kindes nicht vergessen.
  – Rasche *operative Korrektur* (< 24–48 Stunden).
  – *Diagnostik* der proximalen Harnwege.

Nierenvenenthrombose ⎯⎯⎯⎯⎯⎯⎯⎯⎯⎯⎯⎯⎯⎯

➤ **Symptome:** Hämaturie mit tastbar vergrößerter Niere, die aber später schrumpft, Thrombozytopenie. Risikofaktoren: Kind diabetischer Mutter, Polyglobulie.

➤ **Untersuchungen:** Immer Thrombophiliediagnostik. Lyse umstritten, daher Konsil mit Hämostaseologie.

Pulmonale Fehlbildungen ⎯⎯⎯⎯⎯⎯⎯⎯⎯⎯⎯⎯⎯⎯

◪ *Beachte:* Die Erstversorgung pulmonaler Fehlbildungen wird vom postnatalen klinischen Erscheinungsbild geprägt, das vom pulmonal unauffälligen Kind bis zum Atemnotsyndrom mit Zyanose und Tachydyspnoe reichen kann.

➤ **Zystisch adenomatoide Malformation:** Umfasst unterschiedliche Grade an zystischer und andenomatoider Formation eines Lungenlappens und gilt als Hamartom mit zystischen Strukturen.
  – *Assoziierte Malformationen* (bis 20 %) ausschließen (Niere, Jejunum, diaphragmatische Hernie, Hydrozephalus, Skelettanomalien).
  – *Pränataldiagnostik:* Evtl. bereits pränatal Polyhydramnion (Kompression des Ösophagus oder direkte Kommunikation der Zysten zu den Atemwegen) oder Hydrops (Herzinsuffizienz bei behindertem venösem Rückfluss).
  – *Untersuchungen:* Der Röntgen-Thorax zeigt evtl. multiple diskrete Luftblasen, möglicherweise mit Flüssigkeitsspiegeln und betrifft eine Lungenregion.
  – *Erstmaßnahmen:* Rücksprache mit den Kinderchirurgen zur Planung der OP, bei pränatal gestellter Diagnose möglichst bald (cave: Pulmonale Hypertonie der gesunden Lunge).

➤ **Kongenitales lobäres Emphysem:** Zumeist Atemnotsyndrom (s. S. 148) aufgrund Überblähung eines Lungenlappens (keine emphysematöse Destruktion von Lungengewebe).
  – *Ursachen:* Knorpelfehlbildungen, Bronchialfehlbildungen und -stenosen oder externe Kompressionen (Gefäßanomalie oder Massenverschiebung), polyalveolärer Lungenlappen.
  ◨ *Beachte:* Immer Schleimpfropf (Mekonium) als Ursache ausschließen (Bronchoskopie).
  – *Komplikationen/Probleme:* Herniation, Kompression und Überdurchblutung des gesunden Lungengewebes.
  – *Erstmaßnahmen:* Zuwarten bis OP.

➤ **Kongenitale Lungenzysten:** Seltene Fehlbildung, singulär oder multipel auftretend, immer mit Anschluss ans Bronchialsystem (postnatal oft noch flüssigkeitsgefüllt), jedoch auf 1 Lungenlappen begrenzt.
  – *Differenzialdiagnose:* Pneumothorax.
  – *Therapie:* Eine Operation stellt die spezifische Therapie der Wahl dar; bei Zunahme der Spannung innerhalb der Zyste im Notfall evtl. Punktion zur Entlastung.

➤ **Lungensequester:** Zystische oder verdichtete Areale zumeist im Unterlappen, gehäuft links. Es handelt sich um nichtfunktionierendes Lungengewebe ohne Kommunikation zum Tracheobronchialbaum (Entwicklung aus einer akzessorischen Lungenknospe aus dem Vordarm – je eher die Entstehung, desto häufiger haben Lunge und Sequester eine gemeinsame Pleura-), dessen Blutversorgung zumeist von der Aorta kommt (sowohl oberhalb als auch unterhalb des Diaphragmas), der venöse Abfluss kann systemisch oder pulmonal sein.
  – Erhöhte Inzidenz zusätzlicher Fehlbildungen.
  – *Komplikationen/Probleme:* Ein großer Links-Rechts-Shunt mit Herzinsuffizienz ist die Folge (in > 80 % Kommunikation zum Ösophagus oder Fundus des Magens).
  – *Pränataldiagnostik:* Diagnosestellung pränatal durch Ultraschall,
  – *Untersuchungen:* Postnatal Röntgen, ggf. CT, Angiographie (MRI-Angiographie) und obere MDP (Kontrastmittel im Sequester).
  – *Therapie:* Therapie der Wahl ist die OP (auch bei klinisch nicht relevanten Sequestern wegen Infektionsgefahr), bis dahin therapeutisches Management je nach Klinik.

Fehlbildungen der Haut, der Weichteile und des Skeletts ▬▬▬▬

➤ **Steißbeinteratom:** Steril verpacken (wie Menigomyelozele, s. S. 355); sofortige chirurgische Versorgung.

➤ **Lymphangiom:** Große infiltrierende Wachstumstendenz; frühestmögliche OP anstreben! Bei atemwegsverlegenden Weichteiltumoren Intubation beim noch nicht abgenabelten Kind erwägen, ansonsten orale Intubation mit über Mandrin gefädelten Tubus oder „Lebensretter" (Metallblasenkatheter mit Tubusadapter).

➤ **Kavernöses Hämangiom:** Wegen großer infiltrierender Wachstumstendenz baldige Kryotherapie oder Lasertherapie.

➤ **Ohranhängsel/Polydaktylie**: Einfaches Abbinden ist kosmetisch unbefriedigend, da ein „Bürzel" stehen bleibt. Im Gegensatz zu der üblichen Meinung scheinen Nierenfehlbildungen nicht gehäuft assoziiert zu sein.

➤ **Torticollis spasticus:**
  – Eingeschränkte Beweglichkeit des Halses/Kopfes, Schräghaltung, meist auch Schädeldeformität, oft wohl durch uterine Fehlhaltung bedingt, evtl. auch geburtstraumatisch durch Überdehnung oder Einblutung in den M. sternocleidomastoideus.
  – *Therapie:* Physiotherapie und Lagerung. Bei Persistenz < 1 Jahr evtl. chirurgisch (Lösen des M. sternocleidomastoideus).

➤ **Fußdeformitäten:**
  – *Sichelfüße:* Resultieren zumeist aus einer Fehlhaltung in utero. Wenn die Fehlhaltung leicht manuell redressiert werden kann, sollte die Mutter in krankengymnastische Übungen (Reizung der lateralen Sohlenkante) eingewiesen werden. Bei einer fixierten Fehlstellung kann eine strukturelle Gelenkdeformität zugrunde liegen, die wahrscheinlich auch aus einer Fehlstellung in utero resultiert (Oligohydramnion). Diese Fehlstellung erfordert meistens eine Korrektur durch Gipsverband. Die Korrektur ist nicht eilig, hat aber bessere Erfolge, wenn sie früh erfolgt (aber nicht unbedingt in den ersten Lebenstagen!).
  – *Klumpfüße:* Diese Fehlbildung erfordert ein eiliges orthopädisches Konsil, um mittels Gipsverband versorgt zu werden. Bei Frühgeborenen muss bei jedem Gipswechsel der Stationsarzt anwesend sein und die Integrität der Haut beurteilen. Druckstellen sind eine Kontraindikation, evtl. vorübergehend Schienen verwenden. Bei allen Gipsverbänden muss die Durchblutung der Zehen regelmäßig überprüft werden; Beine hochlagern!

Grundlagen

➤ Je nach Situation muss im Einzelfall von diesem Vorgehen abgewichen werden. Es sollte aber hilfreich für den Anfänger sein. Ruhe und Gelassenheit, insbesondere bei Termindruck (Kinderchirurgie-OP) sind wichtig!

➤ Wenn die Fehlbildung oder das Ausmaß der Erkrankung nicht sofort erkennbar ist, ist die primäre Reanimation einzuleiten. Nur bei klar erkennbarer klinischer Situation mit irreparabler Fehlbildung, die mit dem Leben nicht vereinbar ist, kann die primäre Reanimation unterbleiben.

➤ Immer geplante elektive Entbindung (nicht gleichzusetzen mit Sektio) anstreben. Der Entbindungszeitpunkt wird meist, sonographisch gestützt, zusammen mit den Gynäkologen festgelegt. Das geplante Vorgehen mit den Kinder-/Neurochirurgen, Gynäkologen und den Eltern absprechen, Anästhesie (Aufklärung, Transfusionen etc.) nicht vergessen. Grundsätzlich für Blutentnahmen, Intubation, Katheter und Notsituation (z. B. Pneumothorax bei Zwerchfellhernie) vorbereitet sein.

➤ Folgende Fehlbildungskomplexe mit einer Gesamtinzidenz von ca. 2 % sind zu berücksichtigen:
  – Skelett- und Extremitätenfehlbildungen.
  – ZNS-Fehlbildungen.
  – Kardiovaskuläre Fehlbildungen.
  – Gastrointestinale Fehlbildungen.
  – Genito-urethrale Fehlbildungen.
  – Gesichts- und Gaumenfehlbildungen.
  – Chromosomal bedingte Fehlbildungen.
  – Andere multiple Fehlbildungen.

➤ Häufig ist bereits im Kreißsaal ein spezifisches, gesondertes Vorgehen nötig, um Schäden zu vermeiden und die adäquate weitere Versorgung zu gewährleisten. Bei bekannten Fehlbildungen sollte der Neonatologe das weitere diagnostische und therapeutische Procedere (Kinder-, Neuro-, Kieferchirurgische, bzw. sofortige kardiologische Interventionen) bereits pränatal festlegen und vorbereiten.

➤ Zeitliche Notwendigkeit der Intervention s. Tab. 63.

15.2 Erstversorgung von Neugeborenen mit Fehlbildungen ■

Tabelle 63 Intervention bei angeborenen Fehlbildungen

Sofortige Intervention (< 1Std.)	Verzögerte Intervention (> 1–2 Std.)
Zwerchfelldefekte	Darmfehlbildungen: – Rotationsfehlbildungen – Stenosen – Atresien
Bauchwanddefekte: – Gastroschisis (unbedecktes Intestinum, Nabelschnur intakte Struktur an der Haut) – Omphalozele (bedecktes Intestinum, Nabelschnur auf dem Defekt verlaufend, „normal" scheinend an der Spitze der Zele; häufig assoziierte Fehlbildungen (25–40%) – Blasenexstrophie	ZNS-Fehlbildungen: – Vena-galeni-Malformation
Tracheo-oesophageale Fistel +/- Oesophagusatresie	Herzfehler (s. dort)
Choanalatresie	pulmonale Fehlbildungen: – zystisch adenomatoide Malformation – Lungenzysten
ZNS-Fehlbildungen: – Myelomeningozele – Encephalozele	Harnwegsfehlbildungen
Herzfehler (in seltenen Ausnahmefällen, s. dort)	Skelettfehlbildungen

Prognose

➤ Die Verbesserung der Logistik unter Zuhilfenahme der Pränataldiagnostik hat zu den deutlichen Verbesserungen der Ergebnisse bei Versorgung von Fehlbildungen geführt (z. B. Mortalität Gastroschisis 5–10%).
➤ Darauf drängen, in einem Perinatalzentrum zu entbinden, wo Technik und Logistik vorhanden sind.
➤ Für Zeitpunkt der Entbindung möglichst Abschluss der Lungenreife abwarten (ggf. Induktion).

Versorgung im Kreißsaal

➤ Am besten zwei erfahrene Neonatologen, jüngere Kollegen immer zum Lernen dazuholen.
➤ S. allgemeine Erstversorgung S. 98. Tuben, Katheter, Medikamente, Volumen, Blut etc. vorbereiten.
➤ **Primäre Intubation bei allen primär zu operierenden Fehlbildungen:**
  – Selektiv im Kreißsaal (unter Analgosedierung, z. B. bei kleiner Gastroschisis) oder
  – Sofort Intubation (z. B. bei ausgeprägter Zwerchfellhernie, um Überblähung des Darmes zu verhindern).
➤ Plastiktüte für alle Darmeventrationen/Zelen bereithalten.
➤ NaCl 0,9% (angewärmt in steriler Schüssel) und ausreichend Tupfer vorhalten.

➤ Personal zum Anreichen. Wichtig: steriles Arbeiten, Personal mit Kopf- und Mundschutz, Kittel und sterilen Handschuhen.
➤ **Magensonde legen:** Entlastung des oberen Intestinums möglich; rechts lagern bei Darmeventrationen.
➤ **Gefäßzugang vorbereiten:**
  – *Zunächst immer rasch peripheren Zugang:* √olumenverlust bei offenem Abdomen mit eventrierten Darmschlingen.
  – Falls von der Anästhesie gewünscht: ZVK legen.
    • Voraussetzung: Erfahrung im Legen eines ZVK (z. B. V. jugularis).
    • Klären, ob NVK möglich ist (Zwerchfellhernie).
  – *Arterienkatheter:* NAK ist zumeist möglich (Ausnahme evtl. Omphalozele), Alternative: A. radialis rechts.

OP/Intensivstation

➤ Frühzeitig Bescheid geben, damit der Platz gerichtet ist (warmer, vorgeheizter OP). Zeitpunkt der Geburt an OP übermitteln, um zeitlichen Ablauf besser koordinieren zu können.
➤ **Zustandsmitteilung vor Verlegung in den OP/auf Station:** Beatmung, Medikamente, Volumen, Zugänge.

15.3 Operationen auf der Station

Mögliche Operationen

➤ Duktusligatur.
➤ Operation einer NEK.
➤ Ventilimplantatio – bei beatmetem Kind, falls Verlegung in OP nicht opportun.

Vorbereitung des Kindes

➤ Kopf und Extremitäten zum Schutz vor Wärmeverlust in Watte einpacken.
➤ Wärmematte unter das Kind legen; kontinuierliche Körpertemperaturmessung möglichst durch 2 Sonden, die rektal und am Fuß liegen. Angestrebte minimale Temperaturdifferenz < 1,5 °C.
  ◨ *Beachte:* Bei operativen Eingriffen im Bauchraum verliert das Kind besonders viel Wärme! Dann oft Wärmestrahler zusätzlich erforderlich.
➤ Messung der Sauerstoffsättigung prä- und postduktal.
➤ Zusätzliche Blutdruckmanschette, falls die arterielle Blutdruckmessung ausfällt.
➤ **Gefäßzugänge:**
  – Periphervenöser Zugang.
  – Arterieller Zugang.
  – Möglichst zentraler Venenkatheter.
➤ Blutgase, Gerinnung, Elektrolyte, Blutbild vor OP-Beginn bestimmen.
➤ Pleuradrainage richten (wird meistens nicht gebraucht).
➤ OP-Instrumente und elektrisches Messer werden durch den Operateur beschafft.

Vorbereitung von Infusionen, Blut, Blutersatz und Medikamenten

➤ **Infusionsbedarf** während der Operation weiterlaufen lassen.
➤ **Erythrozytenkonzentrat** und **Biseko** aufziehen, jeweils ca. 10 ml/kg KG, FFP bereitlegen.
➤ **Medikamente** aufziehen (am günstigsten in 1 ml-Spritzen) und beschriften. Beispiele für **Standarddosierungen** für ein **Kind mit 1 kg KG:**
  – *Midazolam* (Dormicum):
    • Ampullen 5 mg/5 ml.
    • Gerichtet werden 4 × 1-ml Dormicum: 0,1 ml/kg KG entspricht 0,1 mg/kg KG Dormicum.
  – *Fentanyl* (Fentanyl-Janssen):
    • Ampullen 0,1 mg/2 ml.
    • Gerichtet werden 2 × 1 ml Fentanyl: 0,1 ml/kg KG entsprechen 5 µg/kg KG Fentanyl.
  – *Atropin:*
    • Ampullen 0,5 mg/1 ml.
    • Gerichtet wird 1 ml Atropin: 0,1 ml/kg KG entsprechen 50 µg/kg KG Atropin. Die Dosis kann bis zum 10fachen gesteigert werden.
  – *Vecuronium* (Norcuron):
    • Ampullen 4 mg/1 ml.
    • In einer 5 ml-Spritze werden 1 ml Norcuron mit 3 ml Glukose 5 % aufgezogen und davon 1 ml in einer 1 ml-Spritze gerichtet: 0,1 ml/kg KG entspricht 0,1 mg/kg KG Norcuron als Einzeldosis.

- *Dopamin* (Dopamin Giulini):
  - Ampullen 50 mg/5 ml.
  - Vorbereitung eines Dopaminperfusors: 0,3 ml Dopamin werden auf 2,4 ml mit 2,1 ml Glukose 5% aufgezogen: 0,1 ml/kg KG/Std. entsprechen 2 µg/kg KG/min Dopamin.
- *Dobutamin* (Dobutrex):
  - Injektionsflaschen à 250 mg.
  - Vorbereitung eines Dobutaminperfusors: 250 mg Dobutamin werden in 20 ml Glukose 5% aufgelöst. 0,6 ml dieser Lösung werden mit 1,8 ml Glukose 5% aufgezogen: 0,1 ml/kg KG/Std. entsprechen 5 µg/kg KG/min Dobutamin.
- *Noradrenalin* (Arterenol):
  - Ampullen 1 mg/1 ml.
  - Vorbereitung eines Noradrenalinperfusors: 1,44 ml Noradrenalin werden mit 22,56 ml Glukose 5% aufgezogen: 0,1 ml/kg KG/Std. entspricht 0,1 µg/kg KG/min Noradrenalin.
- *Adrenalin* (Suprarenin):
  - Ampullen 1 mg/1 ml (Lösung 1 : 1000).
  - Verdünnung zu einer Lösung 1 : 10000: 0,1 ml Suprarenin werden mit 0,9 ml NaCl 0,9% bzw. Aqua dest. aufgezogen.

Prinzipien der Narkoseführung

➤ **Analgosedierung mit Dormicum und Fentanyl:**
  - *Narkoseeinleitung:* Dormicum 0,1 mg/kg KG und Fentanyl 5–10 µg/kg KG jeweils als Bolus.
  - *Narkoseaufrechterhaltung:* Während der Operationsdauer von ca. 45 Minuten sind in der Regel insgesamt 50 µg/kg KG Fentanyl und ca. 0,5 mg/kg KG Dormicum (in seltenen Fällen auch mehr) erforderlich. Cave: Blutdruck!
  - ◨ *Beachte:* Dormicum und Fentanyl müssen den Bedürfnissen des Kindes angepasst, d. h. titriert werden!
➤ **Muskelrelaxierung:** Ist z.B. bei der Ductus-Botalli-Ligatur eine Relaxierung erforderlich, werden entweder Pancuronium oder Norcuron 0,1mg/kg KG als Bolus appliziert.
➤ **Bei Bradykardie:** Atropin 50 µg/kg KG als Einzeldosis; bei Nichtansprechen kann die Atropindosis bis auf das 10fache gesteigert werden.
  - ◨ *Beachte:* Bei einer Tachykardie während der Operation handelt es sich entweder um einen Volumenmangel oder um Schmerzen!
➤ **Dopamin:** Kann während der Operation in sog. Nierendosis (2–4 µg/kg KG/min) gegeben werden. Diese Dosis kann und muss bei Bedarf (Blutdruckabfall ohne bestehenden Volumenmangel) erhöht werden.
➤ **Noradrenalin:** Einsatz nur bei Dopamin-refraktärer Hypotension. Dosierung 0,1–0,5–(4) µg/kg.
➤ **Suprarenin:** Gabe nur bei persistierender Bradykardie oder unbeherrschbarem Blutdruckabfall, wenn eine Hypovolämie ausgeschlossen ist: Initial 0,01 mg/kg KG Suprarenin = 0,1 ml/kg KG der Lösung 1 : 10000. Wiederholung: Dosis steigern bis 0,1–0,2 mg/kg KG.

➤ **Bei Blutdruckabfall** 5–10 ml Biseko ggf. mit der Hand spritzen. Bei der Duktus-OP ist die Gabe von Blut und FFP meistens nicht notwendig. Der MAD sollte während der Operation nur kurzfristig und höchstens um 20–25 mmHg abfallen. Bei starkem Blutdruckabfall, der nicht durch Volumenmangel bedingt ist und nicht durch Dopamin- und Dobutamingabe behoben werden kann, wird Arterenol 0,1 µg/kg/min verabreicht.

   ◉ *Beachte:* Bei operativen Eingriffen im Bauchraum brauchen die Kinder meistens mehr Volumen in Form von Erythrozytenkonzentrat und FFP!

➤ **Abfall der Sauerstoffsättigung:** Während der Duktusligatur kann es durch Wegdrücken der Lunge zu einem kurzfristigen Abfall der Sättigung auf 70–80 % kommen. Der Operater sollte mit dem Fortfahren der Operation bis zur Erholung der Sauerstoffsättigung warten.

🔲 **Hinweis:** Die Reanimation läuft je nach Situation anders ab, zum Beispiel im Kreißsaal anders als bei Herz-Kreislauf-Stillstand auf Station (hier dargestellt).
- Reanimation von kranken Neu- und Frühgeborenen im Kreißsaal s. S. 103.
- Besonderheiten bei extrem unreifen Frühgeborenen s. S. 183.

Vorbemerkung

➤ Bei Neugeborenen ist ein Herz-Kreislauf-Stillstand fast immer auf eine schwerste Störung der Atmung zurückzuführen. Die respiratorische Störung mit Erschöpfung der Sauerstoffreserven hat bei Kindern bei Eintritt des Herz-Kreislauf-Stillstandes meist schon zu irreversiblen Schädigungen insbesondere des Gehirns geführt. Eine wesentliche Ausnahme von dieser Regel sind Neu- und Frühgeborene, bei denen aufgrund einer kurzfristigen Hypoxämie wesentlich früher eine Bradykardie auftritt.

➤ Entsprechend ist es entscheidend, die ausreichende Atmung (bzw. Beatmung) des Kindes bei Herz-Kreislauf-Stillstand zu sichern.

Vorgehen

A: Atemwege freimachen:
- *Indikation*: Immer gegeben bei jedem Herzstillstand.
- *Technik:*
  • Ohne Hilfsmittel: Mund mit Finger auswischen. Seitenlagerung.
  • Mit Absauger: Mund kurz aber effektiv absaugen, Nase absaugen.
  • Lagerung mit gestrecktem (nicht überstrecktem) Kopf, also Schnüffelhaltung (s. S. 12).
  • Unterkiefer nach vorne schieben (Esmarch-Handgriff).
  • Sicherung der Atemwege mit Guede tubus nur bei bewusstlosem Kind ohne Abwehrreflexe (Gefahr, Erbrechen und Aspiration zu induzieren).
  • Unter klinischen Bedingungen in der Regel Intubation (s S. 12).

B: Beatmung:
- *Indikation*: Jede dekompensierte Ateminsuffizienz.
- *Technik: Ohne Hilfsmittel:* Mund-zu-Mund- bzw. Mund-zu-Nase-Beatmung. Kriterium einer suffizienten Beatmung: Thorax muss sich heben und senken. *Cave:* Zu große Volumina führen zur Überblähung des Magens.
- *Technik: Mit Maske und Beatmungsbeutel:*
  • Geeignete Maske aussuchen, die Mund und Nase umschließt. Daumen und Zeigefinger dienen zum Abdichten der Maske, Mittel-, Ring- und Kleinfinger zum Anheben des Kinnes
  • Immer höchstmögliche Sauerstoffkonzentration in Beatmungsbeutel einleiten.
  🔲 *Wichtig:* Sauerstoffreservoir am Beatmungsbeutel als Schlauch oder Beutel anbringen.
  • Beatmungsdruck: Kriterium einer ausreichenden Beatmung ist, dass der Thorax sich hebt und senkt und das Kind rosig(er) wird.
  • Faustregel: Kinderbeatmungsbeutel rasch komprimiert zwischen
     Daumen und Zeigefinger = 10 cm H_2O
     Daumen und zwei Fingern = 20 cm H_2O
     Daumen und drei Fingern = 30 cm H_2O Druck.
  🔲 *Cave:* Zu hohe Beatmungsdrucke führen zum Übertritt von Luft in den Magen → Überblähung des Magens → Zwerchfellhochstand und Verschlechterung der Beatmung → vorsichtige und langsame Inspiration (Dauer 1–1,5 s); besonders bei Neugeborenen wichtig.

16.1 Reanimation bei Herz-Kreislauf-Stillstand ▬▬▬▬▬

- *Technik: Durch Intubation und Beatmungsbeutel:*
  - Die Intubation ist die sicherste Art der Beatmung. Andererseits erfordert sie je jünger das Kind ist eine desto größere Übung. Dem Ungeübten wird deswegen von der Intubation in einer Notsituation in der Regel abzuraten sein. Meist ist auch eine Maskenbeatmung ausreichend, bis die erforderliche Intubation unter optimalen Bedingungen durchgeführt werden kann.
  - Analgosedierung: Bei Reanimation und Herz-Kreislauf-Stillstand nicht erforderlich.
  - Tubusgröße: Aussendurchmesser des Tubus gleich Durchmesser des Kleinfingers des Kindes oder: Innendurchmesser Frühgeborene (2,0)–2,5–3,0; Neugeborene und Säuglinge 3,5 s. S. 15.
- *Technik der Intubation s. S. 12.*

C: Kardiale Funktion:

- *Indikation zur Herzdruckmassage*: Extreme Bradykardie (ca. < 40/min), Asystolie, elektromechanische Entkoppelung (normale Herzaktion aber Pulslosigkeit) oder Kammerflimmern (selten) vor Defibrillation.
- *Technik:*
  - Druckpunkt ist etwa 1–2 cm unter der Intermammillarlinie auf dem Sternum. Beim Neugeborenen wird der Thorax mit den Händen umgriffen (Daumen auf Sternum), bei Säuglingen wird mit der Zweifingermethode Kompession auf den Thorax ausgeübt.
  - Frequenz: Beim Säugling ca. 120/min.
  - Eindrücktiefe: ca $\frac{1}{3}$ bis $\frac{1}{2}$ des sagittalen Thoraxdurchmessers.
  - Zyklus: Ca. 70 % der Zeit soll auf die Kompression entfallen. D.h. konsequente Kompression, kurz halten, schnell loslassen.
- *Koordination mit Beatmung und ohne Intubation:*
  - Zwei Helfer: Laut zählen, sonst gelingt keine Koordination!
    Beim Neugeborenen 3 : 1 (3 × Kompression, 1 × Beatmung).
    Beim Säugling 5 : 1 (5 × Kompression, 1 × Beatmung).
  - Ohne Helfer: Rhythmus 15 : 2 (15 × Kompression, 2 × Beatmung).
  - Koordination beim intubierten Kind nicht erforderlich, dann ununterbrochene Herzdruckmassage und Beatmung.

D: „Drogen", medikamentöse Therapie:

- *Applikation von Medikamenten:*
  - Intravenös in eine periphere Vene z. B. Handrücken, Schläfe, V. jugularis externa.
  - Ein zentralvenöser Katheter (V.jugularis interior, V. subclavia) ist wegen der Komplikationsgefahren in einer Notfallsituation nicht indiziert und bleibt der späteren Versorgung vorbehalten!
  - Intraossäre Applikation mit Knochenmarkpunktionsnadel ist einer intravenösen Applikation vor allem im Säuglingsalter gleichwertig. Technik s. S. 29.
  - Intratracheal (nur Adrenalin) ist möglich. Die Adrenalindosis soll dabei auf das Zehnfache erhöht und mit 2–5 ml 0,9 %ige NaCl-Lösung verdünnt werden.
  - Intrakardiale Applikation ist heute obsolet!
- *Adrenalin:*
  - Indikation: Persistierende Bradykardie bzw. Asystolie trotz effektiver Beatmung.

- Dosis: Standarddosis ist 0,01 mg/kg i.v. entsprechend 0,1 ml/kg der 1 : 10 000 Lösung (handelsübliches Adrenalin ist 1 : 1000 verdünnt und wird also 1 : 10 weiter verdünnt).
- Wiederholung alle 3(–5) Minuten. Die Wiederholungsdosis kann sukzessive bis auf das 10(–20) fache gesteigert werden also 0,1(–0,2) mg/kg oder 1,0(–2,0) ml/kg.
- Unter klinischen Bedingungen evtl. 0,1–5 µg/kg/min.
- 🔴 *Bedenke:* Katecholamine nutzen wenig bei Unterkühlung unter 30 °C rektaler Temperatur.
- *Natriumbikarbonat:*
  - Indikation: Nach 10 Minuten Reanimation oder metabolischer Azidose und pH < 7,10 (7,00).
  - Dosis: 1 ml/kg der 1 molaren (8,4 %) Lösung. Wegen Hyperosmolariät und drohender Hirnblutung 1 : 1 mit Aqua dest. verdünnt.
  - Applikation: Langsam über 5–10 Minuten i.v. über sicher intravasal liegende Kanüle oder intraossär.
- *Volumen:*
  - Indikation: Volumenmangelschock oder z. B. septischer Schock.
  - Applikation: Intravenös oder intraossär.
  - Dosis: 20(–40) ml/kg in 20(–40) Minuten bis die periphere Zirkulation (Rekapillarisierungszeit < 3 s) normalisiert ist.
  - Lösungen: Vollelektrolytlösung (z. B. Ringer-Laktatlösung oder 0,9 % NaCl-Lösung) oder Serum (Biseko).
- *Ausnahmen:*
  - AV-Block II. und III. Grades, Bradykardie mit Hypotension nach Adrenalin: Atropin mit einer Dosis von 0,01–0,03 mg/kg = 0,02–0,06 ml/kg i.v. Intratracheale Applikation ist möglich.
  - Ventrikuläre hämodynamisch wirksame Extrasystolen, ventrikuläre Tachykardie: Lidocain 1 mg/kg i.v., Wiederholungsdosis nach ca. 10 min 0,5 mg/kg i.v.
  - Supraventrikuläre Tachykardie: Wenn vagale Stimulation wie Eisbeutel ins Gesicht, einseitige Stimulation des Karotis-Sinus, Thoraxkompression etc. erfolglos sind: Adenosin (Adenocard) 0,1 mg/kg bis max. 0,3 mg/kg i.v. als Bolus, möglichst vom rechten Arm aus.
  - Elektromechanische Entkoppelung, Hyokalzämie, Hyperkaliämie: $CaCl_2$ 0,2–0,3 ml/kg (= 4–6 mg/kg) i.v. oder Ca-Glukonat 305 % 0,5ml/kg i.v.

E: Elektrotherapie: Defibrillation und Kardioversion:
- *Indikation*:
  - Kammerflimmern (extrem selten!).
  - Tachykarde Herzrhythmusstörungen, die medikamentös nicht beherrschbar sind.
- *Vorbereitung:* Gute Sauerstoffversorgung, Azidoseausgleich.
- *Applikation:* Bei Säuglingen kleine Säuglingselektroden rechts parasternal unter Klavicula und über der Herzspitze im 5. ICR. Möglichst EKG-getriggert anwenden.
- *Dosis:* Initial 2 J(Wattesekunden)/kg, Wiederholung mit 4 J/kg.

16

16.1 Reanimation bei Herz-Kreislauf-Stillstand

Kreislaufstillstand

↓

Mund, Rachen und Nase absaugen

↓

Rückenlagerung, Kopf in „Schnüffelposition",
Unterkiefer und Kinn anheben (Esmarchscher Handgriff)

↓

- **Beatmung:** Vorsichtige Mund-zu-Mund/Nase-Beatmung oder Beatmung
  mit Maske und Ambubeutel
- **anschließende Intubation** (Tubusgröße: Frühgeborene: 2,5 – 3,0;
  Säuglinge: 3,5; ab 1. Lebensjahr „Alter durch 4 plus 4" oder
  Tubusaußendurchmesser = Durchmesser kleiner Finger des Patienten)
- **Sauerstoff** in höchstmöglicher Konzentration

↓

bei fehlendem Erfolg

↓

- bei ungenügendem Einsetzen der Herzaktion Herzdruckmassage und
  Beatmung (im Verhältnis 5:1 bei Neugeborenen 3:1)
- **Beatmungsfrequenz** bei Säuglingen ca. 20/min, bei Kindern 10–12/min
- **Frequenz Herzdruckmassage** Säugling 100/min, Kind 80/min

↓

bei Volumenmangel:
Infusion von Ringer-Lösung oder 0,9%iger Kochsalzlösung oder 5%igem
Humanalbumin oder einer Serumlösung (in den ersten 20–30 min
20 ml/kg KG; bei andauerndem Schockzustand Wiederholung)

↓

bei Verdacht auf Hypoglykämie 50%ige Glukose (1–2 ml/kg KG)

↓

- normale Atmung bzw. physiologische Atemexkursion des Thorax
- rosiges Hautkolorit
- Einsetzen der Herzaktion
- spürbare Femoralispulse
- sich normalisierende Perfusion der Peripherie
- enger werdende Pupillen

↓

Nachsorge auf Intensivstation

- **bei Asystolie und Bradykardie:** Adrenalin 0,01 mg/kg
  KG (= 0,1 ml/kg KG der 1:10 000 verdünnten Lösung)
  – Folgedosis bei weiter bestehender Asystolie,
  sukzessive steigern bis auf das Zehnfache
  also 0,1 mg/kg KG (= 0,1 ml der 1:1000 oder 1,0 ml
  der 1:10 000 verdünnten Lösung) i.v. oder
  intraossär oder intratracheal)
  – unter klinischen Bedingungen evtl. Dauerinfusion
  von 0,1–5 µg/kg KG/min
- **bei Azidose:** Ausgleich mit Natriumbikarbonat
  ist umstritten:
  – Indikation erwägen nach 10 min Reanimation
  und/oder pH < 7,10 (7,0)
  – Dosis: 1 ml/kg KG der 1 molaren (8,4%) Lösung
  – bei Säuglingen 1:1 mit Aqua dest. verdünnt
  – Applikation langsam über 5–10 min i.v.
  oder intraossär
- **bei nachgewiesener Hyperkaliämie mit Arrhythmien:**
  – Kalziumglukonat 10% (0,5 ml/kg KG)
- **bei Kammerflimmern** (extrem selten):
  – Defibrillation mit 2 J/kg KG
  – Wiederholung 4 J/kg KG
- bei hämodynamisch wirksamen **ventrikulären
  Extrasystolen** oder **ventrikulärer Tachykardie:**
  Lidocain 1 mg/kg KG

Abb. 80 Reanimationsschema

Ausrüstung für die Neugeborenenreanimation s. Tab. 64

Tabelle 64 Notwendige Ausrüstung für die Neugeborenenreanimation

Geräte	Materialien	Medikamente
Wärmestrahler	Endotrachealtuben (2,0)–2,5–4 mit Adapter	Glukose 10 %
Stethoskop (neonatal)	Umbilikalkatheter (3,5 und 5,0 French)	Volumenexpander
Monitor mit EKG	Umbilikalkatheter (3,5 und 5,0 French) doppellumig	Notfallkonserve O Rh negativ
Pulsoximeter	Skalpell	Suprarenin 1 : 10 000
Blutdruckmessgerät (Dinamap, Manschetten 1–4)	Nahtmaterial Nabelkatheterset	Naloxon
Absaugung mit Manometer	Mekoniumabsauger	Natriumbikarbonat
Sauerstoff mit Flowmeter Mischer	starrer Absauger („Jankauer")	Phenobarbital
Beatmungsgerät manuell: „Blubber" (CPAP mit Wasserschloss) mechanisch: (CPAP + IMV)	Pleuradrainagen	Antibiotika Ampicillin
Beatmungsbeutel für Neugeborene (mit PEEP-Ventil)	Drei-Wege-Hähne	
Beatmungsmasken (Größe Laerdal 00 und 01)	Spritzen (1, 2, 5, 10 und 20 ml)	
Laryngoskope	Magensonde	
Laryngoskopspatel (gerade Nr. 0 und 1)	Infusionsnadeln (24 C)	
Magillzange für Säuglinge	Blutgaskapillaren	
Blutgasanalysegerät mit BE	Absaugsonden Ch 6, 8 und 10	
Apgar-Uhr		
Kaltlicht*		

* optional

17.1 Mekoniumaspirationssyndrom (MAS)

Definitionen

➤ **Mekoniumaspiration:** Grünes Fruchtwasser ist hinter der Stimmritze nachweisbar, jedoch keine respiratorischen Komplikationen.
➤ **Mekoniumaspirationssyndrom (MAS):** Grünes, zumeist zähes Fruchtwasser mit/ohne Nachweis hinter der Stimmritze, jedoch mit Atemnotsyndrom aufgrund gemischt atelektatischer und obstruierter Lungenbezirke, Obstruktionsemphysem, sowie „chemischer" Pneumonie (Röntgen-Thorax: dichte, feinfleckige bis noduläre Lungeninfiltrate, z.T. überblähte Bezirke, abgeflachte Zwerchfellkuppen).

Vorkommen

➤ Betrifft vor allem übertragene Kinder und altersentsprechend untergewichtige Kinder (SGA)! Grünes Fruchtwasser vor der 34. SSW ist meist bakteriell (z.B. Listerien) oder durch Blutbeimischung verursacht.

Maßnahmen im Kreißsaal

➤ Möglichst rechtzeitige und ausreichende **Information** durch den Geburtshelfer.
➤ Richtige **Ausrüstung** muss ständig verfügbar sein: Funktionstüchtiges Laryngoskop, Jankauer (starrer Absauger) mit einem längeren Schlauchstück als Adapter (Abb. 81) am richtigen Ort.
➤ **Absaugen**, sobald der **Kopf geboren** ist (erst Mund und Rachen, dann Nase), evtl. mit Absaugpistole.
➤ **Laryngoskopie:** Möglichst vor dem ersten Atemzug Stimmritze einstellen und Absaugen des Larynxeinganges (tracheales Sekret) mit dem Jankauer (*cave:* Larynx nicht verletzen!).
⊙ *Cave:* Grün-erbsbreiartiges Fruchtwasser bei Sectio caesarea → im Zweifel sofort intubieren und tracheal absaugen!

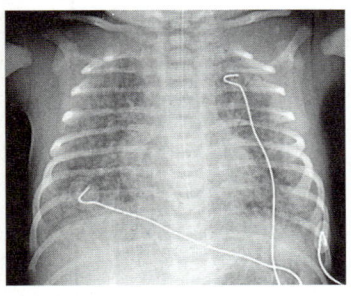

a

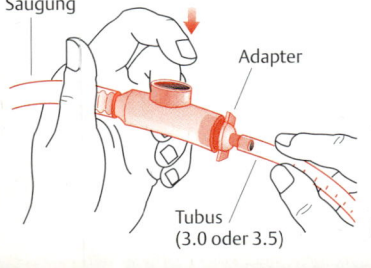

Saugung

Adapter

Tubus (3.0 oder 3.5)

b

Abb. 81 a–b a) Mekoniumaspirationssyndrom mit multiplen über die ganze Lunge verteilten grobfleckigen Verdichtungen; b) Mekoniumabsauger

➤ **Weiteres Vorgehen:** Das in Tab. 65 geschilderte schematische Vorgehen soll dem mentalen Training dienen. Im Einzelfall sind häufig Abweichungen erforderlich!

Tabelle 65 Vorgehen bei Mekoniumaspiration

„Nur" grünes Fruchtwasser	Mekoniumaspiration	MAS
Situation		
Tracheal nichts abzusaugen	Grünes Fruchtwasser tracheal abzusaugen	Dickflüssiges, zähes, grünes Fruchtwasser tracheal abzusaugen
Kind gut adaptiert und vital	Kind stabil, rosig	Kind ateminsuffizient, schlaff
erste Reaktion sofort erforderlich		
Keine Intubation	Intubation nicht à priori erforderlich	Intubation
	Nicht blähen!	Nicht blähen!
Magen absaugen	Gründlich absaugen (tracheal und Magen)	Gründlich absaugen (tracheal und Magen)
Option		
		Noch nicht belegt aber vielerorts praktiziert: mehrfache Lavagen mit Surfactant 1:15 mit NaCl 0,9% verdünnt (1,6 mg/ml) bis Sekret klar (andere Angabe 1:5/5 mg/ml)
Weiteres bzw. Nachsorge		
Überwachung	Engmaschige klinische und apparative Überwachung	Kontrollierte Beatmung, O_2-Gabe bei Zyanose
	Offene Magensonde	Magen absaugen, offene Magensonde
	Intubation und kontrollierte Beatmung, falls doch erforderlich	Monitoring

Maßnahmen auf Station

➤ **Röntgen-Thorax** zur Bestätigung oder Ausschluss eines MAS.
➤ **Konventionelle Beatmung** wie üblich, evtl. HFO (s. S. 168) zur Sekretolyse erwägen.
➤ Frühzeitig Gabe von **Surfactant** in einer Dosierung von 200 mg/kg KG erforderlich, evtl. rasche/häufigere Wiederholung.
➤ Spülung der Atemwege mit verdünntem Surfactant (1:5–1:15).
➤ An **PFC-Syndrom** (s. S. 227) denken → hochnormale von PaO_2- und Blutdruckwerte anstreben! NO-Beatmung (s. S. 172) erwägen.
➤ **Antibiotische Therapie** mit „üblichem Sepsis-Schema" (s. S. 183).
➤ Vorbereitung auf evtl. **Pneumothorax**, frühzeitig oszillierende Beatmung (s. S. 168) in Betracht ziehen.
➤ In Diskussion und zu erwägen: **Dexamethason** 0,5 mg/kg KG/Tag in 2 Einzeldosen.

17.2 Hydrops fetalis

Definition

➤ **Hydrops fetalis** beschreibt ein generalisiertes Ödem des Feten oder Neugeborenen, meistens begleitet von Aszites und/oder Pleura- und Perikardergüssen.

Ursachen

➤ In der Vergangenheit war der Hydrops fetalis zumeist durch eine hämolytische Anämie bei Rh-Inkompatibilität bedingt, inzwischen überwiegen Herzinsuffizienz, Infektionen und Anämien anderer Genese.
➤ **Anämie** (10 %): Isoimmune hämolytische Anämie, α-Thalassämie, homozygote G-6-PD-Defizienz, chronischer fetaler Blutverlust (fetomaternal oder fetofetal), Blutungen, Thrombosen, Knochenmarksdepression (z. B. pränatale Parvovirus-B-19-Infektion), Leukämie.
➤ **Kardiovaskuläre Erkrankungen** (20 %): Rhythmusstörungen, schwere Herzfehler (hypoplastisches Linksherz, Epstein-Anomalie, Truncus arteriosus), Myokarditis (z. B. durch Coxsackie-Virus), endokardiale Fibroelastose, kardiale Tumoren und Thrombosen, arteriovenöse Fehlbildungen, vorzeitiger Verschluss des Foramen ovale.
➤ **Renale Erkrankungen** (5 %): Nephrose, Nierenvenenthrombose, Nierenhypoplasie, Harnwegsobstruktion.
➤ **Pulmonale Erkrankungen** (5 %): Chylothorax, Zwerchfellhernie, pulmonale Lymphangektasie, zystische adenomatiode Malformationen, intrathorakaler Tumor.
➤ **Infektionen** (8 %): Syphilis, Röteln, CMV, kongenitale Hepatitis, Herpes, Adenoviren, Toxoplasmose, Leptospiren, Parvovirus-B-19.
➤ **Erkrankungen und Fehlbildungen von Plazenta oder Nabelschnur** (sehr selten): Choriangioma, Nabelvenenthrombose, arteriovenöse Fehlbildungen, Chorionvenenthrombose, Nabelschnurkompressionen durch einen wahren Knoten, Choriokarzinom, Zwillings-zu-Zwillingstransfusions-Syndrom.
➤ **Maternale Erkrankungen** (5 %): Toxämie, Diabetes mellitus, Thyrotoxikose.
➤ **Gastrointestinale Erkrankungen** (5 %): Mekoniumperitonitis, Volvulus, Atresien.
➤ **Chromosomale Erkrankungen** (10 %): Morbus Turner und -Noonan, Trisomie 13, 18, 21, Tripleudie, Aneuplodie.
➤ **Sonstige Erkrankungen** (10 %): Zystisches Hygrom, Wilms-Tumor, Angiom, Teratom, Neuroblastom, ZNS-Anomalien, Amniotisches-Band-Syndrom, lysosomale Speicherkrankheiten, kongenitale Myotonische Dystrophie, Skelettfehlbildungen (Osteogenesis imperfecta, Achondrogenesis, Hypophospatasie, thanatophorer Zwergwuchs), Akardie, fehlender Ductus venosus.
➤ **Unbekannt** (20 %).

Pränatales Managment

➤ *Beachte:* Da das Risiko des pränatalen Absterbens hoch ist, sollte das pränatale Managment alle diagnostischen und therapeutischen Möglichkeiten einschließen!
➤ Wenn möglich, **pränatale Therapie** (fetale Transfusion bei Anämie, mütterliche Digitalisgabe bei Arrhythmie, evtl. Laserkoagulation verbindender Gefäße bei Zwillings-zu-Zwillingstransfusion).
➤ Ist keine pränatale Therapie möglich, **Abwägung des Frühgeburtsrisikos** gegen intrauterinen Tod.
➤ An **Lungenreifung** denken!

17

➤ Bei ausgeprägten Pleura- bzw. Peritonalergüssen verbessert eine **ultraschall-gesteuerte pränatale Entlastungspunktion** unmittelbar vor Geburt die post-natale Versorgung!

Probleme der Erstversorgung bei Hydrops fetalis

➤ **Intubationprobleme** bei massivem Ödem des Kopfes, Halses und des Rachen-raumes.
➤ **Ateminsuffizienz** wegen Erguss, Aszites, hypoplastischen Lungen und hyalinen Membranen.
➤ **Herzinsuffizienz**.
☑ *Beachte:* Die Erstversorgung eines Neugeborenen mit Hydrops fetalis hat mehr Aussicht auf Erfolg, wenn sie gut vorbereitet ist. Die Geburt erfolgt in der Regel nicht überraschend.

Maßnahmen vor der Entbindung

➤ **Zeitpunkt** der Entbindung erfragen.
➤ 2. und evtl. 3. **Neonatologen/Pädiater** hinzuziehen.
➤ Bestellen von **Blutprodukten** und Vorbereitung der Transfusion bei Anämie:
  – 250 ml Erythrozytenkonzentrat 0 rh neg , Kell neg.
  – 2×250 ml Erythrozytenkonzentrat 0 rh neg., Kell neg., in je 250 ml FFP von AB-Spender (in 50-ml-Spritzen).
  – Konserven gegeneinander kreuzen.
  – Zusätzlich Erythrozytenkonzentrat gegen mütterliches Serum kreuzen (*cave:* anti-c!).
  – Blut rechtzeitig auf 37 °C anwärmen.
  – Konserve puffern (besonders wenn Kind azidotisch oder Konserve alt): 5 ml 3-molares TRIS-Konzentrat/500 ml ACD-Blut.
➤ **Station informieren**. Übliche Vorbereitung, arterielle und venöse Blutdruck-messung auf Station richten lassen.
➤ **Checkliste Erstversorgungszubehör:**
  – Vorbereitung der evtl. orotrachealen *Intubation* mit Trokar, „Lebensretter" (Metallblasenkatheter mit Tubusadapter); Richten des fiberoptischen Bron-choskops.
  – *Erythrozytenkonzentrat* und *AB-Plasma* fertig gemischt, aufgewärmt?
  – 20 ml Erythrozytenkonzentrat über Filter aufziehen (Filter des AT-Blut-systems).
  – Instrumente zum Katheter legen vorhanden? Katheter-Set (arteriell/venös) vorbereitet?
  – 10 ml 1-molares *Na-Bikarbonat* 10 ml Aqua dest. aufgezogen?
  – 50 ml *Glukose 10%* für Infusion aufgezogen?
  – *Reanimationstisch* steril abgedeckt?
  – *Checkliste Reanimation* durchgehen.
  – 5 *20-G-Abbocaths* für evtl. Aszitespunktion, Pleurapunktion, Pneumothorax-entlastung vorbereiten.
  – Für die *Diagnostik* Röhrchen vorbereiten, beschriften (1. AT-Portion und 5 ml Heparinblut aus Plazenta bzw. Nabelvene).
  – Evtl. *Verlegungsbogen* vorbereiten.

17.2 Hydrops fetalis

➤ **Aufgabenverteilung festlegen:**
 – *Intubation und Beatmung:* Intubation durch den Erfahrensten!
 – *Pleura- bzw. Aszitespunktion:* Durchführung mit 20-G- (rosa) oder 16-G-Abbocath (grau), nach Punktion der Pleura bzw. des Peritoneums Nadel entfernen, Plastikteil vorschieben, mit Dreiwegehahn und 20-ml-Spritzen versehen und Entlastungspunktion durchführen; Drainagen, falls nötig, in Ruhe nach erfolgter Stabilisierung legen, evtl. erst auf Station.
 – *Nabelkatheterisation,* diagnostische *Blutentnahme* (Plazenta, Kind), Austausch.
 – *Orts- und sachkundige Hilfskraft* (Schwester, Hebamme).
 – *Ortskundiger Bote* (Notfall-Labor usw.).
◑ *Beachte:* Sämtliche Vorbereitungen müssen vor Beginn der Geburt abgeschlossen sein!

Maßnahmen nach der Geburt

➤ **Apgar-Uhr** an.
➤ **Primäre Intubation!** Nie Versuch der Maskenbeatmung, da dieser in der Regel erfolglos ist! O_2-Beatmung (100 %).
➤ **Monitorüberwachung** mit EKG, Atmung, Sauerstoffsättigung.
➤ **Pleura bzw. Aszitespunktion,** wenn Beatmung sonst unmöglich:
 – *Pleurapunktion:* Punktion 4.–5. ICR, hintere Axillarlinie, nach dorsal zielen (rechts cave: Leber!).
 – *Aszitespunktion* (s. S. 43): Punktion linker lateraler Unterbauch mit 20-G-Abbocath (rosa).
➤ **Nabelvenenkatheteranlage:** Katheter 3,5, besser 5 Ch, möglichst doppellumig.
 – *Katheterlage* beurteilen:
  • Ließ er sich frei weit einführen: Katheterlage wahrscheinlich in V. cava inferior.
  • Federnder Widerstand: Katheterlage in Pfortader, manchmal intrakardial. Katheter zurückziehen bis sich Blut aspirieren lässt, Austausch möglich aber keine Infusionstherapie.
 – *Blutentnahme* für Ausgangswerte (Blutgruppe, Gesamteiweiß, Hämatokrit, Elektrolyte mit Kalzium, Bilirubin, Blutgase, Gerinnung, Heparin-Blut, EDTA-Blut, Serum).
 – Messung des *ZVD.*
 – Bei Anämie 5 ml/kg KG *Erythrozytenkonzentrat* (0 rh neg.) in Nabelvene ohne vorherigen Aderlass.
➤ **Nabelarterienkatheteranlage.**
➤ Bei Anämie **Austauschtransfusion** mit Erythrozytenkonzentrat 0 rh neg. (Portionen mit einem Volumen von 2–3 ml/kg KG) bis Hämatokrit > 35 %; Defizitaustausch bei Zeichen des Lungenödems.
➤ Infusion von **Glucose 10 %** 5 ml/kg KG/Std. = 8,3 mg/kg KG/min; als Gewicht die 50 % Percentile des entsprechenden Gestationsalter, nicht das hydroptische Geburtsgewicht nehmen!
➤ **Furosemid (Lasix)** 1–2 mg/kg KG i.v.
➤ **Verlegung** nur in stabilem Zustand: Hämatokrit > 35 %, pH > 7,25, intubiert, sicher beatmet.

Maßnahmen auf der Neugeborenen-Intensivstation

➤ Aufnahme möglichst in **offene Einheit** statt Inkubator
➤ **Labor:** Blutgase, Hämatokrit, Blutgerinnung, Blutzucker, Bilirubin.
➤ **Blutdruck** (arteriell und venös).
➤ **Partielle Austauschtransfusion:**
  – Bei Anämie (Hämatokrit < 30 %) mit 50–80 ml/kg KG Erythrozytenkonzentrat (betrahlt und CMV-negativ), um den Hämatokrit und die Sauerstofftransportkapazität zu erhöhen.
  – Bei Rh-Inkompatibilität 0 rh neg Blut in AB-Plasma, gekreuzt gegen kindliches Blut und mütterliches Serum.
  – Menge: 2–3faches Blutvolumen, ca 2–3 ml/kg KG Portionen, pro Zyklus ca. 3 Minuten. In Diskussion: Gewaschene Erythrozytenkonzentrate verwenden.
  – Dauer: Ca. 2–3 Stunden bei Hyperbilirubinämie (nicht zögern, Kernikterus-Gefahr bei Hämolyse).
➤ **Röntgen-Thorax und -Abdomen:** Lunge? Erguss? Venen- und Arterien-Katheter-Lage?
💿 *Cave:* Lungenödem während der Austauschtransfusion (AT): Ges. Eiweiß steigt → Hypervolämie. Therapie: Furosemid (Lasix) 2 mg/kg KG i.v., Überdruckbeatmung mit PEEP bis maximal 10 cm H_2O. Evtl Dobutamin. Nach AT in jedem Fall Furosemid (Lasix) nochmals 2 mg/kg KG i.v.
➤ **Laborkontrollen:**
  – Blutzucker ½-stündlich!
  – Hämatokrit, Elektrolyte, Bilirubin nach 0, 2, 4 usw. Stunden; arterielle Blutgase.
➤ **Beatmung:** Unter Umständen sind nun rasch geringere Drücke möglich (V_T beachten). Wenn nicht, hat das Kind meist hypoplastische Lungen (evtl. HFOV und NO).
➤ Weitere AT je nach Bilirubin: Indikationsschema (s. S. 253) korrigiert für Azidose, Frühgeburt und Hypoproteinämie (im Zweifel austauschen).
➤ Vor AT jeweils Blut für weitere AT bestellen und kreuzen.
➤ Frage: Warum hat das Kind einen Hydrops? – siehe Differenzialdiagnose.
➤ Organisation von diagnostischen Maßnahmen aus dem vor der 1. AT entnommenen Blut.
➤ Bei supraventrikulärer Tachykardie: Adenosin i.v. s. S. 406.

17.3 Zwerchfellhernie und -defekt

Grundlagen

- In 70 % liegt ein **links posteriorer Defekt** (Bochdalek-Foramen) vor.
- **Inzidenz:** 1 : 2000–5000
- **Mortalität:** Ca. 40 %, abhängig vom Zentrum.
- Magen, Darm bzw. Leber sind im Ultraschall im Thorax zu sehen.
- In **50 % weitere Malformationen**, insbesondere Neuralrohrdefekte, Herzfehler und intestinale Malrotationen, auch assoziiert mit Trisomie 13, 18 und 45 XO, außerdem mit Goldenhar, Beckwith-Wiedemann, Pierre Robin, Goltz-Gorlin und kongenitalem Röteln-Syndrom. Kann familiär gehäuft auftreten.
- Pränatal im Ultraschall von einer Zwerchfellrelaxation meist nicht zu unterscheiden, wobei diese eine wesentlich bessere Prognose hat. Pränatales Polyhydramnion ist mit einer schlechteren Prognose assoziiert.
- Pränatale Therapie bisher nur in UC San Francisco mit intrauterinem Verschluss der Trachea zur Vermeidung der Lungenhypoplasie, dann elektive Sectio caesarea mit Entfernung des Tracheaverschlusses. In diesem Zentrum Überlebenschancen bei diaphragmatischer Hernie ohne zusätzliche Fehlbildungen bei 90 %.
- Bei pränataler Diagnostik ausführliche Beratung der Eltern mit Geburtshelfer, Neonatologen und Kinderchirurgen. Unbedingt Ausschluss weiterer Fehlbildungen und Chromosomenanalyse.
- Keine Indikation für elektive Sectio caesarea aber engmaschige Kontrolle um den Termin und rechtzeitiges Eintreffen in die Klinik bei Wehenbeginn, um gute Vorbereitung zu ermöglichen.

Postnatale Symptome

- Atemnot und Zyanose.
- Evtl. Darmgeräusche im Thorax.
- Kind mit „großem Thorax und eingefallenem Abdomen".
- Kleine Defekte (z. B. rechts oder substernale Morgagni-Hernien) können manchmal recht blande sein mit Trinkstörungen und milder Atemstörung.

Maßnahmen vor der Entbindung

- Mindestens 2 Pädiater und „Springer" in Reanimationsbereitschaft.
- Diensthabende Oberärzte der Kinderchirurgie und Anästhesie informieren, ggf. entsprechende Kinderklinik bezüglich einer ECMO konsultieren.
- **Vorbereitung zur Erstversorgung:**
  - Checkliste wie zur üblichen Reanimation.
  - Zusätzlich bereithalten:
    - Nabelarterienkatheterset und 2–3-lumigen Katheter.
    - Pleuradrainagen, Sog.
    - Dicke Magensonde.
    - *Arterenol-Dauerinfusion:* Gewünschte Dosis 0,5–2–4 µg/kg KG/min. 7,5 ml Arterenol = 7,5 mg = 7500 µg auf 25 ml Aqua dest.
      → 0,1 ml/kg KG/Std. entspricht 0,5 µg/kg KG/min.
      → 0,2 ml/kg KG/Std. entspricht 1,0 µg/kg KG/min.
      → 0,4 ml/kg KG/Std. entspricht 2,0 µg/kg KG/min.
      → 0,8 ml/kg KG/Std. entspricht 4,0 µg/kg KG/min.
    - *Flolan-Dauerinfusion:* Gewünschte Dosis 0,01 µg/kg KG/min = 10 ng/kg KG/min. Stammlösung = 10 000 ng/ml, davon 1,5 ml (= 15 000 ng) in 25 ml NaCl 0,9 %:
      → 1 ml/kgKG/Std. entspricht 0,01 µg/kg KG/min.
    - Auf Station Beatmungsgerät mit HFOV und NO Möglichkeit.

Maßnahmen nach der Geburt

1. Ruhe bewahren!
🔴 *Cave:* Keine Maskenbeatmung.
2. Sofortige Intubation, evtl. während der Geburt nach Entwicklung des Kopfes.
🔴 *Cave:* Pneumothorax auf der Gegenseite.
3. Absaugen und Abtrocknen.
4. Großlumige Magensonde legen.

Maßnahmen auf der Neugeborenen-Intensivstation

➤ **Beatmung:**
  – Ziel je nach Situation: evtl. permissive Hyperkaprie
  – Beatmungsparameter: PIP möglichst ≤ 20 cm H_2O, PEEP um 3 cm H_2O, evtl. Atemfrequenz 100–120/min.
  – Immer unter Sedierung mit *Morphin oder Fentanyl* (senkt pulmonalen Gefäßwiderstand) und/oder Relaxierung (Pancuronium oder Norcuronium).
  – Falls bisheriges Vorgehen erfolglos ist: HFOV (s. S 168).
➤ **Bei PFC-Symptomatik** (Rechts-Links-Shunt, präduktale O_2-Sättigung > postduktale) NO-Beatmung durchführen.
➤ **Blutdruck** mit Arterenol auf systolisch 60–70 mmHg halten, ggf. Dobutamin verabreichen; zusätzlich Volumengabe + Dopamin 2 µg/kg KG/min.
➤ Flolan (Dosierung s. o.).
➤ Nur ein stabiles und gut beatmetes Kind in Kinderchirurgie verlegen.
➤ Wenn das Kind stabil, aber unter Ausnutzung der Beatmungsmöglichkeiten schlecht zu oxygenieren ist: ECMO erwägen (Überlebensrate 62 %, *Stolar*). Kriterien:
  – Letalitätswahrscheinlichkeit 80 %!
  – Honeymoon-Phase mit pO_2 > 80 mmHg.
  – > 36. SSW, > 1800 g.
  – *Keine* Hirnblutung Grad III oder Parenchymbeteiligung (Grad IV), (kein Herzfehler).
  – *AaDO2* (baro – 47 – paO_2 – paO_2) $\geq$ 600 für 6–8 Stunden.
  – *Oxygenierungsindex* (OI) (Pmean × FiO_2 : paO_2 × 100) > 40–45 für 4 Stunden.
➤ Kinder mit primär schlechtem Verlauf profitieren wahrscheinlich weder von einer ECMO noch von einer Notfall-OP.

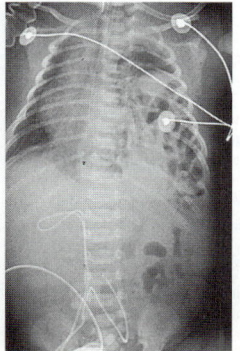

Abb. 82 Zwerchfellhernie: luftgefüllte Darm-schlingen im linken Thorax. V.a. Dislokation der Milz parakardial links. Nebenbefund: Korrekt liegender Nabelarterienkatheter. Fehllage des Nabelvenenkatheters in der V. portae

17.4 Abklärung einer Zyanose

Grundlagen

➤ **Periphere Zyanose:** Ist die Folge eines zu niedrigen Herzzeitvolumens („Ausschöpfungszyanose").
➤ **Zentrale Zyanose:** Entsteht infolge eines intrakardialen oder intrapulmonalen Rechts-Links-Shunts.
➤ Eine Zyanose wird sichtbar, wenn ein Absolutwert von 5g% reduziertem Hb im Kapillargefäßsystem überschritten wird, d. h. sie wird bei Patienten mit niedrigem Hb entsprechend später sichtbar als bei polyglobulen Patienten.

Diagnostisches Vorgehen

➤ **Klinische Unterscheidung der Ursachen für eine Zyanose:**
  – Unregelmäßiges Atemmuster oder Apnoen weisen auf eine zentrale Ursache z. B. eine Infektion, Blutung o.ä. hin
  – Stöhnen, Einziehungen, Tachypnoe oder bronchiale Obstruktion (Stridor) weisen auf eine pulmonale Ursache bzw. einen Herzfehler mit erhöhter Lungendurchblutung hin.
  – Eine Hyperventilation legt einen Herzfehler mit verminderter Lungenperfusion oder eine Transposition der großen Gefäße nahe.
➤ **Blutgasanalyse:**
  – Metabolische Azidose spricht eher für ein reduziertes Herz-Zeitvolumen, z. B. kardiale bzw. zirkulatorische Ursache oder Volumenmangel.
  – Respiratorische Azidose spricht eher für eine pulmonale Ursache.
➤ Im **Hyperoxietest** (FiO$_2$ 1,0 über 8–10 min, Messung von paO$_2$ oder tcpO$_2$ präduktal) wird bei einer Gasautaustauschstörung in der Lunge die Zyanose beseitigt oder gebessert, bei shuntbedingter Zyanose jedoch nicht. Berechnung des Shuntvolumens s. Abb. 49 S. 228.
➤ **Röntgen-Thorax:** Kann eine pulmonale Ursache für die Zyanose verifizieren. Die Lungengefäßzeichnung ist gerade in den ersten Lebenstagen bei noch hohem pulmonalem Gefäßwiderstand vermindert und sehr schwer oder nicht zu bewerten.
➤ **Echokardiographie:** Sollte erst nach den genannten Verfahren oder bei eindeutigen Hinweisen auf eine kardiale Genese der Zyanose wie Herzgeräusch oder Zeichen einer Herzinsuffizienz zum Einsatz kommen. Sie kann angeborene Vitien sowie auch eine persistierende fetale Zirkulation beweisen, stellt aber für ein aus pulmonaler, schock- oder hypothermiebedingter Ursache zyanotisches Kind evtl. aufgrund der längeren Untersuchungsdauer eine erhebliche Belastung dar!

Differenzialdiagnostische Hinweise s. Tab. 66

Tabelle 66 Differenzialdiagnose der Zyanose

Erkranktes System	Diagnosen	wegweisende Untersuchungen/Symptome
obere Atemwege	Chonalatresie	Sondieren des Nasenloches
	Pierre-Robin-Syndrom	Mandibulahypoplasie, Lippen-Kiefer-Gaumenspalte, evtl. Herzfehler wie VSD
	Fehlbildungen wie Stenosen, Larynxspalte, Atresie, Tumoren, Hämangiome	inspiratorischer Stridor, Laryngoskopie, Tracheo-, Bronchoskopie

Tabelle 66 (Fortsetzung)

Erkranktes System	Diagnosen	wegweisende Untersuchungen/Symptome
Lunge	Atemnotsyndrom	s. S. 148
	Aspiration	Anamnese, Röntgen-Thorax, evtl. Ausschluss eines gastroösophagealen Reflux, Ösophagotrachealfistel
	Bronchopulmonale Dysplasie	s. S. 151
	Pneumothorax	s. S. 153
	Pleuraerguss	s. S. 39
	Zwerchfellhernie	s. S. 380
	Lungenhypoplasie – Potter Syndrom – Blasensprung vor 20. SSW – idiopathisch	Blutgasanalysen, Röntgen-Thorax, evtl. CT der Lunge
	Lungenzysten zystisch-adenomatoide Fehlbildung Lungensequester Lymphangiektasie	Blutgasanalysen, Röntgen-Thorax, evtl. CT der Lunge
extrapulmonale Ursachen	Zwerchfellhernie oder Relaxatio diaphragmatica	Blutgasanalysen, Röntgen-Thorax
	Tumoren	Blutgasanalysen, Röntgen-Thorax, evtl. CT der Lunge
	Raumforderung im Abdomen Neuroblastom Hepato-Splenomegalie Aszites Nierentumoren	Sonographie des Abdomens
	asphyxierende Thoraxdysplasie	Röntgen: „Babygramm" (s. S. 76)
	thanatotropher Zwergwuchs	Röntgen des Skeletts
Herz-Kreislauf	Rechts-Links-Shunt – Pulmonalatresie – Trikuspidalatresie – Fallot-Tetralogie	BGA, EKG, Auskultation, Echokardiographie
	Herzfehler mit gekreuztem Shunt – Lungenvenenfehleinmündung – Double inlet Ventrikel – Double outlet Ventrikel – Truncus arteriosus	BGA, EKG, Auskultation, Echokardiographie
	Transposition der großen Gefäße	BGA, EKG, Auskultation, Echokardiographie
	PFC-Syndrom	s. S. 227
	Schock – Volumenmangel – Sepsis – kardialer Schock	s. S. 180
	Unterkühlung	Temperaturmessung rektal

17.4 Abklärung einer Zyanose

Tabelle 66 (Fortsetzung)

Erkranktes System	Diagnosen	wegweisende Untersuchungen/Symptome
neurologische Erkrankung mit Hypoventilation	Fehlbildungen, Tumoren des ZNS spinales Geburtstrauma Myopathien	Sonographie, CT, MRT, exakter neurologischer Status
	Werdnig-Hoffmannn-Muskelatrophie	EMG, Muskelbiopsie
	Undine-Syndrom	BGA und Messung der Spontanatmung
	Degenerative Hirnerkrankungen	
	Apnoen mit Bradykardien	s. S. 145
hämatologische Ursachen	Polyglobulie	s. S. 260
	Methämoglobinämie	Sauerstoffsättigung „normal" bei zyanotischem Kind s. S. 261

Vancomycin

➤ **Indikationen:**
➤ **Dosierung:** Altersabhängig (SSW):
  – < 30. SSW: 15 mg/kg KG/alle 24 Stunden.
  – 30.–37. SSW: 15 mg/kg KG/alle 18 Stunden.
  – > 37. SSW: 15 mg/kg KG/alle 12 Stunden.
➤ **Applikation:**
  – Gabe immer als Kurzinfusion über 1 Stunde.
  – Verdünnung mit Glukose 5 % oder NaCl 0,9 %.
  – In einer Konzentration von max. 5 mg Vancomycin/ml verabreichen.
◐ *Cave:*
  – Zu rasche Infusion: Erythem der Haut, Tachykardie, Hypotension.
  – Dosisreduktion bei Niereninsuffizienz (Spiegelkontrolle).
➤ **Spiegelkontrolle:** Spätestens nach 72 Stunden, frühestens bei der 3. Gabe. Ausnahme: Bei Kreatinin > 1,5 mg% oder Oligurie frühere und häufigere Spiegelbestimmungen.
  – *Minimalspiegel:* Bestimmung direkt vor Vancomycin-Gabe
    (Norm: 5–10 µg/ml).
  – *Maximalspiegel:* Bestimmung 60 Minuten nach Infusionsende
    (Norm: 20–50 µg/ml).
➤ **Wiederholung der Spiegelkontrolle** (2 Blutabnahmen, d. h. Tal- und Peakspiegel) sollten erfolgen bei:
  – Kindern in der 1. Lebenswoche (rasche Änderung der Nierenfunktion).
  – Verändertem klinischen Zustand (Ödeme, veränderte renale Ausscheidung).
  – Hohen Einzeldosierungen > 20 mg/kg KG Vancomycin.
  ◐ *Beachte:* Tal- und Peakspiegelkontrollen sind nicht sinnvoll bei: Anurie, sich rapide ändernder renaler Ausscheidung einen Tag präoperativ bis einen Tag postoperativ. In diesen Fällen werden Einzelmessungen empfohlen.

Tobramycin, Netilmicin, Gentamicin

➤ **Indikationen:**
◐ *Cave:*
  – Renale Ausscheidung → Dosisreduktion bei Niereninsuffizienz.
  – Therapeutisch unzureichende Liquorpenetration auch bei Meningitis.
➤ **Dosierung:** Initialgabe 5 mg/kg KG bei allen Kindern, dann altersabhängig (SSW):
  – < 30. SSW: 3,5 mg/kg KG/alle 24 Stunden.
  – 30.–37. SSW: 3,5 mg/kg KG/alle 18 Stunden.
  – > 37. SSW: 3,5 mg/kg KG/alle 12 Stunden.
➤ **Applikation:** Gabe immer als Kurzinfusion über 30 Minuten.
➤ **Spiegelkontrolle:** Erfolgt spätestens nach 72 Stunden, frühestens bei der 3. Gabe:
  – *Minimalspiegel:* Bestimmung direkt vor Gabe (Norm: < 2 µg/ml).
  – *Maximalspiegel:* Bestimmung 60 Minuten nach Infusionsende
    (Norm: 5–10 µg/ml).
➤ **Wiederholung der Spiegelkontrolle:** s. o. Vancomycin.

18.1 Vancomycin und Aminoglykoside

Bestimmung der Dosis und des Dosisintervalls

➤ Dosisanpassung von Vancomycin und Aminoglykosiden s. u. Für Tobramycin ist der links angegebene Wert gültig, für Vancomycin der rechts angegebene Wert.

1. **Maximalspiegel** 1 Stunde nach dem Ende der Medikamentengabe zwischen die schwarzen Punkte eintragen. Liegt der Spiegel nicht dazwischen, die Einzeldosis (ED) entsprechend modifizieren. Prozentuale Dosisänderung entspricht % der gefundenen Abweichung.

2. **Minimalspiegel** zu dem entsprechenden Zeitpunkt in die Tabelle eintragen, beide Werte durch eine Gerade verbinden: das minimale Dosierungsintervall entspricht dem Schnittpunkt der Geraden mit der 2 µg/ml (bzw. bei Vancomycin 10 µg/ml)-Linie.

➤ **Bedenke:** Es gibt zwar seht gut fundierte Rechenprogramme zur Dosisanpassung von Aminoglykosiden und Vancomycin. In Anbetracht der für Früh- und Neugeborene wenig validierten „toxischen" Spiegel dieser Medikamente reicht diese einfache graphische Methode zur Dosisanpassung für die Praxis aus.

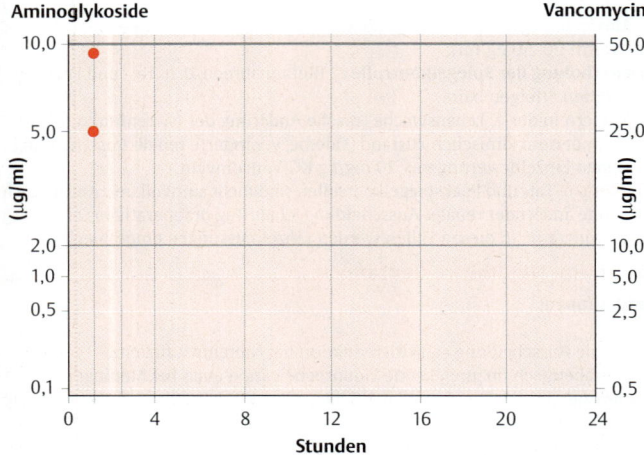

Grundlagen

➤ Methylxanthine sind die mit am häufigsten angewandten Medikamente neo-natologischer Intensiv- und Überwachungsstationen. In kleineren randomisier-ten Studien konnte eine Reduktion an Apnoen und Bradykardien bewiesen werden, ebenfalls eine geringere Inzidenz an Reintubationen nach Extubation. Eine Reduktion des Sauerstoffbedarfs oder hypoxämischer Episoden konnte jedoch nicht nachgewiesen werden. Es gibt weder einen Nachweis von Spät-schäden durch Apnoen oder Bradykardien noch Untersuchungen über die Langzeitwirkungen der Methylxanthine.

➤ Methylxanthine in „therapeutischen" Plasmakonzentrationenen wirken ant-agonistisch auf die Adenosinrezeptoren (A_1- und A_2-Rezeptoren). Adenosin wirkt neuroprotektiv während hypoxämischer Episoden, die Gabe von Methyl-xanthinen verschlimmert dagegen einen ischämischen Hirnschaden. Methyl-xanthine werden ohne Daten über Nutzen und Risiken großzügig eingesetzt.

➤ **Indikationen:** Apnoen, BPD.

➤ **Kontraindikationen:**
   – Hyperthyreoidismus.
   – Arrhythmie.
   – Tachykardie > 200/min.

➤ **Wirkungen:**
   – *Grundsätzlich:*
      • Theophyllin hat zentrale und periphere (Neben-)Wirkungen.
      • Koffein hat mehr zentrale Wirkung auf Apnoen.
   – Stimulation des Atemzentrums, Verbesserung der Zwerchfellkontraktilität, Erhöhung der pulmonalen Compliance, Reduktion der Resistance.
   – Verminderung der Afterload → Erhöhung von HZV und Diurese, Tachykar-die, positiv inotrope Wirkung.
   – Erhöhung der renalen Perfusion und glomerulären Filtration.
   – Erhöhung des zerebralen Gefäßwiderstandes, cave: Hirnblutung!
   – Stimulation von Glykogenolyse und Lipolyse.
   – Gastroösophagealer Reflux.

Dosierungen, Spiegelkontrollen

➤ **Koffeinbase:**
   – *Dosierung:*
      • Initialdosis: 10 mg/kg KG p.o. oder i.v. (Coffeinzitrat 20 mg/kg).
      • Erhaltungsdosis: 2,5–5 mg/kg KG p.c. in 1 ED 24 Stunden nach der Initi-aldosis.
      • Dosisreduktion bei Herzfrequenz > 190/min!
   – *Spiegelkontrolle:* Nach 72 Stunden (Norm: 10–20 µg/ml).
   – *Vorteil:* Hinsichtlich Tachykardie größere therapeutische Breite als Theo-phyllin.
   – *Nachteil:* Weniger Einfluss auf die Zwerchfellkontraktilität.

➤ **Theophyllin:**
   – *Dosierung:*
      • Initialdosis: 8 mg/kg KG p.o., kann auch entfallen (einschleichende Dosierung).
      • Erhaltungsdosis: 4–8 mg/kg KG/die p.o. in 6–8 ED; Dosis nach Spiegel (s. u.) anpassen (Theophyllin wird teilweise zu Koffein metabolisiert!).

- *Spiegelkontrolle:* Nach 72 Stunden und Weiterbestehen der Symptomatik (Norm: 7–13 µg/ml; bei einigen Frühgeborenen sind Spiegel von 3–4 µg/ml ausreichend). Bei Indikation BPD evtl. Spiegel von 20 µg/ml anstreben.
  - ◑ *Beachte:* Kinder mit BPD haben im Vergleich zu Gesunden eine verlängerte Halbwertszeit!
- *Nebenwirkungen:* Tachykardie, Hyperexzitabilität, abdominelle Distension, gastroösophagealer Reflux, Erbrechen, initiale Hyperglykämie, Krämpfe bei sehr hohen Spiegeln.

Allgemeine Informationen und Hinweise

➤ Es empfiehlt sich, von fixen **Stammlösungen** (s. u.) auszugehen, dies hilft Rechenfehler zu vermeiden.

➤ **Indikation überprüfen:** Sind Katecholamine wirklich notwendig? Hat das Kind wirklich ausreichend Volumen? Die Therapie mit Katecholaminen sollte nicht ausschließlich von den Blutdruckwerten (z. B. MAP < 30 mmHg bei einem kleinen FG) abhängig gemacht werden (Symptomatik).

➤ **Gibt es eine Kontraindikation?** Wie ist der klinische Zustand des Kindes? Katecholamine können den Sauerstoffbedarf des Gewebes erheblich erhöhen. Der Nettogewinn der Sauerstoffversorgung durch Ansteigen des Blutdruckes kann also gering sein!

◨ *Cave:*
   – Katecholamine sollten im Grundsatz über einen zentralen Venenkatheter appliziert werden (Ausnahme vital bedrohlicher Notfall, Dobutamin). Über diesen Zugang dürfen keine andere Medikamente zugespritzt werden → Bolus führt zu Tachykardie und Hypertonus!
   – Infusionsrate des Perfusors unterliegt Schwankungen, dies gilt auch für Infusionsleitung (Windkesselfunktion).

➤ **Arrhythmien:** Katecholamine können eine Tendenz zu Arrythmien verstärken. Dies gilt vor allem für sehr unreife Frühgeborene mit der Konstellation: K ↑, Na ↓, Ca ↓, Azidose.

➤ Katecholamine sind in der Regel kontraindiziert bei muskulär bedingten Obstruktionen des Ausflusstraktes des Herzens.

Ansätze und Standarddosen von Katecholaminen

➤ **Standarddosis:** Die Verdünnungen der Katecholamine sind standardisiert. Die minimal sinnvolle Dosis, sog. Standarddosis [µg/kg KG/min] wird gewichtsbezogen in das minimal sinnvolle Infusionsvolumen [ml/Std.] verdünnt.

➤ Die Anweisung zur Herstellung der Stammlösungen sollte dort hängen, wo diese Infusionen gemischt werden.

➤ **Dobutamin (Dobutrex):**
   – *Handelsübliche Zubereitung:* Inj.-Flasche 250 mg/20 ml.
   – *Standarddosis:* 5 µg/kg KG/min = 7,25 mg/kg KG/Tag = 0,58 ml/kg KG/Tag.

➤ **Dopamin (Dopamin):**
   – *Handelsübliche Zubereitung:* Amp. 50 mg/5 ml (1 ml = 10 mg).
   – *Standarddosis:* 2 µg/kg KG/min = 2,88 mg/kg KG/Tag = 0,29 ml/kg KG/Tag

➤ **Dobutamin (Dobutrex)** *plus* **Dopamin (Dopamin):**
   – *Handelsübliche Zubereitung:* s. o.
   – *Standarddosis:*
     5 µg/kg KG/min Dobutamin = 0,58 ml/kg KG/Tag (7,25 mg/kg KG/Tag)
     + 2 µg/kg KG/min Dopamin = 0,29 ml/kg KG/Tag (2,88 mg/kg KG/Tag).

➤ **Adrenalin (Suprarenin) und Noradrenalin (Arterenol):**
   – *Handelsübliche Zubereitung:* Amp. 1 mg/1 ml.
   – *Verdünnung:* 1 : 10 verdünnt: 1 ml = 0,1 mg.
   – *Standarddosis:* 0,1 µg/kg KG/min = 0,144 mg/kg KG/Tag = 0,144 ml/kg KG/Tag der unverdünnten bzw. 1,44 ml/kg/Tag der 1 : 10 Lösung.

➤ **Orciprenalin (Alupent):**
   – *Handelsübliche Zubereitung:* Amp. 0,5 mg/1 ml.
   – *Verdünnung:* 1 : 10 verdünnt: 1 ml = 0,05 mg.

18.3 Katecholamine

- *Standarddosis:* 0,1 µg/kg KG/min = 0,144 mg/kg KG/Tag = 0,288 ml/kg KG/Tag der unverdünnten bzw. 2,88 ml/kg KG/Tag der 1 : 10 Lösung.
➤ **Weitere Verdünnungen der Standarddosis** s. Tab. 67.

Tabelle 67 Weitere Verdünnungen und Infusionsrate der Standarddosis mit Glukose 5 %*

Körpergewicht	mit Glukose 5 % auf	Infusionsrate
≥ 3 kg	12,0 ml	0,5 ml/Std.
≥ 2 kg	4,8 ml	0,2 ml/Std.
≤ 2 kg	2,4 ml	0,1 ml/Std.

*Je nach Blutzucker und Elektrolyten kann auch Glukose 10 % oder NaCl 0,9 % verwendet werden (nicht > 15 % Glukose)
Beispiel: Kind 1 kg: Dobutamin 5 µg/kg/min → 0,58 ml + 1,42 ml → 2,4 ml/d = 0,1 ml/Std.

Dobutamin (Dobutrex)

➤ **Handelsübliche Zubereitung:** Inj.-Flasche 250 mg/20 ml.
➤ **Besonderheiten:** Nie mit alkalischer Lösung mischen → Inaktivierung! Die Verabreichung über einen peripheren Venenzugang ist möglich.
➤ **Wirkungen:**
  - Positiv inotrop, bathmotrop und chronotrop (β_1-selektive Wirkung).
  - Wenig Einfluss auf systemischen Blutdruck; keinen Einfluss auf pulmonalen Gefäßwiderstand → Blutdruck steigt nur minimal an.
  - Herzfrequenz steigt meist mit zu hoher Dosis an (cave: Hypovolämie!).
➤ **Indikationen:** Herzinsuffizienz (eingeschränkte Herzleistung mit noch ausreichendem Blutdruck).
➤ **Kontraindikation**: Subvalvuläre Aortenstenose.
➤ **Dosierung:** Sukzessive Steigerung von 5–10–20 µg/kg KG/min.

Dopamin (Dopamin)

➤ **Handelsübliche Zubereitung:** Amp. 50 mg/5 ml (1 ml = 10 mg).
➤ **Besonderheiten:**
  - Nie mit alkalischer Lösung mischen → Inaktivierung!
  - Verabreichung nur über ZVK! Gefahr der Nekrose bei peripherer Applikation (Antidot: Phentolamin 1–5 mg in 1–5 ml NaCl 0,9%).
  - 🚫 *Cave:* In Kombination mit Phenytoin schwerste Hypotension und Bradykardien!
  - Dopamin wirkt bis zu 50% über Freisetzung von Noradrenalin aus myokardialen Speichern. Diese sind bei Früh- und Neugeborenen deutlich vermindert, ebenso bei chronischer Herzinsuffizienz.
➤ **Wirkungen, Indikationen:** Die Wirkungen von Dopamin sind dosisabhängig:
  - *Niedrige Dosierung:* (1–)2–4 µg/kg KG/min: direkte Wirkung auf die Dopaminrezeptoren.
    • Wirkung: Vasodilatation der renalen und mesenterialen Gefäße. Die Nierendurchblutung steigt um bis zu 50%, die Natriurese um bis zu 500%.
    • Indikation: Oligurie (z.B. unter Indometacintherapie).

- *Mittlere Dosierung:* 5–10 µg/kg KG/min: β_1-adrenerge Wirkung.
  - Wirkung: Positiv inotrop, bathmotrop und chronotrop. Systemischer Gefäßwiderstand sinkt (ZVD und PCV/P ↓).
  - Indikation: „Low cardiac output", z. B beim septischen Schock.
- *Hohe Dosierung:* 10–20 µg/kg KG/min: α-adrenerge Wirkung.
  - Wirkung: Erhöhung des gesamten (systemischen und pulmonalen) Gefäßwiderstandes → renale, periphere und pulmonale Vasokonstriktion (cave: PFC-Syndrom, blass-gräuliches Aussehen).
  - Indikation: Verbesserung des Cardiac output bei volumenrefraktärer Hypotonie.

🔵 *Cave:* Infolge der verminderten Konzentration der Noradrenalinspeicher im Myokard von Neugeborenen steigt bei hohen Dopamindosen zwar der periphere Gefäßwiderstand und damit der Blutdruck, die positiv inotrope Wirkung ist aber gering, es kommt sogar u. U. zu einer Abnahme der Inotropie und Verminderung des Cardiac output. Aus diesem Grund sollte:
  - zur Verbesserung des cardiac output Dobutamin oder Suprarenin bevorzugt werden;
  - zur Verbesserung des peripheren Widerstandes und des Blutdruckes eher Noradrenalin verwendet werden (geringere Erhöhung des pulmonalen Gefäßwiderstandes, z. B. bei PFC).

➤ **Nebenwirkungen:** Tachykardie, ventrikuläre Extrasystolen.

Adrenalin (Suprarenin)

➤ **Handelsübliche Zubereitung:** Amp. 1 mg/1 ml (1 ml 1 : 1000 = 1 mg, 1 ml 1 : 10 000 = 0,1 mg).

➤ **Besonderheit:** Verabreichung nur über ZVK (bzw. intratracheal oder intraossär).

➤ **Wirkungen:** β_1-, β_2- und α-Rezeptorenwirkung, „full agonist", wirkt bei Azidose besser, höhere Rezeptorenaffinität als Dobutamin, wirkt nicht über Noradrenalinspeicherentleerung wie Dopamin.

➤ **Indikationen:** Herz-Kreislauf-Versagen, Reanimation, anaphylaktischer Schock, dopaminrefraktäre Hypotonie, dobutaminrefraktärer „Low cardiac output".

➤ **Dosierung:**
- 0,05–0,8 µg/kg KG/min: Cardiac output ↑, Systemwiderstand ↓, HF ↑, RR →.
- 0,5–2 µg/kg KG/min: Systemwiderstand ↑, RR ↑, Cardiac output ↑, HF ↑, zunehmende α-Rezeptorenwirkung.
- 2–3(–5) µg/kg KG/min: Systemwiderstand ↑, Cardiac output fällt wieder.
- Bei Reanimation – Dosis s. S. 370.

➤ **Nebenwirkungen:**
- Evtl. erwünschte Nebenwirkung: Bronchodilatation.
- Unerwünschte Nebenwirkungen:
  - Renale Vasokonstriktion (wird durch erhöhten Cardiac output evtl. kompensiert, sonst zusätzlich Dopamin).
  - Ventrikuläre Arrhythmien.
  - Hyperglykämie (Glukoneogenese steigt, Insulinfreisetzung vermindert, Insulinresistenz), Hypokaliämie (β_2-adrenerge Wirkung).
  - Gefahr von Myokardnekrosen bei zu langer Anwendung.

18.3 Katecholamine

Noradrenalin (Arterenol)

➤ **Handelsübliche Zubereitung:** Amp. 1 mg/1 ml (1 ml 1:1000 = 1 mg, 1 ml 1:10000 = 0,1 mg).
➤ **Besonderheit:** Verabreichung nur über ZVK!
➤ **Wirkungen:** β_1- und α-Rezeptorenwirkung, keine β_2-Wirkung → der myokardiale Sauerstoffverbrauch steigt unter Noradrenalin weniger als unter Dopamin.
➤ **Indikationen:** „Reservekatecholamin" für besondere Indikationen:
  – Therapierefraktäre Hypotension.
  – Unzureichender myokardialer Perfusionsdruck (diastolischer Systemdruck minus enddiastolischer rechtsventrikulärer Druck), besonders bei PFC, pulmonaler Hypertension, Rechtsherzversagen, diaphragmatischer Hernie.
➤ **Dosierung:**
  – 0,05–0,1 µg/kg KG/min (zentral geben!): Gemischte α- und β_1-mimetische Wirkung.
  – Höhere Dosis (0,1–0,5–4 µg/kg KG/min): Vorwiegend α-mimetische Wirkung.
➤ **Nebenwirkungen:** Bei zu hoher Dosis Hypertension mit Herzinfarkt und zerebraler Blutung.

Orciprenalin (Alupent)

➤ **Handelsübliche Zubereitung:** Amp. 0,5 mg/1 ml.
➤ **Wirkungen:** β_1- und β_2-mimetische Rezeptorenwirkung.
  – Positiv chronotrop und inotrop (cave: O_2-Verbrauch im Myokard!).
  – Erhöhung des Herzeitvolumens durch Nachlastreduktion (periphere Vasodilatation), daher evtl. Volumensubstitution nötig!
  – Bronchospasmolyse.
➤ **Indikationen:** Atropinresistente Bradykardien, Verbesserung der Kontraktilität (solange Herzfrequenz im Normbereich).
➤ **Dosierung:** 0,1–0,5 µg/kg KG/min, möglichst zentral geben!
➤ **Nebenwirkungen:**
  – Ventrikuläre und supraventrikuläre Extrasystolen.
  – Sinustachykardie, Erhöhung des systolischen Blutdruckes.
  – Ischämie des Myokards mit Infarkt, Angina pectoris.

Enoximone (Perfan)

➤ Keine gesicherten Daten!
➤ **Wirkungsmechanismus:** Phosphodiesterasehemmung.
➤ **Indikationen:**
  – Therapierefraktäre (Nitroglyceren, Dobutamin, Diuretika) Herzinsuffizienz.
  – Dilatative Kardiomyopathie.
➤ **Kontraindikationen:**
  – Obstruktive Kardiomoypathie.
  – Hypovolämie, supraventrikuläre Tachyarrhythmie.
➤ **Wirkung:** Positiv inotrop (cave: Vasodilatation!).
➤ **Dosierung:** 5–10–20 µg/kg KG/min, möglichst über ZVK geben! Als Einzeldosis 0,5 mg/kg KG als Kurzinfusion.
➤ **Nebenwirkungen:**
  – Herzrhythmusstörungen.
  – Harnverhalt, venenwandreizend.

Indikationen

➤ Manifeste Herzinsuffizienz.
➤ Supraventrikuläre Tachykardie.
➤ Vorhofflattern.
◑ *Beachte:* Nie prophylaktisch digitalisieren! Bei Herzinsuffizienz ist Dobutamin (Dobutrex) Mittel der 1. Wahl (Dosierung von 5–15 μg/kg KG/min, s. S. 390).

Kontraindikationen

➤ **Absolute Kontraindikationen:**
  – Obstruktive hypertrophische Kardiomyopathie:
    • Muskulär bedingte Ausflusstraktobstruktionen, z. B. rechts- oder links-ventrikuläre Ausflusstraktobstruktion (RVOTO: z. B. Fallot-Tetralogie, LVOTO: asymmetrische Septumhypertrophie).
    • Hypertrophe obstruktive Kardiomyopathie, idiopathische hypertrophe Subaortenstenose, Septumhypertrophie bei diabetischer Fetopathie oder Kortikoidtherapie.
  – Höhergradiger AV-Block.
➤ **Relative Kontraindikationen:** Myokarditis, bradykarde Rhythmusstörungen, Elektrolytstörungen, Niereninsuffizienz, Z.n. Kardioversion.
➤ **Herabgesetzte Glykosidtoleranz** bei:
  – Hypokaliämie, Hyperkalzämie, Hypoxämie.
  – Z.n. Reanimation, AV-Block, Z.n. Kardioversion.
  – Katecholamintherapie, Amiodarontherapie.
  – Myokarditis, Hypothyreose.

Obligate Untersuchungen vor Digitalisierung

➤ **EKG** (zumindest Extremitäten-Ableitung), wenn möglich **Echokardiographie**.
➤ EKG-Monitor (immer).
➤ **Labor:** Elektrolyte, Harnstoff, Kreatinin,
➤ **Erster Digoxinspiegel** (vor 1. Gabe), da Interferenz einer Substanz im Serum von FG mit Messung!, d. h. Leerwert ist bei Frühgeborenen nicht gleich Null.

Substanzen, Dosierung und Applikation

➤ Mittel der Wahl ist **Digoxin** (Anm.: HWZ von Digitoxin länger und damit schlechter steuerbar), z. B.: Lanicor (Digoxin): 1 ml = 0,25 mg = 250 μg, Lanitop (Methyldigoxin): 2 ml = 0,2 mg = 200 μg. 15 Tropfen = 1 ml.
  ◑ *Beachte:* Bei Lanicor-Einzeldosen < 0,1 ml muss die Substanz 1 : 10 verdünnt werden (1 ml Lanicor + 9 ml NaCl 0,9 % = 10 ml = 250 μg).
➤ **Applikation:** Wegen unklarer Resorptionsverhältnisse i.v.-Digitalisierung, vor allem im akuten Bedarf beim kranken Neu- und Frühgeborenen.
➤ **Dosierung:**
  – Dosis bei Frühgeborenen eher niedrig wählen (Tab. 68).
  – *Sättigungsdosis:* Initial werden 50 % der Sättigungsdosis gegeben, nach 12 und 24 Stunden jeweils 25 %. Alternative: 0,2–0,5 mg/m² in 48 Stunden i.v. als Sättigungsdosis in 4–6 ED.
  – *Erhaltungsdosis:* 12 Stunden nach der letzten Sättigungsdosis wird mit der 1. Erhaltungsdosis begonnen.

18.4 Digitalisierung

Tabelle 68 i.v.-Digitalisierung bei Neu- und Frühgeborenen

	i.v.-Sättigung (24 Std.)	i.v.-Erhaltung (20 % der Sättigung)
Frühgeborene	30 µg/kg KG Digoxin	2 × 3–3,7 µg/kg KG/Tag
reife Neugeborene	40 µg/kg KG Digoxin	2 × 4–4,5 µg/kg KG/Tag

Therapiekontrolle

➤ Klinische Symptomatik!
➤ **EKG:** PQ-Verlängerung bis 0,16 Sekunden, wannenförmige ST-Senkung, QT-Verkürzung.
➤ **Digoxinspiegel** (2. Spiegel vor Gabe der 1. Erhaltungsdosis bestimmen):
  – *Therapeutischer Bereich:* 1–2 ng/ml, bei Säuglingen 3 ng/ml.
  – *Weitere Spiegelbestimmungen* nach Symptomen (Abnahme jeweils vor Gabe).
➤ **Echokardiographie:** Klinische Insuffizienzzeichen? (Bei Herzmuskelschädigung wird die therapeutische Breite geringer!).
➤ **Zeichen der Überdosierung:**
  – *Rhythmusstörungen* verschiedenster Art: Bradykardie, AV-Block, Vorhoftachykardie, Kammertachykardie, Extrasystolie (Bigeminus).
  – Seltener Erbrechen und Diarrhö.
➤ **Medikamenteninteraktion:** Amiodarone, Erythromycin, Indometacin, Spironolacton, Verapamil → Spiegelkontrolle.

Therapie einer Digitalis-Intoxikation

➤ **Sofortmaßnahmen:**
  – Aufnahme auf Intensivstation, Überwachung von Symptomatik, EKG, Blutdruck, Atmung, Elektrolyte, Blutbild, Blutzucker, Harnstoff, Kreatinin.
  – Digitalis absetzen, Kalzium absetzen!
  – *Digitalis-Antidot BM:* 1 mg/kg KG senkt den Digoxin-Serumspiegel um ca. 1 ng/dl. Rasche Wirkung auch bei schwerster Intoxikation!
➤ **Therapie bei Tachykardie** (ventrikuläre Extrasystolen, Salven, Flattern):
  – *Lidocain* 1 mg/kg KG/ED i.v., ggf. nach 5–10 Minuten wiederholen bis 5 mg/kg KG. Fortsetzung der Lidocainzufuhr als Dauerinfusion:
    1. Stunde: 50 µg/kg KG/min.
    2. Stunde: 40 µg/kg KG/min.
    3. Stunde: 30 µg/kg KG/min.
    Ab 24 Stunden: 20 µg/kg KG/min.
  – *Hypokaliämie ausgleichen* (bei AV-Block kein Kalium geben!).
  – *Defibrillation* bei Kammerflimmern: Einstellung des Defibrillators: 2 J/kg KG, asynchron. Günstig ist vorher Gabe von Phenytoin 5–10 mg/kg langsam i.v.
  – Ggf. Suprarenin-Bolus zur Umwandlung von Kammerflimmern in Kammerflattern. Beginn mit 0,1 ml/kg der 1:10 000 Lösung.
➤ **Therapie bei Bradykardie** (AV-Block II–III): Atropin 0,01–0,03 mg/kg KG/ED i.v., ggf. Schrittmacher.

Indikationen

➤ **BPD:** Erhöhung der Compliance und Senkung der Resistance; diskutiert wird ein erhöhter onkotischer Druck des Plasmas, Erhöhung des venösen Pools, erhöhter Lymphfluss, d. h. verminderte Filtration ins Lungeninterstitium.
➤ **Flüssigkeitsüberladung** (evtl. Transfusionen, polyzystische Nierenerkrankung).
➤ **Oligurie,** sofern eine Hypovolämie ausgeschlossen ist.
➤ **Herzinsuffizienz** (und mangelndes Ansprechen auf Digoxin).
➤ **Posthämorhagischer Hydrozephalus** (umstritten).

Hydrochlorothiazid (Esidrix)

➤ Diuretikum der 1. Wahl vor allem bei BPD in Kombination mit Aldactone.
➤ **Dosierung:** 2–4 mg/kg KG/Tag in 2 ED p.o.
➤ **Vorteile:**
  – Kalziurie geringer als bei Furosemid.
  – Geringere Wirkung als Furosemid (s. u.), daher zur Dauertherapie einer BPD eher geeignet.
  – Soll die Gefahr der Nephrokalzinose unter Furosemid verringern.
➤ **Nebenwirkungen:** Hypokaliämie, Vorsicht bei Hyperkalzämie! Verdrängt Bilirubin aus der Eiweißbindung (cave bei hohen Bilirubinwerten).

Furosemid (Lasix)

➤ Einsatz vor allem bei Herzinsuffizienz, Lungenödem. Cave: Wirkt auch bei Hypovolämie.
➤ **Dosierung:**
  – Beginn mit 0,5 mg/kg KG i.v., evtl. steigern bis 2 mg/kg KG.
  – Maximale Tagesdosis: 4(–8) mg/kg KG/Tag i.v., möglichst Kombination mit Spironolacton (s. u.)!
  – Orale Dosis jeweils doppelt so hoch wie i.v.-Dosis.
➤ **Beachte:**
  – Na-, K-Kontrollen!
  – Nicht bei (Gefahr des) PDA einsetzen (V. a. Begünstigung eines PDA durch Lasix ist nicht endgültig ausgeräumt)!
  – Ototoxisch in Kombination mit Aminoglykosiden!
  – Verlängerte HWZ bei unreifen Kindern (bis zu 15–20 Stunden)!
➤ **Nebenwirkungen:**
  – Verdrängung von Bilirubin aus der Eiweißbindung, s. o.
  – Kalziurie, Nephrolithiasis, Hypokaliämie.
  – Exantheme, Schwindel, Kopfschmerzen.
  – Kumuliert bei Anurie.

Spironolacton (Aldactone)

➤ **Dosierung:** 2–5–7 mg/kg KG/Tag in 1 ED p.o.
➤ **Vorteile:** Kaliumsparendes Diuretikum. Günstige Wirkung als Kombination mit Furosemid oder Hydrochlorothiazid.
➤ **Nebenwirkungen:** Vorsicht Hyperkaliämie. i.v.-Präparat gilt als kanzerogen!
➤ **Indikation:** Posthämorrhagischer Hydrozephalus (umstritten).
➤ **Dosierung:** Von 20 auf 100 mg/kg KG/Tag in 4 ED täglich steigern. Anwendung in Kombination mit Furosemid ist möglich.
➤ **Nebenwirkung:** Hypokaliämie.

Ethacrynsäure (Hydromedin)

➤ **Indikation:** Herzinsuffizienz, Hypertension falls keine Reaktion auf Furosemid.
➤ **Dosierung:** 1 mg/kg/ED maximal 3 mg/kg KG/die.
➤ **Kontraindikation:** Hypotension, hyponatriämische Dehydration, metabolische Alkalose mit Hyponatriämie.

Bumetadine (Burinex)

➤ **Dosierung:** 0,01–0,05 mg/kg/ED in 24–48 Std.
➤ Erfahrungen im Neugeborenenalter sehr begrenzt.

Indikationen: Übersicht

➤ **Invasive, schmerzhafte Eingriffe**, z.B. Anlage einer Pleuradrainage, eines Tenckhoff-Katheters (s. S. 338).
➤ Liegende Pleura-, Peritonealkatheter (Dauerinfusion).
➤ Selten zur **Intubation** bei Früh- und Neugeborenen erforderlich.
➤ **Analgosedierung bei problematischer Beatmung**, z.B. bei Mekoniumaspiration.
➤ **Analgosedierung zur OP** auf Station, z.B. Duktusligatur, Laserkoagulation/ Kryotherapie bei ROP.

Substanzen zur lokalen Analgesie

➤ Scandicain 1–2% s.c., z.B. vor Einlage einer Pleuradrainage.
  ☒ *Cave:* Bei versehentlicher intravenöser Gabe schwerer Schock!

Substanzen zur systemischen Analgesie

➤ **Paracetamol** (z.B. Ben-u-ron):
  – Analgetikum der WHO-Stufe I. Verwendung z.B. postoperativ am 2. Tag nach Ductusligatur, Operation einer NEC etc.
  – Wirkdauer: Ca. 5 Stunden.
  – Dosierung: Rektal 125 mg bei reifen NG, bei Frühgeborenen entsprechend weniger. Oral 10 mg/kg KG alle 4 Stunden als Saft.
☒ *Cave:* Bei längerfristigen Gebrauch (> 2–3 Tage) Hepatotoxizität.
➤ **Fentanyl:**
  – Analgetikum der WHO-Stufe III.
  – Verwendung unmittelbar postoperativ nach Ductusligatur, Operation einer NEC. Bei Beatmung mit Relaxierung in Kombination mit Midazolam.
  – Wirkdauer: Ca. 2 Stunden.
  – Halbwertszeit: 6–32 Stunden (FG).
  – Dosierung: 1–10 µg/kg KG/ED i.v. oder 1–5 µg/kg KG/Std. als Dauerinfusion.
  – Nebenwirkungen: Wie Morphin (s.u.), gastrointestinale Motilität jedoch weniger beeinträchtigt.
  ☒ *Beachte:* Bei Gabe über einen Zeitraum von > 3–5 Tagen ist eine langsame Entwöhnung erforderlich!
➤ **Morphin:**
  – Analgetikum der WHO-Stufe III.
  – Verwendung zur Analgosedierung z.B. bei Relaxierung bei Beatmung in Kombination mit Midazolam. Senkt Widerstand in A. pulmonale.
  – Wirkungseintritt nach ca. 1 Minute.
  – Wirkdauer: Ca. 24 Stunden.
  – Halbwertszeit: 7 (NG) bis 10 (FG) Stunden.
  – Dosierung: 0,05–0,1(–0,2) mg/kg KG/ED i.v., 2–4–6 ED bei Bedarf/Tag oder 0,005–0,01 mg/kg KG/Std. als Dauerinfusion.
  – Nebenwirkungen: Obstipation, Hypotonie, Atemdepression, Bradykardie, Harnverhalt, Senkung des pulmonalen Gefäßwiderstandes, Bronchospasmus (Morphin > Fentanyl) Entzugssymptomatik!

18.7 Sedativa

Indikationen

- ◖ *Cave:* Sedativa ersetzen nicht Analgetika!
- ➤ Angst verursachende Prozeduren, Unruhe.
- ➤ Vor Intubation (Ausnahme: Indikation von Frühgeborenen kurz nach Geburt.
- ➤ Zwingend bei Relaxierung!
- ➤ „Kampf gegen den Respirator" bei beatmeten Kindern.
  - ◖ *Cave:* Sedierung ersetzt nicht die optimale Respiratoreinstellung! Bei Atemnot muss die Ursache abgestellt werden; Sedierung stattdessen ist kontraindiziert!
- ◖ *Beachte:* Mimik und Agitiertheitsgrad des Kindes unter Sedierung genau beobachten.

Phenobarbital (Luminal)

- ➤ **Wirkungseintritt:** Nach ca. 20 Minuten.
- ➤ **Wirkdauer:** Ca. 5 Stunden.
- ➤ **Dosierung:** Initial 20 mg/kg KG in 2 ED, dann 3(–5) mg/kg KG i.v. oder p.o.
- ➤ **Spiegelkontrolle** (nur bei antikonvulsiver Therapie): 20–40(–60) µg/ml nach 3–4 Tagen.
- ➤ **Nebenwirkungen:** Atemdepression, Hypotension.

Diazepam

- ➤ **Valium:**
  - – *Wirkdauer:* Ca. 5 Stunden.
  - – *Halbwertszeit:* 2 Tage.
  - – *Dosierung:* 0,3 mg/kg KG/ED langsam über einige Minuten i.v., rektal, p.o.
    - ◖ *Cave:* Atemdepression bei zu schneller Injektion!
  - – *Nebenwirkungen:* Atemdepression, Hypotension. Enthält Benzyl-Alkohol und Natriumbenzoat, cave bei Hyperbilirubinämie.
- ➤ **Diazemuls:**
  - – *Wirkdauer:* Ca. 5 Stunden.
  - – *Halbwertszeit:* 2 Tage.
  - – *Dosierung:* 0,5–1 mg/kg KG im parenteralen Fett über 24 Stunden falls kontinuierliche Sedierung erforderlich.
  - – *Nebenwirkungen:* Atemdepression, Hypotension.

Midazolam (Dormicum)

- ➤ **Wirkdauer:** Ca. 2 Stunden.
- ➤ **Halbwertszeit:** 2 Stunden.
- ➤ **Dosierung:** 0,1–0,2(–0,5) mg/kg KG langsam über einige Minuten i.v., rektal, p.o. bzw. 0,1–0,2(–0,5) mg/kg KG/Std. falls kontinuierliche Sedierung erforderlich.
  - ◖ *Cave:* Gefahr von Apnoen, evtl. Krampfanfälle bei zu schneller Applikation!

Vorbemerkungen

➤ Dexamethason wird in der Neonatologie zunehmend populär. Der Einsatz ist oft wenig differenziert und wenig genau überlegt. Die Studienergebnisse zu Indikation und Wirksamkeit sind durchaus widersprüchlich.

➤ Erhebliche Nebenwirkungen der Dexamethasontherapie sind bekannt.

🔾 *Beachte:* Indikation und Nebenwirkungen von Dexamethason müssen in jedem Fall genau abgewägt werden!

Indikationen (derzeit bei uns im Einzelfall praktiziert)

➤ Extubation eines Kindes nach längerer Beatmung und noch bestehendem Sauerstoffbedarf. Bei diesen Kindern kann die Intubations- und Beatmungszeit um 1–2 Tage verkürzt werden.

➤ Drohender Intubations- und Beatmungsbedarf bei BPD.

➤ Arterielle Hypotension trotz Einsatz von Katecholaminen (Alternative: Cortison).

➤ Schwerstes ARDS mit Hypoxämie trotz FiO_2 von 1,0 und hohen PIP.

➤ Prophylaxe einer BPD bei unreifen Frühgeborenen unter längerfristiger Beatmung und FiO_2-Bedarf; diese Indikation ist jedoch nicht belegt. Neuere Studien zeigen sogar ein schlechteres neurologisches Ergebnis, möglicherweise auch eine Reifungsstörung der Lunge bei längerfristiger Dexamethasongabe (auch nach mehrfacher Gabe von Betametason an die Mutter sind Hinweise für reduziertes ZNS-Wachstum beschrieben).

➤ Zur Extubation bei bronchopulmonaler Dysplasie: 0,25 mg/kg ED 3 ×/d.

Dosierung

➤ **1. Präferenz** sog. gepulste Applikation:
  – 0,3–0,5 mg/kg KG/Tag in 2 ED i.v. oder p.o. für 3 Tage (evtl. nur 2 Tage).
  – Pause von 7–10 Tagen.
  – Bei weiter bestehender Indikation erneut 0,5 mg/kg/Tag in 2 ED für 3 Tage.
  – Erneute Pause von 7–10 Tagen.
  – Fortfahren bis keine Indikation zur Dexamethasongabe mehr besteht.

➤ **2. Präferenz, möglichst zu vermeiden:** Dauermedikation bei schwieriger Beatmung und/oder schwerer BPD:
  – 0,5–0,6 mg/kg KG/Tag in 2 ED i.v. oder p.o. für 3 oder mehr Tage.
  – Halbierte Dosierung (0,3 mg/kg KG/Tag) für weitere 2–3 Tage.
  – Langsame Reduktion über Tage (individualisiert).

  🔾 *Beachte:* Vor dem endgültigem Absetzen Bestimmung des basalen Kortisolspiegels! Häufig ist eine Substitution mit Hydrokortison (s. S. 411) notwendig (Stressdosis = 3fache Substitutionsdosis).

Nebenwirkungen

➤ **Schwere Hyperglykämien,** vor allem bei sehr unreifen Frühgeborenen, daher bei FG < 28. SSW zunächst 0,05 mg/kg KG Dexamethason. BZ-Kontrolle nach 6 Stunden; wenn BZ < 150 mg/dl 2. Dosis 0,05 mg/kg Dexamethason. Dosis täglich nach BZ steigern (in Studien nicht untersucht).

➤ **Hypertrophische Kardiomyopathie** (echokardiographische Kontrollen).

➤ Möglicherweise **Osteoporose.**

➤ **Verzögerte Alveolenbildung** der Lunge

➤ Nachgewiesene **Wachstumsverzögerung,** bis zum Wachstumsstillstand.

➤ In Diskussion: **Schlechteres neurologisches Ergebnis** nach Dexamethason.

➤ **Infektionen** (eher ein geringes Problem).

Grundlagen

➤ **Ziel** der Epoetinbehandlung ist die Verminderung der Notwendigkeit von Spättransfusionen nach der 2. Lebenswoche bei FG < 1500 g.
➤ **Voraussetzung** für einen Effekt der Epoetingabe ist eine adäquate Eisensubstitution von mindestens 3 mg/kg KG/Tag (einige Autoren empfehlen bis zu 18 mg/kg KG/Tag!).
➤ Die Epoetingabe vermindert nicht die Zahl der Transfusionen in den ersten 2 Lebenswochen.
➤ Die Reduktion der Blutabnahmen und die Akzeptanz niedrigerer Hämatokritwerte als Indikation zur Transfusion sind wichtige und effektivere Möglichkeiten zur Reduktion von Transfusionen. Es ist nicht geklärt, wie sich die Prognose von Frühgeborenen ändert, wenn man niedrigere Hämatokritwerte akzeptieren würde.
➤ In multizentrischen Studien ließ sich *kein* Vorteil der Epoetingabe bei Frühgeborenen < 1000 g nachweisen.

Vorläufige Indikation

➤ Frühgeborene < 1500 g, > 1000 g und/oder < 32. SSW.
➤ Vor allem Frühgeborene, bei denen Transfusionen mit erheblichen Schwierigkeiten verbunden sind (z. B. Zeugen Jehovas).

Dosierung

➤ Neo-Recormon 250 IE/kg KG in 1 ED s.c. am Montag, Mittwoch und Freitag jeder Woche.
➤ **Beginn:** 3. Lebenstag.
➤ **Ende:** Vollendete 6. Lebenswoche (entspricht 17 ED).

Eisensupplementierung

➤ 3 mg Eisen/kg KG/Tag (2 Tropfen Ferrosanol entsprechen ca. 3 mg Fe^{2+}); ab dem 14. Lebenstag, sofern orale Zufuhr > 50 % der gesamten Flüssigkeitszufuhr (Ernährung) p.o.

Kontrollen

➤ **Hämatokrit, Retikulozyten:** Ca 1–2 ×/Woche.
➤ **Ferritin:** Ca. alle 3 Wochen während Eisensupplementierung:
  – Ferritin < 100 ng/ml → Eisendosis erhöhen; Ferritin > 600 ng/ml → Eisenzufuhr vermindern.
  – *Ziel:* Transferrin-Sättigung 30–80 %. Berechnung:
    Transferrin-Sättigung = (Serumeisen [µmol/l] × 5,58) : (Transferrin [g/l] × 1,25)

pH-Wert-Unterschiede bei Arzneimitteln ─────────────

➤ Die **pH-Werte** parenteraler Arzneimittel sind teilweise extrem unterschiedlich (Tab. 69).

🔿 *Beachte:* Saure und alkalische Arzneimittel dürfen nicht zeitgleich über ein Lumen infundiert werden!

➤ **Applikationsweise:** Die in Tab. 69 genannten Arzneistoffe sollten vorzugsweise separat appliziert werden. Ist dies nicht möglich, so muss die Infusionsleitung vor allem bei alkalischen Arzneistoffen mit NaCl 0,9 % oder Glukose 5 % vor- und nachgespült werden.

Tabelle 69 pH-Unterschiede bei Arzneimitteln

Saure Substanzen	pH	Basische Substanzen	pH
Dopamin	2,5–4,5	Natriumhydrogenkarbonat	7–8,5
Adrenalin	2,5–5	Furosemid (Lasix)	8–9,3
Dobutamin	2,5–5,5	Folsäure (Folsan)	8–10
Morphin	2,5–6	Phenobarbital (Luminal)	8–10
Tolazolin (Priscol)	3	Acetazolamid (Diamox)	9
Midazolam (Dormicum)	3–3,6	Theophyllin	9
Vancomycin	3–4	Epoprostenol (Flolan)	10–11
Vitamin B_1, Vitamin B_6, Vitamin K	3–4	Trimethoprim/Sulfameth oxazol (Bactrim)	10
Atropin	3–5	Azathioprin (Imurek)	10–12
Noradrenalin	3–6,5	Aciclovir (Zovirax)	11
Tobramycin (Gernebcin)	3,5–7	Ganciclovir (Cymeven)	11
Pancuronium	4	Phenytoin (Desitin, Phenhydan)	11
Netilmicin (Certomycin)	5–6	TRIS	11
		Kaliumcanreonat (Aldactone)	12

🔿 *Beachte:* **Zumischen** von Pharmaka **vermeiden** bei:
– Blut- und Blutderivaten.
– Immunglobulinen.
– Hochkonzentrierten Lösungen wie Glukose (> 20 %), Mannit.
– Alkalischen Arzneistoffen (pH > 10).
– Amphotericin B, Phenytoin, Midazolam.

Inkompatibilität intravenöser Medikamente ──────────

🔿 *Wichtige Hinweise:*
– Die in der Tab. 70 aufgezählten Medikamente sollen nicht gemischt werden oder über eine gemeinsame Perfusorleitung appliziert werden, da Inkompatibilitäten mit Ausfall eines der Medikamente abhängig von der Konzentration, der Temperatur oder der Kontaktzeit möglich sind.
– Immer unter beiden Komponenten nachschauen, da jede Kombination nur einmal aufgelistet ist.

18.10 Pharmazeutische Aspekte/Inkompatibilitäten

- Mischungen, die in der Praxis nicht üblich sind, wurden nicht aufgelistet (z. B. Antibiotika miteinander).
- Aus dem Fehlen einer Kombination in der Auflistung kann nicht auf Kompatibilität geschlossen werden!

Tabelle 70 Inkompatibilität intravenöser Medikamente

Medikament	inkompatible Substanzen
Aminophyllin	Amikacin, Erythromycin, Hydralazin, Katecholamine, Morphin
Amphotericin B	Aminoglykoside, Aminosäuren, Ampicillin, Atropin, Cephalosporine, Chloramphenicol, Dexamethason, Erythromycin, Furosemid, Indometacin, Insulin, Kalium, Katecholamine, Metronidazol, Morphin, Natriumbikarbonat, Penicillin, Phenobarbital, Piperacillin, TRIS, Vancomycin
Atropin	Adrenalin, Antibiotika, Fettemulsion, Furosemid, Indometacin, Kalzium, Natriumbikarbonat, Noradrenalin, Phenobarbital, TRIS
Dexamethason	Amikacin, Noradrenalin
Diazepam	Alles außer NaCl
Erythromycin	Heparin, Fentanyl, Katecholamine, Pancuronium, Vitamin K
Furosemid	Aminoglykoside, Hydralazin, Katecholamine, Multivitamine, Opiate, Pancuronium, Vancomycin
Fettemulsion	Adrenalin, Amikacin, Aminophyllin, Cefotaxim, MVI, Vitamin B
Glukose	Erythromycin, Furosemid
Glukose > 5 %	Amphotericin B, Etacrynsäure, Indometacin, Kaliumcanrenoat, Midazolam, Noradrenalin, Pancuronium, Penicillin G, Piperacillin
Heparin $\geq$ 1 IE/ml	Aminoglykoside, Vancomycin
Indometacin	Amikacin, Aminosäuren, Azlozillin, Cephalosporine, Gentamicin, Kalzium, Katecholamine, Metronidazol, Netilmicin, Opiate, Pancuronium, Vancomycin, Vitamin B, Vitamin K
Insulin	Aminophyllin, Barbiturate, Penicillin, Vitamin B_1
Kalzium	Cephalosporine, Dexamethason, Vitamin B_1, Vitamin B_6
Katecholamine	Aciclovir, Ampicillin, Azlocillin, Cephalosporine, Vitamin K, Dopamin – Metronidazol, Dobutamin – Digoxin, Adrenalin – Chloramphenicol, Noradrenalin – Mezlocillin
Midazolam	Aminosäuren, Azlocillin, Cephalosporine, Chloramphenicol, Dexamethason, Fett, Flucytosin, Furosemid, Imipenem, Metronidazol, Natriumbikarbonat, NaCl, Phenobarbital, Phenytoin
Natriumbikarbonat	Aminosäuren, Ampicillin, Cephalosporine, Fentanyl, Gentamicin, Insulin, Kalzium, Katecholamine, Magnesium, Metronidazol, Neostigmin, Netilmicin, Pancuronium, Penicillin, Phenobarbital, Tobramycin, Vancomycin, Vitamin B_1, Vitamin B_6
Penicillin	Aminophyllin, Dobutamin, Kaliumchlorid
Phenobarbital	Aminophyllin, Aminosäuren, Ampicillin, Cephalosporine, Dexamethason, Gentamicin, Insulin, Kalium, Katecholamine, Metronidazol, Netilmicin, Opiate, Pancuronium, Piperacillin, Tobramycin, Tolazolin, Vancomycin, Vitamin B, Vitamin K
Phenytoin	alles außer NaCl, erst unmittelbar vor Einsatz verdünnen
TRIS	Cephalosporine, Katecholamine, Opiate, Pancuronium, Tolazolin, Vancomycin, Vitamin B_1, Vitamin B_6
Vancomycin	Adrenalin, Dexamethason, Fett, Vitamin K

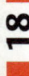

Kompatibilität von Arzneimitteln und Ernährungsinfusionen – pharmakologische Hinweise

➤ Möglichst **separate Infusionsleitungen** verwenden, Y-Stück vorzugsweise mit Rückschlagventil.

➤ **Kontaktzeit** zwischen den einzelnen Bestandteilen möglichst kurz halten (körpernahes Anhängen des Y-Stücks).

➤ Beim **Zuspritzen** immer optische Kontrolle (auf Niederschläge achten!).

➤ **Stark venenreizende Arzneimittel** (Phenytoin, Erythromycin, Etacrynsäure, Aciclovir) als Kurzinfusion applizieren bzw. auf ausreichende Verdünnung achten.

➤ **Diazepam** (Valium) fällt in wässrigen Lösungen aus. Besser ist die Stabilität von Stesolid (Diazemuls) als Fettemulsion. Auch hier besteht jedoch beim Zuspritzen (auch über ein Y-Stück) in wässrige Lösungen immer die Gefahr des Ausfallens.

➤ **Tobramycin, Netilmicin oder Vancomycin:** Werden diese über eine heparinhaltige Infusionsleitung appliziert, muss die Leitung vor- und nachgespült werden (Inkompatibilität der genannten Stoffe mit Heparin).

➤ **Kalzium, Heparin und Fettemulsion** führen bei geringsten Kontaktzeiten zum Ausflocken der Fettemulsion. Kalzium oder Heparin mit Fettemulsion alleine sind über Y-Stücke kompatibel.

➤ **Dopamin, Dobutamin und Noradrenalin** können auch mit der Fettemulsion über ein Y-Stück gegeben werden (Kontaktzeit soll < 4 Stunden sein; nur bei Fettemulsionen ohne Stesolid).

➤ **Ancotil** (Flucytosin), **Rytmonorm** (Propafenon), **Zovirax** (Aciclovir) nicht im Kühlschrank lagern, sie können als Niederschlag ausfallen.

➤ **Eisenhaltige Lösungen** (Inzolen infantibus sine NaK enthält Eisen) nicht über 24 Stunden in der Ernährungsinfusion mit Vitaminen mischen, da Eisen und andere Metalle die Zersetzung von Vitaminen beschleunigen.

➤ **Phenytoin** (als Injektionslösung und Infusionskonzentrat im Handel): Die Injektionslösung darf nicht verdünnt werden, da Phenytoin sonst als Niederschlag ausfällt. Eine Verdünnung mit NaCl 0,9% und die Gabe als Kurzinfusion ist nur mit dem Infusionskonzentrat möglich. Phenytoin ist inkompatibel mit Glukoselösungen!

➤ **Arzneimittelstabilität:** Wird ein Arzneistoff über z. B. 96 Stunden als stabil bezeichnet, ist die chemische Stabilität des Arzneistoffs gemeint. Vom Standpunkt der mikrobiologischen Stabilität aus wird eine Lagerung von maximal 24 Stunden im Kühlschrank empfohlen. Gemäß BGA-Richtlinien für Krankenhaushygiene und Infektionsprävention sind Arzneimittel erst unmittelbar vor Gebrauch zuzubereiten; die Anwendung sollte möglichst innerhalb 1 Stunde erfolgen.

➤ **Zersetzungsreaktionen** laufen verstärkt in gelöstem Zustand ab, z. B. wenn pulverisierte Antibiotika oder Vitamine mit Flüssigkeit aufgelöst werden.

➤ **Blut- und Bakterienfilter:**
  – *Porengröße:*
    • Filtration von Partikeln: Porengröße 1,2 µm bzw. 5 µm.
    • Filtration von Bakterien: Porengröße 0,22 µm.
  – *Fett* wird über einen Filter mit einer Porengröße von 1,2 µm appliziert.
  – *Blutprodukte* werden über Blutfilter gegeben.
  – *Nicht über Bakterienfilter* (Porengröße 0,22 µm) werden gegeben: Fettemulsion, Amphotericin B, Blutprodukte, Gerinnungsfaktoren, Immunglobuline, unverdünnte Albuminlösungen.

18.10 Pharmazeutische Aspekte/Inkompatibilitäten

➤ **Lichtschutz:**
  – *Vitamine:* Bei Zumischung zu wässrigen Lösungen vor Licht schützen. Der Lichtschutz entfällt, wenn Vitamine in der Fettemulsion appliziert werden (Vitalipid infant kann zur Auflösung von Soluvit N verwendet werden, die Mischung wird dann der Fettemulsion zugesetzt).
  – *Amphotericin B:* Wird die Stammlösung vor Licht geschützt, kann über einen Zeitraum von 4–6 Stunden (Dauer der Applikation) auf Lichtschutz bei der fertig zubereiteten Lösung bzw. auf schwarze Spritzen und Leitungen verzichtet werden.
➤ **Fettemulsionen in Infusionsleitungen:** Fettemulsionen haben ein geringeres spezifisches Gewicht als wässrige Infusionslösungen, sie können daher in anderen Infusionsleitungen „hochsteigen". Dies lässt sich durch Tieferhängen (unter Patientenniveau) des Perfusors verhindern.

Kompatibilität von Arzneimitteln und Ernährungsinfusionen – mögliche Kombinationen

➤ **Kombination mit Ernährungsinfusion:** In Tab. 71 sind die Substanzen, die mit der Ernährungsinfusion ohne Heparinzusatz kombiniert verabreicht werden können, aufgeführt.

Tabelle 71 Substanzen, die mit der Ernährungsinfusion ohne Heparinzusatz kombiniert verabreicht werden können (Y-Stück oder patientennahes Zuspritzen in den Infusionsschlauch)

Adrenalin	Dopamin	Morphin
Amikacin	Erythromycin	Noradrenalin
Cefotaxim	Gentamicin	Penicillin G
Ceftazidim	Fentanyl	Piperacillin
Cefuroxim	Fettemulsion	Ranitidin
Cimetidin	Furosemid	Tobramycin
Clindamycin	Heparin	Vancomycin
Dobutamin	Insulin	

➤ **Kombination mit Fettemulsion:** Tab. 72 zeigt die Substanzen, die mit einer Fettemulsion kombiniert verabreicht werden können.

Tabelle 72 Substanzen, die mit einer Fettemulsion kombiniert verabreicht werden können (Y-Stück)

Ampicillin	Dopamin	Insulin
Cefamandol	Ernährungsinfusion ohne Heparin	Noradrenalin
Chloramphenicol	Heparin	Penicillin G
Cimetidin	Erythromycin	Ranitidin
Clindamycin	Furosemid*	Tobramycin
Dobutamin	Gentamicin	

* kann auch mit Fettemulsion in einer Perfusorspritze gemischt werden

Tabelle 73 Empfehlungen zur maximalen Dosierung parenteraler Medikamente

Medikament	Dauer der Applikation [min]	maximale Konzentration [mg/ml]	
		periphere Vene	ZVK
Aciclovir	60	7, max.10	
Amikacin	30–60	5 (gelöst)	
Amphotericin B	4–6	0,1	0,25
Ampicillin	10–15 3–5	< 30 100	
Azlocillin	20–50 mind. 5	10–50 100	
Cefotaxim	10–30 3–5	20–40 100–150	200
Ceftazidim	10–30 3–5	20–40 100–130	200
Cefuroxim	15–60 3–5	30 100–140	
Ciprofloxacin	60	2 (gelöst)	
Clindamycin	10–60	18 mg/ml, max. 30 mg/min	
Erythromycin	20–60	5	
Fluconazol	20–40 mg/min	2 (gelöst)	
Fosfomycin	30	50	
Ganciclovir	60	10	
Imipenem	(30–)60	7	
Kalium 7,45 % 1 mval/ml (2000 mosm/l)	< 0,5 mval/kg/Std.	40 mval K/ = 1 : 25 Aqua dest.	100 mval K/l = 1 : 10 Aqua dest.
Meropenem	30 oder Bolus	50	
Metronidazol	60	5 (gelöst)	
Mezlocillin	10–30 3–5	10–20 100–180	
Natriumhydrogenkarbonat 8,4 % (2000 mosm/l)		1 : 1 mit Aqua dest., besser 1 : 2	
Netilmicin	30–60	10 (gelöst)	
Penicillin G	15–30 3–5	150000 IE 150000 IE	1 Mio. IE
Phenytoin	20–30	3	
Piperacillin	30–60 3–5	10–20 160	200
Teicoplanin	20–50 3–5	8 50	
TMP/SMX	60–90	1/5 TMP/SMX	
Tobramycin	60–90	40 (gelöst)	
TRIS (3000 mosm/l)		0,3 molar, d. h. Tris : Aqua 1 : 10	
Vancomycin	60	5	

18.12 Medikamente: Dosierung/Besonderheiten

Vorbemerkungen

☞ *Beache:* Die Anwendung dieser Medikamente setzt Vertrautheit mit Indikation und Nebenwirkungen voraus!

➤ Die **Dosierungen** sind sorgfältig geprüft; für etwaige Fehler oder nach Redaktionsschluss bekannt gewordene Informationen kann keine Garantie übernommen werden.

➤ Es sind nur wenige wichtige **Nebenwirkungen** aufgeführt, weitere Informationen zu Nebenwirkungen siehe die jeweilige Fachinformation des Herstellers. Letztlich entscheidet die Fachinformation des Herstellers über Dosierung, Applikation und Nebenwirkungen.

➤ **Zulassung:** Einige Medikamente sind, obwohl in der täglichen Routine im Gebrauch, derzeit nicht für Säuglinge < 3 Monate zugelassen. Ihr Einsatz außerhalb der Zulassung ist bei fehlenden Alternativen möglich. Die Information der Eltern ist wichtig (Dokumentation!). Dies ist unter „Besonderheiten" angegeben.

➤ **Berechnung der Körperoberfläche:**

$$\text{Körperoberfläche (m}^2) = \sqrt{\frac{\text{Länge (cm)} \times \text{Gewicht (kg)}}{3600}}$$

Medikamente für Neugeborene: Dosierungen/Besonderheiten

Tabelle 74 Dosierungen von Medikamenten/zugelassene Medikamente für Neugeborene

Medikament	Dosierung	Besonderheiten
ACTH (Synacthen)	Diagnostisch: 0,25 mg/m² (36 µg/kg KG) i.v., max. 0,25 mg	Für ACTH-Test: 0,5–1 ml EDTA-Blut vor und 60 min nach ACTH
Aciclovir (Zovirax)	30 mg/kg KG/Tag in 3 ED i.v.	Dosisreduktion bei Niereninsuffizienz! Cave: Nekrosen bei Paravasat
Adenosin (Adenocard)	0,1–max. 0,3 mg/kg KG als Bolus	Applikation in große Vene von Kopf oder rechtem Arm → V. cava superior
Adrenalin (Suprarenin)	Lösung 1 : 10 000!	Nur 1 : 10 verdünnt zu verwenden!
	i.v. 0,1(–0,2–1,0) ml/kg KG/ED intratracheal 1,0 ml/kg KG/ED	Dosis steigern je nach Erfolg
Aldosteron, Fludrocortison (Astonin H 0,1 mg)	Initial: 0,15–0,3 mg/m²/Tag oder bis 0,1 mg/kg KG/Tag in 2 ED = 1,5–3 Tbl./m²	Bei AGS, NNR-Insuffizienz
Amiodaron (Cordarex)	Bei funktionaler ektopischer Tachykardie Oral: 10–15 mg/kg/d in 1–2 ED, dann 5 mg/kg/d falls Erfolg.	Photosensitivität, Thrombozytopenie, Neuropathie des Sehnervens u. a.!

Tabelle 74 (Fortsetzung von S. 406)

Medikament	Dosierung	Besonderheiten
Amikacin (Biklin)	Intial 10 mg/kg KG, dann 7 mg/kg KG alle 12 Std. ≥ 37. SSW; alle 18 Std. < 37. > 30. SSW; alle 24 Std. ≤ 30. SSW	Spiegelkontrollen! Ziel: 2–4 µg/ml 1 Std. nach ED, 15–20 µg/ml vor ED; Dosisreduktion bei Niereninsuffizienz!
Amphotericin B (Amphotericin B)	Initial 0,1 mg/kg KG/Tag in 4 Std., dann steigern auf 0,3–0,4 (1,0) mg/kg KG/Tag	Na-, K-Kontrollen, Blutbildkontrollen! Dosisreduktion bei Niereninsuffizienz!
Ampicillin (Binotal)	150–200 mg/kg KG/Tag in 3 ED, bei Meningitis 300–400 mg/kg KG/Tag	ca. 3 mval Na$^+$/1 g
Antidote s. Digitalis-Antidot, Naloxon, Physostigmin, Protaminsulfat		
Antithrombin III (AT III) (Kybernin)	Initial 20 IE/kg KG, dann 40–60 IE/kg KG/Tag als Dauerinfusion	1 IE/kg KG erhöht AT-III-Spiegel um 1 % (1 ml FFP ≈ 1 IE AT III)
Atropin	0,01–0,03 mg/kg KG/ED i.v., i. m. oder s.c.	Amp. 0,5 mg/1 ml; Wiederholung der Dosis bei Bedarf alle 2–3 min
Bikarbonat s. Natriumbikarbonat		
Calcitriol (Decostriol, Rocaltrol)	Bei Niereninsuffizienz 0,1–0,5 µg/Tag in 1 ED; bei Hypoparathyreoidismus 0,025–0,05 µg/Tag in 1 ED	Regelmässige Kontrollen von Ca, PO_4, alkalische Phosphatase
Calcium s. Kalziumglukonat		
Captopril (Lopirin)	Initial 0,01–0,05 mg/kg KG p.o. 2–3 ×/Tag, langsame Steigerung bis 2–3 mg/kg KG/Tag möglich	Indikation: Mäßiger Hypertonus, Nachlastsenkung bei Herzinsuffizienz; NW: Apnoen, zerebrale Krampfanfälle
Carbimazol (Neo-Thyreostat)	0,5–1 mg/kg KG	Nach 6 Wochen ggf. Dosisreduktion und zusätzlich L-Thyroxin; cave: Granulozytopenie!
Carnitin (Biocarn)	50–100 mg/kg KG/Tag	Bei Carnitin-Defizienz; Dosierung beginnen mit 50 mg bis max. 3 g/Tag steigern; Spiegelkontrollen!
Cefadroxil (Bidocef)	50–100 mg/kg KG/Tag in 2–3 ED	
Cefalexin (Ceporexin)	100 mg/kg KG/Tag in 3 ED	
Cefotaxim (Claforan)	100 mg/kg KG/Tag in 3 ED; bei Meningitis 200(–300) mg/kg KG/Tag	2,2 mval Na/1 g
Cefuroxim (Zinacef), **Cefamandol** (Mandokef), **Cefotiam** (Spicef)	100 mg/kg KG/Tag in 3 ED i.v.; max. 200 mg/kg KG/Tag	bei Staph. aureus in vitro etwas bessere Wirkung als Cefotaxim, klinisch wohl irrelevant

18.12 Medikamente: Dosierung/Besonderheiten

Tabelle 74 (Fortsetzung von S. 406)

Medikament	Dosierung	Besonderheiten
Ceftazidim (Fortum)	100 mg/kg KG/Tag in 3 ED; bei Meningitis 200(–300) mg/kg KG/Tag	bei Staph. aureus in vitro schlechtere Wirkung als Cefotaxim, klinisch wohl relevant
Chloralhydrat (Chloraldurat)	Bei Drogenentzug 90 mg/kg KG/Tag in 3 ED; zur Kurzzeitsedierung 30–100 mg/kg/ED (max. 300 mg/kg KG/Tag)	Rektiolen 600 mg/3ml; Überwachung!
Chloramphenicol (Paraxin)	Bei FG, TG ≤ 2 Wochen, 25 mg/kg KG/Tag in 1 ED; danach 50 mg/kg KG/Tag in 2 ED	Spiegelkontrollen! Ziel: 20–30 µg/ml; 2-tägige Kontrollen von Retikulozyten, Thrombozyten, Bilirubin, Harnstoff-N
Ciprofloxacin (Ciprobay)	10–20(–30) mg/kg KG/Tag in 2–3 ED i.v.	im Kindesalter wegen möglicher Knorpelschäden nicht zugelassen, deswegen Anwendung nur bei vitaler Indikation und fehlenden Alternativen!
Clarithromycin (Klacid)	15–20 mg/kg KG/Tag in 2 ED oral	Kompetitive Hemmung der Phenytoinausscheidung, verminderte Resorption von Zidovudin
Clindamycin (Sobelin)	< 29. SSW 15 mg/kg KG/Tag in 2 ED; 30.–36. SSW 20–25 mg/kg KG/Tag in 3 ED; > 37. SSW 30–40 mg/kg KG/Tag in 3 ED	Cave: Exantheme in 10 %! Pseudomembranöse Kolitis bei FG eher seltenes Problem
Clonazepam (Rivotril)	ED: 0,1(–0,5) mg/kg KG; Dauertherapie: 0,1–0,2 mg/kg/Tag	Cave: Hypersalivation, Atemdepression
Clonidin (Catapresan)	1,5(–2,5) µg/kg KG/Std. i.v. als Dauerinfusion	Entzugssymptome nach längerer Analgosedierung mit Fentanyl/Dormicum, da Rebound-Phänomen bekannt → langsame Dosisreduktion
CMV-Hyperimmunserum	1 ml/kg KG bis zu 6 ×	Prävention einer Zytomegalie, sehr umstritten in der Wirkung!
Coffeinbase	Initial 10 mg/kg KG/ED p.o., i.v.; dann 2,5–5 mg/kg KG/Tag in 1 ED	HWZ 48–240 Std.! Spiegelkontrollen. Ziel: 50–100 µmol/l.1 mg Coffeinbase = 2 mg Coffeincitrat
Desmopressin (Minirin)	i.v., i.m., s.c: 0,05–0,1 µg/kg KG/Tag in 3 ED; nasal: Kinder > 1 Jahr 5–20 µg/Tag	Testdosis bei DD Diabetes insipidus renalis versus centralis: 0,4 µg i.m. oder s.c.

Tabelle 74 (Fortsetzung von S. 406)

Medikament	Dosierung	Besonderheiten
Dexamethason	0,5 mg/kg KG/Tag in 2 ED für 3 Tage; bei FG < 28. SSW evtl. Beginn mit 0,05 mg/kg KG/Tag, langsam steigern, bevorzugt nur für 3 Tage; 0,25 mg/kg KG/ED 6-stdl.; max. 1 mg/kg KG/Tag	Cave: Hyperglykämie bei sehr unreifen NG, Kardiomyopathie, gastrointestinale Perforationen, neurologisch schlechteres Ergebnis → strenge Indikation! Zur Extubation nach Langzeitbeatmung, Beginn 24 Std. vor Extubation
D-Fluoretten (Zyma Fluor D 500)	1 Tbl./Tag ab 2500 g	Tbl./0,25 mg F⁺ und 500 IE Vit. D
Diazepam (Valium) i.v., i.m., p.o.	0,5 mg/kg KG/ED langsam (!) i.v., i.m., p.o.	Cave: Atemdepression!
Diazepam rektal (Desitin/Stesolid-Rektiolen)	0,5 mg/kg/ED 1 Rektiole 5/10 mg Lösung verfügbar	Sedierung für Kurzeingriffe, Krampfanfall
Diazoxid (Proglicem-Kps.)	initial 5 mg/kg KG bis 10–25 mg/kg KG p.o. in 2–3 ED	Ultima ratio bei Hypoglykämie; cave: Hypertrichose irreversibel
Digitalis-Antidot	1 mg/kg KG senkt Digitalisspiegel um ca. 1 ng/dl	80 mg Antidot binden 1 mg Digoxin oder Digitoxin; besteht aus Blutserum immunisierter Schafe
Digoxin (Lanicor)	*i.v.-Sättigungsdosis* in 24 Std.: FG 20–30 µg/kg KG; TG 40 µg/kg KG	Sättigung 3 ED: 50 %, 25 %, 25 % der Dosis
	p.o.-Sättigungsdosis in 24 Std.: FG 20–30 µg/kg KG; TG 40 µg/kg KG	
	Erhaltungsdosis: FG 5 µg/kg KG, TG 8–10 µg/kg KG	Erhaltung: 1 ED Lanicor 250 µg Digoxin/15 Tr.; cave: Lanitop 200 µg Methyldigoxin/15 Tr. (andere Dosierung!)
Dihydralyazin (Nepresol)	Bei hypertensiver Krise 0,2–0,4 mg/kg KG in 2 min; bei Hypertonie (1–)2–3(–5) mg/kg KG/Tag in 2 ED	bei Hypertonie einschleichend dosieren
Diphenylhydantoin (Phenhydan)	Initial: 15 mg/kg KG/Tag in 4 ED, dann 4–8 mg/kg KG/Tag in 2 ED	Cave: schwere Bradykardie bei zu schneller i.v.-Gabe! Erwünschter Spiegel: 10–20 µg/ml
Dobutamin (Dobutrex)	5–10–15 µg/kg KG/min i.v.	Cave: Herzfrequenz steigt, ventrikuläre Extrasystolen!
Dopamin (Dopamin)	„Nierendosis": 2–4 µg/kg KG/min i.v.; bei Hypotension: 5–10–20 µg/kg KG/min i.v.	Cave: hypertrophe Kardiomyopathie, ventrikuläre Extrasystolen!

18.12 Medikamente: Dosierung/Besonderheiten

Tabelle 74 (Fortsetzung von S. 406)

Medikament	Dosierung	Besonderheiten
Edrophonium-HCl (Tensilon)	1 mg/ED i.m.	Tensilontest; Atropin bereithalten! 10 µg/kgKG ED i.v.
Eisen-2-glycin-sulfat (Ferrosanol)	3 mg/kg KG/Tag in 3–4 ED	2 Tr./kg = 3 mg/kg Fe^{++} 20 Tropfen = 30 mg Fe^{++}
Enalapril (Xanef)	Schwere Herzinsuffizienz: 0,1 mg/kg KG/die p.o. bis 0,4 mg/kg KG/die Neonatale Hypertension: 5–10 µg/kg ED i.v. alle 8–24 Std.	Cave: Hyperkaliämie und Anurie!
Epoetin (Neo-Recormon)	250 IE/kg KG in 1 ED s.c. am Montag, Mittwoch und Freitag jeder Woche (mit Eisengabe 3 mg/kg KG/Tag)	Beginn am 3. Lebenstag, Ende: vollendete 6. Lebenswoche (entspricht 17 ED); Indikation umstritten
Erythromycin-succinat (Paediathrocin)	40–60 mg/kg KG/Tag in 3 ED p.o.	interferiert mit Ausscheidung von Theophyllin, Phenytoin
Erythromycin-lactobionat (Erycin)	40 mg/kg KG/Tag in 3 ED i.v. über 1 Std.	Cave: Bradykardien beschrieben!
Fentanyl	Zur *Sedierung* 1–4(–25) µg/kg KG ED i.v.; zur *Anästhesie* 5–10(–50) µg/kg KG ED i.v.; zur *Analogosedierung* 1–5 µg/kg KG/Std. als Dauerinfusion	Cave: Atemdepression! Antidot: Naloxon
Flucloxacillin (Staphylex)	100–150 mg/kg KG/Tag in 3 ED	bei Staph.-aureus-Infektionen Alternative zu Cefotiam
Fluconazol (Diflucan)	Initial 12 mg/kg KG, dann 6 mg/kg KG in 1 ED; 1. und 2. Lebenswoche alle 2 Tage, dann täglich	selektioniert C. glabrata, C. krusei, C. parapsylosis, da resistent; zugelassen ab 3 Monaten
Flucytosin (Ancotil)	60–80 mg/kg KG/Tag in 3 ED i.v.	Enthält 4 mval Na/60 mg; Dosisreduktion bei Niereninsuffizienz, Anämie, Granulozytopenie
Flumazenil (Anexate)	Initial 0,05 mg i.v., falls kein Erfolg nach 1 min 2. Dosis 0,1 mg bis maximale Gesamtdosis von 1 mg	Antidot bei Benzodiazepinen; bei Kindern < 15 Jahren nicht zugelassen wegen mangelnder Erfahrung; Krampfauslösung in Diskussion
Fosfomycin (Fosfocin)	100–250 mg/kg KG/Tag in 2–3 ED	enthält Na 1 g = 14,5 mval
Furosemid (Lasix)	0,5–1–2 mg/kg KG/ED i.v., p.o.; bis zu 6 ED/Tag	HWZ:15–20 Std. → Kumulation. Cave: Ototoxizität, bei Anurie absetzen!

Tabelle 74 (Fortsetzung von S. 406)

Medikament	Dosierung	Besonderheiten
Ganciclovir (Cymeven)	Initial:10 mg/kg KG/Tag in 2 ED i.v. für 10–14 Tage, dann Erhaltung 5–6 mg/kg KG/Tag i.v. in 1 ED für 4 Wochen an 3 Tagen/Woche	orale Dosierung problematisch, da nur Kapseln erhältlich; Tagesdosis bei Erwachsenen 3000 mg in 3 ED; zugelassen ab 18 Jahren!
Gentamicin (Refobacin)	Initial 5 mg/kg KG i.v., dann 3,5 mg/kg KG/ED alle 12 Std. ≥ 37. SSW; alle 18 Std. < 37. > 30. SSW; alle 24 Std. ≤ 30. SSW	Spiegelkontrollen! Ziel: Talspiegel < 2 µg/ml, Spitzenspiegel 5–10 µg/ml; Variation von Dosis und Dosisintervall nach Schema
Glukagon	30–300 µg/kg KG/ED i.m., s.c. oder langsam i.v.	therapierefraktäre Hypoglykämie, vorher Glukosezufuhr bis 15 mg/kg KG/min!
Heparin (Vetren)	0,5–1 E/ml zur Reokklusionsprophylaxe, max. 400 E/kg KG/Tag	für Arterienkatheter zur Antikoagulation bei Venenthrombose
Hepatitis B-Impfung		Simultanimpfung bei Hbs (Hbe)-Ag-Exposition < 12 Std. nach Geburt
Gen-HB-Vax K	0,5 ml i.m.	aktive Impfung
Hepatitis-B-Immunglobulin	1 ml i.m. (Chiron Behring) oder 0,4 ml (20 IE)/kg KG/Tag Hepatect (Biotest)	passive Impfung s. S. 192
Hydrokortison	Substitution 6–8–10 mg/m²/Tag in 2–3 ED; bei Stress: 20–60(–200) mg/m²/Tag	bei ACS orale Substitution; NNR-Insuffizienz nach längerer Dexamethasongabe, ggf. bei Hypotonie
Hydrochlorothiazid (Esidrix)	2–3 mg/kg KG/Tag in 2 ED p.o.	wenig Kalziurie; nicht verwechseln mit Chlorothiazid
Ibuprofen (Ibuprof)	Initial 20 mg/kg KG, dann 10 mg/kg KG alle 12 Std.	in Diskussion zum Duktusverschluß
Imipenem (Zienam)	60(–80) mg/kg KG/Tag in 3 ED	ED in 1 Std. applizieren! Für Säuglinge < 3 Monaten nicht zugelassen
Indometacin (Liometacen mite, Amuno)	Initial 0,2 mg/kg KG als Kurzinfusion in 30 min; 2. und 3. Dosis nach je 12 Std.; < 48 Std. 0,1 mg/kg KG; 2–7 Tage 0,2 mg/kg KG; > 7 Tage 0,25 mg/kg KG	Alternativen und Kontraindikationen s. PDA, S. 223
Ipratropiumbromid (Atrovent)	2 Tr./3 kg mit 2 ml NaCl 0,9 % vernebeln, max. 6 ×/Tag	umstritten bei obstruktiver Symptomatik einer BPD
Jodid	50 µg/kg KG/Tag p.o.	
Kalziumglukonat 10 %	5 ml/kg KG/Tag bis 15 ml/kg KG/Tag	4,4 ml = 1 mmol Ca

18.12 Medikamente: Dosierung/Besonderheiten

Tabelle 74 (Fortsetzung von S. 406)

Medikament	Dosierung	Besonderheiten
Lidocain (Xylocain 2%)	1(–2) mg/kg KG = 0,05 ml/kg KG i.v., dann Dauerinfusion: 1. Std.: 50 µg/kg KG/min, 2. Std.: 40 µg/kg KG/min, 3. Std.: 30 µg/kg KG/min, ab 24 Std. 20 µg/kg KG/min	bei Kammertachykardie, Kammerflattern; Spiegelkontrollen: Plasmaspiegel 1,5–5 µg/ml
Lysin-HCl, Arginin-HCl	2–3 mmol/kg KG/Tag	oder: Cl-Defizit × 0,5/kg KG
Magnesium	Erhaltungsbedarf: 0,25–0,5 mmol/kg KG/Tag	
Injektionslösung Magnesium-l-hydrogenglutamat 10% (Magnesium Verla)	1–2 ml/kg KG/Tag	10 ml = 3,15 mmol = 77 mg Mg^{++}
Magnesium-aspartat-HCl (Magnesiocard)	1–2 ml/kg KG/Tag	10 ml = 3,0 mmol = 72,9 mg Mg^{++}
Meropenem (Meronem)	60–80 mg/kg KG/Tag in 3 ED	Für Säuglinge < 3 Monate nicht zugelassen
Methimazol (Favistan)	Initial 1 mg/kg KG/Tag p.o. in 3 ED, dann nach 10 Tagen ED halbieren bis auf 0,25 mg/kg KG/Tag, Erhaltungsdosis reduzieren	Blutbild-Kontrollen, cave: Granulozytopenie
Methylenblau	1–2 mg/kg KG/Ed langsam i.v.	bei Methämoglobinämie > 30%
Metronidazol (Flagyl)	20 mg/kg KG/Tag in 3 ED	
Miconazol (Daktar)	30 mg/kg KG/Tag in 2 ED i.v.; 2 × 2,5 ml Gel oral	i.v. in Deutschland nicht im Handel; genügend Alternativen verfügbar
Midazolam (Dormicum)	0,1–0,2(–0,5) mg/kg KG/ED; zur Analgosedierung 0,1–0,3 mg/kg KG/Std. als Dauerinfusion	Cave: Induktion von Krämpfen! Für Säuglinge < 3 Monate nicht zugelassen
Minirin s. Desmopressin		
Morphin	Zur Analgosedierung 0,05–0,1(–0,2) mg/kg KG/ED i.v., dann 10–15 µg/kg KG/Std. als Dauerinfusion; bei Drogenentzug 0,3–0,8 mg/kg KG/Tag in 4–6 ED p.o.	HWZ 14 Std.; Cave: Atemdepression!
Naloxon (Narcanti)	0,1–0,2 mg/kg KG/ED = 0,25–0,5 ml/kg KG i.v. oder i.m.	Cave: kürzere HWZ als Opioide! In der deutschen Literatur wird die initiale Dosis immer noch mit 0,01 mg/kg KG/ED angegeben

Tabelle 74 (Fortsetzung von S. 406)

Medikament	Dosierung	Besonderheiten
Natriumbikarbonat 8,4 % (= 1 molar)	½ BE/kg KG × 0,5 i.v. über 15 min zu gleichen Teilen mit Aqua dest. verdünnt	nur bei metabolischer Azidose (pH ≤ 7,0) und nach Volumensubstitution! Faktor „0,5" wegen bei NG höherem Extrazellulärraum; cave: hohe Osmolarität, Hirnblutungsgefahr!
Netilmicin (Certomycin) wie Gentamicin		
Nifedipin (Adalat)	0,5–1–2 (-4) µg/kg KG/ED i.v.; 0,05–0,5(–1) mg/kg KG/ED p.c.	bei schwerer hypertensiver Krise; Tropfen 20 mg/1 ml; Infusionslösung 5 mg/50 ml
Nitroglycerin (Trinitrosan)	(0,1–)0,5–5 µg/kg KG/min	nach ECC, reduziert Vor- und Nachlast; cave: Zyanidintoxikation, Hypothyreose (langfristig) Bitte erklären Sie noch ECC.
Noradrenalin (Arterenol)	bei Sepsis, volumenrefraktärer Hypotension 0,05–0,1–0,3 µg/kg KG/min; zur Aufrechterhaltung eines koronaren Perfusionsdruckes 0,5–1–2–4 µg/kg KG/min	stets i.v. über zentralen Venenkatheter
Nystatin (Nystatin, Moronal)	1 ml/kg KG/Tag p.o. zu den Mahlzeiten	Cave: Osmolarität > 2280 mosm/l
(Candiohermal)	1 ml/kg KG/Tag p.o. zu den Mahlzeiten	Reinsubstanz bei FG 290 mosm/l
Pancuronium (Pancuronium Organon)	zur Relaxierung bei Intubation 0,03–0,08(–0,1) mg/kg KG/ED; zur Relaxierung bei Beatmung 0,1 mg/kg KG (1–4 Std.)	
Paracetamol (Ben-u-ron)	10–15 mg/kg KG/ED (!) ca. 3–4 ×; max. 50 mg/kg KG/Tag	Nebenwirkungen siehe Fachinformation
Penicillin G	300000 E/kg KG/Tag in 4–6 ED i.v.; bei Meningitis bis 500 000 E/kg KG/Tag	enthält 1,7 mval Na$^+$/1 Mega
Phenobarbital (Luminal)	initial 10–20 mg/kg KG in 2 ED dann (3–)5 mg/kg KG/Tag i.v. oder p.o.	Spiegelkontrollen: erwünschter Spiegel bei Krampfanfällen 10–40 µg/ml
Phenytoin (Phenhydan, Zentropil, Epanutin)	Initial 15–20 mg/kg KG in 2–3 ED über je 10 min, dann 3–5 mg/kg KG/Tag	lange HWZ! Cave: Bradykardie, Hypotonie bei rascher i.v.-Applikation!
Phosphat (Glycero-1-P-2-Na)	1–2 ml/kg KG/Tag	enthält 2 mval Na$^+$/1 ml
Physostigmin (Anticholium)	0,01–0,03 mg/kg KG/ED i.v. oder i.m.	Antidot bei Atropinüberdosierung, gleiche Dosis wie Atropin langsam i.v.

Tabelle 74 (Fortsetzung von S. 406)

Medikament	Dosierung	Besonderheiten
Piperacillin (Pipril)	150 mg/kg KG/Tag in 3 ED i.v.; bei Meningitis 300 mg/kg KG/Tag	enthält 2 mval Na$^+$/1 g
Plasma, Serum (FFP, Biseko)	10–20 ml/kg KG/ED i.v. in 20–30 min	
Polysulfonsäure (Resonium A)	0,5–1 g/kg KG/ED/ml Glukose 10 %	Klysma 4 Std. belassen; Wirkung bei Hyperkaliämie oft enttäuschend
Prednison (Decortin)	2 mg/kg KG/Tag in 4 ED p.o.	bei nephrotischem Syndrom
Promethazin (Atosil)	0,5–2 mg/kg KG p.o. oder i.v. (1 Tr./kg)	Cave: Apnoen! 1 Tr. = 1 mg
Propanolol (Dociton)	0,01–0,1 mg/kg in 10 min i.v., Wiederholung nach 10 min; ca. 4 ×/Tag; 0,5–1 mg/kg KG/Tag in 3 ED p.o.	Cave: Bradykardie, Bronchospasmus Hypoglykämie!
Prostacyclin (Flolan)	5–10–20(–50) ng/kg KG/min i.v.	Cave: Apnoen
Prostaglandin E$_1$ (Minprog)	100–50–20–10 ng/kg KG/min i.v.	Cave: Apnoen! Intubationsbereitschaft, niedrigstmögliche Dosis suchen
Protaminsulfat 1 %	0,1 ml/100 E Heparin der letzten 4 Std.	Antidot bei Heparinüberdosierung
Pyridoxin (Vitamin B$_6$)	Initial 100(–200) mg i.v. oder i.m.; Erhaltungsdosis 5–10–20–30 mg/kg KG/Tag p.o.	Gabe bei Vitamin-B$_6$-Mangel abhängigen Krämpfen; cave: Apnoen bei i.v.-Gabe!
Resonium s. Polysulfonsäure		
Rifampicin (Rifa)	10–20 mg/kg KG/Tag p.o. in 1 ED; 10 mg/kg KG/Tag i.v. in 1 ED	Cave: Hepatotoxizität, Gerinnung!
Salbutamol (Sultanol)	1 Tr./3 kg /ED in 2 ml zur Inhalation 3 ×/Tag	umstritten bei obstruktiver Symptomatik einer BPD; immer unter Pulsoxymeterkontrolle; Cave: paradoxe Wirkung, 5 µg/kg als Kurzinfusion, evtl. bei Hyperkaliämie i.v.
Silbernitrat 1 % AT	je 1 Tr./Auge	Credé-Prophylaxe
Spironolacton (Aldactone)	3–5–7 mg/kg KG/Tag in 1–2 ED p.o.	nicht bei Hyperkaliämie
Teicoplanin (Targocid)	initial 15–20 mg/kg KG/ED; dann 8–10 mg/kg KG/Tag in 1 ED i.v.	Staph. haemolyticus nur eingeschränkt empfindlich

Tabelle 74 (Fortsetzung von S. 406)

Medikament	Dosierung	Besonderheiten
Theophyllin (Bronchoparat, Solosin)	Initial 6–8 mg/kg KG/ED p.o. oder i.v.; dann 2–4–8 mg/kg KG/Tag in 6–8 ED	Spiegelkontrollen! Erwünschter Spiegel vor ED 7–13(–20) µg/ml; cave: häufig zu niedrige Spiegel; bei Übergang von i.v.- zu p.o.-Gabe daher evtl. Dosis um 20 % erhöhen
Thyroxin (-L)	10–15 µg/kg KG/Tag (reife NG 50 µg), bzw. 10 µg/kg KG/Tag (FG + SGA); 1 ×/Tag	Auslassversuch nicht vor 1,5–2 Jahren
Tobramycin (Gernebcin) wie Gentamicin		
Tolazolin (Priscol)	1–2 mg/kg KG über 10 min i.v.; dann 1(–2–5) mg/kg KG/Std. i.v.	meist enttäuschende Wirkung; systolschen Blutdruck hoch halten!
Tramadol (Tramal)	0,5–1(–1,5) mg/kg KG/ED i.v., s.c. oder i.m.; 0,2 mg/kg KG/Std. als Dauerinfusion	max. 8 mg/kg KG/Tag
	1–2 mg/kg KG/ED p.o.	max. 400 mg/Tag; für Kinder < 1 Jahr nicht zugelassen
TRIS (3-molar)	(BE × kg KG × 0,5) : 3 mol/kg KG ED	Cave: nur streng zentral über Katheter; Paravasat führt zu Nekrosen!
Vancomycin (Vancomycin)	15 mg/kg KG/ED über 1 Std. applizieren, alle 12 Std. ≥ 37. SSW; alle 18 Std. < 37. > 30. SSW; alle 24 Std. ≤ 30. SSW	Spiegelkontrollen! Ziel: Talspiegel 5–10 µg/ml, Spitzenspiegel 20–40 µg/ml
Vecuronium (Norcuron)	0,05 mg/kg KG/ED, 0,1 mg/kg KG/ Std. als Dauerinfusion	Relaxierung
Zidovudin (Retrovir)	2 mg/kg KG/ED alle 6 Std. p.o.; 1,5 mg/kg KG/ED alle 6 Std. i.v.	Beginn innerhalb der ersten 12 Std. nach Geburt zur Prävention einer vertikalen HIV-Infektion bis 6. Woche; cave: Anämie, Neutropenie; i.v.-Lösung nicht < 4 mg/ml!

18.13 Dosierung bei Leber- u. Niereninsuffizienz

Tabelle 75 Medikamentendosierung bei Leber- und schwerer Niereninsuffizienz (Kreatininclearance < 10 ml/min m^2)

Medikament	% der Tagesdosis	Intervall [Std.]	Nieren-insuffizienz	Leber-insuffizienz
Acetazolamid			meiden	
Acetylcystein	75			
Aciclovir	50	24		
Aminoglykoside	nach Spiegel			
Amoxycillin	100	24		
Ampicillin	30	24		
Amphotericin B	100	36		
Carbamazepin				meiden
Cefotaxim	30	24		
Ceftazidim	25	24		
Cefuroxim	50	24		
Chloralhydrat			meiden	
Chloramphenicol	100			meiden
Ciprofloxacin	50			
Clarithromycin	50			
Clindamycin	100			meiden
Dexamethason	100			
Digoxin	20	48		
Erythromycin	50	unverändert		
Fluconazol	100	72		
Flucytosin	50	48		
Ganciclovir	100	72		
Heparin	100			
Hydrochlorothiazid			meiden	
Imipenem	30	12		
Insulin	50			
Meropenem	50	24		
Metronicazol	50			meiden
Mezlocillin	30	12		
Morphin	50			

Tabelle 75 (Fortsetzung)

Medikament	% der Tagesdosis	Intervall [Std.]	Nieren-insuffizienz	Leber-insuffizienz
Pancuronium			meiden	
Paracetamol		24		
Penicillin G		18		
Phenobarbital	nach Spiegel			
Phenytoin	100			
Piperacillin		12		meiden
Prednison	100			
Propranolol	100			
Ranitidin	25			
Teicoplanin		72		
Theophyllin	100			meiden
Vancomycin	nach Spiegel			

18.14 Medikamente beim Stillen

Vorbemerkungen

➤ **Medikamente gehen desto besser in die Muttermilch über:**
  – je größer die Fettlöslichkeit ist,
  – je niedriger die Eiweißbindung ist,
  – je alkalischer die Reaktion ist,
  – je niedriger das Molekulargewicht ist.

➤ Die **Dosis eines Medikamentes**, die der Säugling beim Stillen aufnimmt, errechnet sich aus: Konzentration in der Muttermilch × Stillmenge und wird beeinflusst durch die enterale Absorption. Die Konzentration kann in Abhängigkeit von der Pharmakokinetik einer Substanz schwanken!

➤ **Fachliteratur:** Angaben der „Roten Liste" sind häufiger mehr von forensischen Aspekten als von Wissen geprägt. Aber auch gute Fachbücher geben manchmal sehr unterschiedliche Empfehlungen und Beurteilungen. Jede Station, die mit diesen Fragen häufig konfrontiert wird, sollte einschlägige Fachbücher in aktuellster Auflage besitzen (s. u.). Zu den allermeisten Medikamenten existieren nur Untersuchungen bzw. Fallbeschreibungen von sehr(!) wenigen Patienten (meist 1–3 Stillende, die das Medikament genommen haben).

➤ Einige der in Tab. 76 angeführten Medikamente werden in der Neonatologie problemlos therapeutisch eingesetzt, während sie in der Stillzeit mit Warnhinweisen versehen sind. Der Unterschied besteht im unterschiedlichen Grad der Überwachung eines gestillten zu einem kranken Säugling!

➤ In der Literatur besteht Konsens, dass therapiebedürftige oder gar lebensbedrohliche Symptome durch Medikamente in der Muttermilch beim Säugling eine **Rarität** sind (Newman: „I believe it is time we start considering infant formula a drug").

➤ Folgende **Assoziationen** werden beschrieben:
  – Diarrhö durch Antibiotika.
  – Sedierung durch Analgetika, Narkotika, Sedativa, Antidepressiva, Antiepileptika.
  – Unruhe und Übererregbarkeit durch Antihistaminika.

🔴 *Beachte:* Auch nicht rezeptpflichtige Medikamente und „Naturheilmittel" können Nebenwirkungen haben!

➤ **Literaturhinweise:**
  – Biggs GG, Freemann R.K.: Drugs in pregnancy and lactation. 5th ed., Williams & Wilkins; 1998
  – Kleinebrecht J, Fränz J, Windorfer A.: Arzneimittel in der Schwangerschaft und Stillzeit, 5. Auflage Wiss. Verlagsgesellschaft Stuttgart; 1999
  – Drugs and Breastfeeding C.R. Howard, R.A. Lawrence in: Clinical Aspects of Human Milk and Lactation. Clinics in Perinatology Vol. 26 Nr. 2; June 1999 444–477

Tabelle 76 Medikamente beim Stillen (Abk. siehe Fußnote)

Medikament	Therapie beim Stillen	Bemerkungen
Antibiotika, antivirale Substanzen, Antihelminthika		
Aciclovir (Zovirax)	**; AAP: kK	M/P-Quotient 3,24; bei hochdosierter i.v.-Therapie evtl. Stillpause[1]
Aminoglykoside	*	Geringer MÜ, geringe intestinale Resorption
Aztreonam	*	Geringer MÜ
Clindamycin (Sobelin)	***; AAP: kK	1 Fallbericht über kindliche blutige Stühle, MÜ unterschiedlich berichtet
Chloramphenicol (Paraxin)	***	M/P-Quotient 0,5; Dosis für Gray-Syndrome zu niedrig, aber Knochemarkssuppression evtl. möglich; daher nicht empfohlen
Cephalosporine	*/**	Evtl. Störung der Darmflora bei 3. Generation
Chloroquin (Resochin)	*	
Gyrasehemmer (Tarivid, Ciprobay)	****	Geringe Plasmaproteinbindung begünstigt MÜ; Knorpelveränderungen und pseudomembranöse Kolitis berichtet
Erythromycin (Monomycin)	**; AAP: kK	M/P-Quotient 0,5
Ethambutol (Myambutol)	**; AAP: kK	M/P-Quotient 1
Fluconazol (Diflucan)	**	M/P-Quotient 0,46–0,85; Medikament in höherer Dosis NG gegeben ohne Nebenwirkungen, daher wahrscheinlich unbedenklich
Hydroxychloroquin (Quensyl)	***; AAP: kK	Kumulationsgefahr, tägliche Einnahme bedenklich; 1 × wöchentliche Einnahme (Malariaprophylaxe) wahrscheinlich unbedenklich, aber keine Prophylaxe für das gestillte Kind
Isoniacid (INH) (Isozid)	**; AAP: kK	M/P-Quotient 1; cave Hepatotoxizität und Neuritis; evtl. wöchentliche Vitamin-B_6-Gabe
Ketoconazol (Nizoral)	*	Geringer MÜ (4–8 % der Plasmaspiegel), keine NW beim Säugling bekannt
Mebendazol (Vermox)	**	Evtl. verringerte Laktation, kein Nachweis in der MM
Metronidazol (Flagyl, Clont)	***	M/P-Quotient 0,8; kontrovers, da mutagen und karzinogen; evtl. kurze Hochdosistherape der Mutter mit 24 Std. Stillpause

AAP = American Academy of Pediatrics; kK = keine Kontraindikation zum Stillen; MM = Muttermilch; M/P-Quotient = Muttermilch- zu Plasma-Quotient; MÜ = Muttermilchübertritt; * = Stillen erlaubt, keine Gefährdung bekannt; ** = Stillen möglich, aber Beobachtung bzw. evtl. Spiegelkontrollen beim Kind; *** = einmalige oder kurzfristige Einnahme vertretbar, bei längerer Einnahme Stillen nicht empfohlen; **** = Gefährdung des Kindes möglich oder sicher; Abstillen oder Stillpause

18.14 Medikamente beim Stillen

Tabelle 76 (Fortsetzung von S. 419)

Medikament	Therapie beim Stillen	Bemerkungen
Nitrofurantoin (Furadantin)	**; AAP: kK	Fraglicher Nachweis in MM, Ausnahme: G-6-PDH-Mangel
Penicilline Oxacillin, Ampicillin, Azlocillin, Piperacillin	*	Geringer MÜ; Sensibilisierung möglich wie bei allen Antibiotika: Candida-Infektion
Pyrimethamin (Daraprim)	**	M/P-Quotient 0,45–0,66; keine Kombination mit Sulfadoxin in den ersten 4 Lebensmonaten; cave: G-6-PDH-Mangel
Rifampicin (Rifa)	**; AAP: kK	MM-Verfärbung? M/P-Quotient 0,2
Sulfonamide (Sulfmethoxazol)	**	Cave: Hyperbilirubinämie, da Verdrängung des Bilirubins aus der Proteinbindung mit Gefahr des Kernikterus; cave: G-6-PDH-Mangel; bis auf diese Ausnahmen AAP: kK
Tetrazykline, Doxycyclin	***	M/P-Quotient 0,6–0,8, aber keine Absorption aus dem Darm wegen Chelatbildung mit der Milch. Längere Behandlung (> 7 Tage) vermeiden wegen theoretischer Zahnverfärbung und Knochenwachstumshemmung
Trimethoprim (Infectotrimet)	*	Geringer MÜ
Vancomycin (p.o)	*	Keine Resorption aus dem Darm
Analgetika, Antiphlogistika		
Acetylsalicylsäure (Aspirin)	***	Nicht in Perinatalzeit; geringer MÜ; bei geringer Dosis und seltenem Gebrauch erlaubt
Diclofenac (Voltaren)	***	Geringer MÜ, aber Verstoffwechselung über die Leber, daher evtl. Kumulation; keine längere Therapie
Ibuprofen (Ibuprof)	*	Kein MÜ; in der Stillzeit 1. Wahl
Indometacin (Amuno)	**	Geringer MÜ; AAP: normalerweise kK
Metamizol (Novalgin)	***	M/P-Quotient 1,3; Fallbericht über kindliche Zyanose (Dipyrone)
Morphin	***	Kumulationsgefahr, M/P-Quotient 2,5! Einmalige Gabe erlaubt, ansonsten Abstillen
Oxyphenbutazon (Tanderil); Phenylbutazon (Ambene)	**; AAP: kK	Geringer MÜ, aber Verstoffwechselung über die Leber, daher evtl. Kumulation; andere Autoren raten ab; fehlende Daten!
Paracetamol (Ben-u-ron)	*	Kumulation möglich bei hoher Dosis
Pentazocin (Fortral)	***	Evtl. Apnoen, einmalige Gabe beeinträchtigt den Säugling nicht

Tabelle 76 (Fortsetzung von S. 419)

Medikament	Therapie beim Stillen	Bemerkungen
Pethidin (Dolantin)	* * *	Einmalige Gabe beeinträchtigt den Säugling nicht, nach mehrfachen Gaben Aufmerksamkeitsstörungen
Phenazetin	* * * *	Methämoglobinämie, langsamer Abbau
Methadon (Polamidon)	* *	Bei Dosen < 20 mg/Tag; M/P-Quotient 1 oder > 1!
Piroxicam (Felden)	*; AAP: kK	Wahrscheinlich geringer MÜ, bei kurzer Anwendung wohl unproblematisch
Antithrombotika		
Dicumarol; Cumarin (Marcumar; Warfarin)	* *	Kein wesentlicher MÜ; evtl. Gerinnungsstatus kontrollieren und Vitamin-K-Substitution beim Kind (z. B. 1 mg/Woche)
Äthylbiscumacetat, Phenindion	* * * *	Blutungen beim Kind
Heparin	*	Kein MÜ
Antiallergika, Antiasthmatika, Broncholytika		
Astemizol (Hismanal)	* * *	M/P-Quotient 4,4; verlängerte Halbwertszeit beim Säugling; Irritabilität beschrieben; kurzfristige Anwendung unbedenklich; bei längerer Einnahme nicht stillen
β₂-Sympathomimetika	*	Geringer MÜ
Clemastin (Tavegil)	* * * *	Guter MÜ; Nackensteifheit, schrilles Schreien beschrieben; evtl. einmalige Gabe, sicher keine längerfristige Gabe
Cromoglicinsäure (Intal)	*	Theoretisch kein MÜ
Loratidin (Lisino)	* *	Geringer MÜ; evtl. aber Kumulation; keine Untersuchungen
Terfenadin (Teldane)	* *	M/P-Quotient 0,28; erhöhte Reizbarkeit beschrieben; Stillen möglich, Kind beobachten
Theophyllin (Solosin)	* *	M/P-Quotient 0,7; evtl. Unruhe und Schlafstörungen, dann Spiegelkontrolle
Tripolidin (Actifed)	*	

Antiepileptika: Antikonvulsiva gehen alle in die Muttermilch über. Die Mütter sollten jedoch unbedingt zum Stillen ermutigt werden, da die Kinder zumeist pränatal bereits mit dem Medikament in Berührung gekommen sind. Durch das Stillen ergibt sich ein „langsamer Entzug". Plasmaspiegel sollten etwa 2–4 × wöchentlich überprüft werden.

Carbamazepin (Tegretal)	*	M/P-Quotient 0,36; theoretisch Kumulationsgefahr, jedoch keine NW bekannt

AAP = American Academy of Pediatrics; kK = keine Kontraindikation zum Stillen; MM = Muttermilch; M/P-Quotient = Muttermilch- zu Plasma-Quotient; MÜ = Muttermilchübertritt; * = Stillen erlaubt, keine Gefährdung bekannt; * * = Stillen möglich, aber Beobachtung bzw. evtl. Spiegelkontrollen beim Kind; * * * = einmalige oder kurzfristige Einnahme vertretbar, bei längerer Einnahme Stillen nicht empfohlen; * * * * = Gefährdung des Kindes möglich oder sicher; Abstillen oder Stillpause

18.14 Medikamente beim Stillen

Tabelle 76 (Fortsetzung von S. 419)

Medikament	Therapie beim Stillen	Bemerkungen
Clonazepam (Rivotril)	* *	Kumulationsgefahr; wegen möglicher Atemdepression und Schläfrigkeit bei prä- oder postnataler Exposition Spiegelbestimmung
Ethosuximid (Suxinutin)	* *	M/P-Quotient 0,86; nahezu therapeutische Plasmaspiegel, daher Spiegelkontrolle und Überwachung
Phenobarbital (Luminal)	* * *	M/P-Quotient 0,36; Überwachung; bei Symptomen (Schläfrigkeit, Hypotonie, Trinkschwierigkeit) Abstillen; lange Halbwertszeit, bei plötzlichem Abstillen Entzugssymptome beobachtet; Spiegelkontrolle
Phenytoin (Phenhydan)	*	M/P-Quotient 0,18; Überwachung
Primidon (Liskantin)	* * *	Wie Phenobarbital, M/P-Quotient 0,72
Valproinsäure (Ergenyl)	* *	M/P-Quotient 0,1; Beobachtung wegen idiosynk. Reaktionen (Hepatotoxizität)
Antihypertensiva, Diuretika		
α-Methyl-Dopa (Presinol)	* *; AAP: kK	
β-Blocker	* * – * * * *	MÜ und Gefährdung des Kindes sehr unterschiedlich, daher individuell nachschauen; Kumulationsgefahr mit Bradykardie, Hypoglykämie, Atemdepression und Hypotonie-Gefahr
Metoprolol (Beloc)	* *	
Propanolol (Dociton)	* *	
Esmolol (Brevibloc)	?	Fehlende Daten
Kalziumantagonisten	* *	M/P-Quotient 1; bisher keine NW bei gestillten Kindern beschrieben, zugeführte Mengen unterhalb therapeutischer Dosierung
Diltiazem (Dilzem)	* *; AAP: kK	
Nifedipin (Adalat)	* *	
Nitrendipin (Bayotensin)	* *	
Verapamil (Isoptin)	* *; AAP: kK	
Nimodipin (Nimotop)	* * * *	Fehlende Daten
Captopril (Lopirin)	*	M/P-Quotient 0,03; kurze Halbwertszeit
Clonidin (Catapresan)	* * * *	M/P-Quotient 1,5; kindlicher Plasmaspiegel > mütterlicher Plasmaspiegel! NW nicht beschrieben, jedoch andere Antihypertensiva geeigneter
Dihydralazin (Nepresol) Hydralazin (Treloc)	* *	M/P-Quotient 0,5, keine Kumulation

Tabelle 76 (Fortsetzung von S. 419)

Medikament	Therapie beim Stillen	Bemerkungen
Enalapril (Xanef)	**, evtl. ***	Geringe MÜ, aber lange Halbwertszeit; Ausscheidung durch die Niere; evtl. Spiegelkontrolle
Nitroglycerin	***, ****?	Fehlende Daten! Strenge Indikation und Überwachung des NG
Urapidil (Ebrantil)	***	Keine enterale Absorption bei Erwachsenen; fehlende Daten bei NG, daher Überwachung
Furosemid (Lasix)	*	Geringer MÜ; Laktationshemmung
Reserpin (Serpasil)	****	Fehlende Daten über MÜ; tracheobronchiale Sekretionssteigerung und Nasenschleimhautschwellung beschrieben
Spironolacton (Aldactone)	*	Geringer MÜ; Laktationshemmung
Hydrochlorothiazid (Esidrix)	**	Geringer MÜ; theoretisches Risiko allergischer Reaktion und Thrombopenie; Laktationshemmung

Laxanzien, Antazida, Medikamente zur Ulkusprophylaxe

Aluminiumhydroxid und Kalziumkarbonat (Solugastril), Aluminiumhydroxid und Magnesiumhydroxid (Maaloxan)	*	
Biscodyl (Dulcolax)	*	Keine NW bekannt
Bismuthsubsalicylat	****	Salicylatfreisetzung!
Cimetidin (Tagamet)	****;AAP: kK	M/P-Quotient 2, aber bisher keine NW beschrieben
Cisaprid (Propulsin)	***; AAP: kK	Geringer MÜ, jedoch Dopamin-Antagonisten in den ersten Lebenswochen nicht empfohlen
Dimethylpolysiloxan (Paractol, saab simplex)	erlaubt	Wie Paraffinöl
Metoclopramid (Paspertin)	***	M/P-Quotient 1,8; Dosis ≤ 45 mg/Tag kein Risiko, jedoch umstritten
Paraffinöl	**	Säuglingsdiarrhö möglich
Ranitidin (Zantic)	**; AAP: kK	M/P-Quotient bis 6,7; fehlende Daten
Senna (Anthrachinonderivat) (Agiolax = Senna und Paraffinöl)	**; AAP: kK	

AAP = American Academy of Pediatrics; kK = keine Kontraindikation zum Stillen; MM = Muttermilch; M/P-Quotient = Muttermilch- zu Plasma-Quotient; MÜ = Muttermilchübertritt; * = Stillen erlaubt, keine Gefährdung bekannt; ** = Stillen möglich, aber Beobachtung bzw. evtl. Spiegelkontrollen beim Kind; *** = einmalige oder kurzfristige Einnahme vertretbar, bei längerer Einnahme Stillen nicht empfohlen; **** = Gefährdung des Kindes möglich oder sicher; Abstillen oder Stillpause

18.14 Medikamente beim Stillen

Tabelle 76 (Fortsetzung von S. 419)

Medikament	Therapie beim Stillen	Bemerkungen
Narkosemittel		
Inhalationsanästhetika	*; AAP: kK	Nach einmaliger Gabe unwesentliche Konzentration in MM
Thiopental (Trapanal)	* * *	Einmalige Gabe unbedenklich; s. Phenobarbital
Propofol (Disoprivan)	* * *	M/P-Quotient 0,6–1,3; auch beim NG schnelle Elimination; keine Bedenken bei einmaliger Narkoseeinleitung
Alfentanil (Rapifen)	* * *	Kurze HWZ, hohe Plasmaeiweißbindung, MÜ nachgewiesen, aber wahrscheinlich ohne klinische Signifikanz
Fentanyl (Fentanyl-Janssen)	* * *; AAP: kK	Geringer MÜ; einmalige Gabe kein Stillhindernis; bei längerer Gabe Überwachung
Sufentanil (Sufenta)	* * *	Kürzere HWZ als Fentanyl, höhere Plasmaeiweißbindung
Ketamine (Ketanest)	* * *	Stillpause von 11 Std.
Atracurium (Tracrium), Vecuronium (Norcuron)		Fehlende Daten über MÜ; höhere Konzentrationen unwahrscheinlich, da im Plasma in ionisierter Form vorliegend
Psychopharmaka		
Benzodiazepine	* * *	MÜ unterschiedlich; Hypotonie, Saugschwäche, wenn auch geringer MÜ; bei höherer Dosis und längerer Anwendung nicht stillen
Lithium	* * * *	M/P-Quotient 1,7; im Kind eindeutig nachweisbare Spiegel!
Haloperidol (Haldol)	* * *	M/P-Quotient <1; unbekannte Langzeiteffekte
Verschiedene		
Äthanol	* * *	Sedation, motorisches Entwicklungsdefizit, Hypoprothrombinämie
Allopurinol	*	
Ambroxol (Mucosolvan)	*	
Amiodaron (Cordarex)	* * * *	MÜ! Lange Halbwertszeit, enthält viel Jod
Atropin	AAP: kK	MÜ unbekannt; bisher keine NW bei Stillenden bekannt
Bromhexin (Bisolvon)	*	
Coffein	* *	Unruhe und Schlafstörung bei exzessivem Genuss (Mutter und Kind!); evtl. bei > 3 Tassen Kaffee/Tag Eisenmangel beim Kind
Codein	* *; AAP: kK	Geringer MÜ

Tabelle 76 (Fortsetzung von S. 419)

Medikament	Therapie beim Stillen	Bemerkungen
Dihydroergotamin (Dihydergot)	* * * *	MÜ möglich, bei normaler Dosis Krämpfe, Erbrechen, Hypotonie beim Säugling; Laktationshemmung
Digoxin (Lanicor, Lanitop)	* *	zwar starker MÜ, aber geringer Plasmaspiegel des Säuglings
Kokain	* * * *	Nicht nur illegal, auch MÜ und Toxizität beim Kind!
Kortikoide	* *	Geringer MÜ; bei hoher Dosis 4 Std. Stillpause nach Gabe
Lidocain (Xylocain)	AAP: kK	
Marihuana	* * * *	MÜ; Laktationshemmung
Methadon	* *	Dosis < 20 mg/Tag! MÜ, geringerer Entzug; SIDS-Risiko?
Methylergometrin (Methergin)	Erlaubt	keine Kumulation, geringer MÜ, keine Gefahr für Säuglinge
Nikotin	* * * *	SIDS-Risiko ↑; karzinogene Substanzen im Urin der NG nachgewiesen; Atemwegserkrankungen; Laktationshemmung; nicht Abstillen, sondern nicht Rauchen!
Prednison	* * *	NNR-Suppression bei Dosen von ca. > 10 mg/Tag
Thyroxin	*	
Thyreostatika		
Carbimazol (Neo-Thyreostat)	* * *; AAP: kK	Nur in geringen Dosen; Schilddrüsenfunktion überwachen
Propylthiouracil (Propycil)	*	Mittel der Wahl; M/P-Quotient 0,1
Kräutertees und Naturheilkundliches		
Schwarzwurz (Comfrey)	In Deutschland verboten!	Hepatotoxisch Gefäßverschluss mit tödlichen Ausgang bei einem NG berichtet!
Echinacea	Erlaubt	Keine Toxizität bekannt; oft in Kräutermischungen; cave: andere Kräuter!
Fenugreek	Vorsicht	MÜ; Milch riecht nach Ahornsirup; enthält Cumarin; reduziert Blutzucker
Ginseng	Nicht empfohlen	Hirsutismus bei gestillten NG berichtet; vaginale Blutungen; evtl. Androgen-, Östrogen- und Steroideffekte!
Johanniskraut	Vorsicht	Evtl. verminderte Laktation

AAP = American Academy of Pediatrics; kK = keine Kontraindikation zum Stillen; MM = Muttermilch; M/P-Quotient = Muttermilch- zu Plasma-Quotient; MÜ = Muttermilchübertritt; * = Stillen erlaubt, keine Gefährdung bekannt; * * = Stillen möglich, aber Beobachtung bzw. evtl. Spiegelkontrollen beim Kind; * * * = einmalige oder kurzfristige Einnahme vertretbar, bei längerer Einnahme Stillen nicht empfohlen; * * * * = Gefährdung des Kindes möglich oder sicher; Abstillen oder Stillpause

19.1 Elterninformation

Liebe Eltern,

Ihr Kind .... liegt bei uns auf der Intensivstation der Kinderabteilung.

Wir verstehen, daß die ungewohnte Umgebung, die Sorge um Ihr Kind und vielleicht auch der ungewohnte technische Aufwand einer Intensivstation für Sie sehr belastend sind. Seien Sie versichert, daß wir alle, die Schwestern, die Ärzte und alle anderen Mitarbeiter des Krankenhauses, Ihrem Kind mit allen verfügbaren Mitteln wie u. a. der modernen Intensivmedizin helfen, diese Zeit gesund und so wenig belastend wie möglich hinter sich zu bringen.

Neben der anders nicht zu erreichenden Besserung für Ihr Kind, bringt die Intensivmedizin, bedingt durch den großen technischen Aufwand und die notwendigen Maßnahmen, auch Risiken mit sich. So können z. B. alle in den Körper eingebrachten Materialien, wie Katheter oder Beatmungsschläuche Infektionen begünstigen, zu denen Neugeborene und Kinder ja schon aufgrund ihres Alters neigen. Die Gefahr einer Übertragung von Infektionen durch Blut oder Blutprodukte ist zwar denkbar gering, aber nie völlig auszuschließen.

Alle notwendigen Maßnahmen zum Wohle Ihres Kindes werden wir stets unter sorgfältiger Abwägung von Nutzen und Risiko durchgeführt. Grundsätzlich besprechen wir mit Ihnen alle planbaren Schritte, doch kann es Situationen oder lebensbedrohliche Notfälle geben, die ein unverzügliches Handeln erfordern, ohne daß vorher eine Rücksprache mit Ihnen möglich ist.

Wir bitten Sie, dies mit der beiliegenden Einverständniserklärung zur Kenntnis zu nehmen.

Unterschrift

◎ *Beachte* die Hinweise auf S. 428

Mit der stationären Behandlung meines Kindes auf der Intensivstation der Kinderabteilung sowie der Durchführung aller zum Wohle meines Kindes notwendigen Maßnahmen, die vom Leiter der Abteilung bzw. des diensthabenden Arztes für notwendig gehalten werden, bin ich einverstanden. Dazu gehören grundsätzlich alle zur Erkennung und Behandlung der Erkrankung notwendigen Untersuchungen, wie Gewinnung von Blut, Urin, Nervenflüssigkeit, Tests auf Infektionen (wie Toxoplasmose, Lues, Röteln, Cytomegalie, Herpes und HIV) und therapeutisch erforderlichen Maßnahmen wie z. B. das Einführen von Magensonden, Gefäßkathetern, Sauerstoffgabe, künstliche Beatmung und Ernährung sowie die Transfusion von Blut oder Blutbestandteilen.

Ich bin damit einverstanden, daß nach der Entlassung ein Arztbrief über die Behandlung meines Kindes an die mit- und weiterbehandelnden Ärzte geschickt wird.

Ich bin von Dr.. über die Erkrankung und die besonderen Probleme und Risiken der Behandlung informiert worden. Die Gelegenheit zur Rückfragen wurde mir gegeben, und ich weiß, daß ich auch in Zukunft jederzeit Informationen einholen und bei Unklarheiten nachfragen kann. Auf folgende Besonderheiten wurde ich hingewiesen:

Ich erkläre, daß mir das gesetzliche Sorgerecht für mein Kind zusteht und daß ich im Einverständnis und mit Ermächtigung des anderen Elternteiles handele.

...., den............. ....

....
Mutter   Vater

👁 *Beachte* die Hinweise auf S. 428

19.3 Hinweise zu Elterninformation

➤ **Vorbemerkung:** Dankenswerterweise hat die (damals) Deutsch-Österreichische Gesellschaft für Neonatologie und Pädiatrische Intensivmedizin einen „Entwurf zur Einverständniserklärung zur Intensivbehandlung" eines Kindes vorgelegt. Die vorliegende Fassung hat sich an diesem Entwurf und einem früher verwendeten Formblatt orientiert.

👁 *Bedenke:*
- Die Einverständniserklärung ersetzt nicht das tägliche Gespräch mit den Eltern.
- Es ist wesentlich, wahrheitsgemäß, aber einfühlsam mit den Eltern über alle Risiken und Probleme, die für ihr Kind gesehen werden, zu sprechen.
- Weisen Sie die Eltern auch auf die positiven Entwicklungen und die neu- oder wieder gewonnen Fähigkeiten des Kindes hin.
- Bitte benutzen Sie eine einfache aber klare Sprache ohne jeden medizinischen Fachausdruck! Vieles muß oft wiederholt werden. Geduld und Zuwendung sind ganz wichtig!
- Auch wenn eine noch Situation unklar ist, fördert das Bewußtsein der Eltern, den „gleichen Informationsstand" zu haben, das Vertrauensverhältnis erfahrungsgemäß sehr.
- Wichtig für die Eltern sind in der Regel nicht Einzelheiten über die aktuellen Schwankung des „Tagesgeschäftes" wie Elektrolyte, FiO_2 oder CRP, sondern die längerfristigen Probleme. Dazu gehören z. B.:
  - Retinopathia praematurorum.
  - Hirnblutungen und Leukomalazie und deren Folgen.
  - Sauerstoffmangel bei Erstversorgung.
  - Lungenerkrankungen wie RDS, Pneumonie, BPD.
  - Infektionen und deren Folgen.
  - Gastrointestinale Störungen (z. B. Ileus, NEC).
  - Lebererkrankungen wie Cholestase.
  - Hörstörungen (Infektionen, Furosemid, evtl. Aminoglykoside).
  - Medikamentenunverträglichkeiten und Allergien.
  - Schmerzen des Kindes.
- Probleme und Vorwürfe der Eltern ergeben sich meist nur dann, wenn auch das „emotionale Umfeld" nicht gestimmt hat.

Aufnahme-Papiere angelegt	❏	
Gelbes Heft ausgefüllt	❏	
Weißes Mutterheft angelegt	❏	
Brief in Computer eingegeben?	❏	
Brief an Geburtshelfer gesandt	❏	Dat. _____
Photo des Kindes	❏	
Hepatitisscreening bewertet	❏	Ergebnis: _____
CMV-Status der Mutter bewertet	❏	Ergebnis: _____
Schädelsonographie 1. Kontrolle	❏	Dat. _____
2. Kontrolle	❏	Dat. _____
Hüftsonographie	❏	Ergebnis: _____
Stoffwechselscreening	❏	Dat. _____
TSH	❏	Dat. _____
2. Kontrolle	❏	Dat. _____
OAE	❏	Dat. _____
Impfungen und Impfpaß	❏	Dat. _____
Entlassungsgespräch	❏	Dat. _____
Brief fertig	❏	Dat. _____
Monitor?	❏	Dat. _____
Nachsorgetermine	❏	Dat. _____
	❏	Dat. _____
	❏	Dat. _____
	❏	Dat. _____
	❏	Dat. _____

19.5 Beatmungsprotokoll

Beatmungsprotokoll							Blatt Nr.		
Name:				geb.					
Datum/Uhrzeit									
Blutgase (cap/art)									
pH									
pCO_2									
Bikarbonat									
BE									
pO_2									
BZ									
Sonden									
$tcpO_2$									
$tcpCO_2$									
SO_2									
eingestellte Grenzen									
Temperatur									
$tcpO_2$									
$tcpCO_2$									
SO_2									
Beatmung – Gerät									
Beatmungstyp*									
Flow									
FiO_2									
CPAP									
PIP/Osz. Amplitude									
PEEP									
MAD									
Beatmungsfrequenz									
Backup-Frequenz									
Frequenz Eigenatm.									
I-Zeit									
E-Zeit									
Maßnahmen									
In-/Extubation									
Tubus geklebt bei									
Bemerkungen									

* **A**ssistiert, **K**ontrolliert, **O**szillation, Tubus in **R**achen, **T**rachea

Name

Ärzte

Geb.-Datum

Diagnose

Zeit   SSW

Min.	1	2	3	4	5	6	7	8	9	10	15	20	25	30	35	40	45	50	55	60
Absaugen																				
Maske																				
CPAP																				
Intubation																				
Herzmassage																				
Druck																				
Frequenz																				
FiO2																				
G10%_ml/h																				
NAK																				
Medikamente																				
Kolorit																				
Atmung																				
Tonus																				
Reflexe																				
Herzfrequenz																				
APGAR																				
Klinik																				
art/ven/cap NS																				
pH																				
CO2																				
O2																				
BE																				
Hk																				
Blutzucker																				
Pulsoximeter																				
Blutdruck																				
MAD																				
Temperatur																				
verlegt nach							von									um				

19

Formblätter und Perzentilen-Kurven

19.7 Perzentilen-Kurven

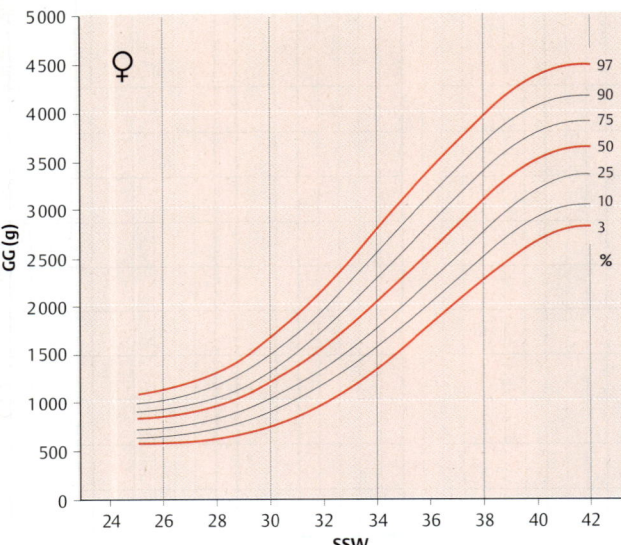

Abb. 83 Geburtsgewicht Mädchen

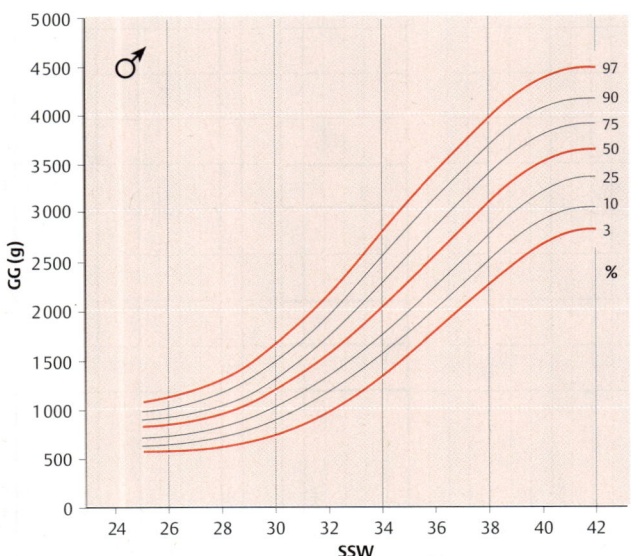

Abb. 84 Geburtsgewicht Jungen

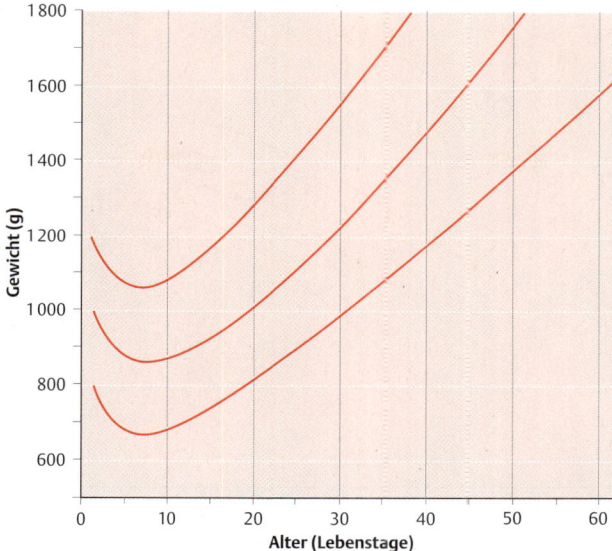

Abb. 85 Gewicht und Alter (in Lebenstagen)

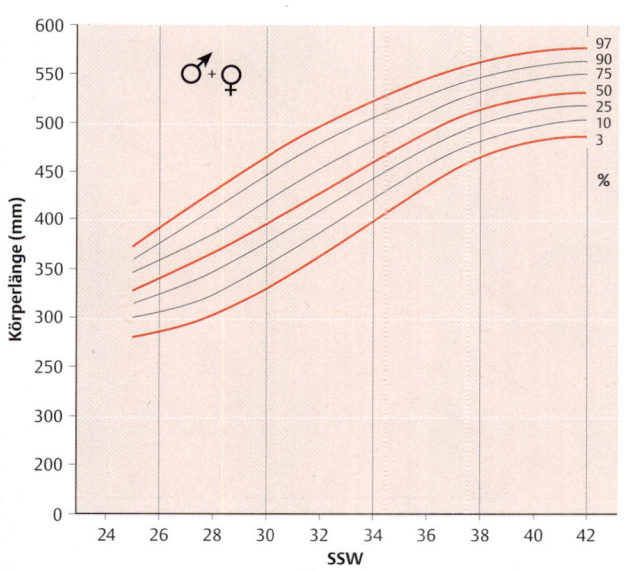

Abb. 86 Körperlänge bei Kindern je nach SSW (in mm)

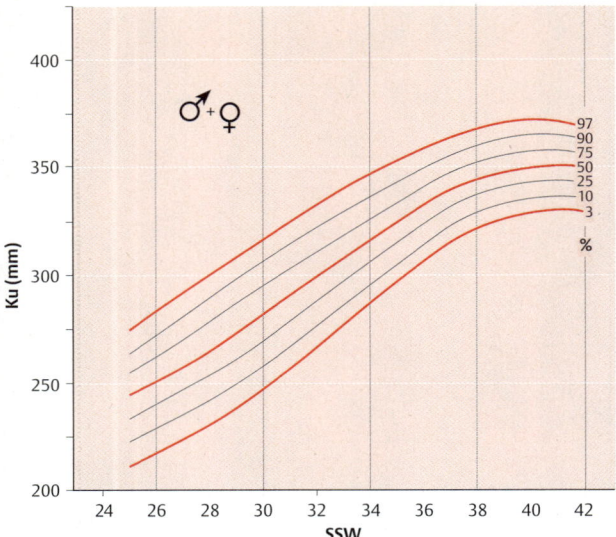

Abb. 87   Kopfumfang bei Kindern je nach SSW (in mm)

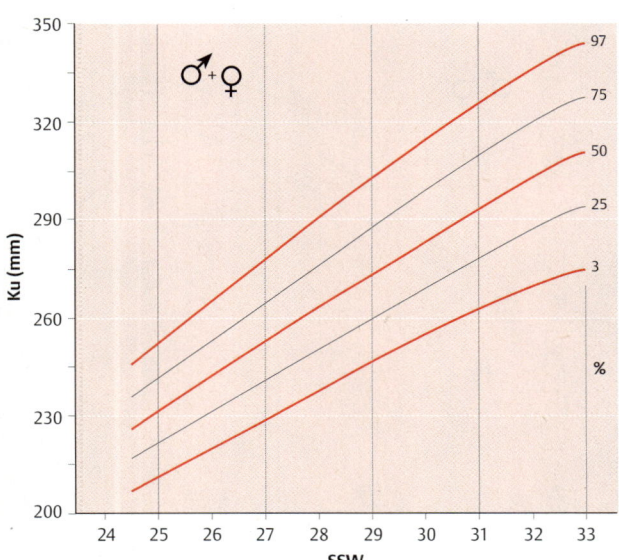

Abb. 88   Kopfumfang bei Kindern < 33. SSW

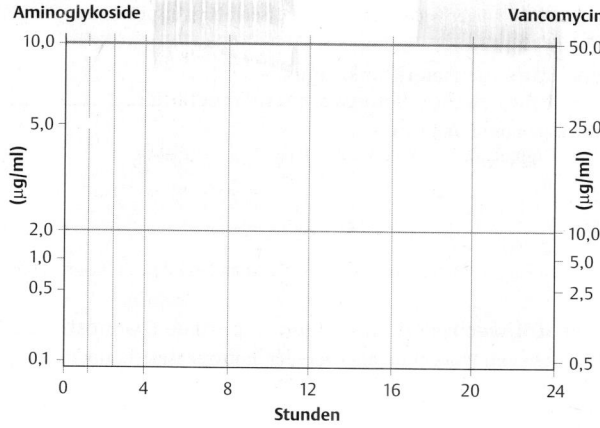

Abb. 89   Dosisanpassung von Aminoglykosiden und Vancomycin

Auswahl einiger wichtiger Laboradressen ohne Anspruch auf Vollständigkeit

Angeborene Stoffwechselerkrankungen – Modellprojekt Bayerisches Neugeborenen-Screening

Labor Becker, Olgemöller und Partner
z.Hd. Priv.-Doz. Dr. med. Dr. rer. nat. B. Olgemöller
Führichstr. 70
81671 München
Tel.: 089/450 917-0
Fax.: 089/450 917-300
Formulare: in Kliniken/bei Hebammen in Bayern vorhanden oder direkt im Labor anzufordern.

Angeborene Stoffwechselerkrankungen – spezielle Diagnostik

Labor für Diagnose und Prävention angeborener Stoffwechselerkrankungen
z.Hd. Priv.-Doz. Dr. med. Dr. rer. nat. B. Olgemöller
Lindwurmstr. 35
80337 München
Tel.: 089/544 654-0
Fax.: 089/544 654-10
Postadresse: Postfach 150 940, 80046 München
Vorsorgezentrum: Tel.: 089/31560-204 Fax -458.
Formulare: Formulare im Labor erhältlich.

Selektives Screening auf Aminoacidopathien und Organoacidurien im Urin

Stoffwechsellabor Dr. von Haunersches Kinderspital
z.Hd. Dr. Röschinger
Lindwurmstr. 4
80337 München
Tel.: 089/5160-3167 (Labor)
Tel.: 089/5160-3168 (Arztzimmer)
Fax.: 089/5160-3320
Material: 10 ml Urin bei Raumtemperatur (normaler Postweg).
Formulare: Formloser Antrag.

Stoffwechsel-Labor der Universitäts-Kinderklinik
z.Hd. Dr. Lehnert
Mathildenstr. 1
79106 Freiburg im Breisgau
Tel.: 0761/270 43 71 (Leiter)
Tel.: 0761/270 43 74 (Labor)
Fax.: 0761/270 45 27
Material: 5–10 ml Urin (konservieren mit 2 Tropfen Chloroform/10 ml Urin), Transport bei Raumtemperatur (normaler Postweg).
Formulare: Formloser Brief mit relevanten Informationen oder Formular per Fax anfordern.

Toxoplasmose – Polymerase-Chain-Reaktion (PCR)

Institut für medizinische Parasitologie der Universität Bonn
z.Hd. Prof. Dr. H. M. Seitz
Sigmund-Freud-Str. 25
53105 Bonn
Tel.: 0228/287-5673
Fax.: 0228/287-4330
Material und Formulare: Merkblätter mit Angaben zum Material und zur Toxoplasmosediagnostik sind bei der o. g. Adresse zu erhalten.

Labor Prof. G. Enders & Partner
Rosenbergstr. 85
70193 Stuttgart
Tel.: 0711/6357-0 (Sekretariat: 0711/6357-120)
Fax.: 0711/6357-202 (Sekretariat: 0711/6357-200)
Postadresse: Postfach 10 12 39, 70011 Stuttgart
Material: EDTA-Blut (fetal oder Nabelschnur), Fruchtwasser, Liquor, Plazenta ungekühlt auf normalem Postweg versendbar.
Formulare: Unformeller Antrag oder Formular direkt anfordern.

Laborärzte Sindelfingen
Dr. H. Hlobil
Nüßstr. 5
71065 Sindelfingen
Tel.: 07031/79930
Fax.: 07031/874691
Material: EDTA-Blut (fetal oder Nabelschnur), Fruchtwasser, Liquor, Plazenta ungekühlt auf normalem Postweg versendbar.
Formulare: Unformeller Antrag. Labor hat KV-Zulassung.

Parvovirus B19 – Polymerase-Chain-Reaktion (PCR)

Max-von-Pettenkofer-Institut
Diagnostiklabor Virologie
z.Hd. Frau Dr. med. G. Jäger
Pettenkoferstr. 9a
80336 München
Tel.: 089/5160-5233 (5234 und 5235)
Fax.: 089/5160-5273
Material: Serum (ca. 1ml Vollblut), Biopsiematerial, Fruchtwasser, Knochenmark und Stuhl.
Formulare: Dunkelroter Virologieantrag, evtl über Fax. zu erhalten, evtl. formloser Antrag.

Laborärzte Sindelfingen, Adresse siehe oben

Ureaplasma urealyticum

Institut für Medizinische Mikrobiologie
Städtisches Krankenhaus München-Harlaching
Dr. Dr. A. Hartinger
Sanatoriumsplatz 2
81545 München
Tel.: 089/6210-2482 (Labor)

Fax.: 089/6210-3024
Material: Rachensekret und/oder Trachealsekret in Transportmedium (10B-Bouillon) und bei Raumtemperatur durch Boten (Transportdienst) oder auf Trockeneis transportieren. Möglichst sofort verschicken. Wenn möglich telefonisch vorher ankündigen.
Formulare: Formloser Antrag.

Universität Würzburg
Institut für Hygiene und Mikrobiologie
Prof. Dr. med. M. Frosch
Josef-Schneider-Str. 2, Bau 17
97080 Würzburg
Tel.: 0931/201-3939 (Labor)
Tel.: 0931/201-3941 (Fr. Dr. Abele-Horn)
Fax.: 0931/201-3445
Material: Rachensekret und/oder Trachealsekret in Transportmedium (10B-Bouillon) und bei Raumtemperatur durch Boten (Transportdienst) oder auf Trockeneis. Möglichst sofort verschicken. Kultur und PCR sind möglich. Wenn möglich telefonisch vorher ankündigen.
Formulare: Formloser Antrag.

Zystische Fibrose – Trypsinogenbestimmung

Kinderklinik der Universität Homburg/Saar (Hormonlabor)
Prof. Dr. Zabransky
Gebäude 9
66424 Homburg/Saar
Tel.: 06841/16-8059
Material: 3 Tropfen Blut (kapillar oder venös) auf TSH-Kärtchen auf dem Postweg senden.

Thrombozyten-Antikörperbestimmung bei neonataler Autoimmunthrombozytopenie (NAIT)

Labor Dr. med. Ulrich Pachmann
Arzt für Transfusionsmedizin
Brandenburger Straße 30
95448 Bayreuth
Tel.: 0921/850201
Fax: 0921/850203
Material: 10 ml Nativblut von Mutter und ca. 20 ml EDTA-Blut vom Vater und vom Neugeborenen mindestens 1 ml EDTA-Blut. Versand auf dem Postweg ungekühlt möglich.
Anforderungsschein kann per Fax zugeschickt werden.

Tabelle 77 Normalwerte im Blut bei Neugeborenen (modifiziert nach C. Simon: Pädiatrie, Lehrbuch der Kinderheilkunde)

Parameter	Altersstufe	SI-Einheiten	Konventionelle Einheit
Albumin		30–45 g/l	3,2–4,5 g/dl
Ammoniak		bis 150 µmol/l	bis 255 µg/dl
α-Amylase		bis 50 U/l	
Antithrombin III		0,6–0,9 U/ml	38–63 % (s. S. 270)
α₁-Antitrypsin		0,9–2,2 g/l	90–220 mg/dl
Blutgase:			
pH		7,29–7,39	
pCO₂		3,7–6,0 kPa	35–45 mm Hg
pO₂		11,3–13,3 kPa	85–100 mm Hg
BE		0 (+2 bis –2) mmol/l	0 (+2 bis –2) mmol/l
Sauerstoffsättigung		92–96 %	dito
Standardbikarbonat		21–25 mmol/l	21–25 mval/l
Bikarbonat, Standard-		21–25 mmol/l	21–25 mval/l
Bilirubin, Gesamt-		Siehe S. 250	
Blutungszeit		2–7 Min.	dito
Blutzucker (Glucose)		2,8–5,6 mmol/l	50–100 mg/dl
Chlorid		95–110 mmol/l	95–110 mval/l
Cholesterin		bis 5,0 mmol/l	bis 190 mg/dl
Cholinesterase		3,5–8,5 kU/l	3000–8000 U/l
C-reaktives Protein	1.–3. Tag	< 20 g/l	< 2,0 mg/dl
	danach	< 5 g/l	< 0,5 mg/dl
Eisen		7–33 µmol/l	40–184 µg/dl
Ferritin	0–7 T		90–770 µg/dl
	7–14 T		250–950 µg/dl
	14–21 T		160–770 µg/dl
Eiweiß, Gesamt-		46–68 g/l	4,6–6,8 g/dl
Eiweißfraktionen			
Albumin		57–68 %	
α₁-Globulin		1– 6 %	
α₂-Globulin		5–11 %	dito
β-Globulin		7–13 %	
γ-Globulin		10–18 %	
α₁-Fetoprotein		< 100 mg/l	< 10 mg/dl
Fibrinogen		1,25–3,0 g/l	0,125–0,3 g/dl
Galaktose		< 0,4 mmol/l	< 7,4 mg/dl
Gamma-Glutamyl-transpeptidase (γ-GT)	0–2 Wochen		< 250 U/l
	2–4 Wochen		< 150 U/l
Hämoglobin, Gesamt-	1.–4. Tag	10,2–13,2 mmol/l	16,2–21,2 g/dl
	1.–2. Woche	9,6–12,2 mmol/l	15,5–19,6 g/dl
	3.–4. Woche	7,8–10,7 mmol/l	12,6–17,2 g/dl
	5.–12. Woche	6,5– 7,8 mmol/l	10,5–12,6 g/dl
	> 12 Wochen	6,8– 8,9 mmol/l	11,0–14,4 g/dl
Hämoglobin, fetales (Hbf)	nach Geburt	70,0–95,0 % des Gesamt-Hb	dito
	bis 2. Monat	11,0–33,0 % des Gesamt-Hb	
	bis 12. Monat	0,2–12,0 % des Gesamt-Hb	

21.1 Labor-Normalwerte

Parameter	Altersstufe	SI-Einheiten	Konventionelle Einheit
Haptoglobin		0–0,4 g/l	0–40 mg/dl
Harnsäure		120–350 µmol/l	2–6 mg/dl
Harnstoff-N (BUN)		bis 7,1 mmol/l	bis 20 mg/dl
17-Hydroxy-progesteron	2–10 Tage	0,7–12,4 µmol/l	0,13–2,8 µg/l 0,22–4,0 µg/l
Immunglobuline		IgG (g/l) IgM (g/l)	IgA (g/l)
	Neugeborene	7,0–16 nicht nachweisbar	0,1–0,7
	1–3 Monate	2,5–7,5 0,05–0,5	0,1–0,7
Immunglobulin E	Neuborene	bis 1,5 IU/ml	bis 3,6 ng/ml
Kalium		3,6–6,0 mmol/l	3,6–6,0 mval/l
Kalzium		1,75–2,7 mmol/l	7,0–10,8 mg/dl
Kreatinin		bis 106 µmol/l	bis 1,2 mg/dl
Kreatinkinase		bis 500 U/l	bis 500 U/l
Kupfer		2–10 µmol/l	12,7–63 µg/dl
Laktat (nüchtern)		0,6–2,4 mmol/l	5,7–22 mg/dl
Laktatdehydrogenase (LDH)		bis 800 U/l	bis 800 U/l
Leuzinarylamidase (Leuzinaminopeptidase)		bis 31 U/l	
Lipase		bis 80 U/l	bis 80 U/l
Magnesium		0,7–1,5 mmol/l	1,7–3,7 mg/dl
Natrium		135–145 mmol/l	130–145 mval/l
Osmolalität		260–295 mosmol/kg	260–295 mosmol/kg
Phenylalanin		< 121 µmol/l	< 2 mg/dl
Phosphor, anorganischer		1,6–3,1 mmol/l	4,8–9,5 mg/dl
Phosphatase, alkalische		bis 650 U/l	bis 650 U/l
Phosphatase, gesamte, saure		bis 60 U/l	bis 60 U/l
Pyruvat (nüchtern)		45–90 µmol/l	0,4–0,8 mg/dl
Renin		1,7–2,6 µg/l/Std.	
Thyroxin (T_4), Gesamt-	Geburt	12,7 (5,9–19,5) µg/dl	163 (75–251) nmol/l
	24–48 Std.	16,5 (11,7–21,3) µg/dl	212 (150–274) nmol/l
	7 Tage	14,1 (8,1–20,1) µg/dl	181 (100–259) nmol/l
	1–12 Monate	10,8 (6,2–15,4) µg/dl	139 (78–199) nmol/l
	1–6 Jahre	9,3 (5,3–13,3) µg/dl	120 (68–172) nmol/l
	7–12 Jahre	8,6 (4,8–12,4) µg/dl	111 (63–159) nmol/l
	13–17 Jahre	8,0 (4,2–48,0) µg/dl	103 (55–150) nmol/l

Parameter	Altersstufe	SI-Einheiten	Konventionelle Einheit
TSH		< 15 mU/l	< 15 µU/ml
fT$_3$		2–8 pmol/l	dito
fT$_4$		9–23 pmol/l	dito
Transaminasen GOT		bis 39 U/l	dito
GPT		bis 34 U/l	dito
Transferrin		1,0–2,5 g/l	100–250 mg/dl 200–400 mg/dl
Transferrinsättigung		30–100 %	dito
Triglyzeride	1. Woche	bis 3,0 mmol/l	bis 266 mg/dl
Vitamin A	bis 2 Jahre	0,3–2,0 µmol/l	8,6–57 µg/dl
Zink		9,8–16,8 µmol/l	64–110 µg/dl

(Altersstufe I = 1. Monat, II = 2. Monat)

Tabelle 78 Normalwerte des roten Blutbildes

Alter	Erythrozyten Mio./µl	Retikulozyten ‰ Erys	Hämatokrit %	MCV µm^3 (fl)	Hb$_E$ = MCH pg	Hb$_K$ = MCHC %
1. LT	5,5 (4,5–6,5)	42 (15–65)		106 (99–113)	35,5 (33–38)	33,5 (31,8–35,2)
5. LT	5,3 (4,4–6,1)	30 (10–50)	60 (58–62)			
7. LT	5,2 (4,4–5,9)	10 (5–15)		103 (96–110)	35,5 (33–38)	34,5 (32,8–36,2)
2. Woche	5,0 (3,0–5,5)	8 (3–13)	55 (53–58)			
4. Woche	4,7 (3,9–5,3)	8 (3–13)	44 (41–48)	100 (94–106)	33,5 (31,5–35,5)	34,2 (32,7–35,7)
2. Monat	4,5 (3,7–5,0)	8 (3–15)	37 (34–39)			

MCV = Mittleres Volumen der einzelnen Erythrozyten
Hb$_E$ = MCH = Mittlerer Hb-Gehalt der einzelnen Erythrozyten
Hb$_K$ = MCHC = Mitlere Hb-Konzentration der einzelnen Erythrozyten
LT = Lebenstag

Siehe auch Kapitel Transfusionsindikation

Tabelle 79 Normalwerte des weißen Blutbildes

Leukozyten 10^3/µl oder 10^9/l	%	absolut
Neugeborene	18,1	(8,0–30,0)
12 Stunden	22,8	(13,0–38,0)
1 Woche	12,2	(9,4–34,0)
2 Wochen	11,4	(5,0–20,0)
4 Wochen	10,8	(5,0–19,5)

21.1 Labor-Normalwerte

Tabelle 79 (Fortsetzung)

Leukozyten $10^3/\mu l$ oder $10^9/l$	%	absolut
Granulozyten (Polymorphkernige)		
Neutrophile	25–65	2250–9750/µl
Stabkernige	0–10	–1500/µl
Segmentkernige	22–65	2250–9750/µl
Eosinophile	1–7	90–1050/µl
Basophile	0–2	–300/µl
Mononukleäre		
Monozyten	7–20	630–3000/µl
Lymphozyten	20–70	1800–10 500/µl
Thrombozyten		100–250 000/mm³

Tabelle 80 Normalwerte im Urin

Erythrozyten	0–5/µl
Eiweiß	
	< 150 mg/m² KO/d
Kalzium	1–2 mmol/l
Kupfer	5–120 µmol Cu/mol Kreatinin (= 3–67 µg Cu/g Kreatinin) im Morgenurin
Leukozyten	
Obere Normgrenze	20/µl
Verdachtsbereich	20–50/µl
Natrium	0,5–4,9 mmol/kg/die
Kreatinin	8–15 mg/kg/die
Phosphat	0,1–0,6 g/l
Osmolalität	bis 600 mosmol/l
pH	5,0–7,0

Tabelle 81 Normalwerte im Liquor

Albumin	0,1–0,17 g/l	10–17 mg/dl
Eiweiß, Gesamt-		
nach der Geburt	bis 1,0 g/l	bis 100 (150) mg/dl
1. Monat	bis 0,9 g/l	bis 90 mg/dl
ab 2. Monat	bis 0,4 g/l	bis 40 mg/dl
Glukose	45–80 % der Blutglukose	
Immunglobuline	IgG 8–64 mg/l	0,8–6,4 mg/dl
	IgA 4–6 mg/l	0,4–0,6 mg/dl
	IgM 0	0
Zellzahl (Leukozyten)		
Neugeborene	bis 22 Zellen/µl	
ältere Kinder	bis 5 Zellen/µl	

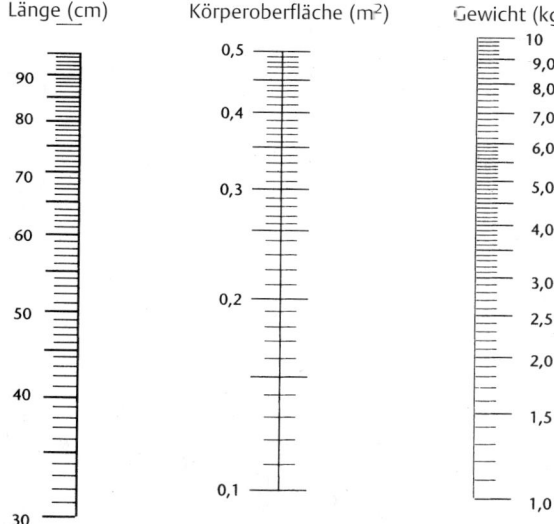

Abb. 90   Nomogramm zur Berechnung der Körperoberfläche

➤ **Berechnung der Körperoberfläche:**

$$\text{Körperoberfläche (m}^2\text{)} = \sqrt{\frac{\text{Länge (cm)} \times \text{Gewicht (kg)}}{3600}}$$

22 Perinatologische Definitionen

Definition einer Geburt

➤ **Geburt**
  - Eine Geburt ist die komplette Ausstoßung oder Extraktion eines 500 g oder mehr wiegenden Feten, ohne Berücksichtigung des Gestationsalters, unabhängig davon ob die Nabelschnur abgetrennt oder die Plazenta dabei ist („Scheidung vom Mutterleib").
  - Zusätzlich gilt nach Definition der WHO: Bei Fehlen eines gewogenen Geburtsgewichts gelten 25 cm Länge gleichwertig mit 500 g. Wenn weder Gewicht noch Länge vorliegen, gilt ein Gestationsalter von 22 Wochen als gleichwertig mit 500 g.
  - Eine Geburt muß dem Standesamt, in dessen Bezirk es geboren ist, binnen 1 Woche angezeigt werden.

➤ **Lebendgeburt („Live Birth")**: Lebenszeichen des Kindes „nach Scheidung vom Mutterleib", wenn entweder das Herz geschlagen hat, die Nabelschnur pulsiert hat *oder* die natürliche Lungenatmung eingesetzt hat. Wird in das Geburtenbuch eingetragen. Ist das Kind unmittelbar nach der Geburt verstorben, sind seine Geburt *und* sein Tod standesamtlich anzuzeigen.

➤ **Totgeburt („Stillbirth")**: Keine Lebenszeichen (siehe Lebendgeburt) eines Kindes (> 500 g) „nach Scheidung vom Mutterleib". Wird standesamtlich im Sterbebuch, ohne Vornamen registriert.

➤ **Fehlgeburt**: Die komplette Ausstoßung oder Extraktion eines weniger als 500 g wiegenden Feten oder Embryos, ohne Berücksichtigung des Gestationsalters, sofern keine Lebenszeichen (s. oben) vorliegen, unabhängig davon ob die Fehlgeburt spontan oder induziert war.

Definition des Gestationsalters

➤ **Gestationsalter**: Das Gestationsalter entspricht der **Dauer der Gestation**, gerechnet vom 1. Tag der letzten normalen Menstruation. Das Gestationsalter wird in vollendeten Wochen und Tagen ausgedrückt. Beispiel: 36 2/7 = 36 Wochen und 2 Tage.

➤ **Frühgeborenes Kind („Preterm")**: Neugeborenes von weniger als 37 vollendeten Wochen (weniger als 259 Tage).

➤ **Termingeborenes Kind („Term")**: Neugeb. von 37 vollendeten Wochen bis weniger als 42 vollendeten Wochen (259–293 Tage).

➤ **Übertragenes Kind („Postterm")**: Neugeborenes von 42 vollendeten Wochen oder mehr (294 Tage oder mehr).

Definition des Geburtsgewichts

➤ **Geburtsgewicht**: Das Geburtsgewicht ist das erste Gewicht des Feten oder Neugeborenen innerhalb der ersten Lebensstunden nach der Geburt. Dieses sollte festgestellt werden, bevor der postnatale Gewichtsverlust begonnen hat.

➤ **Untergewicht für Gestationsalter (SGA)**: Geburtsgewicht < 10. Perzentile der populationsspezifischen intrauterinen Wachstumskurve.

➤ **Übergewicht für Gestationsalter (LGA)**: Geburtsgewicht > 90. Perzentile der populationsspezifischen intrauterinen Wachstumskurve.

Definitionen Mortalitätsziffern

➤ **Früher neonataler Tod („Early neonatal death")**: Tod eines lebend geborenen Kindes während der ersten 7 Lebenstage (168 Lebensstunden).

➤ **Später neonataler Tod ("Late neonatal death")**: Tod eines lebend geborenen Kindes nach 7, aber vor 28 vollendeten Lebenstagen.
➤ **Nachsterblichkeit**: Tod eines lebend geborenen Kindes vom 29. Lebenstag bis zum vollendeten ersten Lebensjahr.
➤ **Späte Sterblichkeit**: Spätsterblichkeit (später neonataler Tod) + Nachsterblichkeit.
➤ **Frühneonatale Mortalitätsziffer ("Early neonatal mortality rate")**: Zahl der frühen neonatalen Todesfälle auf 1000 Lebendgeburten.
➤ **Spätneonatale Mortalitätsziffer**: Zahl der späten neonatalen Todesfälle auf 1000 Lebendgeburten.
➤ **Perinatale Mortalitätsziffer ("Perinatal mortality rate")**: Zahl der tot geborenen Kinder und an frühem neonatalem Tod verstorbenen Kinder auf 1000 Geburten (Totgeburten + Lebendgeburten).
➤ **Neonatale Mortalitätsziffer**: Zahl der früh- und spätneonatalen Todesfälle auf 1000 Lebendgeburten.

Definitionen der Normgrenzen (Nomenklatur)

➤ **Nach Gestationsalter** (Definitionen der WHO):
  – Frühgeborene: unter 37 Wochen (< 259 Tage)
  – Termingeborene: 37–42 Wochen (259–293 Tage)
  – Übertragene: 42 Wochen und mehr (> 294 Tage)
➤ **Nach Gestationsalter und Geburtsgewicht**: Intrauterine Wachstumskurve s. S. 433
  – Leicht für GA (SGA): unter 10. Percentile
  – Schwer für GA (LGA): über 90. Percentile
➤ **Nach Gestationsalter und Geburtslänge**: Intrauterine Wachstumskurve s. S. 433
  – Klein für GA (SGA): unter 10. Percentile
  – Groß für GA (LGA): über 90. Percentile
➤ **Nach Gestationsalter und Kopfumfang**: Intrauterine Wachstumskurve s. S. 434
  – Kleiner Kopf für GA: unter 10. Percentile
  – Großer Kopf für GA: über 90. Percentile

Geburtshilfliche Definitionen

➤ **Frühzeitiger Blasensprung**: Blasensprung mit Wehen vor Muttermundsweite von 6 cm.
➤ **Vorzeitiger Blasensprung**: Blasensprung ohne regelmäßige Wehen.
➤ **Vorzeitige Wehen**: Wehen vor 37 + 0 SSW
➤ **Asphyxie**: Leider wird die Definition unterschiedlich gehandhabt:
  – *Im Deutschen*:
    • Asphyxia livida: 1 min Apgar 4–6, Herzfrequenz 80–120, unregelmäßige Atmung
    • Asphyxia pallida: 1 min 0–3, Herzfrequenz < 80, Schnappatmung
  – *Andere Definition*: Apgar < 7 oder Nabelarterien-pH < 7,15. (es fehlt die Angabe des BE!)
  – *Im Angelsächsischen* wird zusätzlich zur Definition eine hypoxaemisch-ischaemische Enzephalopathie gefordert, die sich innerhalb von 48 Std. nach der Geburt in Krampfanfällen manifestiert.
        Da der Begriff erhebliche forensische Implikationen hat, sollte er sehr restriktiv gehandhabt werden!

Halbfett = Haupttextstelle

Halbfett = Haupttextstelle

Halbfett = Haupttextstelle

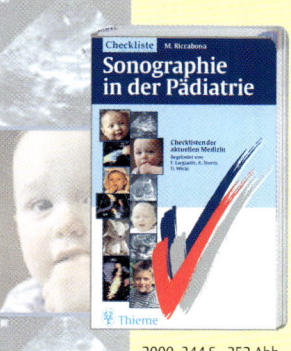
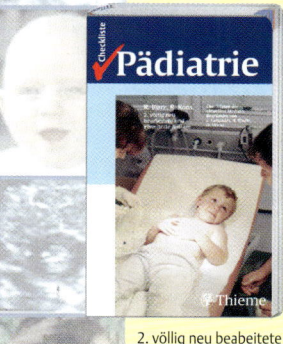
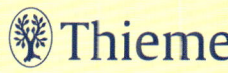

Wichtige Telefonnummern

Zentrale/Pforte		**Sonstiges**	
Fax		Archiv	
Kreißsaal		Sozialdienst	
Kinderzimmer		Pflegedienstleitung	
Labor		Verwaltung	
Sonographie		Personalabteilung	
Röntgen		Hausmeister	
Echokardiographie		Küche	
Endoskopie		Krankengymnastik	
Stationen			
Wochenstation			
Intensivstat on			
Piepser-Nr.			
diensth. Gyräkologe			
diensth. Pädiater			
diensth. Anästhesist			
Oberarzt			